Apple Watch

Die verständliche Anleitung

von

Steffen Bien

Vierfarben

Liebe Leserin, lieber Leser,

herzlich willkommen bei Ihrem neuen Begleiter für die Apple Watch. Egal, welches Modell Sie haben, hier werden Sie fündig. Das Gerät bietet erstaunlich viele Hilfestellungen im Alltag und kann Ihnen wichtige Informationen zu Ihrer Gesundheit und Fitness liefern. Doch die Bedienung ist nicht immer selbsterklärend. Hier hilft Ihnen dieses Buch. In einfachen, verständlichen Schritten führt es Sie durch die spannende Welt der Apple Watch. Von grundlegenden Funktionen wie Anrufen und Nachrichten schreiben bis hin zu fortgeschrittenen Anwendungen wie Navigation, Musik und Apple Pay lernen Sie alles, was Sie im Alltag brauchen.

Aber es geht nicht nur um alltägliche Dinge. Auch Ihre Gesundheit und Fitness stehen im Mittelpunkt. Steffen Bien zeigt Ihnen, wie Sie mit der Health App Ihre Herzgesundheit überwachen, Ihren Schlaf verbessern und Ihre sportlichen Aktivitäten verfolgen können. Die Apple Watch ist mehr als nur ein Zeitmesser oder Kommunikationsgerät, sie ist ein persönlicher Gesundheits- und Fitnesscoach, der Sie dabei unterstützt, gesund und aktiv zu bleiben.

Der Autor führt Sie kompetent und verständlich durch jedes Kapitel. Egal, ob Sie Ihre erste Apple Watch gerade ausgepackt haben oder sie schon länger besitzen, dieses Buch ist für alle geeignet, die das Beste aus ihrer Apple Watch herausholen möchten.

Dieses Buch wurde mit größter Sorgfalt geschrieben und hergestellt. Sollten Sie dennoch einmal einen Fehler finden oder inhaltliche Anregungen haben, freue ich mich, wenn Sie mir schreiben. Jetzt wünsche ich Ihnen aber zunächst viel Freude beim Lesen, Lernen und Ausprobieren!

Ihr Erik Lipperts
Lektorat Vierfarben
erik.lipperts@rheinwerk-verlag.de

Auf einen Blick

Wir hoffen, dass Sie Freude an diesem Buch haben und sich Ihre Erwartungen erfüllen. Ihre Anregungen und Kommentare sind uns jederzeit willkommen. Bitte bewerten Sie doch das Buch auf unserer Website unter **www.rheinwerk-verlag.de/feedback**.

An diesem Buch haben viele mitgewirkt, insbesondere:

Lektorat Erik Lipperts, Felix Jüstel
Korrektorat Friederike Daenecke, Zülpich
Herstellung Maxi Beithe
Typografie und Layout Vera Brauner
Einbandgestaltung Lisa Kirsch
Coverbild Shutterstock: 372398767©blackzheep, 1471708832©LightField Studios, 1604758504©e1000, 2078716192©Troyan
Satz III-Satz, Kiel
Druck mediaprint solutions, Paderborn

PEFC
PEFC/04-31-0810

Dieses Buch wurde gesetzt aus der TheSans (10 pt/14,5 pt) in FrameMaker.

Gedruckt wurde es mit mineralölfreien Farben auf chlorfrei gebleichtem, PEFC®-zertifiziertem Offsetpapier (90 g/m²). Der Umwelt zuliebe wurde auf die Einschweißfolie verzichtet.

Hergestellt in Deutschland.

Bibliografische Information der Deutschen Nationalbibliothek:

Die Deutsche Nationalbibliothek verzeichnet diese Publikation in der Deutschen Nationalbibliografie; detaillierte bibliografische Daten sind im Internet über *http://dnb.dnb.de* abrufbar.

ISBN 978-3-8421-0990-2

1. Auflage 2024

Vierfarben ist eine Marke des Rheinwerk Verlags. Der Name Vierfarben spielt an auf den Vierfarbdruck, eine Technik zur Erstellung farbiger Bücher. Der Name steht für die Kunst, die Dinge einfach zu machen, um aus dem Einfachen das Ganze lebendig zur Anschauung zu bringen.

Informationen zu unserem Verlag und Kontaktmöglichkeiten finden Sie auf unserer Verlagswebsite **www.rheinwerk-verlag.de**. Dort können Sie sich auch umfassend über unser aktuelles Programm informieren und unsere Bücher und E-Books bestellen.

Inhalt

Kapitel 1
Mein Start mit der Apple Watch

Die Apple Watch ist mehr als nur eine Uhr. Sie ist ein vielseitiges Gerät, das als Fitness-Tracker, Kommunikationstool, Zahlungsplattform und sogar als Minicomputer am Handgelenk fungieren kann. Mit einer Vielzahl von Funktionen und Anwendungen, die Ihre Gesundheit und Produktivität verbessern sollen, kann die Apple Watch Ihren Alltag auf eine Weise ergänzen, wie es keine andere Smartwatch kann.

In diesem Kapitel erläutere ich Ihnen, was die Apple Watch kann, welches Modell für Sie geeignet ist und was Sie sonst noch benötigen, um die Apple Watch zu verwenden.

1.1 Hightech am Handgelenk

Die Apple Watch ist keine Erweiterung Ihres iPhones, sondern ein eigenständiges technisches Wunderwerk, das Ihren Alltag auf vielfältige Weise bereichert und vereinfacht. Von der Überwachung Ihrer Gesundheit und Fitness bis hin zur nahtlosen Integration in Ihr digitales Leben – die Apple Watch ist mehr als nur eine Uhr. Sie ist persönlicher Assistent, Gesundheitscoach und Kommunikationszentrum in einem eleganten und anpassbaren Design.

Mit jeder neuen Generation hat sich die Apple Watch weiterentwickelt und bietet weitere innovative Funktionen wie Herzfrequenzüberwachung, GPS-Tracking und sogar die Möglichkeit, ein Elektrokardiogramm (EKG) zu erstellen. Sie hält Sie nicht nur über Benachrichtigungen und Anrufe mit anderen Menschen in Verbindung, sondern bietet auch eine Plattform für eine Vielzahl von Apps, die jeden Aspekt Ihres Lebens ganz individuell bereichern – von Sport über Musiksteuerung bis hin zu Navigation.

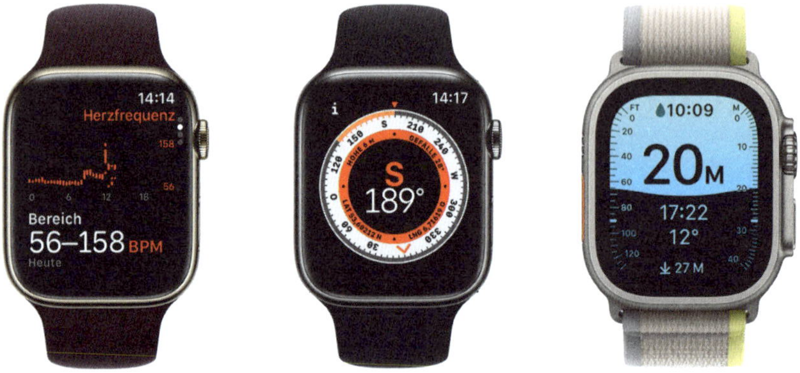

Die Apple Watch bietet vielfältige Funktionen.

1.2 Die richtige Watch für Sie

Die Wahl der richtigen Apple Watch ist eine persönliche Entscheidung, die von verschiedenen Faktoren abhängt, z. B. von Ihren spezifischen Bedürfnissen und Ihrem Budget. Nachfolgend erhalten Sie einige Empfehlungen, die Ihnen helfen, die richtige Apple Watch für sich zu finden:

1. **Den Hauptnutzungszweck bestimmen**
   - **Fitness und Gesundheit**: Wenn Sie ein Fitnessfan sind oder Ihre Gesundheit intensiv überwachen möchten, ist eine Apple Watch mit erweiterten Gesundheits- und Fitnessfunktionen wie EKG und Blutsauerstoffmessung vielleicht genau das Richtige für Sie. Die Blutsauerstoffmessung ist in alle Apple Watch-Modelle ab der Serie 6 integriert.
   - **Outdoortouren, Biking, und Tauchen**: Möchten Sie Ihre Apple Watch oft bei längeren sportlichen Aktivitäten verwenden, können Sie zur *Apple Watch Ultra* greifen. Die Apple Watch Ultra bietet Zusatzfunktionen wie Tiefenmesser, Tauchcomputer, Sirene, präzises Dual-Frequenz-GPS und eine mit 36 Stunden doppelt so lange Akkulaufzeit wie normale Apple Watch-Versionen. Zudem besitzt die Apple Watch Ultra einen *Action Button*, der sich mit individuellen Funktionen belegen lässt.
   - **Alltägliche Verwendung**: Benötigen Sie eine Uhr für alltägliche Aufgaben, Benachrichtigungen und Musiksteuerung? Dann reicht ein Basis- oder Mittelklassemodell wie die *Apple Watch SE*. In die Apple Watch SE sind auch die meisten Gesundheits- und Fitnessfunktionen wie Herzfrequenz-

messung, Cardiofitness-Messung und Schlafprotokoll bereits integriert. Auch beim Wassersport und Schwimmen kann die Apple Watch SE problemlos eingesetzt werden.

   - **Uhrersatz**: Wenn Sie die Apple Watch zusätzlich zu den beschriebenen intelligenten Funktionen als ständige Zeitanzeige verwenden möchten, benötigen Sie ein Modell mit einem Display, das immer eingeschaltet ist. Diese Funktion wird von Apple als *Always-On-Display* bezeichnet und ist in die Apple-Watch-Modelle ab der Serie 5 integriert.

2. **Die richtige Größe finden**

   Apple Watches sind in verschiedenen Bildschirm- und damit Gehäusegrößen erhältlich.

   - Die Apple Watch SE 2 und die Apple Watch-Modelle bis Serie 6 gibt es mit den Bildschirmgrößen 40 und 44 mm.
   - Die Apple Watch-Modelle ab Serie 7 bieten eine Bildschirmgröße von 41 bzw. 45 mm.
   - Die Apple Watch Ultra ist ausschließlich in der Bildschirmgröße von 49 mm zu haben.
   - Probieren Sie verschiedene Größen aus, um herauszufinden, welche Apple Watch am besten an Ihr Handgelenk passt und am angenehmsten zu tragen ist.

3. **Mobilfunk oder nicht?**

   - Möchten Sie mit Ihrer Apple Watch ohne iPhone unterwegs und trotzdem erreichbar sein und auf Internetdaten wie Routen zugreifen, benötigen Sie eine Apple Watch mit eingebauter SIM-Karte (eSIM). Apple nennt dies Apple Watch mit *GPS + Cellular*.
   - Die Apple Watches mit Cellular-Funktion sind deutlich teurer.

4. **Das richtige Design**

   - Die Apple Watch gibt es in verschiedenen Gehäusematerialien und -farben. So gibt es viele Kombinationsmöglichkeiten.
   - Zu Ihrer Apple Watch können Sie individuelle Armbänder aus den unterschiedlichsten Materialien und mit vielen verschiedenen Designs und Farben erwerben. Überlegen Sie, welcher Stil am besten zu Ihrem persönlichen Geschmack passt.

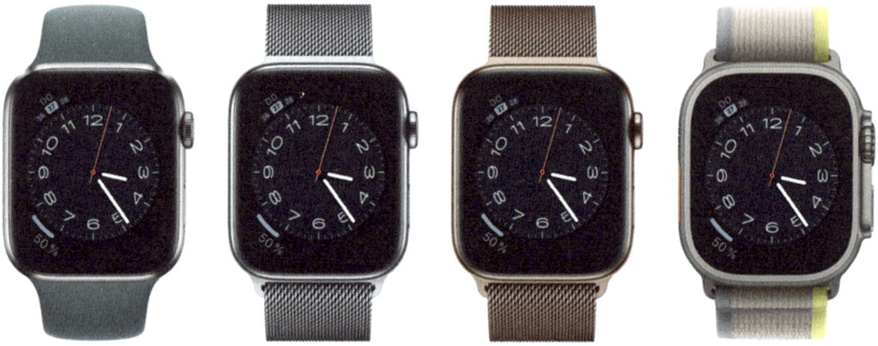

Die Apple Watch gibt es in verschiedenen Designs.

1.3 Das könnten Sie noch brauchen

Mit Ihrer Apple Watch erhalten Sie nur die Uhr selbst, das bestellte Armband sowie ein Ladekabel ohne Ladegerät. Aber Sie können sich denken, dass für die Apple Watch verschiedene Zubehörteile erhältlich sind, die das Erlebnis verbessern und die Funktionalität erweitern. Zu den beliebtesten Zubehörteilen zählen:

- **Ladegeräte und Ladestationen**: Ein wichtiges Zubehör ist ein Ladegerät oder eine Ladestation. Es gibt viele Möglichkeiten, von einfachen Ladekabeln bis hin zu eleganten Ladestationen, die auch Platz für ein iPhone bieten.
- **Austauschbare Armbänder**: Apple bietet eine Vielzahl von Armbändern in unterschiedlichen Materialien, Farben und Designs an. Auch viele Drittanbieter bieten kompatible Armbänder an, oft zu günstigeren Preisen.
- **Schutzgehäuse und Displayschutz**: Um Ihre Apple Watch vor Kratzern und Stößen zu schützen, können Sie ein Schutzgehäuse oder einen Displayschutz in Betracht ziehen. Diese sind in verschiedenen Ausführungen und Materialien erhältlich.
- **Sportzubehör**: Für Sportbegeisterte gibt es spezielle Armbänder, die schweißresistent und bequem sind. Es gibt auch Zubehör wie Pulsgurte, die mit der Uhr verbunden werden können.
- **Ständer und Halterungen**: Es gibt verschiedene Ständer und Halterungen, mit denen die Apple Watch stilvoll auf dem Schreibtisch oder Nachttisch präsentiert werden kann.

- **Kopfhörer**: Da die Apple Watch mit Bluetooth-Kopfhörern gekoppelt werden kann, sind Bluetooth-Kopfhörer ein nützliches Zubehör zum Musikhören oder Telefonieren.
- **Externe Akkus/Powerbanks**: Für längere Reisen oder Tage ohne Zugang zu einer Steckdose können externe Akkus nützlich sein, um die Apple Watch unterwegs aufzuladen.

Achten Sie beim Kauf von Zubehör darauf, dass es mit dem Modell Ihrer Apple Watch kompatibel ist.

Die eSIM in der Apple Watch

- **Was ist eine eSIM?** Eine eSIM (*embedded SIM*) ist eine digitale SIM-Karte, die in die Apple Watch integriert ist und nicht entfernt werden kann.
- **Aktivierung und Konfiguration**: Um die eSIM auf der Apple Watch zu aktivieren, müssen Sie sie mit einem kompatiblen Mobilfunktarif Ihres Anbieters verknüpfen. Dies geschieht in der Regel über die Watch-App auf Ihrem iPhone.
- **Unabhängige Nutzung**: Mit einer eSIM kann Ihre Apple Watch Anrufe tätigen, Nachrichten senden, Musik streamen und auf das Internet zugreifen, auch wenn sie sich nicht in der Nähe Ihres iPhones befindet. Dies ist besonders nützlich bei Aktivitäten wie Laufen oder Wandern.
- **Batterieverbrauch**: Die Nutzung der Mobilfunkfunktionen auf der Apple Watch kann sich auf die Batterielaufzeit auswirken, da die Verbindung zu Mobilfunknetzen in der Regel mehr Energie verbraucht als eine Bluetooth-Verbindung zum iPhone.
- **Modellkompatibilität**: Nicht alle Modelle der Apple Watch unterstützen die eSIM. Die Funktion ist in den Modellen der Apple Watch mit *GPS + Cellular* verfügbar.

1.4 So nehmen Sie Ihre Apple Watch in Betrieb

Nach der notwendigen Theorie geht es nun los: Um Ihre Apple Watch verwenden zu können, müssen Sie sie zunächst mit Ihrem iPhone koppeln und konfigurieren. In diesem Abschnitt zeige ich Ihnen, wie Sie dies tun und was Sie bedenken müssen.

SCHRITT FÜR SCHRITT

Vorbereitende Schritte

1. Überprüfen Sie, ob auf Ihrem iPhone die neueste Version des Betriebssystems iOS installiert ist. Öffnen Sie dazu auf dem iPhone die App *Einstellungen* und tippen Sie dann auf **Allgemein**.
2. Tippen Sie auf **Sofwareupdate**. Das iPhone sucht nach Aktualisierungen für das Betriebssystem.
3. Wurde ein Update gefunden, tippen Sie auf **Jetzt aktualisieren**.

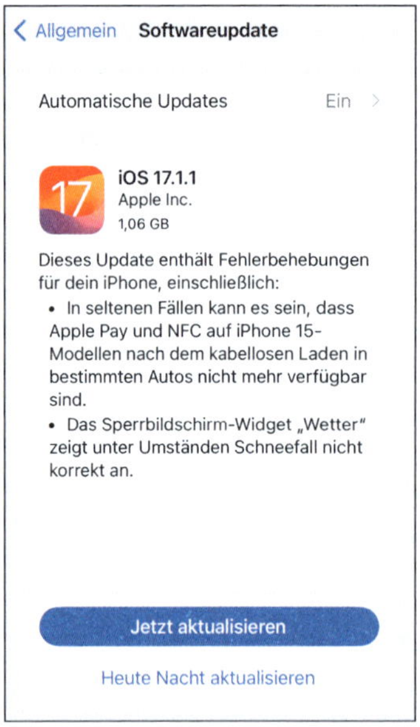
Allgemein
Softwareupdate
Automatische Updates
Ein
17
iOS 17.1.1
Apple Inc.
1,06 GB
Dieses Update enthält Fehlerbehebungen für dein iPhone, einschließlich:
• In seltenen Fällen kann es sein, dass Apple Pay und NFC auf iPhone 15-Modellen nach dem kabellosen Laden in bestimmten Autos nicht mehr verfügbar sind.
• Das Sperrbildschirm-Widget „Wetter" zeigt unter Umständen Schneefall nicht korrekt an.
Jetzt aktualisieren
Heute Nacht aktualisieren

4. Vergewissern Sie sich, dass *Bluetooth* auf Ihrem iPhone aktiviert ist und dass das iPhone mit einem WLAN- oder Mobilfunknetz verbunden ist. Um dies zu überprüfen, wischen Sie auf dem iPhone-Bildschirm von oben rechts nach unten, um das *Kontrollzentrum* anzuzeigen. Die Tasten **Bluetooth** ❶ und **WLAN** ❷ oder **Mobilfunk** ❸ sollten aktiviert sein.

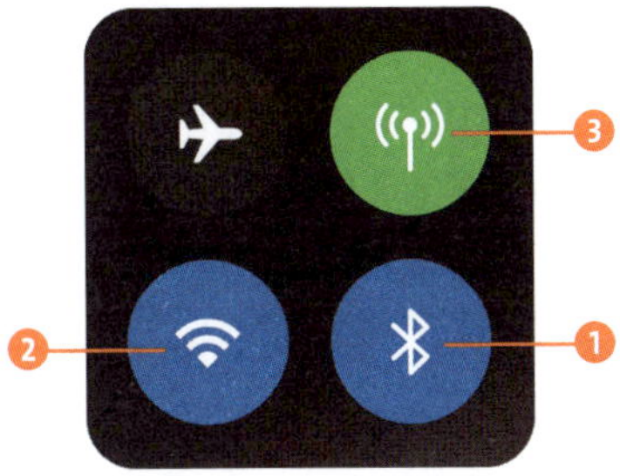

SCHRITT FÜR SCHRITT

Apple Watch einschalten und koppeln

Die Verwendung Ihrer neuen Apple Watch beginnt mit dem Einschalten und dem Koppeln mit Ihrem iPhone. Der Kopplungsprozess macht aus Ihrer Apple Watch und Ihrem iPhone ein nahtlos synchronisiertes Duo. Dies ist ein wichtiger Schritt, da die Uhr dadurch auf eine Vielzahl von Funktionen zugreifen, Daten synchronisieren und Ihnen ein personalisiertes Erlebnis bieten kann.

1. Verbinden Sie Ihre Apple Watch mit dem Armband. Hierzu finden Sie eine Anleitung, die der Verpackung Ihrer Uhr beiliegt.
2. Legen Sie die Apple Watch an.
3. Halten Sie die *Seitentaste* gedrückt, bis das Apple-Logo angezeigt wird, um die Apple Watch einzuschalten.
4. Halten Sie das iPhone dicht an die Apple Watch und warten Sie, bis der Kopplungsbildschirm der Apple Watch auf dem iPhone angezeigt wird. Tippen Sie auf **Weiter**.

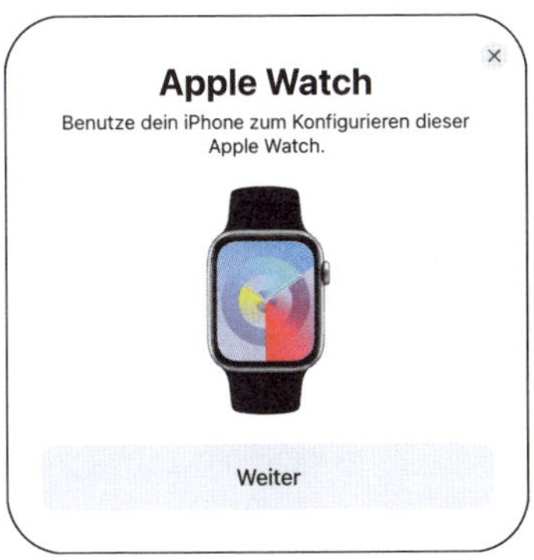
Apple Watch
Benutze dein iPhone zum Konfigurieren dieser Apple Watch.
Weiter

5. Wählen Sie **Für mich selbst konfigurieren**.

6. Positionieren Sie das iPhone nach Aufforderung so, dass Ihre Apple Watch im Sucher der Apple Watch-App sichtbar ist. Die beiden Geräte werden nun gekoppelt.

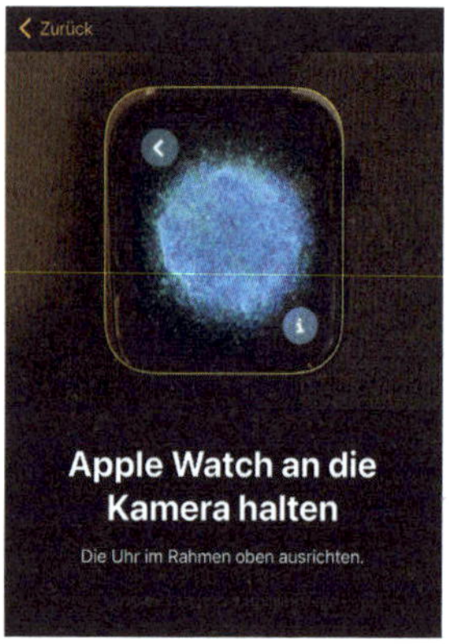
Zurück
Apple Watch an die Kamera halten
Die Uhr im Rahmen oben ausrichten.

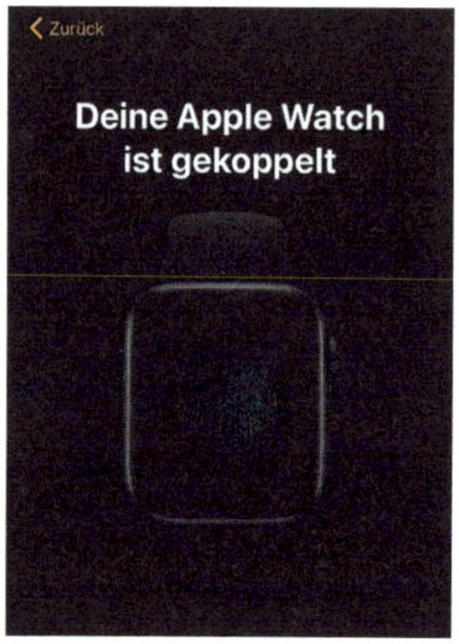
Zurück
Deine Apple Watch ist gekoppelt

SCHRITT FÜR SCHRITT
Einstellungen konfigurieren

Beginnen Sie nun mit den Konfigurationseinstellungen, die Sie unmittelbar nach dem Koppeln Ihrer Uhr mit Ihrem iPhone vornehmen sollten. Diese Einstellungen reichen von der Einrichtung eines Sperrcodes bis hin zur Anpassung der Fitness- und Gesundheitseinstellungen.

1. Tippen Sie auf **Weiter** ❶, um mit der **Expresskonfiguration** Ihrer Apple Watch fortzufahren. Die Expresskonfiguration übernimmt einige Einstellungen Ihres iPhones wie *Apple ID*, WLAN-Verbindung und *Siri*.

   Falls Sie die Einstellungen für die Apple Watch selbst festlegen möchten, tippen Sie stattdessen auf **Einstellungen anpassen** ❷.

2. Akzeptieren Sie Apples *Allgemeine Geschäftsbedingungen*.

3. Entscheiden Sie im nächsten Bildschirm, ob Sie die Apple Watch am linken oder rechten Handgelenk tragen möchten.

4. Erstellen Sie einen **Apple Watch-Code**, um Ihre Apple Watch gegen unbefugten Zugriff zu schützen. Der Code wird aktiviert, sobald Sie Ihre Apple Watch abnehmen. Tippen Sie zum Erstellen eines normalen Codes aus 4 Ziffern auf **Code erstellen** ❸ oder wählen Sie **Langen Code erstellen** ❹, um einen Code aus bis zu 10 Ziffern zu erstellen.

5. Entscheiden Sie, ob der **Zoom** eingeschaltet sein soll. Den Zoom können Sie durch einen Doppeltipp mit zwei Fingern auf dem Bildschirm der Apple Watch aktivieren. Die Zoomfunktion vergrößert die Anzeige der Bildschirminhalte, wenn Sie mit zwei Fingern gleichzeitig auf den Bildschirm tippen.

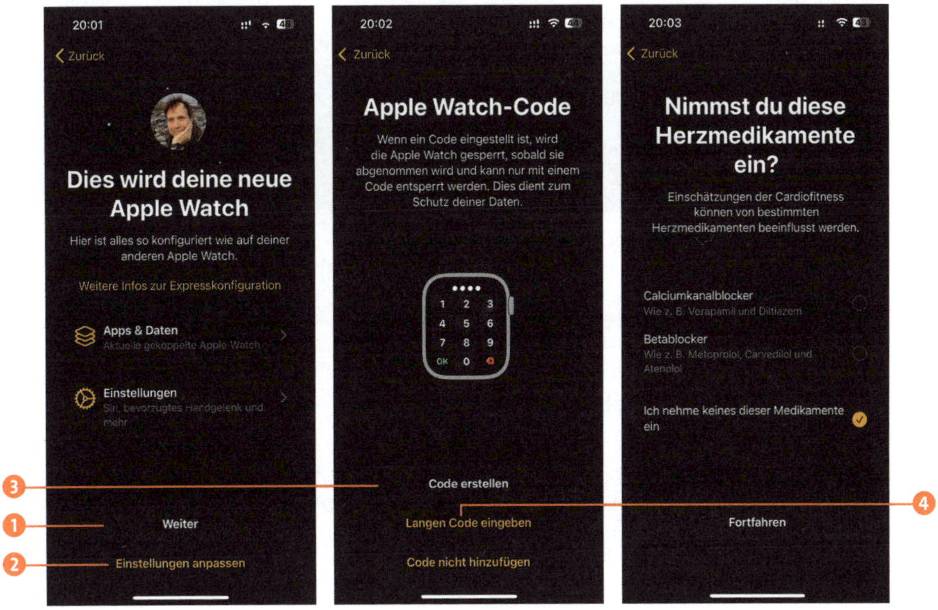

6. Personalisieren Sie die Fitness- und Healthfunktionen ❺ mit einigen Angaben zu Ihrer Person, wie Geburtstag, Geschlecht, Größe und Gewicht.

7. Entscheiden Sie, ob Sie Mitteilungen zu Ihrer **Cardiofitness** ❻ von der Apple Watch und der Health-App erhalten möchten. Die Cardiofitness misst die maximale Sauerstoffmenge, die eine Person während eines intensiven Trainings nutzen kann. Mehr erfahren Sie in Kapitel 11, »Mobil bleiben«.

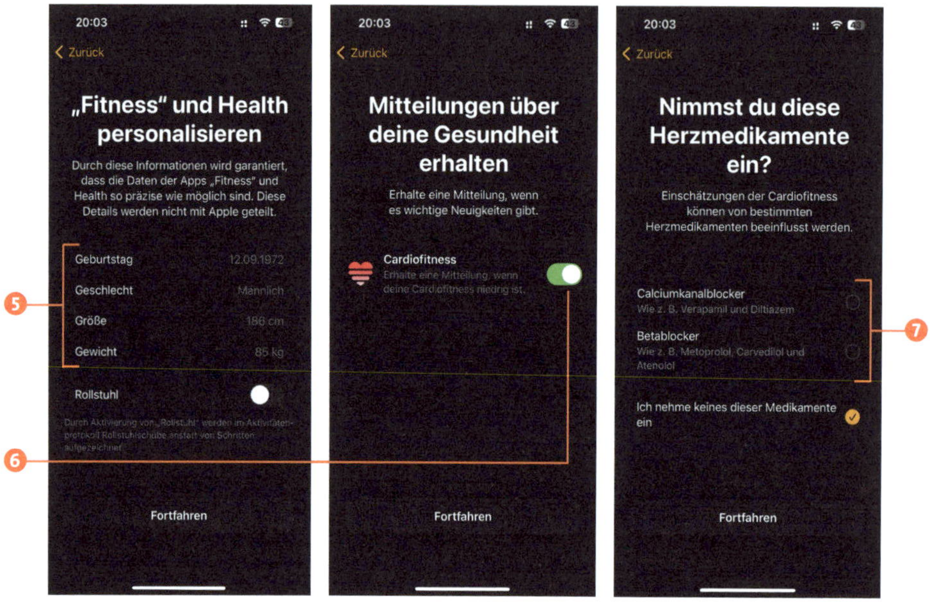

8. Geben Sie an, ob Sie Herzmedikamente einnehmen 7, da diese die Messungen der Apple Watch beeinflussen können.

9. Tippen Sie im Informationsbildschirm zu den Sicherheitsfunktionen der Apple Watch auf **Fortfahren** 8.

10. Haben Sie eine Apple Watch mit eSIM gekauft, also mit der Möglichkeit, mobile Daten zu nutzen, können Sie nun Ihren Mobilfunktarif einrichten. Dazu tippen Sie auf **Mobilfunk konfigurieren**. Möchten Sie den Mobilfunk nicht nutzen oder erst später konfigurieren, wählen Sie **Später** 9.

11. Verwenden Sie *Apple Pay* bereits auf Ihrem iPhone, können Sie das mobile Bezahlen nun für die Apple Watch konfigurieren. Tippen Sie dazu auf **Fortfahren** 10. Möchten Sie *Apple Pay* nicht nutzen oder später einrichten, wählen Sie **Später konfigurieren** 11. Mehr zum Konfigurieren und Verwenden von Apple Pay erfahren Sie in Kapitel 3, »Ihr Alltag mit der Apple Watch«.

12. Die Apple Watch wird nun eingerichtet und mit den bereits vorhandenen Daten auf Ihrem mit der Apple Watch gekoppelten iPhone synchronisiert.

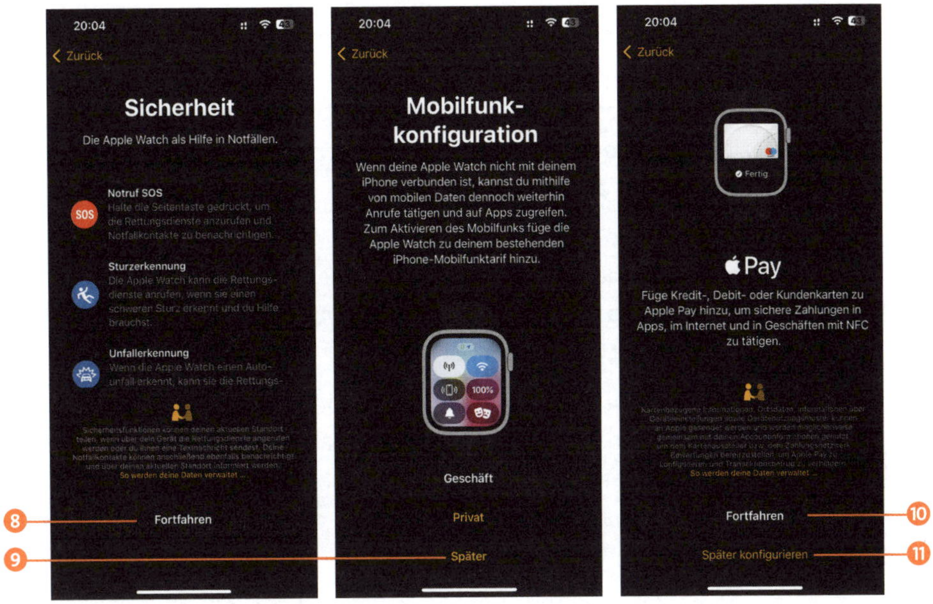

1.5 Die Apple Watch für jemanden ohne eigenes iPhone einrichten: Familienkonfiguration

Die Apple Watch-*Familienkonfiguration* ist eine Funktion, mit der eine Apple Watch für Familienmitglieder oder Freunde eingerichtet werden kann, die kein eigenes iPhone besitzen. Dies ist besonders nützlich für Kinder oder ältere Familienmitglieder, die von den Funktionen der Apple Watch profitieren können, ohne ein eigenes iPhone besitzen zu müssen.

Wichtige Aspekte der Familienkonfiguration

- **Kompatibilität**: Die Familienkonfiguration ist nur für Modelle der Apple Watch mit Mobilfunkverbindung (*GPS + Cellular*) verfügbar. Für die Einrichtung ist außerdem ein iPhone 6s oder neuer mit iOS 14 oder neuer erforderlich.
- **Eigene Telefonnummer**: Jede Apple Watch, die über die Familienkonfiguration eingerichtet wird, erhält eine eigene Telefonnummer über einen separaten Mobilfunkvertrag.

- **Funktionen**: Mit der per Familienkonfiguration eingerichteten Apple Watch kann der Träger Anrufe tätigen, Nachrichten senden, Ortungsdienste nutzen, Notrufe tätigen und das Fitness-Tracking nutzen. Es gibt zudem spezielle Funktionen für Kinder, wie die *Schooltime*-Funktion, die Ablenkungen während der Schulzeit minimiert.
- **Elterliche Kontrolle**: Die Familienkonfiguration bietet verschiedene Funktionen zur elterlichen Kontrolle. Eltern können beispielsweise Kontakte zulassen, Einschränkungen für bestimmte Apps und Dienste festlegen und den Standort des Kindes überwachen.
- **Einrichtung**: Die Einrichtung erfolgt über das iPhone eines Erwachsenen/Erziehungsberechtigten. Dabei wird die Apple Watch mit der Apple ID des Kindes oder Familienmitglieds verknüpft, während das iPhone zur Verwaltung und Überwachung verwendet wird.
- **Zugang zum App Store**: Kinder können über die Familienkonfiguration auf einen eingeschränkten App Store zugreifen, wobei der Kauf und Download von Apps die Zustimmung eines Elternteils erfordert.
- **Gesundheits- und Fitness-Tracking**: Die Apple Watch bietet auch Gesundheits- und Fitness-Tracking-Funktionen, die speziell auf Kinder zugeschnitten sind, um sie zu einem aktiven Lebensstil zu motivieren.
- **Datenschutz und Sicherheit**: Apple legt großen Wert auf Datenschutz und Sicherheit. Die auf der Apple Watch gespeicherten Daten sind geschützt und werden nicht ohne Zustimmung weitergegeben.

SCHRITT FÜR SCHRITT

So richten Sie eine Apple Watch für ein Familienmitglied ein

Der Prozess der Einrichtung einer Apple Watch für ein Familienmitglied ohne eigenes iPhone unterscheidet sich etwas von der Konfiguration einer Apple Watch für sich selbst. Folgende Schritte sind notwendig:

1. Verbinden Sie die Apple Watch mit dem Armband.
2. Lassen Sie das Familienmitglied die Apple Watch anlegen.

3. Halten Sie die *Seitentaste* gedrückt, bis das Apple-Logo angezeigt wird. So wird die Apple Watch eingeschaltet.

4. Halten Sie Ihr iPhone dicht an die Apple Watch und warten Sie, bis der Kopplungsbildschirm der Apple Watch auf dem iPhone angezeigt wird. Tippen Sie auf **Weiter**.

5. Wählen Sie **Für ein Familienmitglied konfigurieren** ①.

6. Tippen Sie im nachfolgenden Informationsbildschirm zur Familienkonfiguration nun auf **Weiter** ②.

7. Akzeptieren Sie Apples *Allgemeine Geschäftsbedingungen*.

8. Tippen Sie im Informationsbildschirm »So funktioniert die Familienkonfiguration« auf **Fortfahren** ③.

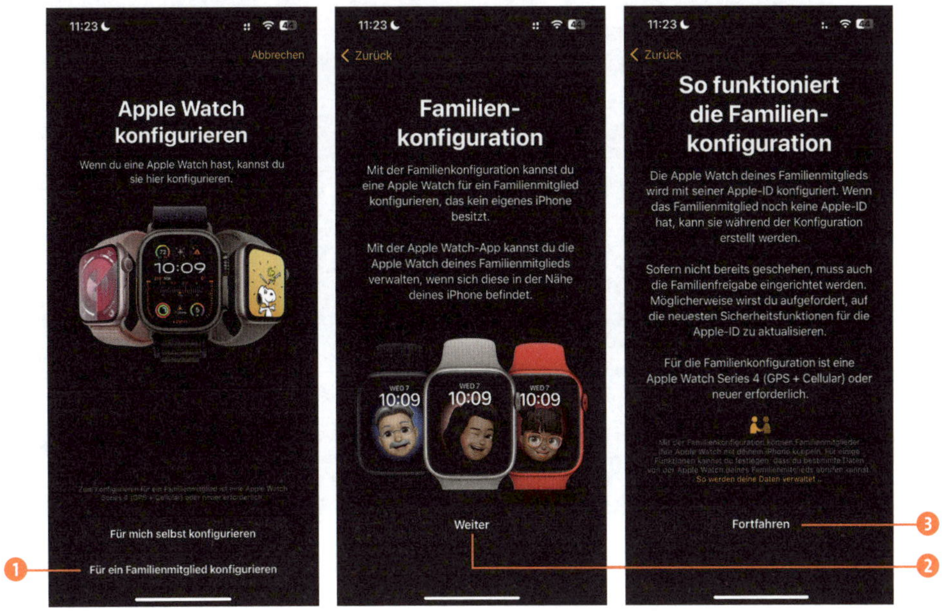

9. Positionieren Sie Ihr iPhone nach Aufforderung so, dass die Apple Watch des Familienmitglieds im Sucher der Apple Watch-App sichtbar ist. Die beiden Geräte werden nun gekoppelt.

10. Lassen Sie das Familienmitglied im nächsten Bildschirm entscheiden, ob die Apple Watch am linken oder rechten Handgelenk getragen werden soll.

11. Lassen Sie das Familienmitglied einen **Code erstellen** ④.

Die *Familienfreigabe* für die Apple Watch wird nun eingerichtet. Möglicherweise müssen Sie nun Ihr *Apple-ID-Passwort* eingeben.

12. Im nächsten Schritt können Sie das Familienmitglied auswählen, für das die Apple Watch konfiguriert werden soll ⑤. Alternativ können Sie über den Punkt **Familienmitglied hinzufügen** ⑥ die Person in die Familienfreigabe aufnehmen. Es können maximal fünf Personen zur Familienfreigabe hinzugefügt werden.

13. Das Familienmitglied muss zur Bestätigung sein *Apple-ID-Passwort* eingeben ⑦.

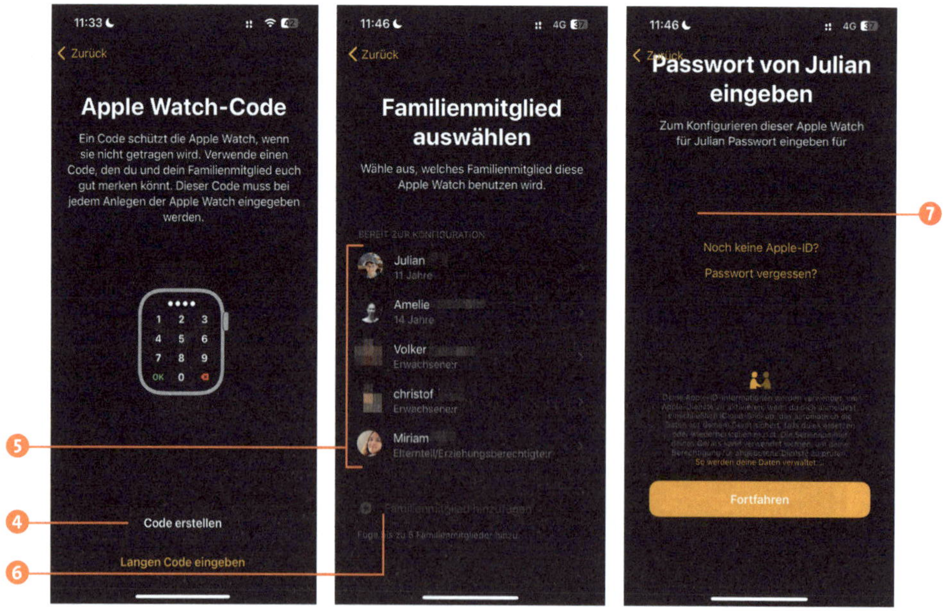

SCHRITT FÜR SCHRITT

Die eigentliche Konfiguration

Die Apple Watch des Familienmitglieds ist nun mit Ihrem iPhone verbunden. Das Familienmitglied kann nun über die Watch-App auf Ihrem iPhone weitere Einstellungen vornehmen:

1. **Mobilfunk konfigurieren**: Hat das Familienmitglied bereits einen Mobilfunktarif für die Apple Watch abgeschlossen, können Sie diesen nun konfigurieren ❶.

2. **WLAN verbinden**: Verbinden Sie die Apple Watch des Familienmitglieds mit Ihrem WLAN. Tippen Sie dazu auf **»<Name des WLAN>« teilen** ❷.

3. **Ortungsdienste aktivieren**: Das Familienmitglied kann nun die **Ortungsdienste aktivieren** ❸, um die Navigation und andere Apps und Dienste zu verwenden, die ein GPS-Signal benötigen.

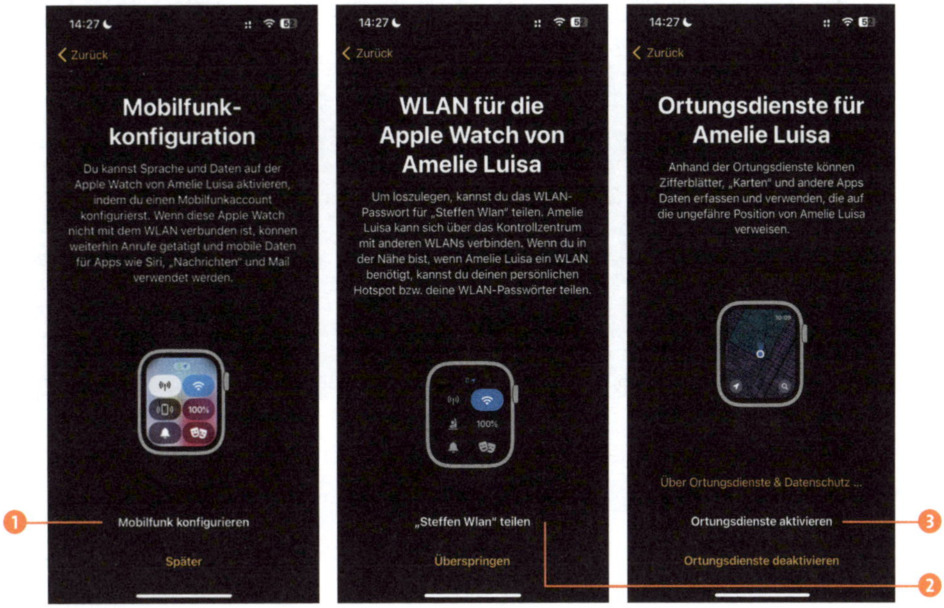

4. Das Familienmitglied kann nun entscheiden, ob es Apples Sprachassistenten *Siri* verwenden möchte. Dazu muss die Person **Siri verwenden** wählen ❹. Anschließend kann zwischen vier verschiedenen Stimmen für den Sprachassistenten gewählt werden.

5. Das Familienmitglied entscheidet im nächsten Bildschirm, ob es Analysedaten, z. B. zu Abstürzen von Apps auf der Apple Watch, mit Apple teilen möchte. Dazu muss **Mit Apple teilen** gewählt werden ❺.

6. Nun kann *Nachrichten in iCloud* aktiviert werden. Diese Funktion ermöglicht die Synchronisation von SMS, *iMessages* und Chatgruppen aus Apples WhatsApp-Alternative über Apples *iCloud*. Das Familienmitglied muss dazu auf **»Nachrichten in iCloud« aktivieren** tippen 6.

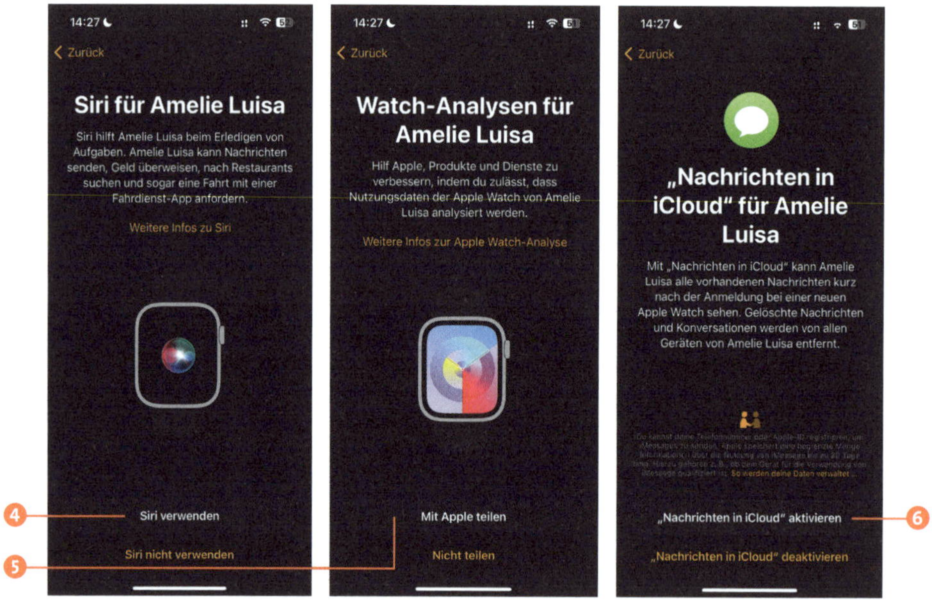
14:27
Zurück
Siri für Amelie Luisa
Siri hilft Amelie Luisa beim Erledigen von Aufgaben. Amelie Luisa kann Nachrichten senden, Geld überweisen, nach Restaurants suchen und sogar eine Fahrt mit einer Fahrdienst-App anfordern.
Weitere Infos zu Siri
Siri verwenden
Siri nicht verwenden
4
5
14:27
Zurück
Watch-Analysen für Amelie Luisa
Hilf Apple, Produkte und Dienste zu verbessern, indem du zulässt, dass Nutzungsdaten der Apple Watch von Amelie Luisa analysiert werden.
Weitere Infos zur Apple Watch-Analyse
Mit Apple teilen
Nicht teilen
14:27
Zurück
„Nachrichten in iCloud" für Amelie Luisa
Mit „Nachrichten in iCloud" kann Amelie Luisa alle vorhandenen Nachrichten kurz nach der Anmeldung bei einer neuen Apple Watch sehen. Gelöschte Nachrichten und Konversationen werden von allen Geräten von Amelie Luisa entfernt.
„Nachrichten in iCloud" aktivieren
„Nachrichten in iCloud" deaktivieren
6

7. Tippen Sie in der Übersicht zu den Sicherheitsfunktionen der Apple Watch auf **Fortfahren** 7.

8. Aktivieren Sie für das Familienmitglied das *Trainingsroutenprotokoll*, damit die Person nach einem Training die Strecke und Wetterbedingungen einsehen kann. Wählen Sie dazu **Routenprotokoll aktivieren** 8.

9. Teilen Sie ein Fotoalbum mit dem Familienmitglied, damit die Fotos auf der Apple Watch des Familienmitglieds angezeigt und z. B. als Hintergrundbild verwendet werden können. Tippen Sie dazu auf **Fotoalbum auswählen** 9.

10. Für eine Apple Watch mit *Kinder-Apple-ID* können Sie nun noch wichtige Kontakte für Familienmitglieder hinterlegen und einen Schulmodus (»Schulzeit«) aktivieren, der dafür sorgt, dass ein Kind, dass die Apple Watch in der Schule trägt, nicht abgelegt wird.

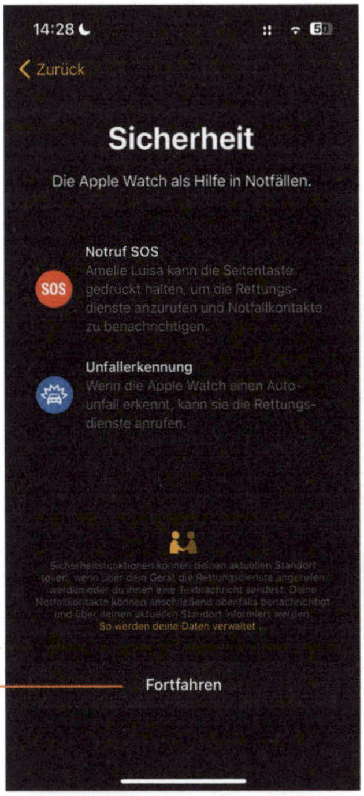
14:28
Zurück
Sicherheit
Die Apple Watch als Hilfe in Notfällen.
Notruf SOS
Amelie Luisa kann die Seitentaste gedrückt halten, um die Rettungsdienste anzurufen und Notfallkontakte zu benachrichtigen.
SOS
Unfallerkennung
Wenn die Apple Watch einen Autounfall erkennt, kann sie die Rettungsdienste anrufen.
So werden deine Daten verwaltet …
7
Fortfahren

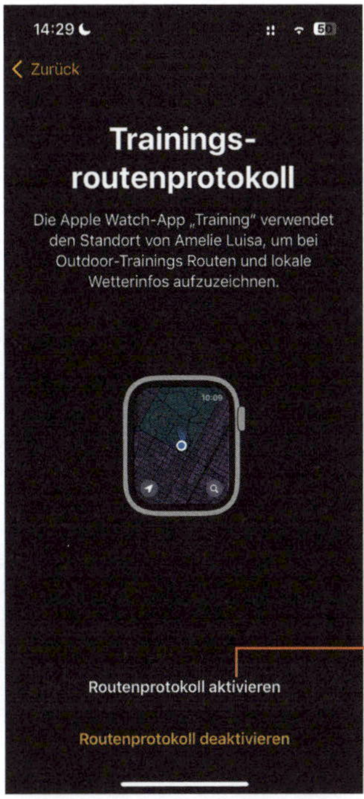
14:29
Zurück
Trainings-routenprotokoll
Die Apple Watch-App „Training" verwendet den Standort von Amelie Luisa, um bei Outdoor-Trainings Routen und lokale Wetterinfos aufzuzeichnen.
8
Routenprotokoll aktivieren
Routenprotokoll deaktivieren

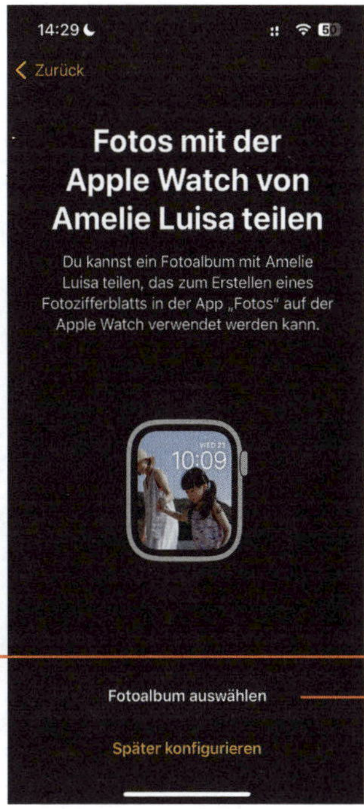
14:29
Zurück
Fotos mit der Apple Watch von Amelie Luisa teilen
Du kannst ein Fotoalbum mit Amelie Luisa teilen, das zum Erstellen eines Fotozifferblatts in der App „Fotos" auf der Apple Watch verwendet werden kann.
10:09
Fotoalbum auswählen
9
Später konfigurieren

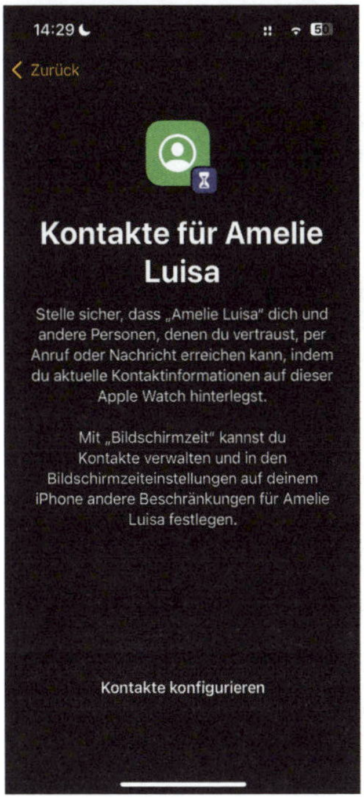
14:29
Zurück
Kontakte für Amelie Luisa
Stelle sicher, dass „Amelie Luisa" dich und andere Personen, denen du vertraust, per Anruf oder Nachricht erreichen kann, indem du aktuelle Kontaktinformationen auf dieser Apple Watch hinterlegst.
Mit „Bildschirmzeit" kannst du Kontakte verwalten und in den Bildschirmzeiteinstellungen auf deinem iPhone andere Beschränkungen für Amelie Luisa festlegen.
Kontakte konfigurieren

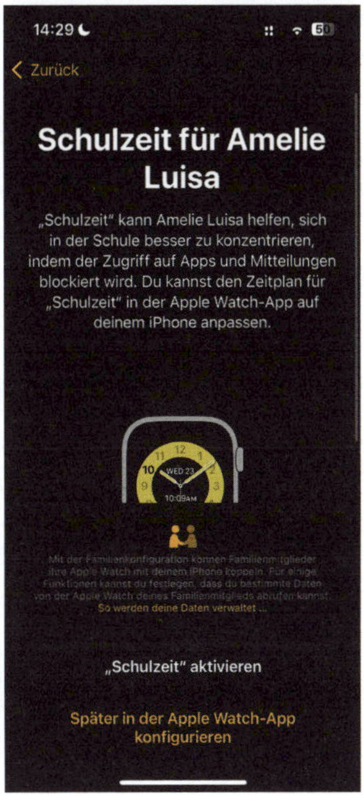
14:29
Zurück
Schulzeit für Amelie Luisa
„Schulzeit" kann Amelie Luisa helfen, sich in der Schule besser zu konzentrieren, indem der Zugriff auf Apps und Mitteilungen blockiert wird. Du kannst den Zeitplan für „Schulzeit" in der Apple Watch-App auf deinem iPhone anpassen.
So werden deine Daten verwaltet …
„Schulzeit" aktivieren
Später in der Apple Watch-App konfigurieren

1.6 So laden Sie Ihre Apple Watch

Das Aufladen der Apple Watch funktioniert über ein induktives Ladesystem auf der Rückseite, das auf magnetischer Induktion basiert. Für das Laden der Apple Watch können Sie das mitgelieferte Ladekabel verwenden oder Sie erwerben im Fachhandel eine Dockingstation.

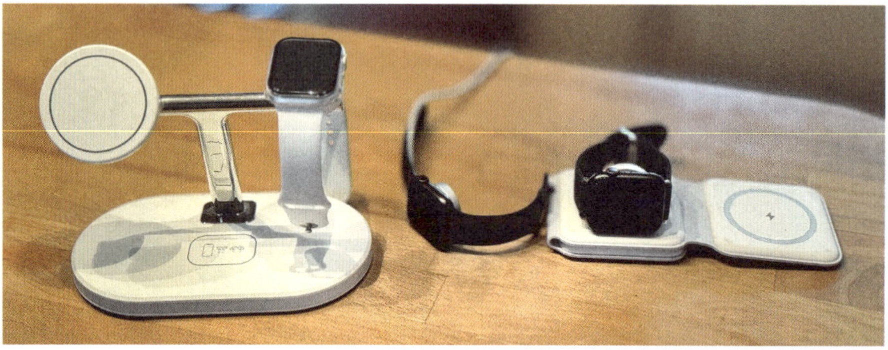

Für die Apple Watch können Sie viele verschiedene Ladelösungen im Fachhandel erwerben.

SCHRITT FÜR SCHRITT

So laden Sie die Apple Watch

1. Verbinden Sie das Ladekabel oder die Dockingstation mit einer Stromquelle.
2. Legen Sie die Rückseite der Apple Watch auf den magnetischen Anschluss des Ladekabels oder der Dockingstation. Der Magnet sorgt dafür, dass die Watch richtig ausgerichtet ist. Auf dem Bildschirm der Watch erscheint ein Blitzsymbol, das anzeigt, dass der Ladevorgang begonnen hat.

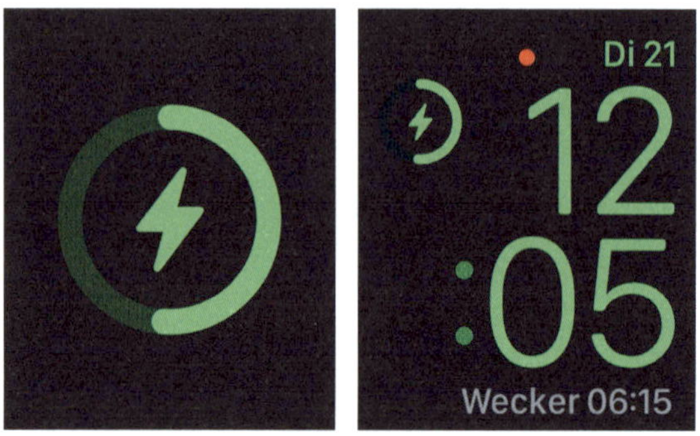

3. Während des Ladens wird der Ladestatus auf dem Bildschirm der Apple Watch angezeigt. Bei ausgeschalteter Uhr wird ein roter Blitz angezeigt, wenn sie aufgeladen werden muss, und ein grüner Blitz, wenn sie in Betrieb ist.

4. Sobald die Apple Watch vollständig aufgeladen ist, können Sie sie einfach vom Ladekabel oder der Ladestation trennen. Die Apple Watch verwendet eine Lithium-Ionen-Batterie, die vor Überladung geschützt ist, sodass es nicht schädlich ist, die Uhr längere Zeit am Ladegerät zu lassen.

1.7 Ihre Apple Watch ein- oder ausschalten

Ihre Apple Watch wird über die Seitentaste ein- und ausgeschaltet. Das funktioniert durch Drücken und Halten der Seitentaste.

SCHRITT FÜR SCHRITT
Einschalten der Apple Watch

1. **Drücken und halten**: Halten Sie die Seitentaste der Apple Watch gedrückt. Sie befindet sich unter der digitalen Krone an der Seite der Uhr.
2. **Warten auf das Apple-Logo**: Halten Sie die Seitentaste so lange gedrückt, bis das Apple-Logo auf dem Bildschirm erscheint.
3. **Seitentaste loslassen**: Sobald das Apple-Logo erscheint, können Sie die Seitentaste loslassen. Die Uhr startet nun.
4. **Warten, bis die Uhr hochgefahren ist**: Dies kann einige Augenblicke dauern. Sobald die Uhr hochgefahren ist, können Sie sie wie gewohnt verwenden.

SCHRITT FÜR SCHRITT
Ausschalten der Apple Watch

1. **Drücken und halten**: Halten Sie die Seitentaste gedrückt, bis ein Menü auf dem Bildschirm erscheint.
2. **Ausschalten**: Auf dem Bildschirm erscheinen mehrere Optionen und oben rechts das Symbol zum Ausschalten ⏻. Tippen Sie auf das Symbol.

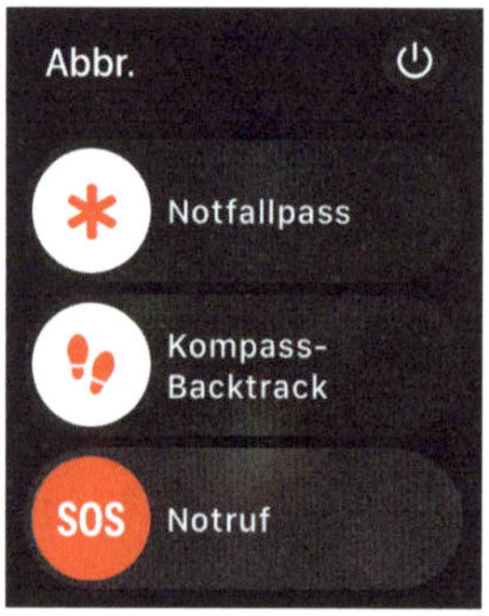

3. **Warten, bis die Uhr ausgeschaltet ist**: Nachdem Sie den Schieberegler bewegt haben, schaltet sich die Apple Watch aus. Das sollte nur ein paar Sekunden dauern.

Kapitel 2
Machen Sie sich mit Ihrer Apple Watch vertraut

Willkommen zu einer spannenden Reise in die Welt der Apple Watch. Die Apple Watch ist weit mehr als nur eine Uhr: Sie ist ein persönlicher Assistent, ein Gesundheits- und Fitnesspartner und eine Kommunikationszentrale – alles elegant verpackt in einem kleinen, leistungsstarken Gerät an Ihrem Handgelenk.

In diesem Kapitel lernen Sie die Bedienelemente der Apple Watch kennen, von der *Digital Crown* über die *Seitentaste* bis hin zum Touchscreen und den Gestensteuerungen. Sie lernen, wie Sie durch die verschiedenen Menüs navigieren, Benachrichtigungen verwalten und auf Ihre bevorzugten Apps zugreifen. Dieses Kapitel behandelt zudem die Verwendung von *Siri*, um Ihnen zu zeigen, welche vielseitigen Möglichkeiten der Sprachsteuerung Sie auf Ihrer Apple Watch haben.

Außerdem gehen wir näher auf die Anpassungsmöglichkeiten ein, die Ihnen die Apple Watch bietet. Sie erfahren, wie Sie Zifferblätter anpassen, *Komplikationen* einrichten (siehe dazu den Kasten am Ende dieses Kapitels) und Einstellungen vornehmen können, die Ihren täglichen Gewohnheiten und Vorlieben entsprechen. Wir werden uns auch mit der Integration der Apple Watch in das Apple-Ökosystem befassen, einschließlich der Synchronisierung mit Ihrem iPhone und der Verwendung von *iCloud*.

2.1 Die äußeren Bedienelemente

Die Apple Watch verfügt über zwei physische Tasten: die *Digital Crown* und die *Seitentaste*. Die Apple Watch Ultra besitzt zudem eine *Aktionstaste*. Diese Tasten bieten eine Vielzahl von Funktionen, von der Navigation durch Apps und Einstellungen bis hin zum schnellen Zugriff auf wichtige Funktionen. In diesem Abschnitt lernen Sie, wie Sie die Digital Crown und die Seitentaste optimal nutzen.

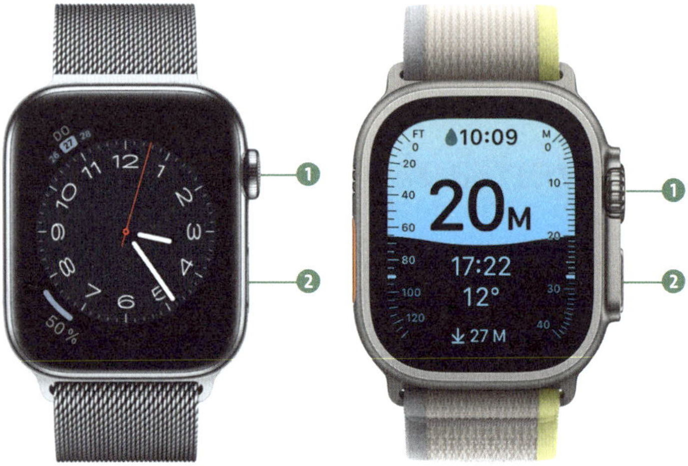

Die äußeren Bedienelemente der Apple Watch und der Apple Watch Ultra

1 *Digital Crown*: Die Digital Crown (digitale Krone) ist ein vielseitiges und zentrales Bedienelement, das für verschiedene Zwecke eingesetzt wird:

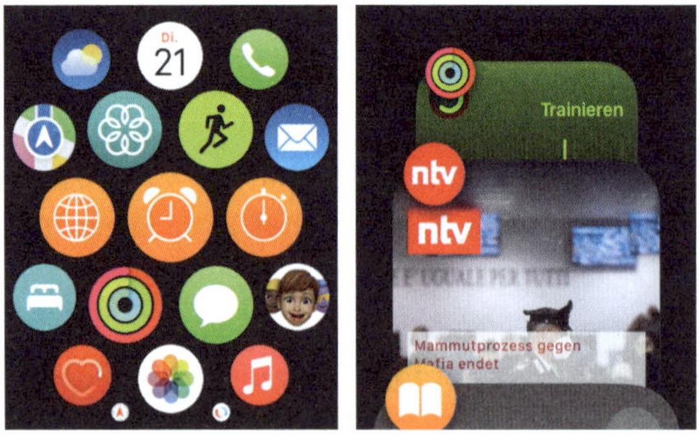
Greifen Sie mit der Digital Crown schnell auf Ihre Apps zu.

- **Navigation**: Eine der Hauptfunktionen der Digital Crown ist die Navigation. Indem Sie an der Krone drehen, können Sie durch Listen, Menüs und Zifferblätter blättern. Dies ist besonders nützlich, um durch lange Listen oder Nachrichten zu scrollen, ohne den Bildschirm mit dem Finger verdecken zu müssen.
- **Zoomen**: Bei einigen Apps, z. B. der Foto-App, können Sie durch Drehen der Digital Crown in Bilder hinein- und aus ihnen herauszoomen.

- **Homescreen**: Durch Drücken der Digital Crown können Sie von jeder Stelle aus zum Startbildschirm zurückkehren.
- **App-Übersicht**: Wenn Sie sich auf dem Startbildschirm befinden, zeigt ein weiterer Druck die Übersicht aller installierten Apps an.
- **Zuletzt verwendet**: Ein doppelter Druck auf die Digital Crown zeigt Ihre zuletzt verwendeten Apps an. Hier können Sie eine App schließen, indem Sie diese nach links wischen und auf das rot hinterlegte X tippen.
- **Siri aktivieren**: Halten Sie die Digital Crown gedrückt, um Siri zu aktivieren, ohne »Hey Siri« sagen zu müssen. Sie können dann Sprachbefehle erteilen oder Fragen stellen.
- **Feinabstimmung**: In einigen Apps ermöglicht die Digital Crown eine feinere Steuerung, z. B. die Einstellung der Lautstärke oder die Auswahl bestimmter Optionen.
- **EKG-Aufzeichnung**: Bei Modellen mit EKG-Funktion erfolgt die EKG-Aufzeichnung durch Auflegen eines Fingers auf die Digital Crown.

❷ *Seitentaste*: Mit der Seitentaste der Apple Watch können Sie auf bestimmte Funktionen zugreifen. Sie ist auch ein wichtiges Element für die Sicherheit und die schnelle Reaktion in Notfällen:

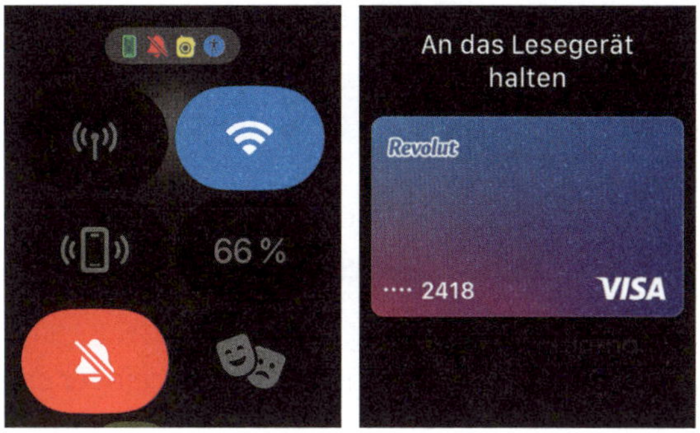

Öffnen Sie über die Seitentaste das Kontrollzentrum oder tätigen Sie Zahlungen mit Apple Pay.

- **Kontrollzentrum**: Ein einfacher Druck auf die Seitentaste öffnet das Kontrollzentrum, das Ihnen schnellen Zugriff auf wichtige Systemfunktionen bietet.

- **Apple Pay**: Haben Sie Apple Pay aktiviert, können Sie durch zweimaliges Drücken der Seitentaste schnell auf Ihre hinterlegten Kredit- oder Debitkarten zugreifen, um Zahlungen zu tätigen. In Kapitel 3, »Ihr Alltag mit der Apple Watch«, erfahren Sie mehr zur Verwendung von Apple Pay.
- **Notruf**: Wenn Sie die Seitentaste gedrückt halten, erscheint ein Menü, mit dem Sie den SOS-Notruf auslösen können. Wenn Sie die Taste gedrückt halten, ruft die Uhr automatisch die örtliche Notrufzentrale an. In Kapitel 4, »Mehr großartige Funktionen für den Alltag«, erfahren Sie Genaueres zu den Sicherheitsfunktionen der Apple Watch.
- **Kompass-Backtrack**: Mit dieser Funktion finden Sie zum Ausgangspunkt zurück, falls Sie sich verlaufen haben.

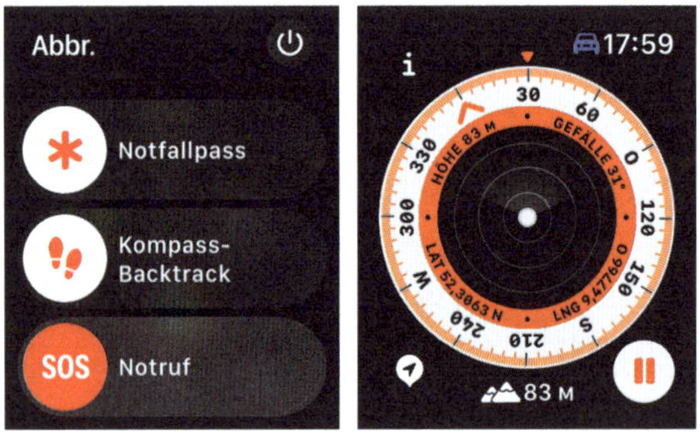

Nutzen Sie die Seitentaste, um einen Notruf zu starten, Ihre Schritte mit Kompass-Backtrack zurückzuverfolgen oder die Watch auszuschalten.

- **Ausschalten und neu starten**: Halten Sie die Seitentaste gedrückt, um die Optionen zum Ausschalten der Uhr, zum Zugriff auf Ihre medizinischen ID-Daten oder zum Neustarten der Uhr anzuzeigen.
- **Interagieren mit eingehenden Anrufen**: Während eines eingehenden Anrufs können Sie die Seitentaste drücken, um den Anruf abzulehnen.

3 *Aktionstaste*: Die Apple Watch Ultra ist eine robuste Outdoor-Smartwatch für Sportbegeisterte. Die Watch Ultra verfügt über eine zusätzliche Taste auf der linken Seite des Gehäuses, mit der Sie ausgewählte Funktionen besonders schnell aufrufen können.

- **Funktionen schnell aufrufen**: Sie können der Aktionstaste verschiedene Aktionen zuweisen. Maximal sind 2 Aktionen möglich, z. B. Stoppuhr starten und Runde markieren.

– **Sirene starten**: Halten Sie die Aktionstaste gedrückt und streichen Sie die Taste **Sirene** nach rechts, um eine Sirene zu starten, die in bis zu 180 Metern Entfernung zu hören ist. In Kapitel 4, »Mehr großartige Funktionen für den Alltag«, lernen Sie die Sicherheitsfunktionen der Apple Watch genauer kennen.

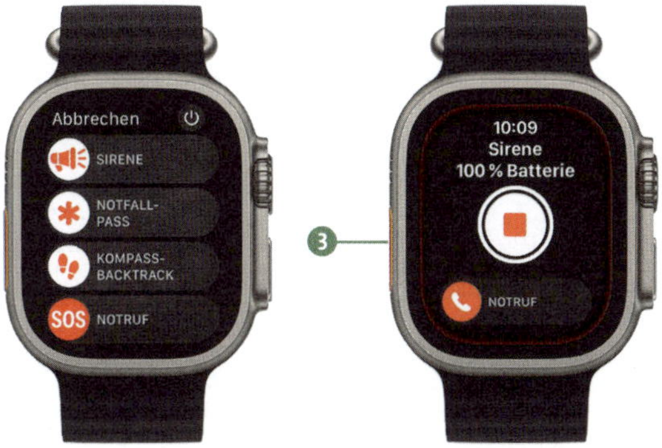

Nutzen Sie die Sirene der Apple Watch Ultra, um in Gefahrensituationen auf sich aufmerksam zu machen.

- *Doppeltippen*: Wenn Sie eine Apple Watch 9 oder eine Apple Watch Ultra 2 tragen, können Sie Daumen und Zeigefinger der Hand, an der Sie die Uhr tragen, zweimal zusammentippen, um eine vorab definierte Funktion auszuführen.

2.2 Die Kunst des Streichens und Tippens

Die Apple Watch ist mit einem Touchscreen ausgestattet, der eine Vielzahl von Gesten für eine intuitive und einfache Bedienung unterstützt. Die wichtigsten Gesten sind Tippen und Streichen, mit denen Sie navigieren, mit Apps interagieren und die Uhr bedienen können. In diesem Abschnitt befassen wir uns mit dem Tippen und Streichen auf der Apple Watch.

- **Streichen nach oben/unten**: Diese Geste wird verwendet, um durch Listen, Nachrichten oder den Heute-Bildschirm zu scrollen. Durch Streichen nach oben werden ältere Benachrichtigungen oder weitere Informationen angezeigt, während durch Streichen nach unten neuere Inhalte oder der Anfang einer Liste angezeigt werden.

- **Streichen nach rechts/links**: Mit dieser Geste können Sie in Apps zwischen verschiedenen Ansichten oder Bildschirmen wechseln.
- **Von unten nach oben streichen**: Mit dieser Geste öffnen Sie den *Smart-Stapel* für die Anzeige relevanter Widgets.
- **Streichen von oben nach unten**: Dies öffnet die Mitteilungszentrale, in der Sie alle Ihre neuesten Benachrichtigungen sehen.
- **Fest drücken** (*Force Touch*): Diese Geste wird für zusätzliche Optionen und Einstellungen in Apps verwendet. Wenn Sie fest auf den Bildschirm drücken, öffnet sich ein Kontextmenü mit weiteren Optionen.
- **Ziehen zum Aktualisieren**: In einigen Apps wie der Wetter-App oder der Mail-App können Sie nach unten ziehen, um den Inhalt zu aktualisieren.

Widget

Die Widgets auf der Apple Watch funktionieren ähnlich wie die Widgets auf dem Startbildschirm des iPhones: Sie stellen Informationen aus verschiedenen Apple Watch-Apps gebündelt dar. Durch Antippen eines Widgets wird die entsprechende App aufgerufen.

Smart-Stapel

Der Smart-Stapel ist ein intelligenter Stapel, der mehrere *Komplikationen* (Widgets und Anzeigen) enthält und Informationen wie Uhrzeit, Standort und Aktivität nutzt, um automatisch die relevantesten Widgets zur richtigen Tageszeit anzuzeigen. Zum Beispiel zeigt die Wetter-App morgens die Wettervorhersage an; oder wenn Sie unterwegs sind, zeigt der Smart-Stapel die Bordkarten aus der Wallet-App an.

2.3 Alles schön smart: Der Smart-Stapel

Streichen Sie auf Ihrem Ziffernblatt nach oben, erscheint der Smart-Stapel. Der Smart-Stapel ist eine Anzeige, die mehrere kleine Widgets oder Anzeigen in einem einzigen Bereich gestapelt anzeigt. Hier erfahren Sie, wie sie funktionieren und was sie bieten.

- **Dynamische Anzeige**: Der Smart-Stapel kann entweder automatisch die relevanteste *Komplikation* – basierend auf Faktoren wie Zeit, Ort oder Aktivität – anzeigen oder es dem Benutzer ermöglichen, manuell durch die verschiedenen Komplikationen im Stack zu blättern.

  Der Smart-Stapel nutzt Apples Assistenzsystem *Siri*, das im Hintergrund analysiert, welche Apps und Informationen Sie zu der entsprechenden Zeit und an dem entsprechenden Ort normalerweise benötigen.

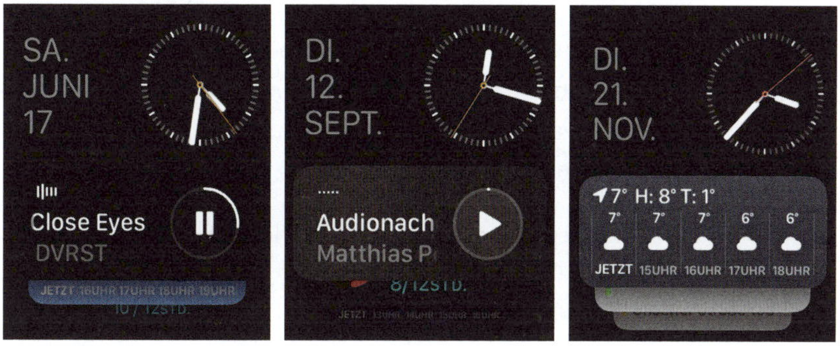

Im Smart-Stapel werden Ihnen an unterschiedlichen Tagen, zu verschiedenen Zeiten und an unterschiedlichen Orten genau die Informationen angezeigt, die Sie gerade benötigen.

- **Mehr Informationen auf einen Blick**: Streichen Sie auf dem Smart-Stapel aufwärts, sehen Sie weitere Komplikationen, die Siri ebenfalls zu dieser Zeit oder am aktuellen Ort wichtig findet.
- **Anpassbar**: Sie können den Smart-Stapel anpassen, indem Sie auswählen, welche Komplikationen in den Stapel aufgenommen werden sollen.

SCHRITT FÜR SCHRITT

So passen Sie den Smart-Stapel an

1. Drücken Sie die Digital Crown, um das Zifferblatt anzuzeigen, falls es nicht angezeigt wird.
2. Streichen Sie auf dem Zifferblatt aufwärts, um den Smart-Stapel aufzurufen, oder drehen Sie die Digital Crown.
3. Tippen und halten Sie ein Widget auf dem Smart-Stapel.

4. Zum Löschen eines Widgets tippen Sie bei diesem links auf ⊖.

5. Zum Anpinnen eines Widgets tippen Sie bei diesem rechts auf ⓘ. Angepinnte Widgets werden im Smart-Stapel immer oben angezeigt. Wenn Sie ein anderes Widget an eine obere Position in der Liste verschieben möchten, müssen Sie die angepinnten Widgets darüber erst mit einem Tipp auf ⓘ lösen ❶.

6. Zum Hinzufügen weiterer Widgets tippen Sie oben auf [+] ❷.

7. Sie sehen nun die Übersicht aller Widgets, die Sie zum Smart-Stapel hinzufügen können. Ganz oben erhalten Sie Empfehlungen ❸, darunter sind alle Apps, die Widgets zur Verfügung stellen, in alphabetischer Reihenfolge aufgelistet. Tippen Sie auf eine App.

8. Sie sehen eine Vorschau des Widgets. Manche Apps (wie der Kalender) bieten mehrere Widgets zur Auswahl. Sobald Sie auf ein Widget tippen, wird dieses zum Smart-Stapel hinzugefügt.

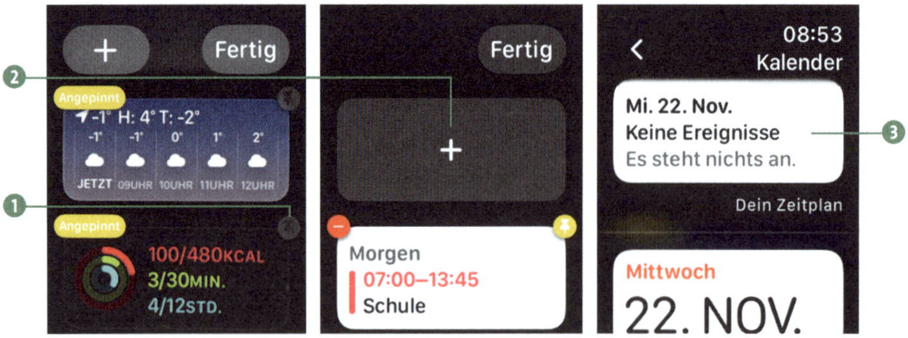

2.4 Alles unter Kontrolle: Das Kontrollzentrum

Das Kontrollzentrum der Apple Watch ist ein zentraler Ort für den schnellen Zugriff auf eine Reihe wichtiger Funktionen und Einstellungen. Ähnlich wie das Kontrollzentrum auf Ihrem iPhone oder iPad bietet es einen einfachen Zugriff auf Funktionen wie *Flugmodus*, *Fokus*, *Taschenlampe* und mehr. Das Kontrollzentrum lässt sich zudem an Ihre Bedürfnisse anpassen. In diesem Abschnitt werden Funktionen und Verwendung des Kontrollzentrums auf der Apple Watch näher erläutert.

SCHRITT FÜR SCHRITT

Das Kontrollzentrum öffnen und schließen

1. Zum Öffnen des Kontrollzentrums drücken Sie die Seitentaste.
2. Zum Schließen des Kontrollzentrums drehen Sie einfach Ihr Handgelenk mit der Apple Watch von sich weg oder drücken erneut die Seitentaste.
3. Die Ansichten einer Apple Watch mit Mobilfunk ❶ und ohne Mobilfunk ❷ unterscheiden sich.
4. Tippen Sie oben auf die Statussymbole ❸, um den Status bestimmter Systemfunktionen zu sehen, z. B. ob die Apple Watch mit dem iPhone oder dem Mobilfunknetz verbunden ist.

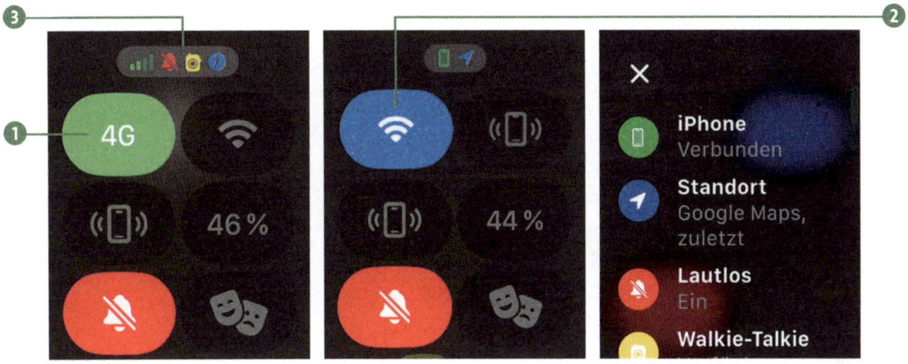

2.4.1 Die Funktionen und Symbole im Kontrollzentrum

Im Kontrollzentrum finden Sie verschiedene Schaltflächen, mit denen Sie verschiedene Funktionen und Einstellungen der Apple Watch steuern oder aufrufen können. Folgende Funktionen stehen Ihnen zur Verfügung:

Symbol	Funktion	Weitere Funktionen (Symbol tippen und halten)
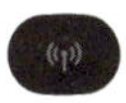	Mobilfunk ein- oder ausschalten	Mobile Daten, Datenroaming, Datensynchronisation von Apps deaktivieren
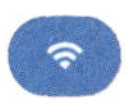	WLAN ein- oder ausschalten	Verbinden mit einem WLAN-Netzwerk

Symbol	Funktion	Weitere Funktionen (Symbol tippen und halten)
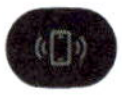	Ihr iPhone anpingen. Lassen Sie einen Ton auf Ihrem iPhone abspielen, wenn Sie es verlegt haben.	
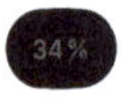	Ladezustand der Apple Watch-Batterie	Ein- oder Ausschalten des Stromsparmodus
	Apple Watch stummschalten	
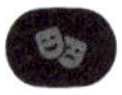	Theatermodus ein- oder ausschalten. Im Theatermodus bleibt die Apple Watch stumm und der Bildschirm dunkel. Den Bildschirm können Sie mit einem Fingertipp aktivieren.	
	Walkie-Talkie-Funktion ein- oder ausschalten	
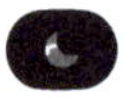	Fokus auswählen und aktivieren bzw. deaktivieren	
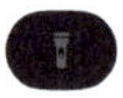	Taschenlampe einschalten. Sie können Ihre Apple Watch als Taschenlampe verwenden.	Streichen Sie seitwärts, um zwischen der normalen Taschenlampe, einem Blinklicht oder einem roten Licht umzuschalten.
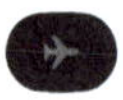	Flugmodus ein- oder ausschalten. Der Flugmodus trennt die Apple Watch vom Mobilfunk- und WLAN-Netz.	
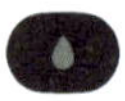	Wasserschutz aktivieren	
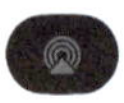	Audioausgabe wählen. Wählen Sie ein Bluetooth-Gerät, auf dem der Ton der Apple Watch abgespielt werden soll.	

Symbol	Funktion	Weitere Funktionen (Symbol tippen und halten)
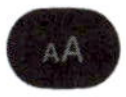	Textgröße ändern	
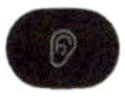	Lautstärke von verbundenen Kopfhörern prüfen	
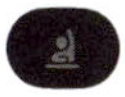	Den Modus *Schulzeit* aktivieren. Dieser Modus schränkt die Funktionen der Apple Watch ein.	

SCHRITT FÜR SCHRITT

So passen Sie das Kontrollzentrum an

1. Scrollen Sie im Kontrollzentrum ganz nach unten.
2. Tippen Sie auf **Bearbeiten**.
3. Tippen Sie bei einer Schaltfläche auf , um diese aus dem Kontrollzentrum zu entfernen ❶.
4. Tippen Sie bei einer Schaltfläche auf , um diese zum Kontrollzentrum hinzuzufügen ❷.
5. Tippen und halten Sie eine Schaltfläche und bewegen Sie diese dann über den Bildschirm, um die Schaltfläche an einer anderen Stelle im Kontrollzentrum zu platzieren.

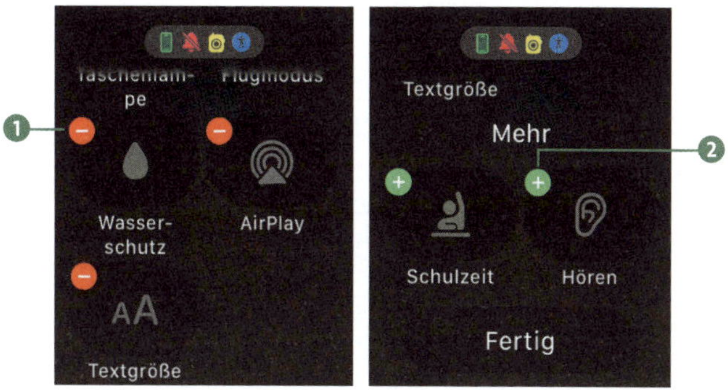

2.5 Die richtige Einstellung

Sie können viele Einstellungen für Ihre Apple Watch verändern, um die Uhr nach Ihren Vorlieben zu individualisieren. Die Einstellungen der Apple Watch können Sie direkt auf der Uhr oder über die Watch-App auf dem iPhone anpassen.

- **Vollständige Anpassung über die Watch-App auf Ihrem iPhone:** Die Apple Watch wird über eine spezielle App auf dem iPhone gesteuert und verwaltet: die *Watch-App*. Mit dieser App können Sie die Einstellungen Ihrer Uhr ändern, Apps hinzufügen oder entfernen, Zifferblätter anpassen und vieles mehr. Die Watch-App öffnen Sie mit einem Tipp auf das Apple Watch-Symbol .
- **Anpassung über die Einstellungen-App auf Ihrer Apple Watch**: Während Sie mit der Watch-App auf Ihrem iPhone alle Einstellungen für Ihre Apple Watch vornehmen können, bietet auch die *Einstellungen-App* auf der Uhr selbst eine Reihe von Einstellungsmöglichkeiten, mit denen Sie die Uhr an Ihre Bedürfnisse anpassen können. Drücken Sie die Digital Crown, um zur App-Übersicht zu gelangen. Tippen Sie auf das Zahnradsymbol , um die Einstellungen-App zu öffnen.

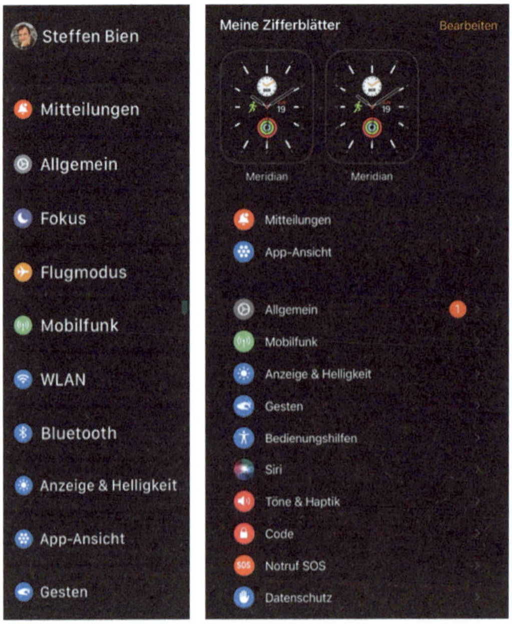

Die Einstellungen auf der Apple Watch (links) und auf dem iPhone (rechts).

2.5.1 Die Grundeinstellungen anpassen

An dieser Stelle im Buch möchte ich mit Ihnen zusammen die allgemeinen Einstellungen Ihrer Apple Watch anpassen. Die App-spezifischen Einstellungen erläutere ich jeweils, wenn wir uns die verschiedenen Apps anschauen.

Die Einstellungen in beiden Apps, die Einstellungen-App auf der Apple Watch ⚙ und die Watch-App auf dem zugehörigen iPhone ▣ sind zur besseren Übersicht in Kategorien eingeteilt. Um besser zu veranschaulichen, was Sie in welcher der beiden Apps einstellen können, stelle ich dem Text jeweils das App-Symbol voran.

Mitteilungen anpassen

Jede App kann Ihnen Mitteilungen senden, z. B. wenn Sie neue Nachrichten oder Mails erhalten haben oder neue Inhalte in Apps zur Verfügung stehen. Standardmäßig spiegeln die Apps auf der Apple Watch dabei die Mitteilungen und Mitteilungseinstellungen der »originalen« Apps auf dem iPhone, das mit Ihrer Apple Watch verbunden ist. Dies gilt allerdings nicht für eine Apple Watch, die Sie über die Familienkonfiguration für eine andere Person eingerichtet haben.

- ⚙ ▣ In der Kategorie **Mitteilungen** können Sie festlegen, ob Mitteilungen grundsätzlich dargestellt werden sollen. Zudem können Sie die Mitteilungszusammenfassung für den *Sperrbildschirm* deaktivieren, also normalerweise für die Zeit, in der Sie Ihre Apple Watch nicht tragen ❶.
- ▣ Direkt unterhalb der allgemeinen Mitteilungseinstellungen finden Sie die alphabetische Liste aller Apps, die auf der Apple Watch installiert sind.
- ▣ Tippen Sie auf eine App und dann auf **Eigene** ❷, um die Mitteilungseinstellungen anzupassen.
  - **Mitteilungen erlauben** ❸: Die App zeigt Mitteilungen in der Nachrichtenzentrale an.
  - **An Mitteilungszentrale senden** ❹: Mitteilungen werden direkt an die Mitteilungszentrale gesendet, ohne dass Ihre Apple Watch einen Ton abspielt oder die Mitteilung anzeigt.
  - **Mitteilungen aus** ❺: Die App sendet keine Mitteilungen.
  - **Hinweise**: Deaktivieren Sie gegebenenfalls den **Ton** ❻ (= Mitteilungen werden stumm angezeigt) und die **Haptik** ❼ (= vibrieren) für die Mitteilungen der App.

– **Mitteilungsgruppierung** ⑧: Sie können festlegen, wie Mitteilungen für die App gruppiert werden sollen.

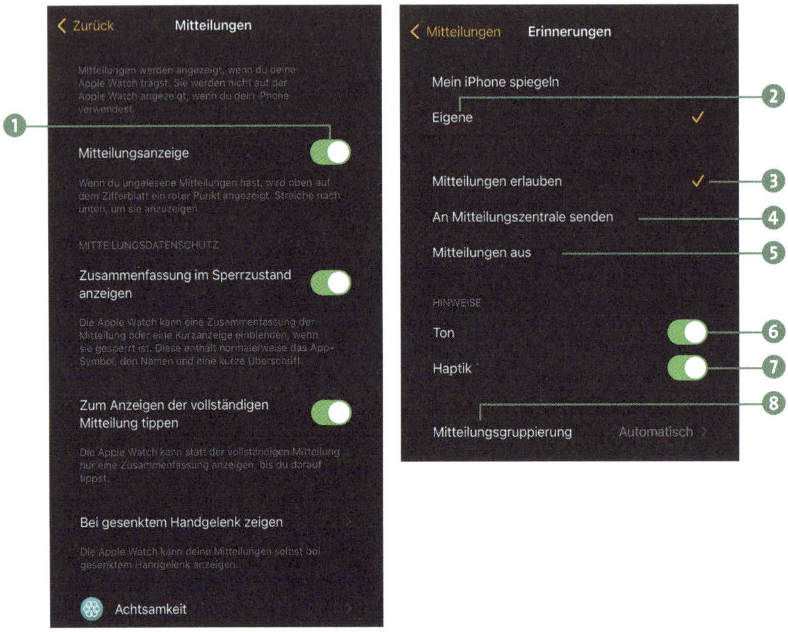

Allgemeine Einstellungen anpassen

In der Kategorie **Allgemein** finden Sie eine Reihe von Optionen zum Verwalten und Anpassen verschiedener Aspekte Ihrer Apple Watch. Zu diesen Optionen gehören:

- **Info**: Zeigt Informationen zu Ihrer Apple Watch an, einschließlich Modell, Betriebssystemversion, Kapazität, verfügbarem Speicherplatz und Seriennummer. Hier können Sie zudem den Namen Ihrer Apple Watch ändern.
- **Softwareupdate**: Hier können Sie nach neuen watchOS-Updates suchen und diese installieren. Die App informiert Sie auch über verfügbare Updates.
- **Automatische App-Installation**: Wenn dieser Schalter aktiviert ist, werden Apps, die Sie auf Ihrem iPhone installiert haben, automatisch auf Ihrer Apple Watch installiert, sofern kompatible Versionen für die Uhr verfügbar sind.

- **Flugmodus**: Entscheiden Sie, ob der Flugmodus auf der Apple Watch automatisch gestartet werden soll, wenn Sie diesen auf dem iPhone aktivieren (= iPhone spiegeln).
- **Ausrichtung der Watch**: Ermöglicht die Einstellung des Handgelenks, an dem die Uhr getragen wird, und die Ausrichtung der Digital Crown.
- **Automatisch starten**: Standardmäßig starten Audio-Apps wie *Musik* oder *Hörbücher* auf Ihrer Apple Watch automatisch, wenn Sie die gleiche App auf einem Ihrer Geräte in der Nähe starten, also z. B. auf Ihrem iPhone oder iPad. Das hat den Vorteil, dass Sie die Apple Watch direkt als Fernbedienung für die App auf dem anderen Gerät verwenden können. Die Funktion lässt sich hier deaktivieren.
- **Fokus**: Standardmäßig wird ein Fokus automatisch auf der Apple Watch aktiviert, wenn dieser Fokus auf Ihrem verbundenen iPhone aktiviert wurde. Die Funktion lässt sich hier deaktivieren.
- **Hintergrundaktualisierung**: Kontrollieren Sie, welche Anwendungen im Hintergrund aktualisiert werden können, um neue Inhalte bereitzustellen, wenn Sie sie öffnen.
- **Diktierfunktion aktivieren**: Ist die Funktion aktiviert, können Sie Texte auf der Apple Watch diktieren, anstatt diese zu tippen. Die gesprochenen Texte werden in getippten Text umgewandelt. Satzzeichen werden hierbei erkannt.
- **Handoff aktivieren**: Ermöglicht das Übertragen von Aufgaben zwischen der Apple Watch und dem iPhone. Beispielsweise können Sie eine SMS auf Ihrer Uhr beginnen und auf Ihrem iPhone beenden. Die Funktion lässt sich hier deaktivieren.
- **Weckermodus**: Ist diese Funktion aktiviert, zeigt der Bildschirm der Uhr die Uhrzeit horizontal an, wenn die Uhr zum Laden auf einer Ladestation liegt. Die Uhr reagiert außerdem auf Bewegungen und schaltet den Bildschirm bei leichten Erschütterungen ein. Außerdem wird der Bildschirm in den Minuten vor der eingestellten Weckzeit allmählich heller. Die Funktion lässt sich hier deaktivieren.
- **Bildschirmfotos aktivieren**: Mithilfe der Digital Crown und der Seitentaste können Sie auf Ihrer Apple Watch einen Screenshot erstellen. Die Funktion lässt sich hier deaktivieren.

- Speicher: Zeigt den belegten und verfügbaren Speicherplatz auf der Apple Watch an und ermöglicht das Löschen nicht benötigter Apps.
- Zurücksetzen: Hier finden Sie Optionen zum Zurücksetzen der Einstellungen der Apple Watch, einschließlich der Möglichkeit, alle Inhalte und Einstellungen zu löschen.
- Ausschalten: Blendet den Ausschaltbildschirm der Apple Watch ein.

Mobilfunkeinstellungen anpassen

In den Einstellungen für **Mobilfunk** auf der Apple Watch können verschiedene Aspekte der Mobilfunkverbindung konfiguriert werden. Im Folgenden sind die wichtigsten Funktionen aufgeführt, die Sie konfigurieren können:

- Mobilfunktarif: Hier können Sie Ihren bestehenden Mobilfunkvertrag überprüfen und verwalten, z. B. den Tarif wechseln oder Informationen zu Ihrem Datenverbrauch anzeigen. Dazu tippen Sie neben Ihrem Mobilfunktarif auf (i). Mit einem Tipp auf **Neuen Tarif hinzufügen** können Sie einen weiteren Mobilfunktarif zu Ihrer Apple Watch hinzufügen.
- Mobilfunk: Schalten Sie den Mobilfunk auf Ihrer Apple Watch aus oder ein ❶.

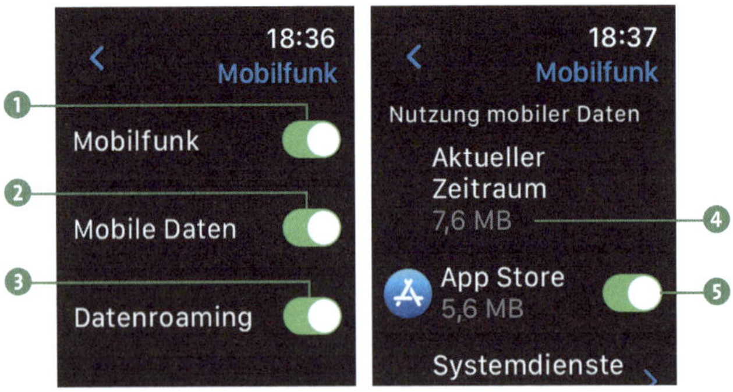

- Mobile Daten: Sie haben die Möglichkeit, die mobile Datennutzung ein- oder auszuschalten. Dies ist nützlich, um den Datenverbrauch zu reduzieren oder die Akkulaufzeit zu verlängern ❷.
- Datenroaming: Sie können Roaming aktivieren oder deaktivieren. Diese Option ist wichtig, wenn Sie ins Ausland reisen und zusätzliche Kosten vermeiden möchten ❸.

- **Mobilfunknutzung für einzelne Apps deaktivieren**: Unterhalb der allgemeinen Mobilfunkoptionen sehen Sie eine Liste aller Apps, die Mobilfunkdaten zur Aktualisierung verwenden. Die Apps sind in der Reihenfolge ihres Datenverbrauchs sortiert ❹. Die App mit dem größten Datenverbrauch finden Sie oben. So können Sie »Datensünder« direkt identifizieren und die Mobilfunknutzung für diese Apps deaktivieren ❺.

Anzeige & Helligkeit anpassen

Das Anpassen der Anzeige und der Helligkeit für Ihre Apple Watch ist ein einfacher Vorgang, den Sie direkt auf der Uhr oder über die Watch-App auf dem iPhone durchführen können. Folgende Einstellungen können Sie anpassen:

- **Helligkeit**: Ganz oben können Sie die Helligkeit des Bildschirms einstellen. Es gibt drei Stufen: niedrig, mittel und hoch. Tippen Sie einfach auf das Sonnensymbol, um die Helligkeit anzupassen ❶.

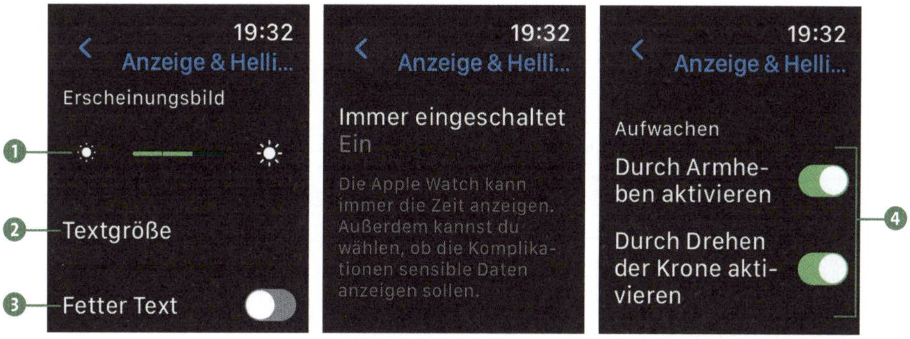

- **Textgröße**: In diesem Menü können Sie die Textgröße anpassen ❷. Verwenden Sie den Schieberegler, um die Schriftgröße zu vergrößern oder zu verkleinern.
- **Fetter Text**: Wenn Sie möchten, können Sie die Option für fettgedruckten Text aktivieren ❸, was die Lesbarkeit weiter verbessern kann.
- **Immer eingeschaltet**: Die Apple Watch kann die Uhrzeit und andere schnell erfassbare Informationen auch dann anzeigen, wenn Ihr Handgelenk gesenkt ist, Sie die Uhr also nicht benutzen. In diesem Modus ist die Uhrzeit immer sichtbar, ebenso das Zifferblatt oder die zuletzt aktive App. Diese Funktion nennt Apple *Always-On-Display*.

- **Aufwachen**: Aktivieren oder deaktivieren Sie die Optionen zum Aufwecken der Apple Watch aus dem Always-On-Modus ❹.

SCHRITT FÜR SCHRITT

WLAN-Verbindungen und Bluetooth-Geräte verbinden

Nicht nur über das Kontrollzentrum, sondern ebenfalls über die **Einstellungen**-App auf der Apple Watch lassen sich Verbindungen zu WLAN-Netzwerken und Bluetooth-Geräten herstellen:

1. Tippen Sie in der **Einstellungen**-App auf der Apple Watch auf **WLAN** bzw. **Bluetooth**.
2. Tippen Sie in der Liste mit WLAN-Netzwerken auf eine WLAN-Verbindung ❶ und geben Sie das Passwort ein, oder tippen Sie in der Liste der in der Nähe befindlichen und eingeschalteten Bluetooth-Geräte auf ein Gerät ❷.

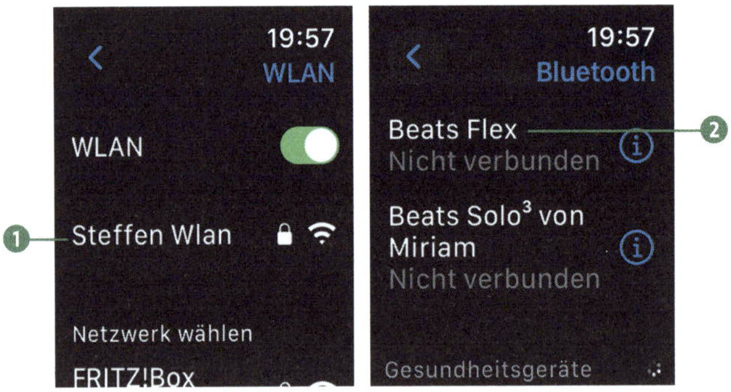

WLAN auf der Apple Watch

- Die Apple Watch kann sich sowohl mit WLAN-Netzwerken verbinden, die 2,4 GHz unterstützen, als auch mit 5-GHz-Netzwerken.
- Die Apple Watch verwendet die gleichen WLAN-Einstellungen wie das iPhone, mit dem sie gekoppelt ist. Sie verbindet sich automatisch mit WLAN-Netzwerken, die Sie bereits auf Ihrem iPhone eingerichtet haben.

Bluetooth auf der Apple Watch

- Sie können Bluetooth-Geräte wie Kopfhörer, Pulsmesser oder andere Fitnessgeräte mit der Apple Watch verbinden.
- Die Apple Watch kann keine Daten direkt über Bluetooth mit anderen Mobiltelefonen oder Tablets austauschen.

App-Ansicht wechseln

Das Betriebssystem der Apple Watch basiert auf iOS, macht aber vieles anders, um der Bedienung auf dem kleinen Display gerecht zu werden. So zeigt die App-Übersicht nicht einfach nur die Apps an, sondern ordnet sie in einem zusammenhängenden Wabendesign an. Dieses Design nennt Apple **Rasterdarstellung**. Sie können die Rasterdarstellung an Ihre Bedürfnisse anpassen. Gefällt Ihnen die Rasterdarstellung nicht, können Sie die Apps alternativ in einer alphabetischen **Listendarstellung** anzeigen lassen.

Den Wechsel zwischen beiden Ansichten können Sie am Ende der App-Liste vornehmen.

	Rasterdarstellung	Listendarstellung
	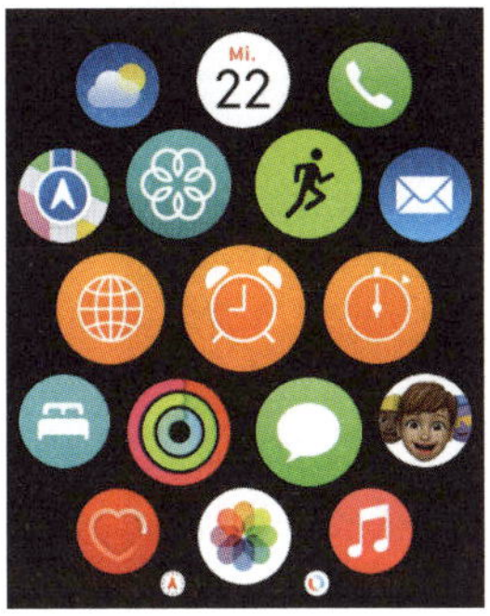	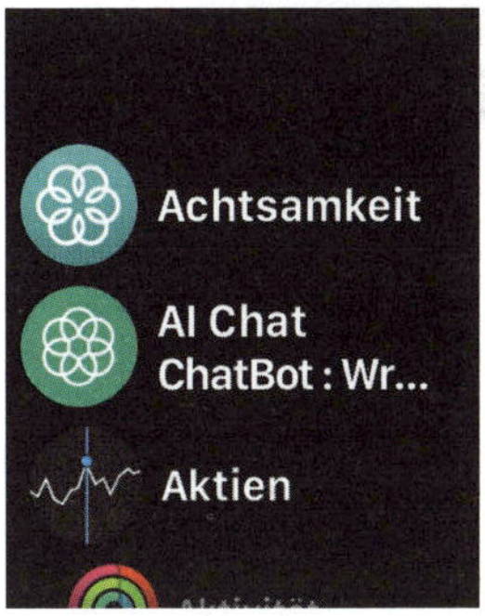
Darstellung	In der Rasterdarstellung werden die App-Symbole in einem Wabenraster angezeigt.	In der Listendarstellung werden die Apps in einer alphabetischen Liste angezeigt.

	Rasterdarstellung	Listendarstellung
Navigation	Sie können durch Tippen, Wischen und Drehen der Digital Crown durch die Apps navigieren.	Sie können durch die Liste blättern, indem Sie die Digital Crown drehen oder über den Bildschirm streichen.
Organisation vs. Einfachheit	Sie können die Position der App-Symbole anpassen, indem Sie ein Icon gedrückt halten und an die gewünschte Position ziehen.	Diese Ansicht kann die Navigation erleichtern, insbesondere wenn Sie viele Apps installiert haben, da sie eine klar strukturierte und leicht lesbare Liste bietet.

SCHRITT FÜR SCHRITT

Rasterdarstellung anpassen

Sie können die Apps auf Ihrer Apple Watch in der Rasterdarstellung einfach neu anordnen. Gehen Sie wie folgt vor, um die Apps auf dem Bildschirm neu anzuordnen:

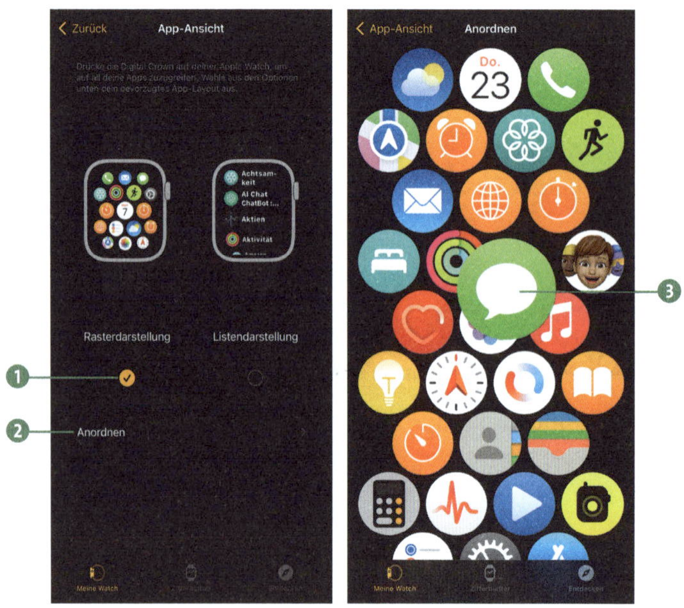

Auf dem iPhone:

1. Öffnen Sie die **Watch**-App auf Ihrem iPhone und tippen Sie auf **App-Ansicht**.
2. Achten Sie darauf, dass die **Rasterdarstellung** angezeigt wird ❶.
3. Tippen Sie auf **Anordnen** ❷.
4. Tippen und halten Sie eine App und ziehen Sie diese an die gewünschte Position ❸.

Auf der Apple Watch:

1. Öffnen Sie die **Einstellungen**-App auf Ihrer Apple Watch und tippen Sie auf **App-Ansicht**.
2. Achten Sie darauf, dass die **Rasterdarstellung** angezeigt wird.
3. Tippen Sie auf eine App und halten Sie Ihren Finger für einen Moment auf ihrem Symbol. (Man sagt dazu im Apple-Jargon: »Tippen und halten Sie eine App«.)
4. Nach einer Sekunde beginnen die Symbole zu wackeln.
5. Tippen und halten Sie eine App und ziehen Sie diese an die gewünschte Position ❶.

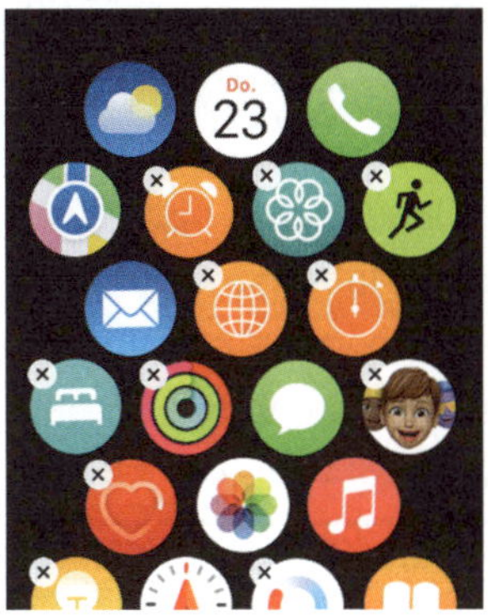

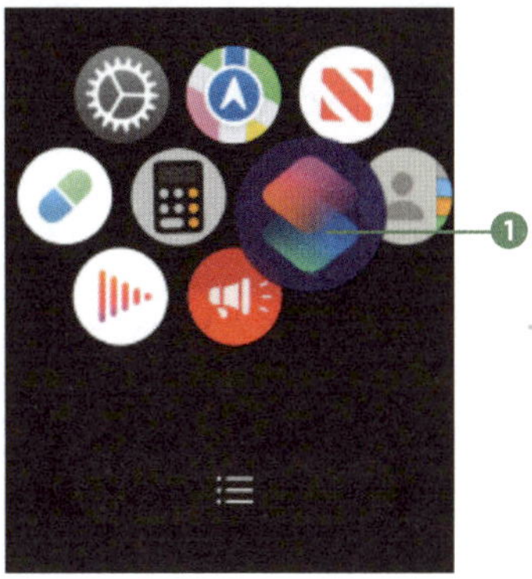

Töne & Haptik anpassen

Sie können für Ihre Apple Watch einige Ton- und Haptikeinstellungen anpassen. Öffnen Sie dazu die **Watch-App** auf dem iPhone oder die **Einstellungen-App** auf der Apple Watch und tippen Sie auf **Töne & Haptik**.

- **Hinweislautstärke**: Hier Sie können die Lautstärke der Apple Watch anpassen. Dies funktioniert über die Lautstärkeleiste, mit der Sie die Lautstärke erhöhen oder verringern können, indem Sie auf das entsprechende Lautsprechersymbol tippen ❶.
- **Stummmodus**: Möchten Sie keine Hinweistöne, z. B. bei einem Anruf, auf Ihrer Apple Watch hören, aktivieren Sie den **Stummmodus** ❷.
- **Kopfhörersicherheit**: Sie können laute Töne von Kopfhörern, die an Ihre Watch angeschlossen sind, reduzieren. Tippen Sie dazu auf **Kopfhörersicherheit** und aktivieren Sie die Option **Laute Töne reduzieren** ❸. Wählen Sie dann über die Lautstärkeleiste die gewünschte Maximallautstärke für angeschlossene Kopfhörer ❹.

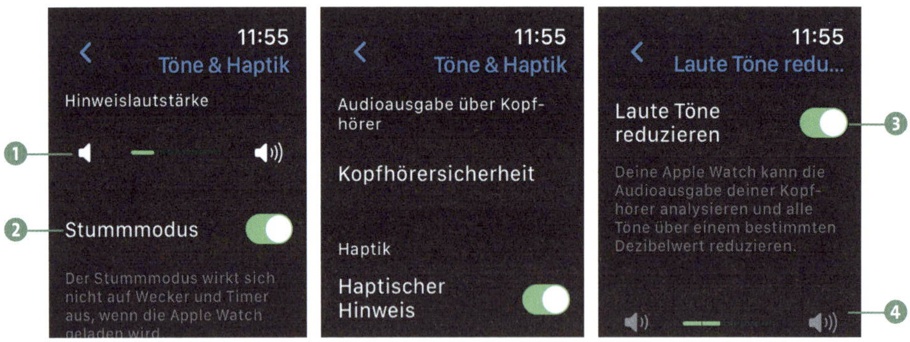

- **Haptischer Hinweis**: Haptische Hinweise der Apple Watch sind eine Form der taktilen Rückmeldung, die der Träger der Uhr spürt. Dabei handelt es sich um leichte, diskrete Vibrationen, die verschiedene Arten von Mitteilungen oder Hinweisen signalisieren. Sie können die Stärke des haptischen Feedbacks einstellen, indem Sie zwischen **Standard** und **Markant** wählen.
- **Haptik (Krone)**: Ist diese Option aktiviert, spüren Sie Klicks, wenn Sie die Digital Crown drehen.
- **Systemhaptik**: Ist diese Option aktiviert, spüren Sie eine leichte Vibration, wenn Sie verschiedene Systemaktionen ausführen. Dazu gehört z. B. das »Tippen und Halten« Ihres Fingers auf dem Bildschirm.

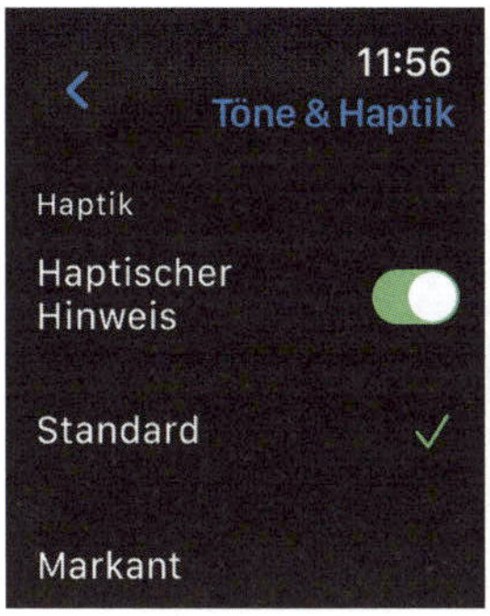

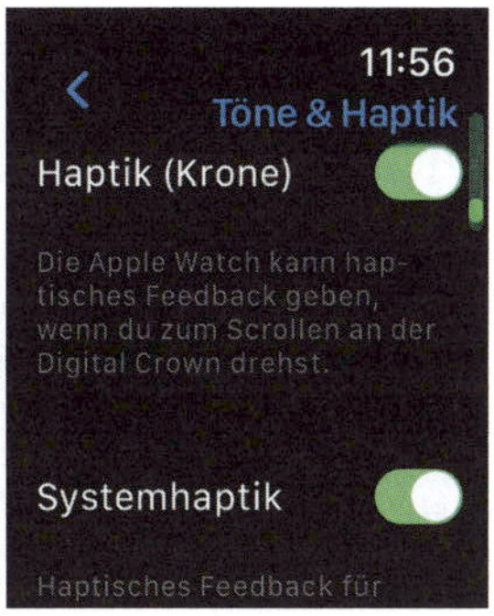

Code-Einstellungen anpassen

Ihre Apple Watch ist standardmäßig mit dem vierstelligen Zahlencode gesperrt, wenn Sie sie nicht tragen oder anlegen. Im Bereich **Code** können Sie Ihren Sperrcode und einige Optionen für diesen anpassen. Die Optionen stehen Ihnen in der **Watch-App** auf dem iPhone oder die **Einstellungen-App** auf der Apple Watch zur Verfügung, wenn Sie auf **Code** tippen:

- **Code ändern**: Wenn Sie Ihren aktuellen Code ändern möchten, wählen Sie **Code ändern** ❶. Sie müssen zuerst Ihren aktuellen Code eingeben, bevor Sie einen neuen festlegen können.
- **Mit iPhone entsperren**: Wenn diese Funktion aktiviert ist ❷, wird die Apple Watch automatisch entsperrt, wenn Sie Ihr iPhone entsperren, solange Sie die Uhr tragen.
- **Einfacher Code**: Die Apple Watch verwendet standardmäßig einen einfachen vierstelligen Code. Wenn Sie lieber einen sechsstelligen Code verwenden möchten, können Sie die Option **Einfacher Code** ❸ deaktivieren und einen komplexeren Code eingeben.
- **Daten löschen**: Für zusätzliche Sicherheit können Sie die Option aktivieren, dass nach 10-maliger Falscheingabe des Codes alle Daten auf Ihrer Apple Watch gelöscht werden.
- **Handgelenkerkennung**: Standardmäßig wird Ihre Apple Watch automatisch gesperrt, wenn Sie sie nicht tragen. Die Apple Watch erkennt also, ob sie sich an Ihrem Handgelenk befindet.

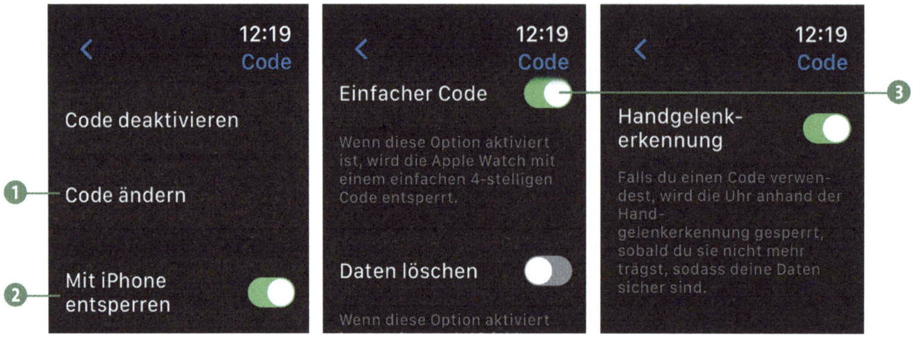

Hinweis

Es ist wichtig, dass Sie einen Code verwenden, den Sie sich leicht merken können, da ein vergessener Code dazu führen kann, dass Sie Ihre Apple Watch zurücksetzen müssen.

Batterieeinstellungen anpassen

Mit den Batterieeinstellungen in der **Einstellungen-App** auf der Apple Watch können Sie den Batterieverbrauch überwachen und verwalten. Hier finden Sie die grundlegenden Schritte und Optionen zum Anpassen der Batterieeinstellungen auf Ihrer Apple Watch:

- **Batteriestatus und Batterieverbrauch**: Hier sehen Sie den aktuellen Ladestand der Batterie der Apple Watch. Darunter sehen Sie den Ladestand für die vergangenen 24 Stunden ①.
- **Optimiertes Laden der Batterie**: Diese Funktion lernt aus Ihren täglichen Ladegewohnheiten und optimiert den Ladevorgang, um die Lebensdauer der Batterie zu verlängern.
- **Batteriezustand**: Die Kapazität der Batterie in Ihrer Apple Watch nimmt mit der Zeit und der Anzahl der Ladezyklen allmählich ab. Tippen Sie auf den Eintrag **Batteriezustand** ②, sehen Sie die maximale Kapazität Ihrer Batterie im Vergleich zu einer neuen Batterie.
- **Stromsparmodus**: Aktivieren Sie den **Stromsparmodus** ③, der einige Funktionen abschaltet, um den Akku zu schonen. Dies ist besonders bei langen Trainingseinheiten sinnvoll.

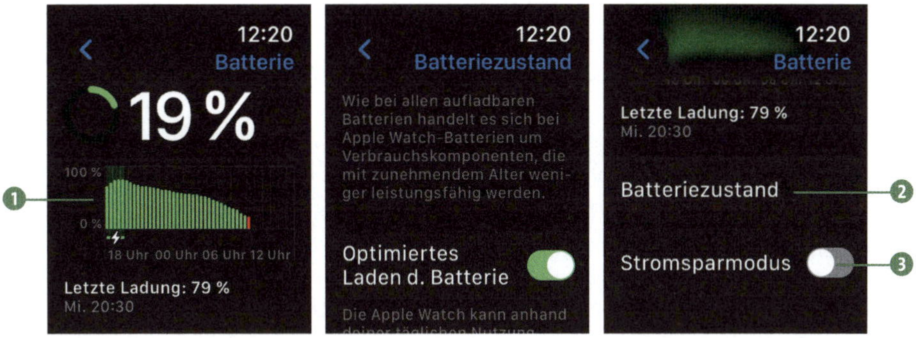

12:20
Batterie
19 %
100 %
0 %
18 Uhr 00 Uhr 06 Uhr 12 Uhr
Letzte Ladung: 79 %
Mi. 20:30
1
12:20
Batteriezustand
Wie bei allen aufladbaren Batterien handelt es sich bei Apple Watch-Batterien um Verbrauchskomponenten, die mit zunehmendem Alter weniger leistungsfähig werden.
Optimiertes Laden d. Batterie
Die Apple Watch kann anhand
12:20
Batterie
Letzte Ladung: 79 %
Mi. 20:30
Batteriezustand
2
Stromsparmodus
3

Tipps zur Verlängerung der Akkulaufzeit

- **Helligkeit reduzieren**: Reduzieren Sie die Bildschirmhelligkeit, um Energie zu sparen.
- **Mitteilungen reduzieren**: Reduzieren Sie die Anzahl der Benachrichtigungen, um Energie zu sparen.
- **Zifferblatt anpassen**: Einfachere Zifferblätter verbrauchen weniger Strom.
- **Hintergrundaktualisierung von Apps**: Deaktivieren Sie die Hintergrundaktualisierung von Apps, die Sie nicht häufig verwenden.
- **Always On**: Deaktivieren Sie die Funktion **Immer eingeschaltet**, die dafür sorgt, dass der Bildschirm zwar abgedunkelt wird, aber die ganze Zeit eingeschaltet bleibt.

SCHRITT FÜR SCHRITT

Datenschutz & Sicherheit anpassen

Die Apple Watch bietet verschiedene Einstellungen, um den Datenschutz und die Sicherheit zu gewährleisten und anzupassen. Hier sind einige wichtige Aspekte und Schritte, die Sie beachten sollten.

Datenschutz über das iPhone anpassen:

1. Öffnen Sie die **Watch**-App auf Ihrem iPhone und tippen Sie auf **Datenschutz**.
2. Hier können Sie alle Sensormessungen der Apple Watch abstellen, z. B. für die **Herzfrequenz**, den **Blutsauerstoff** oder die **Atemfrequenz**.

Ortungsdienste und Datenschutz mit der Apple Watch anpassen:

1. Öffnen Sie die **Einstellungen-App** auf Ihrer Apple Watch und tippen Sie auf **Datenschutz & Sicherheit**.
2. Tippen Sie auf **Ortungsdienste** und deaktivieren Sie ggf. den Schalter **Ortungsdienste** ❶. Dieser Schalter deaktiviert die Ortungsdienste für alle Apps auf der Apple Watch.
3. **Standort teilen**: Sie können über Ihre Apple Watch bei Bedarf Ihren Standort teilen. Möchten Sie dies nicht, deaktivieren Sie einfach den Schalter **Standort teilen** ❷.

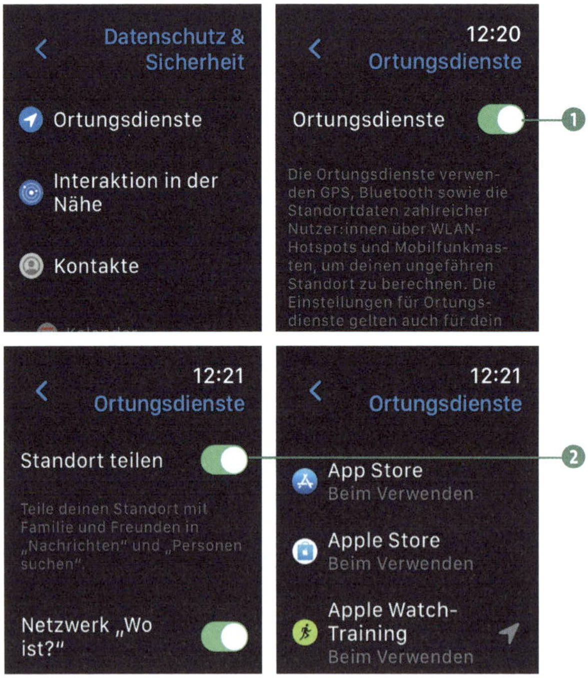

4. **Netzwerk »Wo ist?«**: Über die **»Wo ist?«**-App auf jedem Apple-Gerät oder die Website *icloud.com* können Sie Ihre Apple Watch anpingen, wenn Sie diese verlegt haben, oder sperren und löschen, wenn diese verloren gegangen ist oder gestohlen wurde. Das **Netzwerk »Wo ist?«** ist eine Erweiterung dieser Funktion. Dabei handelt es sich um ein verteiltes und anonymes Netzwerk von Apple-Geräten, das dabei hilft, verlorene Apple-Geräte zu finden, auch

wenn diese offline oder nicht mit dem Internet verbunden sind. Deaktivieren Sie diese Funktion also lieber nicht.

Hinweis zum Datenschutz

Beachten Sie, dass die Einstellungen für Ortungsdienste und Datenschutz nicht nur Ihre Privatsphäre, sondern auch die Funktionalität bestimmter Apps und Dienste beeinflussen. So ist z. B. eine Navigation nur mit aktivierten Ortungsdiensten möglich.

2.5.2 Bedienungshilfen

Ihre Apple Watch verfügt über Bedienungshilfen, die für Menschen mit Einschränkungen unverzichtbar sind. Aber einige Bedienungshilfen können für jeden nützlich sein. Ich stelle im Folgenden einige der besten Bedienungshilfen der Apple Watch vor, die jeder ausprobieren sollte.

SCHRITT FÜR SCHRITT

AssistiveTouch verwenden

Die Apple Watch verfügt über eine gestenbasierte Navigation, mit der Sie Anrufe annehmen, durch Menüs navigieren und Optionen auf dem Bildschirm auswählen können. So aktivieren Sie die Gestensteuerung:

1. Öffnen Sie die **Watch-App** auf Ihrem iPhone oder die **Einstellungen-App** auf Ihrer Apple Watch und tippen Sie auf **Bedienungshilfen**.
2. Tippen Sie auf **AssitiveTouch**.
3. Tippen Sie auf den Schalter **AssistiveTouch** ①, um die Gestensteuerung zu aktivieren, und tippen Sie dann zur Bestätigung auf **OK**.
4. Aktivieren Sie den Schalter **Handgesten**.
5. Es gibt vier verschiedene Gesten:
   - **Tippen** (= Daumen und Zeigefinger zusammenführen)
   - **Doppeltippen** (= Daumen und Zeigefinger zweimal schnell zusammenführen)

- **Faust ballen**
- **Faust zweimal ballen**

6. Tippen Sie auf eine der Gesten, um die Funktion auszuwählen, die beim Ausführen der Geste gestartet werden soll ❷.

7. Beim Anheben des Handgelenks zeigt ein blauer Ring um den Bildschirm der Apple Watch an, dass **AssistiveTouch** aktiviert ist ❸.

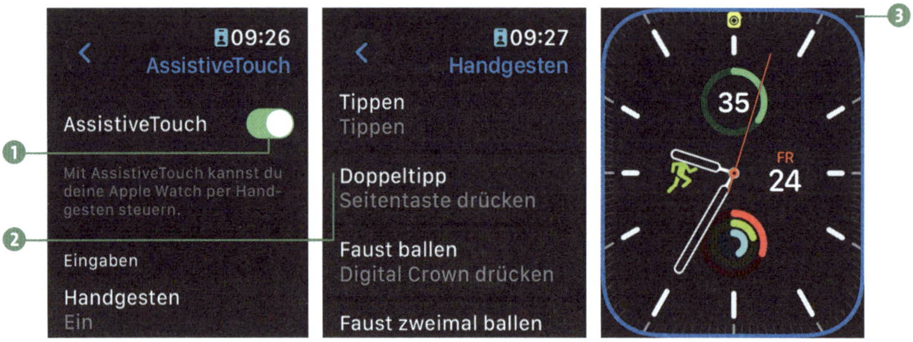

SCHRITT FÜR SCHRITT
Anrufe automatisch annehmen

Wenn Sie häufig Anrufe erhalten, die Sie beantworten möchten – z. B. geschäftliche Anrufe –, können Sie Ihre Apple Watch so einstellen, dass sie diese Anrufe automatisch annimmt:

1. Öffnen Sie die **Watch-App** auf Ihrem iPhone oder die **Einstellungen-App** auf Ihrer Apple Watch und tippen Sie auf **Bedienungshilfen**.

2. Tippen Sie auf **Anrufe automatisch annehmen**.

3. Aktivieren Sie den Schalter **Anrufe automatisch annehmen** ❶.

4. Sie sollten die Zeit ändern, die Sie warten möchten, bevor die automatische Antwortfunktion ausgelöst wird ❷. Die Standardeinstellung ist drei Sekunden.

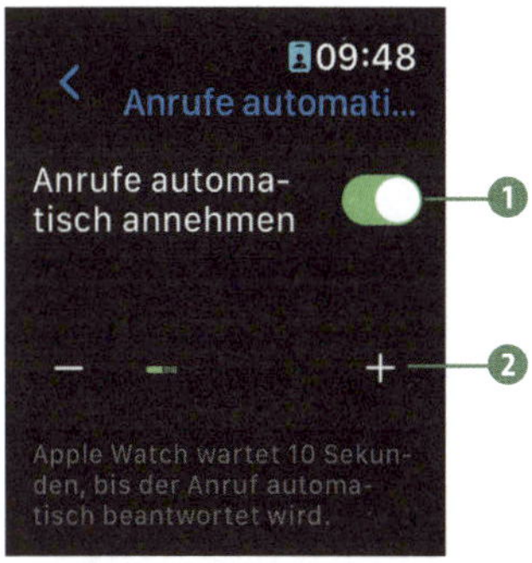

SCHRITT FÜR SCHRITT

Auf volle Stunden hinweisen lassen: Windspiel

Erinnern Sie sich noch an die Zeit, als analoge Uhren zum Stundenwechsel piepten? Ihre Apple Watch kann das auf Wunsch auch. Wenn Sie die Zeit immer aus den Augen verlieren, können Sie sich mit dieser Funktion jede Stunde, jede halbe Stunde oder jede Viertelstunde erinnern lassen:

1. Öffnen Sie die **Watch-App** auf Ihrem iPhone oder die **Einstellungen-App** auf Ihrer Apple Watch und tippen Sie auf **Bedienungshilfen**.
2. Tippen Sie auf **Windspiel**.
3. Aktivieren Sie den Schalter **Windspiel** ❶.

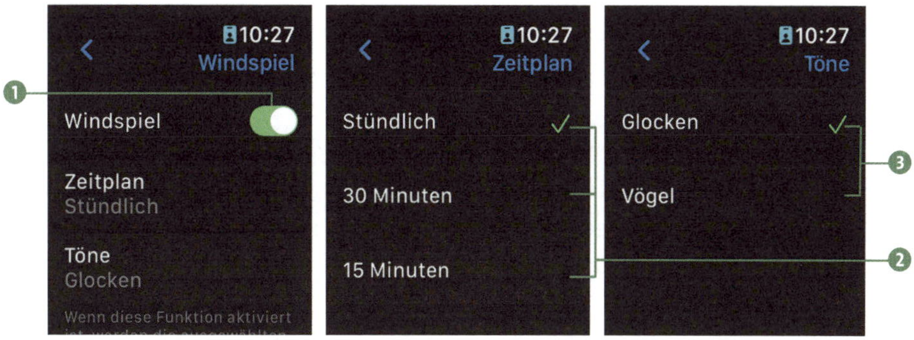

4. Tippen Sie auf **Zeitplan** und entscheiden Sie, ob Sie **Stündlich**, alle **30 Minuten** oder alle **15 Minuten** an die Zeit erinnert werden möchten ❷.
5. Tippen Sie auf **Töne**, falls Sie lieber Vogelgezwitscher statt Glocken hören möchten ❸.

Weitere Einstellungen anpassen

Neben den hier erläuterten Einstellungen können Sie für jede einzelne App einige Einstellungen anpassen. Was Sie verändern können, erfahren Sie in den Abschnitten, die der jeweiligen App in diesem Buch gewidmet sind.

2.6 Hey Siri: So nutzen Sie Apples Sprachassistenten

Siri ist der persönliche Assistent von Apple, der auf allen Apple-Geräten, einschließlich der Apple Watch, verfügbar ist. Mit Siri können Sie per Sprachbefehl Anrufe tätigen, Nachrichten senden, Erinnerungen einstellen, die Wettervorhersage abrufen und vieles mehr.

Siri kann (fast) alle Fragen beantworten und hilft Ihnen, die Apple Watch per Sprache zu bedienen, um Aufgaben auf der Uhr auszuführen. Sie können Notizen, Termine oder SMS diktieren, Kontakte aufrufen, sich das Wetter ansagen lassen oder einzelne Systemeinstellungen ändern.

Das Besondere an Siri ist, dass dieser Assistent nicht nur Befehle interpretiert, sondern Sie »verstehen« will. Die Frage »Brauche ich einen Regenschirm?« erkennt Siri als Frage nach dem Wetter. In diesem Abschnitt erfahren Sie mehr über die Möglichkeiten von Siri auf der Apple Watch.

SCHRITT FÜR SCHRITT

Siri starten

1. **Per Sprachbefehl**: Haben Sie **»Hey Siri«** auf Ihrem verbundenen iPhone aktiviert, wurde diese Einstellung bei der Einrichtung Ihrer Apple Watch übernommen und Sie können Siri starten, indem Sie Ihren Arm heben und »Hey Siri« zu Ihrer Apple Watch sagen.

   Mit der Digital Crown: Halten Sie die Digital Crown etwa 2 Sekunden gedrückt. Sie erhalten ein haptisches Feedback (Vibrieren) und Siri startet.

   Der Start von Siri wird mit einem bunten Ball unten im Bildschirm signalisiert.

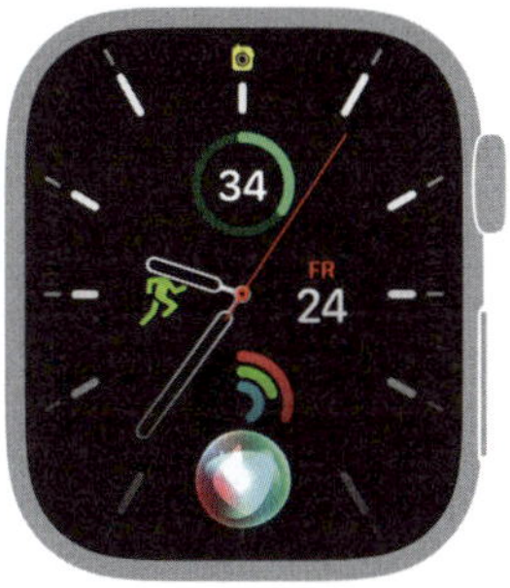

2. Sprechen Sie nun Ihre Frage oder Ihren Befehl.

SCHRITT FÜR SCHRITT

Siri anpassen

1. Öffnen Sie die **Watch-App** auf Ihrem iPhone oder die **Einstellungen-App** auf Ihrer Apple Watch und tippen Sie auf **Siri**.
2. Aktivieren Sie den Schalter **Auf »Hey Siri« achten** ❶, wenn Sie den Sprachassistenten mit Ihrer Stimme aktivieren möchten.
3. Aktivieren Sie im Zusammenhang mit »Hey Siri« den Schalter **Zum Sprechen anheben** ❷,
4. Aktivieren Sie den Schalter **Digital Crown drücken** ❸, damit Sie den Sprachassistenten durch zweisekündiges Drücken der Digital Crown starten können.
5. Wählen Sie unter **Siri-Stimme** ❹, aus zwei weiblichen und zwei männlichen Stimmen.

   Entscheiden Sie durch Tippen auf **Siri-Antworten** ❺, wann Siri Ihnen ein gesprochenes Feedback geben soll und wann die Antworten nur auf dem Bildschirm der Apple Watch angezeigt werden sollen.
6. Aktivieren Sie den Schalter **Automatisch senden** ❻, wenn Siri von Ihnen diktierte Nachrichten nach einer kurzen Verzögerung automatisch versenden soll.

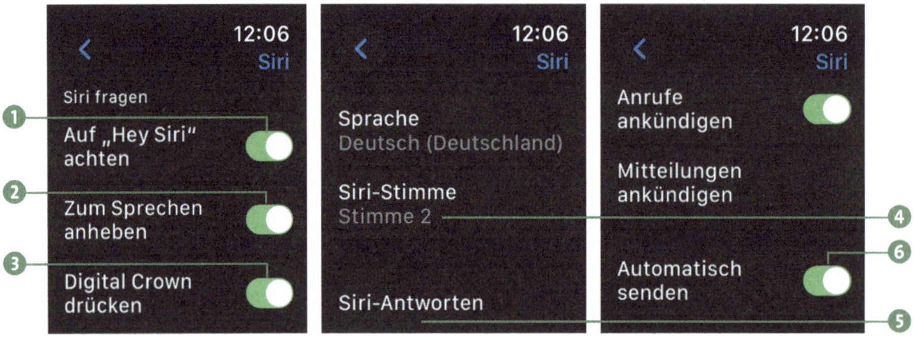
12:06
Siri
Siri fragen
Auf „Hey Siri" achten
Zum Sprechen anheben
Digital Crown drücken
12:06
Siri
Sprache
Deutsch (Deutschland)
Siri-Stimme
Stimme 2
Siri-Antworten
12:06
Siri
Anrufe ankündigen
Mitteilungen ankündigen
Automatisch senden
1
2
3
4
5
6

Nützliche Siri-Befehle

Sie können mithilfe von Siri Ihren Alltag mit Ihrer Apple Watch komfortabler gestalten, indem Sie Standardaufgaben per Siri-Sprachbefehl durchführen. Hier sind einige Bespiele:

- »Wie wird das Wetter morgen?« – Das Wetter wird für den aktuellen Standort eingeblendet.

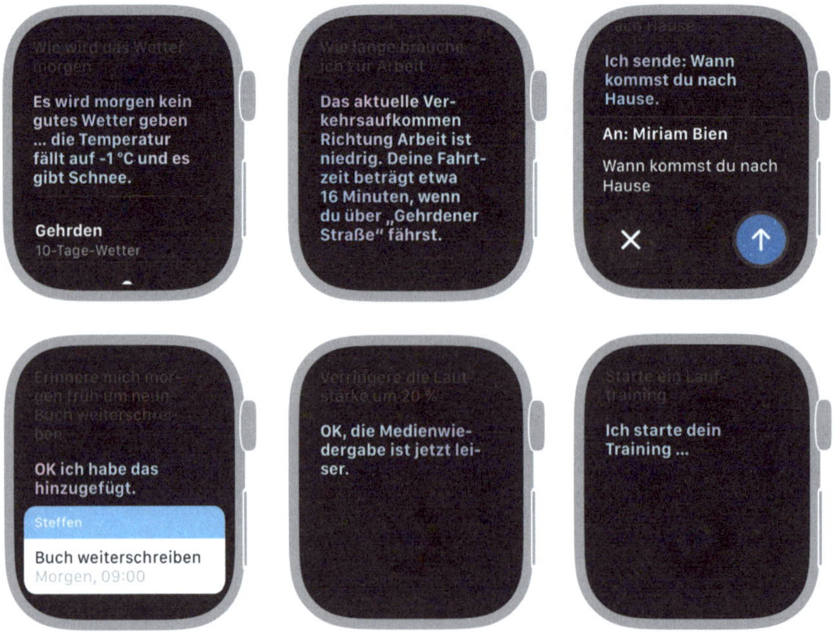
Es wird morgen kein gutes Wetter geben ... die Temperatur fällt auf -1 °C und es gibt Schnee.
Gehrden
10-Tage-Wetter
Das aktuelle Verkehrsaufkommen Richtung Arbeit ist niedrig. Deine Fahrtzeit beträgt etwa 16 Minuten, wenn du über „Gehrdener Straße" fährst.
Ich sende: Wann kommst du nach Hause.
An: Miriam Bien
Wann kommst du nach Hause
OK ich habe das hinzugefügt.
Steffen
Buch weiterschreiben
Morgen, 09:00
OK, die Medienwiedergabe ist jetzt leiser.
Ich starte dein Training ...

- »Wie lange brauche ich zur Arbeit?« – Ihnen wird die Fahrtzeit zu Ihrer in Apples **Karten-App** hinterlegten Arbeitsadresse auf der Grundlage des aktuellen Verkehrsaufkommens angezeigt.
- »Sage <Person> <Nachricht>« – Eine iMessage (oder SMS, wenn die Person kein Apple-Gerät besitzt) wird versendet.
- »Erinnere mich <Zeitpunkt oder Ort> an <Erinnerungsinhalt>.« – Sie werden zu der angegebenen Zeit bzw. am angegebenen Ort erinnert.
- »Verringere die Lautstärke um 20 %.«
- »Starte ein Lauf-Training.« – Die Training-App wird gestartet und mit dreisekündiger Verzögerung startet Ihre Apple Watch die Aufzeichnung eines Lauftrainings.

2.7 Ihr persönlicher Look: Watch Faces

Mit einer Vielzahl von Designs – von klassisch bis modern, von minimalistisch bis detailreich – bieten die *Watch Faces* (= Zifferblätter) der Apple Watch Ihnen die Möglichkeit, Ihre Persönlichkeit und Ihre Vorlieben zum Ausdruck zu bringen. Die Zifferblätter sind in hohem Maße anpassbar und interaktiv und können durch Änderung von Farbe, Stil, Schriftart, Ansicht, Zifferblatt, Zeitskala, Bild usw. individuell gestaltet werden. Zusätzlich können Sie *Komplikationen*, also Widgets, hinzufügen, die Ihnen die für Sie wichtigsten Informationen auf einen Blick bieten.

Nachfolgend erfahren Sie, wie Sie Zifferblätter zu Ihrer Apple Watch hinzufügen, welche Funktionen Zifferblätter bieten und wie Sie Ihr Zifferblatt anpassen können.

SCHRITT FÜR SCHRITT

So fügen Sie Zifferblätter zu Ihrer Apple Watch hinzu

Es gibt zwei einfache Möglichkeiten, Ihrer Apple Watch neue Zifferblätter hinzuzufügen.

Auf der Apple Watch:

1. Tippen und halten Sie das angezeigte Zifferblatt.
2. Sie befinden sich nun im **Bearbeitungsmodus** für Zifferblätter.

3. Haben Sie bereits Zifferblätter installiert, können Sie durch horizontales Streichen zwischen diesen Zifferblättern wechseln.

   Streichen Sie bei einem Zifferblatt aufwärts, um es zu löschen.

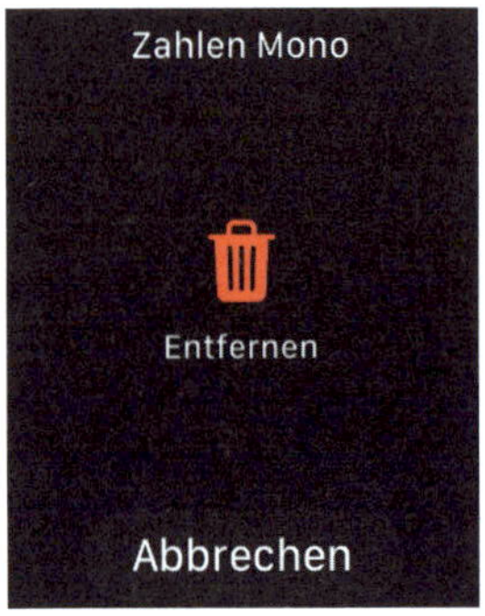

4. Streichen Sie nach links, bis Sie die Schaltfläche **Neu** sehen ❶. Tippen Sie darauf.

5. Streichen Sie mit dem Finger nach oben/unten oder drehen Sie die Digital Crown, um durch die verfügbaren Zifferblätter zu blättern. Wenn Sie das gewünschte Zifferblatt gefunden haben, tippen Sie auf ⊕ ❷.

6. Sie können das Zifferblatt nun nach Ihren Bedürfnissen anpassen. Dazu erfahren Sie gleich mehr.

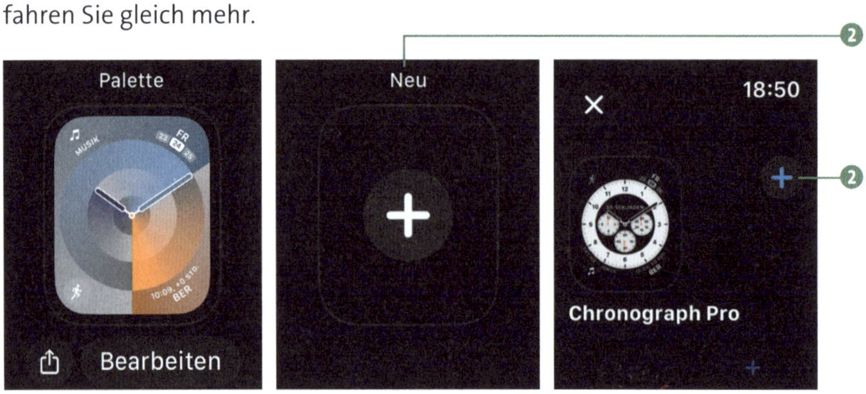

Auf dem iPhone:

1. Öffnen Sie die **Watch**-App auf Ihrem iPhone und wählen Sie unten den Tab **Zifferblätter**.

2. Sie sehen eine Liste aller Zifferblätter, die für Ihre Apple Watch verfügbar sind. Diese sind in Kategorien unterteilt.
3. Wählen Sie das gewünschte Zifferblatt und passen Sie es Ihren Wünschen an, indem Sie Komplikationen hinzufügen, die Ansicht ändern usw. Dazu erfahren Sie gleich mehr.
4. Tippen Sie anschließend auf **Hinzufügen** ❶.
5. Das neue Zifferblatt steht Ihnen im Tab **Meine Watch** im Bereich **Meine Zifferblätter** der Watch-App zur Verfügung.

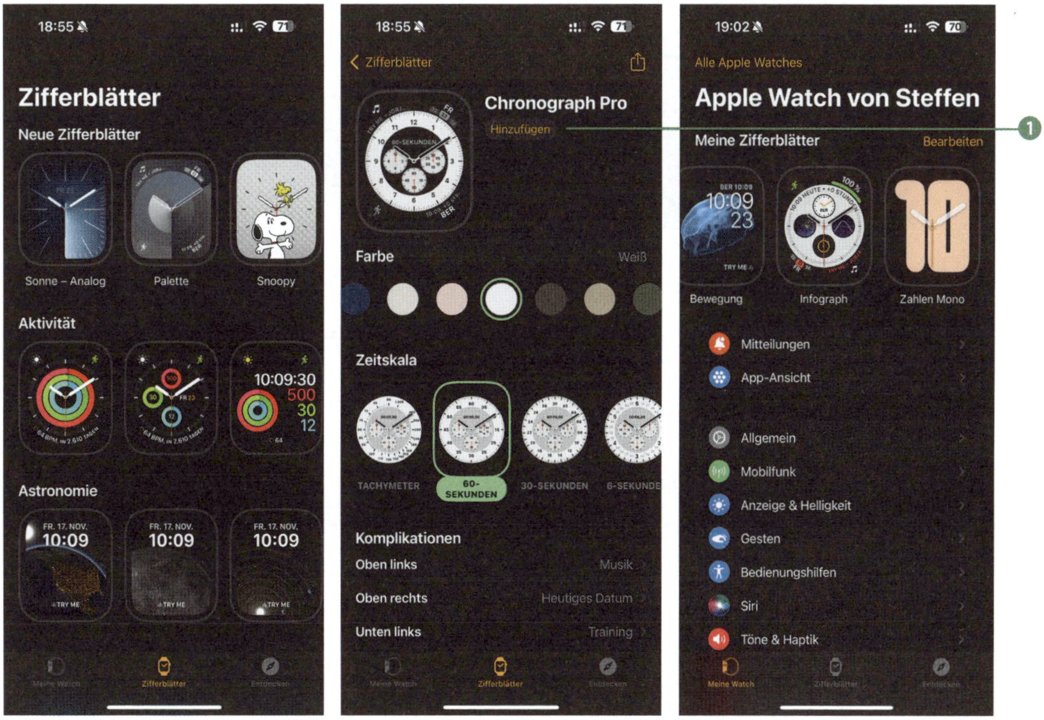

6. Tippen Sie auf **Bearbeiten**, um die Reihenfolge der Zifferblätter zu verändern oder ein Zifferblatt zu löschen. Zum Verändern der Reihenfolge tippen Sie neben einem Zifferblatt auf ≡ und ziehen es dann an die gewünschte Position. Löschen können Sie ein Zifferblatt mit einem Tipp auf ⊖.

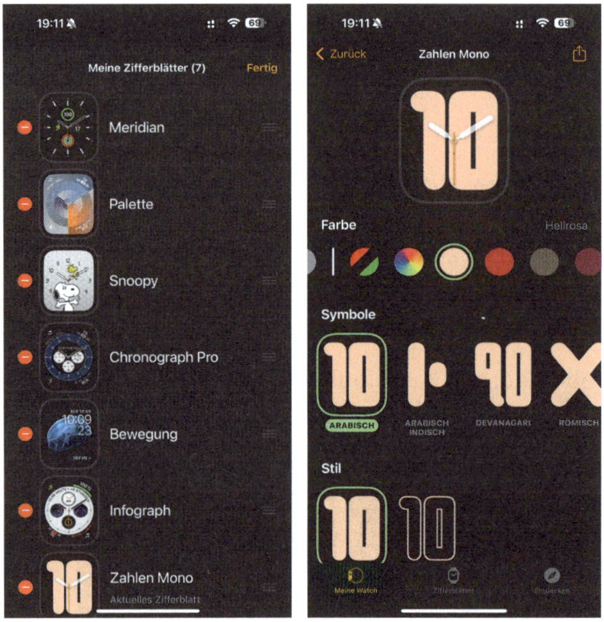

SCHRITT FÜR SCHRITT

So passen Sie die Zifferblätter an Ihre Bedürfnisse an

Aktuell stellt Apple über 400 verschiedene Zifferblätter für die Apple Watch zur Verfügung, und Sie können alle individuell gestalten und ihre Funktionen anpassen. Die Anpassungsmöglichkeiten hängen dabei vom gewählten Zifferblatt ab. Am einfachsten funktioniert die Anpassung mit der **Watch-App** auf Ihrem iPhone:

1. Öffnen Sie die **Watch**-App auf Ihrem iPhone und wählen Sie unten den Tab **Meine Watch**.

2. Tippen Sie im Bereich **Meine Zifferblätter** auf ein Zifferblatt.

3. Folgende Dinge können Sie anpassen:

   – **Farbe**: Streichen Sie nach links bzw. rechts, um eine andere Hintergrundfarbe zu wählen.

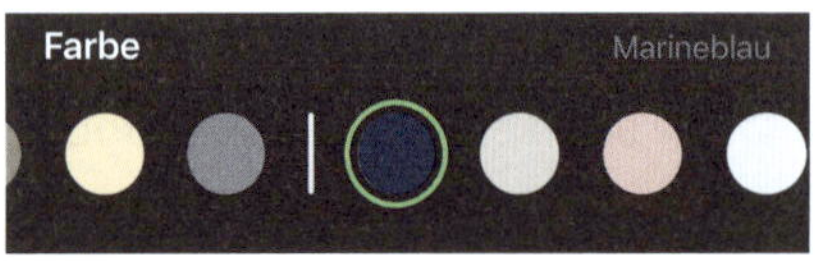

- **Symbole**: Einige Zifferblätter, wie **Zahlen Mono**, bieten die Möglichkeit, statt der Standardsymbole z. B. römische Zahlen anzuzeigen.
- **Zeitskala**: Bei manchen Zifferblättern, wie **Chronograph Pro**, können Sie zwischen verschiedenen Zeitskalen wählen. Streichen Sie nach links bzw. rechts, um eine andere Zeitskala auszusuchen.
- **Stil/Zifferblattfarbe**: Bei vielen Zifferblättern können Sie den Stil der Zeitanzeige anpassen. Streichen Sie nach links bzw. rechts, um einen anderen Stil zu wählen.
- **Komplikationen**: Bei vielen Zifferblättern können Sie sich vier Komplikationen, also unterschiedliche Widgets, anzeigen lassen. Es gibt einige andere Zifferblätter, wie **Infograph**, wo Sie sich mehr Widgets anzeigen lassen und diese anpassen können. Tippen Sie auf eine Komplikation ❶ und wählen Sie dann, durch welche Sie die aktuelle Komplikation ersetzen möchten ❷.

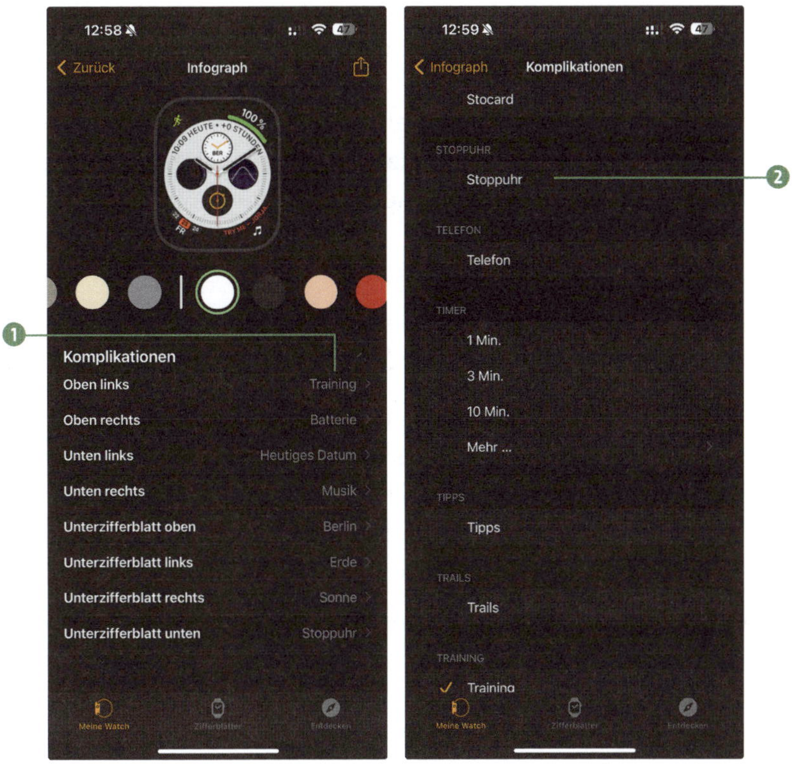

Was sind Komplikationen?

Das Zifferblatt Ihrer Apple Watch zeigt neben der Uhrzeit verschiedene Informationen an. Diese Informationen werden *Komplikationen* genannt und variieren je nach Zifferblatt. Sie können sich zum Beispiel den aktuellen Akkustand, das Wetter oder das Datum anzeigen lassen. Auch Apps von Drittanbietern bieten eigene Komplikationen an.

Kapitel 3
Ihr Alltag mit der Apple Watch

In diesem Kapitel stelle ich Ihnen die vielfältigen Einsatzmöglichkeiten der Apple Watch im Alltag vor und konzentriere mich dabei auf die Integration und Nutzung ihrer wichtigsten Apps. Die Möglichkeiten der Apple Watch gehen weit über die traditionelle Zeitmessung hinaus und verwandeln alltägliche Aufgaben in ein interaktives und effizientes Erlebnis.

Zunächst werfen wir einen Blick auf die Weckerfunktion; später erkunden wir auch die Uhr- und Stoppuhrfunktionen, die für die Zeitmessung von alltäglichen Aktivitäten oder sportlichen Übungen unerlässlich sind.

Wir schauen uns an, wie die Wetter-App uns dabei hilft, unseren Tag besser zu planen, indem sie uns aktuelle und zukünftige Wetterbedingungen anzeigt. Dann beleuchten wir Kalender- und Erinnerungs-Apps, die uns dabei helfen, unseren Tagesablauf zu organisieren und Termine und Aufgaben einzuhalten.

Die Integration der Telefon- und Kontakte-Apps hebt die Kommunikation mit einer Smartwatch auf eine neue Ebene, indem wir Anrufe tätigen und empfangen und schnell auf wichtige Kontakte zugreifen können – alles direkt vom Handgelenk aus. Die Nachrichten-App ist ein weiteres wichtiges Werkzeug, um mit Freunden, Familie und Kollegen in Kontakt zu bleiben.

Außerdem erkunden wir die Karten-App, die eine grundlegende Rolle spielt, wenn es um Navigation und Orientierung geht. Ob es darum geht, neue Orte zu erkunden oder den schnellsten Weg zu einem Meeting zu finden, die Apple Watch erweist sich als unverzichtbarer Begleiter.

Schließlich erfahren Sie noch, wie Sie mit der digitalen Brieftasche von Apple, der Apple Wallet, Ihre Geld- oder Kundenkarten und Ihre Tickets immer griffbereit haben, sozusagen in Armeslänge.

In diesem Kapitel untersuchen wir, wie jede dieser Apps den Alltag mit der Apple Watch zu einer nahtlosen und bereichernden Erfahrung macht, indem sie Technologie und tägliche Routinen harmonisch miteinander verbindet.

3.1 Sanft geweckt: Die Wecker-App auf der Apple Watch

Guten Morgen! Stellen Sie sich vor, Sie werden nicht mehr von lauten Alarmtönen aus dem Schlaf gerissen, sondern von einem sanften Vibrieren am Handgelenk. Genau das bietet Ihnen die Weckfunktion Ihrer Apple Watch. Die Wecker-App für die Apple Watch ist so konzipiert, dass sie einfach und intuitiv zu bedienen ist. So funktioniert sie:

- **Wecker-App öffnen**: Drücken Sie auf die *Digital Crown*, um die App-Übersicht aufzurufen. Tippen Sie auf das Symbol der Wecker-App. Alternativ können Sie auch *Siri* verwenden und »Hey Siri, öffne den Wecker« sagen. Haben Sie bereits irgendwann zuvor Wecker eingestellt, sehen Sie nun eine Übersicht Ihrer Wecker. Aktive Wecker erkennen Sie am grünen Schalter.
- **Wecker einstellen**: Um einen neuen Wecker einzurichten, scrollen Sie ans Ende Ihrer Wecker und tippen auf das Plus-Symbol. Stellen Sie dann die gewünschte Weckzeit ein, indem Sie die Stunden und Minuten mit der Digital Crown auswählen.

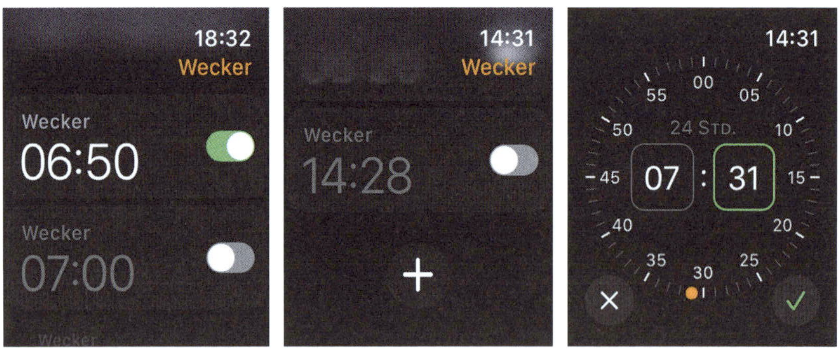

- **Weckoptionen anpassen**: Nachdem Sie die Uhrzeit eingestellt haben, können Sie weitere Optionen festlegen, z. B:
  - **Wiederholen**: Sie können auswählen, an welchen Tagen der Wecker wiederholt werden soll ❶.
  - **Beschreibung**: Vergeben Sie ggf. einen Namen für Ihren Wecker, z. B. »Auswärtstermin« ❷.
  - **Schlummern**: Aktivieren oder deaktivieren Sie die Schlummerfunktion, mit der Sie den Alarm unterbrechen können ❸. Nach 9 Minuten startet der Alarm erneut.
  - **Löschen**: Löschen Sie einen nicht mehr benötigten Wecker ❹.

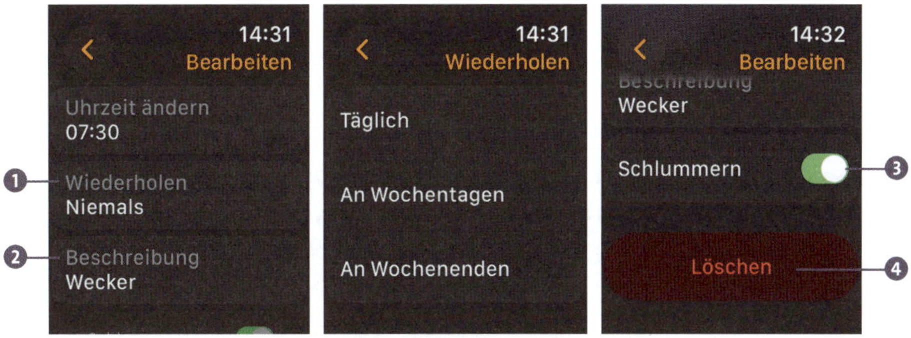

- **Wecker aktivieren**: Nachdem Sie Ihren Wecker eingestellt haben, erscheint er in der Liste Ihrer Wecker. Sie können ihn ein- oder ausschalten, indem Sie auf den Schalter neben dem Weckereintrag tippen.
- **Aufwachen mit dem Wecker**: Wenn der Wecker klingelt, können Sie ihn durch Antippen von **Schlummern** für eine Weile anhalten oder durch Antippen von **Stopp** ausschalten. Die Taste »Stopp« ist dabei mit Absicht sehr klein, damit Sie sie nicht aus Versehen treffen.

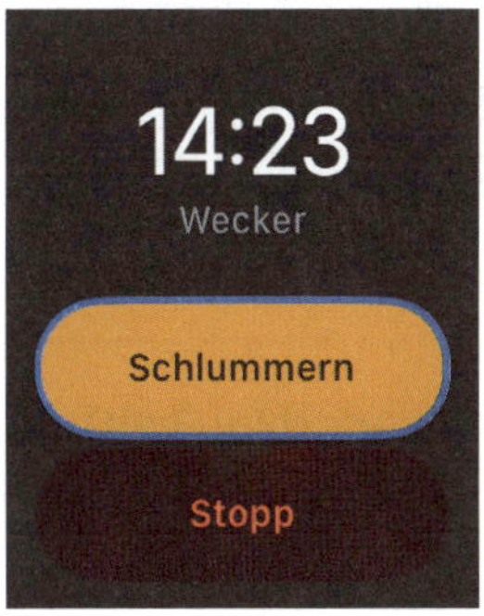

3.1.1 Apple Watch als Nachttischuhr mit Wecker

Die Apple Watch verfügt über einen *Nightstand Mode* (Nachttischmodus), der sie während des Aufladens in eine praktische Nachttischuhr verwandelt. Der Nachttischmodus ist eine praktische Funktion, wenn Sie Ihre Uhr auch nachts verwenden möchten, sei es als Uhr, Wecker oder einfach nur, um den Ladestatus im Auge zu behalten. So funktioniert dieser Modus:

- **Aktivierung des Nachttischmodus**: Wenn die Apple Watch an das Ladegerät angeschlossen und aufgeladen wird, wechselt sie automatisch in den Nachttischmodus. Der Nachttischmodus funktioniert sowohl bei horizontalem als auch bei vertikalem Auflegen der Uhr.
- **Anzeige von Uhrzeit und Wecker**: Im Nachttischmodus zeigt die Apple Watch die aktuelle Uhrzeit, das Datum und den Ladestatus der Batterie an. Wenn ein Wecker eingestellt ist, wird auch die Weckzeit angezeigt.

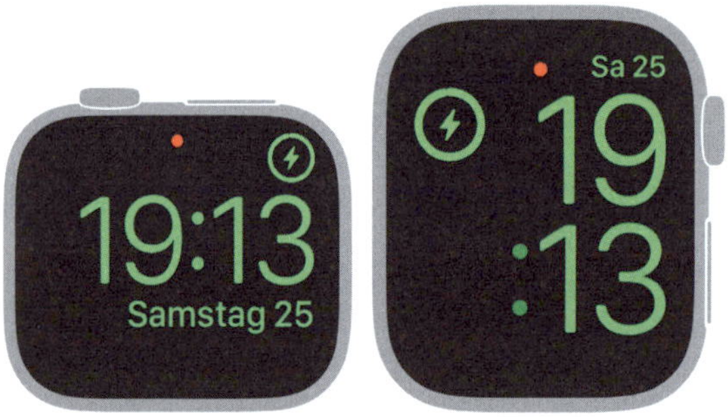

- **Weckerfunktion im Nachttischmodus**: Wenn ein Wecker klingelt, während sich die Apple Watch im Nachttischmodus befindet, wird das Display heller und zeigt die Weckzeit sowie zwei Schaltflächen an – eine zum Ausschalten des Weckers und eine für die Schlummerfunktion.
- **Steuerung des Weckers**: Um den Wecker auszuschalten, drücken Sie im horizontalen Modus die **Seitentaste** ❶ der Apple Watch. Um die Schlummerfunktion zu nutzen, drücken Sie im horizontalen Modus die **Digital Crown** ❷. Im vertikalen Modus können Sie die Tasten auf dem Bildschirm verwenden ❸.

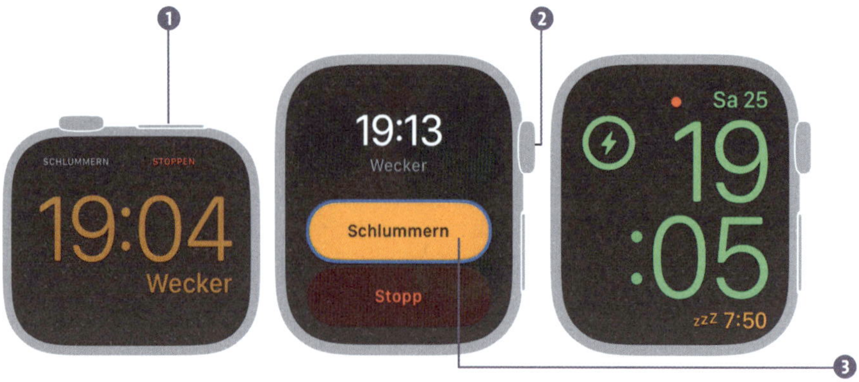

- **Reaktionsfähiger Bildschirm**: Wenn die Apple Watch im Nachttischmodus ist, reagiert ihr Bildschirm auf Berührung oder Bewegung. Wenn Sie die Apple Watch oder den Tisch, auf dem sie liegt, leicht berühren oder bewegen, wird der Bildschirm beleuchtet, sodass Sie die Uhrzeit auch im Dunkeln ablesen können. Haben Sie den **Always-On**-Modus aktiviert, ist der Bildschirm die ganze Zeit an.
- **Verlassen des Nachttischmodus**: Sobald die Apple Watch vom Ladegerät genommen wird, verlässt sie automatisch den Nachttischmodus und kehrt in den normalen Betriebsmodus zurück.

3.1.2 Siri für den Wecker verwenden

Die Verwendung von Siri zur Steuerung des Weckers auf Ihrer Apple Watch ist eine einfache und effiziente Möglichkeit, um Weckzeiten einzustellen, zu ändern oder zu überprüfen. So verwenden Sie Siri für den Wecker auf der Apple Watch:

- **Wecker einstellen**: Sagen Sie Siri, dass Sie einen Wecker stellen möchten, und geben Sie die gewünschte Zeit an. Zum Beispiel so: »Hey Siri, stell den Wecker auf 7:00 Uhr.« Siri wird bestätigen, dass der Wecker für die angegebene Zeit eingestellt wurde.
- **Wecker ändern**: Um einen bestehenden Wecker zu ändern, können Sie Siri bitten, die Zeit zu ändern. Zum Beispiel mit: »Hey Siri, ändere meinen Wecker von 7:30 Uhr auf 8:00 Uhr.«
- **Wecker prüfen**: Sie können Siri auch fragen, auf welche Uhrzeit Ihr nächster Wecker gestellt ist. Fragen Sie einfach: »Hey Siri, wann ist mein nächster Wecker?«
- **Wecker ausschalten**: Wenn Sie einen Wecker ausschalten möchten, können Sie Siri bitten, dies für Sie zu tun. Sagen Sie zum Beispiel: »Hey Siri, schalte meinen Wecker aus.«
- **Wecker löschen**: Um einen Wecker zu löschen, bitten Sie Siri, dies für Sie zu tun. Zum Beispiel mit: »Hey Siri, lösche meinen Wecker für 7:00 Uhr morgens.«
- **Schlummerfunktion**: Wenn ein Wecker klingelt, können Sie »Hey Siri, schlummern« sagen, um die Schlummerfunktion zu aktivieren, wenn Sie noch ein paar Minuten Schlaf benötigen.

3.2 Ihr persönlicher Wetterfrosch: Die Wetter-App

Bereiten Sie sich auf einen sonnigen Tag am Strand oder auf einen regnerischen Spaziergang vor – die Wetter-App auf Ihrer Apple Watch ist immer nur einen Fingertipp entfernt. So nutzen Sie die App:

- **Wetter-App öffnen**: Drücken Sie auf die **Digital Crown**, um die App-Übersicht aufzurufen. Tippen Sie auf das Symbol der Wetter-App .

  Alternativ können Sie auch **Siri** verwenden und »Hey Siri, Wetter öffnen« sagen.

- **Anzeige des aktuellen Wetters**: Sobald die App geöffnet ist, zeigt sie das aktuelle Wetter für Ihren aktuellen Standort an. Dazu gehören Informationen wie die **aktuelle Temperatur** ❶, die **Wetterbedingungen** ❷ (z. B. sonnig, bewölkt, regnerisch) sowie die **Höchst- und Tiefsttemperaturen** für den Tag ❸. Außerdem sehen Sie unten im Bildschirm drei Widgets, die Ihnen den **UV-Index** ❹, die **Windstärke und -richtung** ❺ sowie die **Luftfeuchtigkeit** ❻ anzeigen.

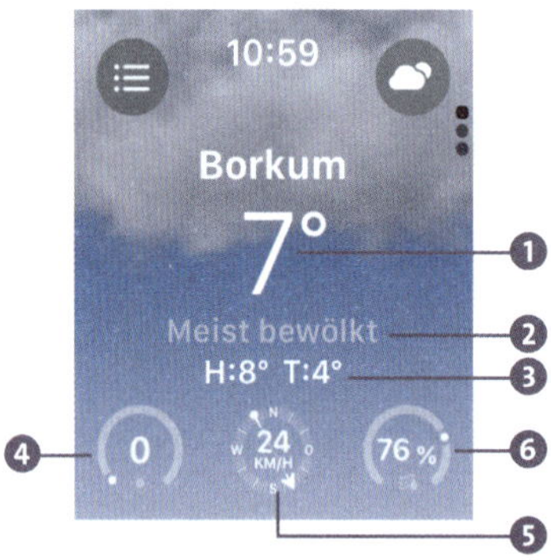

- **Stündliche und tägliche Vorhersagen**: Sie können zwischen stündlichen und täglichen Vorhersagen wechseln, indem Sie auf der Anzeige des aktuellen Wetters aufwärts streichen. Diese Vorhersagen zeigen detailliertere Informationen wie z. B. Temperaturänderungen im Laufe des Tages oder in den kommenden Tagen. Einmaliges Streichen zeigt die 24-Stunden-Vorschau, zweimaliges Streichen die 10-Tage-Vorschau.

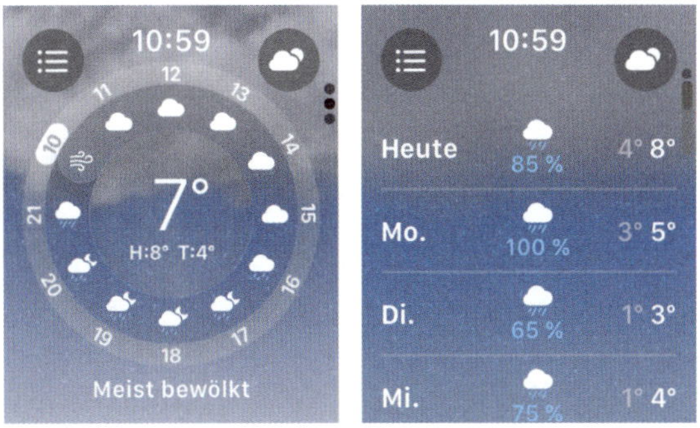

- **Weitere Wetterdetails**: Tippen Sie auf den Bildschirm, um weitere Wetterinformationen wie Windgeschwindigkeit, Luftfeuchtigkeit und Regenwahrscheinlichkeit anzuzeigen. Alternativ streichen Sie nach links oder rechts. Mit jedem Tipp oder Streichen sehen Sie eine andere Information.

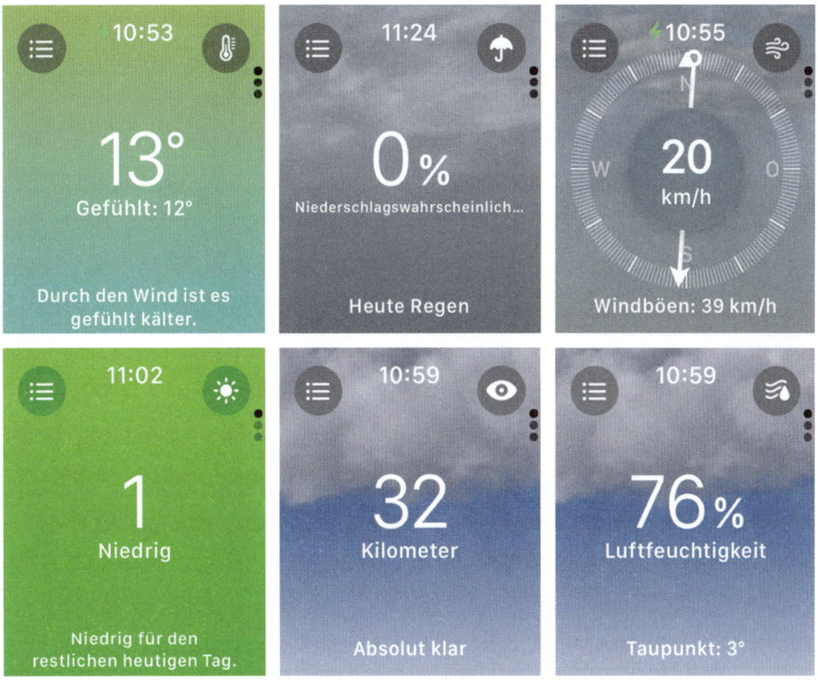

Folgende Informationen stehen zur Verfügung:

– (Wetter-)Bedingungen

– Temperatur

- Niederschlag
- Wind
- UV-Index
- Sicht
- Luftfeuchtigkeit
- Luftverschmutzung (nur in einigen Regionen)

- **Kategorie wählen**: Tippen Sie oben rechts auf und wählen Sie dann gezielt eine Kategorie aus.
- **Details für Wetterbedingungen**: Alle Übersichten mit Wetterdetails bestehen aus drei Übersichten: Aktuelle Werte, 24-Stunden-Vorschau und 10-Tage-Vorschau. Einmaliges Streichen nach oben zeigt die 24-Stunden-Vorschau, zweimaliges Streichen die 10-Tage-Vorschau.

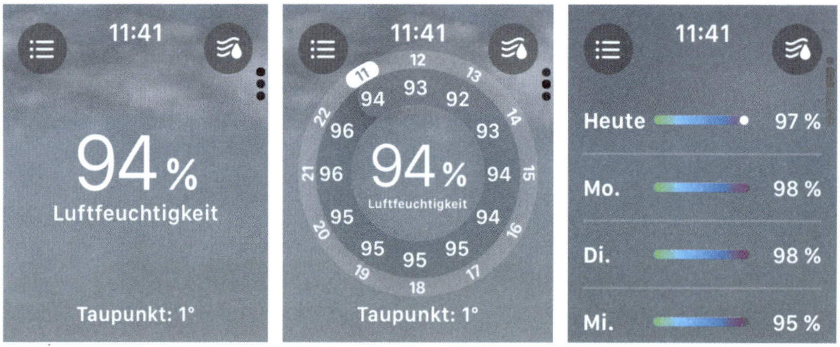

- **Wetterwarnungen**: Wenn es für Ihren Standort (bzw. den gewählten Ort) Wetterwarnungen wie Sturm- oder Unwetterwarnungen gibt, zeigt die Wetter-App diese ebenfalls an.
- **Anzeigen des Wetters in anderen Städten**: Sie können das Wetter in anderen Städten oder an anderen Orten hinzufügen und überprüfen. Tippen Sie dazu in der Wetteranzeige oben links auf . Scrollen Sie in der Liste nach unten und wählen Sie . Geben Sie dann den Namen der Stadt ein und tippen Sie auf das gewünschte Suchergebnis. Sie können die Reihenfolge der Orte verändern, indem Sie einen Ort mit gedrücktem Finger in der Orteliste nach oben oder unten ziehen.

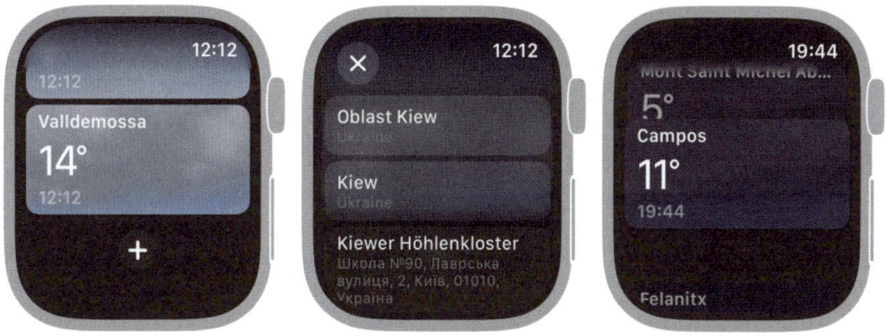

3.2.1 Siri für das Wetter verwenden

Es ist sehr praktisch und einfach, Siri auf der Apple Watch für Wetterabfragen zu verwenden. Hier sind ein paar Beispiele, wie Sie Siri auf Ihrer Apple Watch für Wetterabfragen nutzen können:

- **Aktuelles Wetter abfragen**: Fragen Sie Siri nach dem aktuellen Wetter an Ihrem Standort oder an einem anderen Ort. Zum Beispiel mit »Hey Siri, wie ist das Wetter heute?« oder mit »Hey Siri, wie wird das Wetter morgen in Berlin?«.
- **Nach der Wettervorhersage fragen**: Sie können Siri auch nach einer detaillierteren Wettervorhersage fragen. Zum Beispiel so: »Hey Siri, gib mir die Wettervorhersage für diese Woche.«
- **Nach bestimmten Wetterinformationen fragen**: Sie können Siri auch nach bestimmten Wetterinformationen fragen, z. B. nach der Regenwahrscheinlichkeit oder der Windgeschwindigkeit. Fragen Sie zum Beispiel »Hey Siri, wird es heute regnen?« oder »Hey Siri, wie stark ist der Wind heute?«. Oder so: »Hey Siri, muss ich morgen Schnee schippen?«
- **Nach dem Wetter in anderen Städten fragen**: Wenn Sie wissen möchten, wie das Wetter in einer anderen Stadt ist, fragen Sie einfach Siri. Zum Beispiel: »Hey Siri, wie ist das Wetter in New York?«
- **Wetterwarnungen überprüfen**: Sie können Siri auch fragen, ob es aktuelle Unwetterwarnungen für Ihren Standort oder einen anderen Ort gibt: »Hey Siri, gibt es Unwetterwarnungen?«

Das Wetter als Komplikation im Zifferblatt

Sie können Wetterkomplikationen zu verschiedenen Zifferblättern Ihrer Apple Watch hinzufügen, um sich das aktuelle Wetter oder die Temperatur direkt auf dem Zifferblatt anzeigen zu lassen.

3.3 Organisiert durch den Tag: Die Kalender-App

Die Kalender-App ist Ihr täglicher Begleiter, um alle Termine und Veranstaltungen im Blick zu behalten. Ob Geschäftstreffen, Geburtstage oder Fitnesskurse – Ihr Kalender ist immer nur einen Fingertipp entfernt. Durch die nahtlose Synchronisierung mit Ihrem iPhone und anderen Apple-Geräten sorgt die Kalender-App dafür, dass Sie nie wieder einen wichtigen Termin verpassen. Außerdem können Sie mit einfachen Gesten neue Termine hinzufügen oder bestehende Termine bearbeiten. So organisieren Sie Ihren Tag mit der Apple Watch:

- **Kalender-App öffnen**: Drücken Sie auf die **Digital Crown**, um die App-Übersicht aufzurufen. Tippen Sie auf das Symbol der Kalender-App. Alternativ können Sie auch **Siri** verwenden und sagen: »Hey Siri, Kalender öffnen.«
- **Anzeige von Ereignissen**: Die Kalender-App startet standardmäßig mit der Anzeige des nächsten anstehenden Termins (Ansicht **Als Nächstes**). Die Termine werden von Apple *Ereignisse* genannt.

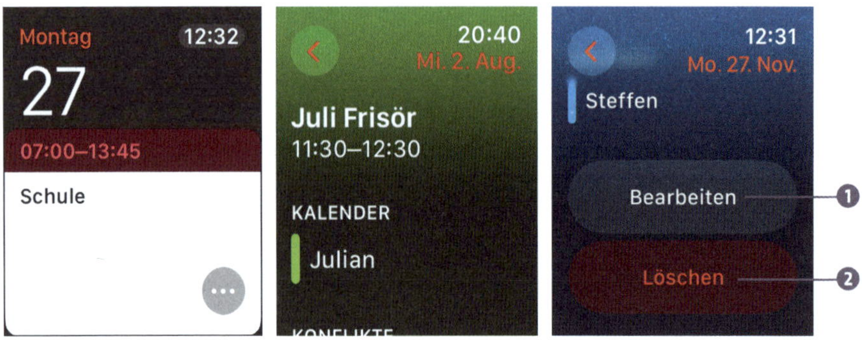

Drehen Sie die Digital Crown, um durch die weiteren anstehenden Ereignisse zu scrollen. Tippen Sie auf einen Termin, um Details wie Zeit, Ort, Teilnehmerstatus und Notizen anzuzeigen. Tippen Sie auf **Bearbeiten** ❶, um Änderungen an den Termindetails vorzunehmen, oder auf **Löschen** ❷, um den Termin aus Ihrem Kalender zu entfernen.

3.3.1 Kalenderansicht ändern

Möchten Sie statt der Ansicht **Als Nächstes** z. B. lieber die Monatsansicht sehen, tippen Sie in der aktuellen Ansicht unten rechts auf ⋯. Hier können Sie aus folgenden Optionen wählen:

- **Als Nächstes**: Zeigt die anstehenden Termine der Woche.
- **Liste**: Zeigt alle Termine der letzten zwei Wochen und der nächsten zwei Jahre als Liste an.
- **Tag**, **Woche**, **Monat**: Zeigt die Ereignisse für den ausgewählten Zeitraum an.

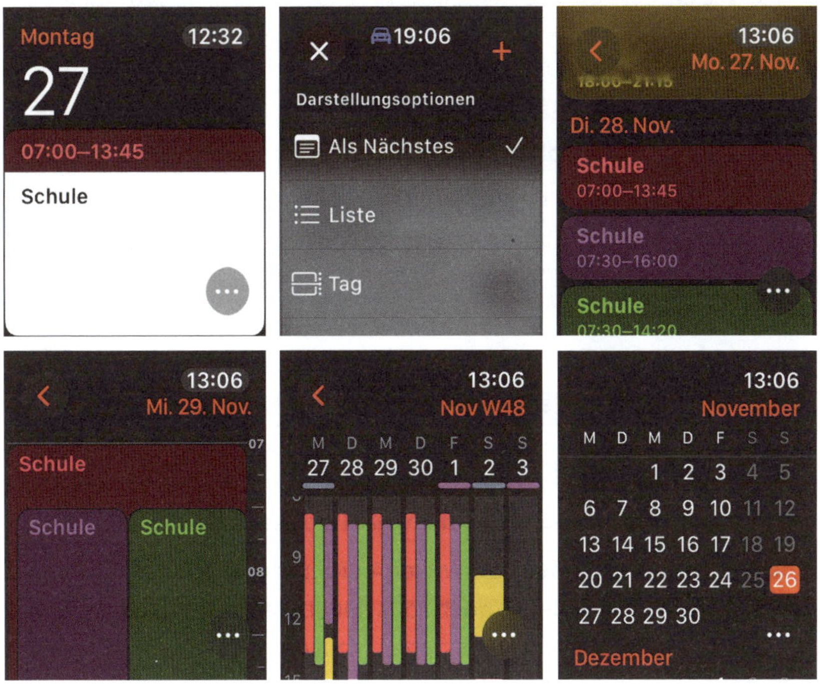

Um einen anderen Tag anzuzeigen, streichen Sie in der Tagesansicht nach links oder rechts. Drehen Sie die Digital Crown, um in der Listenansicht oder in der Ansicht **Als Nächstes** andere Termine anzuzeigen. Um zum aktuellen Tag und zur aktuellen Uhrzeit zurückzukehren, tippen Sie auf die aktuelle Uhrzeit in der oberen rechten Ecke des Bildschirms.

3.3.2 Ereignisse hinzufügen

Tippen Sie in einer der Kalenderansichten unten rechts auf ⋯. Wählen Sie oben rechts ⊕, um einen neuen Termin hinzuzufügen, und vergeben Sie einen **Titel** für den Termin ❶.

❷ Außerdem können Sie einen **Ort** angeben. Haben Sie einen Ort eingetragen, werden Sie von Siri auf Grundlage der aktuellen Verkehrslage bzw. der ÖPNV-Fahrpläne rechtzeitig erinnert, loszufahren bzw. zum Verkehrsmittel zu gehen ❸. Diese Funktion ist standardmäßig aktiviert.

❹ **Ganztägig**: Wenn Ihr Ereignis ganz- oder mehrtägig ist, aktivieren Sie diesen Schalter. Ganztägige Ereignisse wie Feiertage, von Ihnen eingegebene ganztägige Ereignisse oder Geburtstage werden oberhalb der Tageszeiten angezeigt.

❺ **Wiederholen**: Entscheiden Sie, ob der Termin ein wiederkehrender Termin ist, und geben Sie seine Häufigkeit an.

❻ **Kalender**: Haben Sie mehrere Kalender angelegt (dies können Sie nur auf dem iPhone, iPad oder Mac), können Sie hier entscheiden, zu welchem Kalender der Termin hinzugefügt werden soll. Jeder Kalender wird durch eine eigene Farbe symbolisiert.

❼ **Eingeladene**: Laden Sie andere Personen zu dem Termin ein. Die eingeladenen Personen werden in Ihrer Apple-Kalender-App auf die Einladung hingewiesen und können direkt zusagen. Sie sehen in Ihrem Kalender in den Details zu einem Termin die Zu- und Absagen.

❽ **Hinweis**: Entscheiden Sie, ob und wann Sie an einen Termin per Mitteilungszentrale erinnert werden möchten.

❾ **Notizen**: Fügen Sie zu Ihrem Termin Notizen oder Listen mit Informationen hinzu, die Sie bei diesem Termin nicht vergessen möchten.

❿ Möchten Sie den Termin doch nicht hinzufügen, tippen Sie auf **Ereignis verwerfen**.

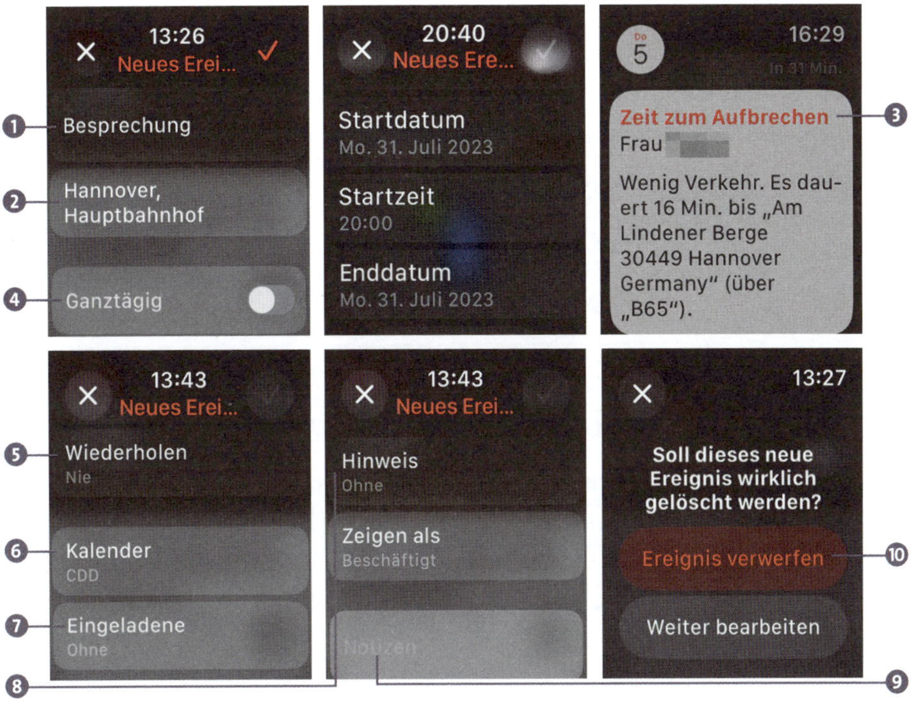

- **Antworten auf Einladungen**: Wenn Sie eine Einladung zu einem Termin erhalten, können Sie diese direkt von Ihrer Apple Watch aus annehmen oder ablehnen.

3.3.3 Siri für den Kalender verwenden

Die Verwendung von Siri auf der Apple Watch zur Interaktion mit der Kalender-App ist eine praktische Möglichkeit, Termine ohne Tippen zu verwalten. So verwenden Sie Siri für die Kalenderfunktionen auf Ihrer Apple Watch:

- **Ereignis erstellen**: Sagen Sie z. B. »Hey Siri, erstelle einen Termin für morgen um 14 Uhr Zahnarztbesuch.« Siri bestätigt die Details des Termins und fügt ihn zum Kalender hinzu.
- **Ereignis abfragen**: Fragen Sie nach bestimmten Ereignissen, z. B. mit »Hey Siri, wann ist mein nächstes Meeting?« oder »Hey Siri, zeig mir meinen Kalender für nächsten Montag«. Siri zeigt Ihnen die entsprechenden Ereignisse auf Ihrer Uhr an.
- **Erinnerungen hinzufügen**: Sie können auch Erinnerungen hinzufügen, z. B. so: »Hey Siri, erinnere mich an das Team-Meeting morgen um 9 Uhr.«

- **Ereignisse ändern**: Änderungen an Terminen sind nicht direkt über Siri auf der Apple Watch möglich. Bearbeiten Sie dazu die Details in der Kalender-App auf der Apple Watch oder auf Ihrem iPhone.
- **Ereignisdetails prüfen**: Fragen Sie nach Details zu bestimmten Terminen, z. B. mit: »Hey Siri, wo ist mein Termin um 15 Uhr?«
- **Ereignisse löschen**: Es ist nicht möglich, Termine direkt über Siri auf der Apple Watch zu löschen. Nutzen Sie dafür die Kalender-App auf der Apple Watch oder auf dem verbundenen iPhone.

3.4 Perfektes Timing: Die Timer-App

Egal, ob Sie beim Kochen, beim Sport oder bei der Arbeit auf präzises Timing angewiesen sind – Ihre Timer-App ist immer zur Stelle und unterstützt Sie sekundengenau. Drücken Sie auf die **Digital Crown**, um die App-Übersicht aufzurufen. Und tippen Sie dort auf das Symbol der Timer-App, um diese zu öffnen.

- **Timer einstellen**: Tippen Sie oben rechts auf +. Haben Sie bereits in der Vergangenheit einen Timer gestellt, sehen Sie diesen oben unter **Zuletzt** ❶ und können ihn mit einem Tipp auf sein Symbol starten. Weiter unten sehen Sie verschiedene voreingestellte Zeitoptionen wie 1 Minute, 5 Minuten, 10 Minuten usw. ❷. Tippen Sie auf eine dieser Optionen, um schnell einen Timer zu starten. Für einen benutzerdefinierten Timer wählen Sie +, um eine bestimmte Zeit einzustellen ❸. Sie können Stunden, Minuten und Sekunden manuell einstellen. Nachdem Sie die gewünschte Zeit eingestellt haben, tippen Sie auf **Starten** ❹, um den Timer zu aktivieren.

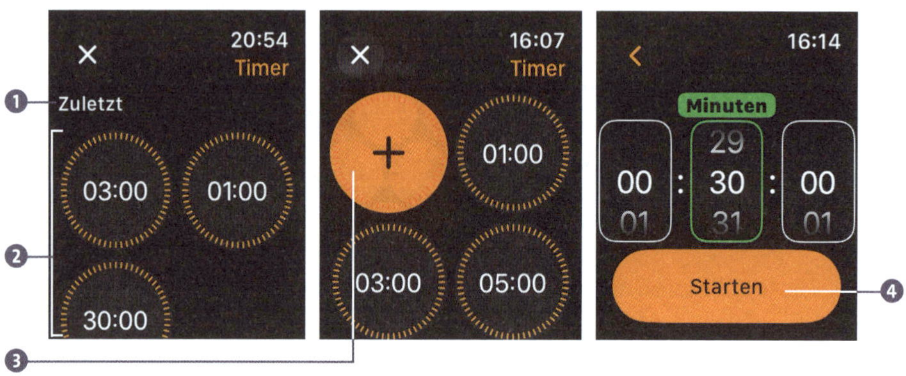

- **Mehrere Timer erstellen**: Sie können weitere Timer erstellen, um mehrere Zeitabläufe gleichzeitig im Blick zu behalten. Starten Sie einen Timer und tippen Sie im Menü mit dem laufenden Timer oben rechts auf ⊕. Verfahren Sie zum Einstellen und Starten jedes weiteren Timers genau wie beim ersten Timer.

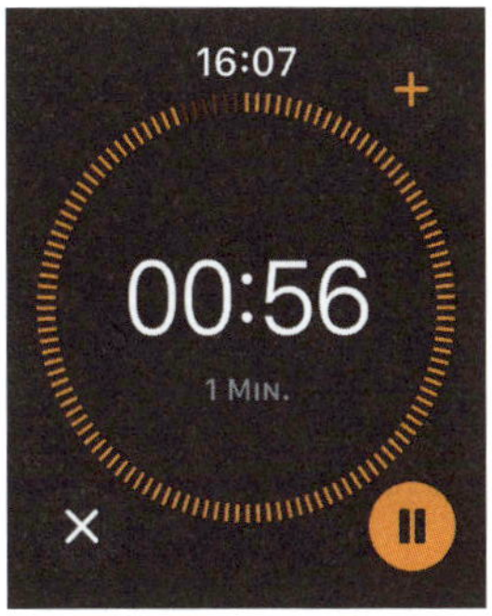

- **Timer anhalten, abbrechen, beenden oder neu starten**: Sobald ein Timer läuft, können Sie ihn anhalten, indem Sie auf ⏸ tippen. Um den Timer zurückzusetzen oder abzubrechen, tippen Sie auf ⊗. Wenn der Timer abläuft, erhalten Sie eine Benachrichtigung. Sie können den Alarm stoppen, indem Sie auf ⊗ tippen. Wählen Sie ↺, um den Timer erneut zu starten.

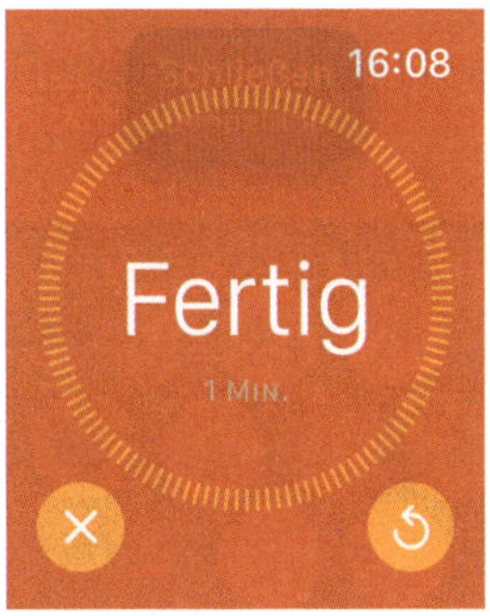

3.4.1 Siri für den Timer verwenden

Siri auf der Apple Watch zum Einstellen von Timern zu verwenden, ist besonders dann nützlich, wenn Sie schnell einen Timer einstellen möchten, ohne durch Menüs navigieren zu müssen. Hier folgen einige Beispiele:

- **Timer stellen**: Geben Sie Siri klare Anweisungen zum Einstellen eines Timers. Zum Beispiel mit »Hey Siri, Timer auf 5 Minuten« oder »Hey Siri, setze einen Timer auf 30 Minuten«. Sie können auch spezifischere Zeitanweisungen geben, z. B. »Timer auf 1 Stunde und 15 Minuten«.
- **Timer anhalten oder abbrechen**: Um den Timer anzuhalten, sagen Sie: »Timer anhalten.« Um den Timer zu beenden, sagen Sie: »Timer beenden.«
- **Überprüfen des Timers**: Sie können Siri auch nach der verbleibenden Zeit fragen. Sagen Sie zum Beispiel: »Wie lange läuft der Timer noch?«

3.5 Immer erreichbar: Die Telefon-App

In diesem Abschnitt möchte ich Ihnen zeigen, wie Sie Ihre Apple Watch zum Tätigen und Empfangen von Anrufen verwenden können – eine Funktion, die Ihre Kommunikationsgewohnheiten verändern könnte. Ich werde Ihnen zeigen, wie einfach und bequem es ist, mit der Apple Watch zu telefonieren, egal ob Sie unterwegs sind, Sport treiben oder einfach nur Ihre Hände frei haben möchten.

Gekoppelt mit dem iPhone oder eigenständig mit eSIM

- **Apple Watch mit WLAN**: Damit Sie mit der Apple Watch telefonieren können, muss diese mit einem iPhone gekoppelt sein. Die Koppelung geschieht automatisch, • wenn sich die Apple Watch in Bluetooth-Reichweite zum iPhone befindet. Dadurch erhält die Uhr Zugang zum Mobilfunknetz, was für das Telefonieren unerlässlich ist.
- **Apple Watch mit Cellular (eSIM)**: Wenn Sie eine Apple Watch mit Cellular-Funktion besitzen, können Sie auch telefonieren, ohne dass sich ein iPhone in der Nähe befindet. Voraussetzung ist, dass Sie einen Mobilfunkvertrag für Ihre Apple Watch besitzen. Dieser wird über die **Watch-App** auf dem iPhone eingerichtet (**Mobilfunk • Neuen Tarif hinzufügen**). In der Regel erhalten Sie dafür eine weitere Multicard für Ihre Telefonnummer als eSIM. Diese kann ggf. zusätzliche Kosten verursachen.

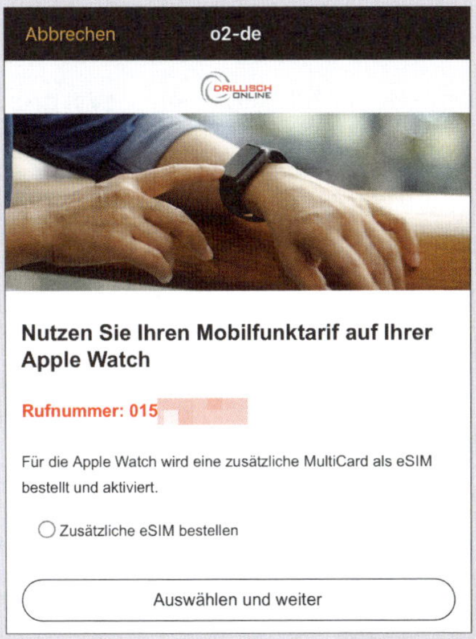
Abbrechen
o2-de
Nutzen Sie Ihren Mobilfunktarif auf Ihrer Apple Watch
Rufnummer: 015
Für die Apple Watch wird eine zusätzliche MultiCard als eSIM bestellt und aktiviert.
Zusätzliche eSIM bestellen
Auswählen und weiter

Die Einrichtung einer Mobilfunkverbindung für die Apple Watch erfolgt in der Watch-App auf Ihrem iPhone.

3.5.1 Verwendung der Telefon-App

Im Folgenden erläutere ich Ihnen die Funktionen der Telefon-App. Die App lässt sich intuitiv bedienen und ist in ihrer Funktion für den Bildschirm der Apple Watch optimiert. Auf der Apple Watch können Sie auf alle Kontakte zugreifen, die Sie in der Kontakte- oder Telefon-App auf dem gekoppelten iPhone gespeichert haben, und in der Telefon-App auf der Apple Watch sehen Sie Anrufe und Voicemails, die Sie auf dem iPhone oder der Apple Watch empfangen.

Öffnen Sie Ihre Telefon-App auf der Apple Watch. Sie sehen die Startseite der Telefon-App, auf der Sie zwischen den Bereichen **Favoriten**, **Anrufliste**, **Kontakte** und **Voicemail** wählen können.

❶ **Ziffernblock**: Wenn Sie schnell eine Telefonnummer wählen möchten, sind Sie hier richtig.

❷ **Favoriten**: Hier haben Sie schnellen Zugriff auf Ihre wichtigsten Kontakte. Die Favoriten legen Sie in der Telefon-App auf dem iPhone an.

❸ **Anrufliste**: Hier sehen Sie alle Anrufe, die Sie erhalten, getätigt oder verpasst haben – auch Facetime-Anrufe.

❹ **Kontakte**: Hier können Sie auf Ihr gesamtes Kontaktverzeichnis, synchronisiert mit Ihrem iPhone, zugreifen und neue Kontakte hinzufügen.

❺ **Voicemail**: Das iPhone verfügt über einen eingebauten Anrufbeantworter mit sehr praktischen Funktionen. Die dort eingegangenen Voicemails werden mit der Apple Watch synchronisiert und können dort abgehört und verwaltet werden. Der Anrufbeantworter muss in der **Telefon-App** auf dem **iPhone** eingerichtet werden.

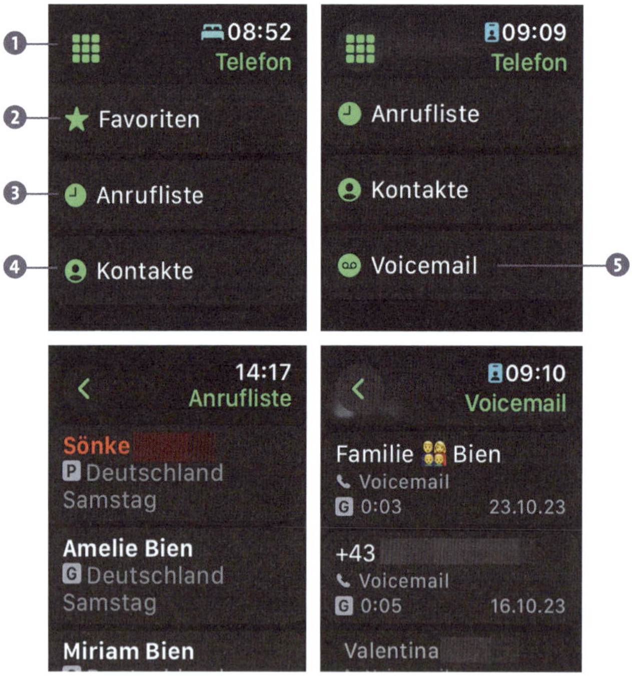

Folgende Aktionen dürften besonders interessant für Sie sein:

- **Anrufe tätigen**: Wählen Sie einfach einen Eintrag aus den Bereichen **Favoriten** oder **Anrufliste**, um schnell einen Anruf zu tätigen. Der Anruf startet direkt nach dem Drauftippen ❻. Um einen bestimmten Kontakt auf einer bestimmten Rufnummer anzurufen, tippen Sie auf **Kontakte**, wählen einen Kontakt und tippen auf die gewünschte Nummer. Alternativ können Sie **Siri** verwenden, um einen Anruf zu starten. Sagen Sie einfach »Hey Siri, ruf xyz auf dem iPhone an« oder »Hey Siri, ruf meine Tochter zu Hause an«.

- **Anrufe empfangen**: Wenn Sie einen Anruf erhalten, zeigt Ihre Apple Watch den Namen oder die Nummer des Anrufers und ggf. das *Kontaktposter* bzw. Bild an. Sie können den Anruf durch Tippen auf das grüne Telefonsymbol annehmen oder durch Tippen auf das rote Symbol ablehnen.
- **Mit Nachricht antworten**: Anstatt einen Anruf einfach abzulehnen, können Sie dem Anrufer mit einer Kurznachricht antworten. Dies hat den großen Vorteil, dass der Anrufer weiß, dass Sie den Anruf erhalten haben und nicht erneut versuchen muss, Sie zu erreichen. *iMessage* oder *SMS* werden je nach Anrufer automatisch ausgewählt. Tippen Sie einfach auf dem Anrufbildschirm auf ••• und wählen Sie eine der vorgefertigten Kurznachrichten aus ❼. Möchten Sie eine eigene Kurznachricht verfassen, tippen Sie auf **Mit iPhone antworten** ❽ und tippen Ihre Nachricht mit der iPhone-Tastatur.

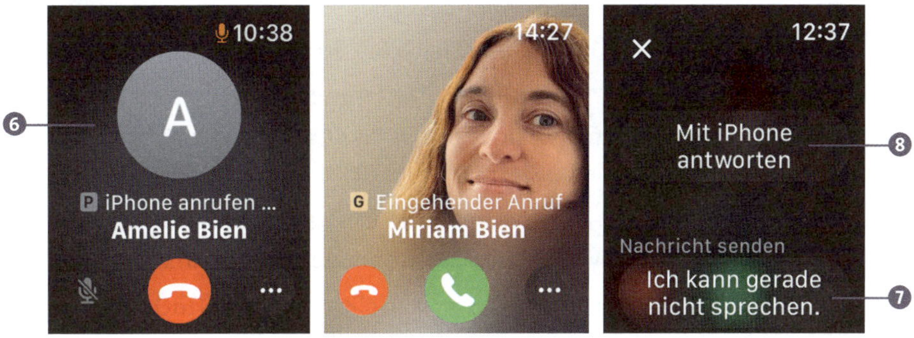

- **Lautsprecher und Mikrofon**: Die Apple Watch verfügt über einen eingebauten Lautsprecher und ein Mikrofon. Damit können Anrufe direkt über die Uhr getätigt werden, ohne das iPhone zu verwenden.
- **Verwendung von Bluetooth-Kopfhörern**: Für mehr Privatsphäre oder eine bessere Audioqualität können Sie Bluetooth-Kopfhörer oder ein Headset mit Ihrer Apple Watch koppeln und zum Telefonieren verwenden. Die Kopplung können Sie im **Kontrollzentrum** auf der Apple Watch durch einen Tipp auf durchführen. Besitzen Sie Apples *AirPods*, *AirPods Pro* oder *Beats*-Kopfhörer, verbinden sich diese automatisch mit Ihrer Apple Watch, wenn Sie diese tragen und ein Gespräch annehmen oder starten. Voraussetzung ist, dass Sie bereits einmalig mit einem anderen Apple-Gerät mit Ihrer Apple ID verbunden waren.
- **Anrufweiterleitung**: Wenn Ihr iPhone in der Nähe ist, können Sie Anrufe von Ihrer Uhr auf Ihr iPhone weiterleiten.

Kontaktposter nutzen

Kontaktposter sind digitale Kontaktkarten von gespeicherten Kontakten, die im Vollbildmodus angezeigt werden, wenn die entsprechende Person anruft.

Ihr eigenes Kontaktposter wird ebenfalls im Vollbildmodus bei Anrufern angezeigt, wenn Sie die Anzeige Ihres Namens und Ihres Fotos bei Anrufen erlaubt haben.

Kontaktposter richten Sie in der **Kontakte**-App oder **Telefon**-App auf Ihrem iPhone ein.

3.5.2 Während des Anrufs

Während eines Telefonats mit der Apple Watch stehen Ihnen verschiedene Aktionen zur Verfügung, die das Gesprächserlebnis ergänzen und erleichtern. Hier sind einige der Funktionen und Optionen, die Sie verwenden können:

- **Lautstärkeregelung**: Sie können die Lautstärke des Anrufs direkt über die Digital Crown der Apple Watch regeln. Sie können darüber hinaus die Audioausgabe des Telefonats auf Ihre Bluetooth-Kopfhörer umleiten. Tippen Sie dazu auf ••• und wählen Sie im Bereich **Audio** Ihre Kopfhörer ❶.

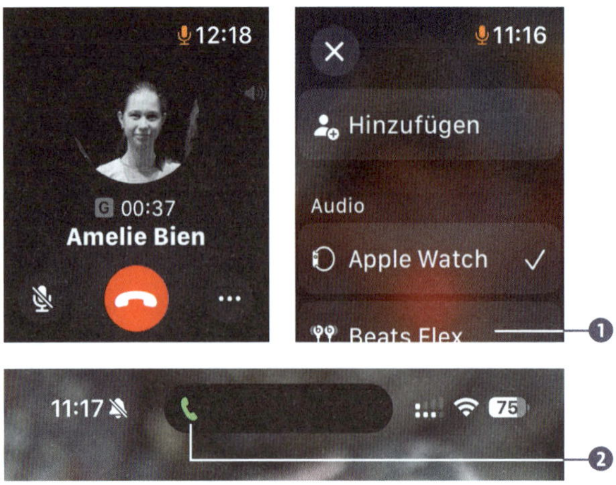

- **Mikrofon stummschalten**: Wenn Sie nicht möchten, dass Ihr Gesprächspartner Sie hört, können Sie das Mikrofon stummschalten, indem Sie auf das Mikrofonsymbol tippen.
- **Anruf an iPhone weiterleiten**: Wenn Sie den Anruf lieber auf Ihrem iPhone fortsetzen möchten, können Sie ihn nahtlos auf Ihr iPhone übertragen, ohne das Gespräch zu unterbrechen. Tippen Sie dazu im iPhone in der *Statusleiste* (bis iPhone 13) bzw. auf der *Dynamic Island* (ab iPhone 14 Pro) auf das Telefonsymbol ❷.
- **Weitere Anrufoptionen**: Sie können während des Anrufs auf weitere Optionen wie *Konferenzschaltung*, *Anruf halten* usw. zugreifen:
  - **Konferenzschaltung**: Tippen Sie im Anrufbildschirm auf und wählen Sie Hinzufügen. Wählen Sie dann über die Schaltflächen einen weiteren Kontakt aus.
  - **Weiteren Anruf managen**: Erhalten Sie während Ihres Telefonats einen weiteren Anruf, können Sie den neuen Anruf mit einem Tipp auf ablehnen oder den bisherigen Anruf mit einem Tipp auf halten und den neuen Anruf annehmen.

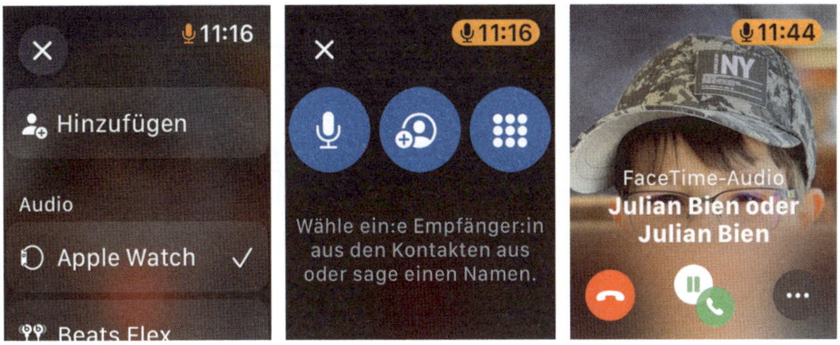

- **Gespräch beenden**: Sie können das Gespräch jederzeit beenden, indem Sie auf die rote Auflegen-Taste tippen.

SCHRITT FÜR SCHRITT
Voicemail nutzen

Mit der Voicemail-Funktion der Apple Watch können Sie Voicemail-Nachrichten, die auf Ihrem gekoppelten iPhone eingegangen sind, abrufen und abhören. Obwohl die Apple Watch über keine eigene Voicemail-Funktion verfügt, synchronisiert sie sich mit der Voicemail Ihres iPhones, sodass Sie direkt von Ihrer Uhr aus auf Nachrichten zugreifen können. Beachten Sie also, dass für die Nutzung der Voicemail-Funktion auf der Apple Watch die Voicemail auf dem gekoppelten iPhone eingerichtet und aktiviert sein muss.

1. Um Ihre Voicemail-Nachrichten abzurufen, öffnen Sie die Telefon-App auf Ihrer Apple Watch und tippen auf den Reiter **Voicemail**. Hier sehen Sie eine Liste der eingegangenen Voicemail-Nachrichten ❶.
2. Wählen Sie eine Nachricht aus der Liste aus, um sie anzuhören, und tippen Sie dann auf das Abspielsymbol. Sie können die Nachricht über den Lautsprecher der Apple Watch oder über verbundene Bluetooth-Kopfhörer anhören.
3. Nachdem Sie eine Nachricht angehört haben, können Sie entscheiden, ob Sie die Nachricht löschen oder den Anrufer direkt von der Apple Watch aus zurückrufen ❷ oder ihm eine Kurznachricht schicken möchten ❸.

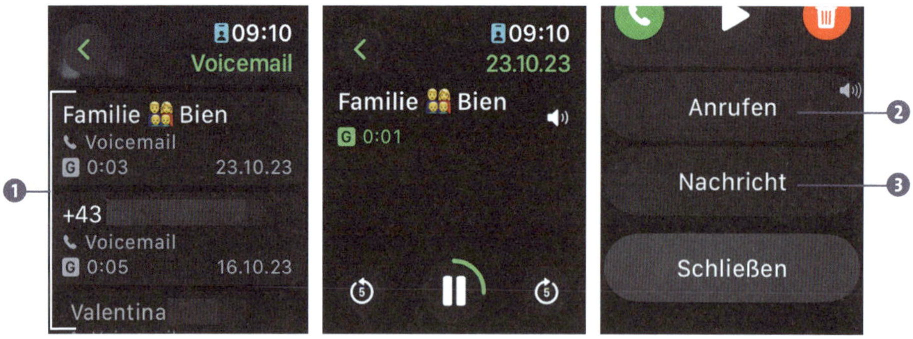

3.6 In Kontakt bleiben: Die Kontakte-App

In unserer schnelllebigen Zeit ist es wichtiger denn je, mit unseren Angehörigen, Freunden und Kollegen in Kontakt zu bleiben. Erfahren Sie, wie Sie mit nur wenigen Handgriffen auf Ihre Kontakte zugreifen, Anrufe tätigen und Nachrichten versenden können – ganz bequem aus einer App. Egal, ob Sie schnell einen Freund anrufen oder die Kontaktdaten eines Geschäftspartners überprüfen möchten – die Kontakte-App macht es möglich. In der Kontakte-App auf der Apple Watch sehen Sie die Kontakte, die Sie in der **Kontakte-** oder **Telefon-App** auf dem gekoppelten **iPhone** gespeichert haben. Die Kontakte können

Sie auf der Apple Watch sowohl in der **Kontakte-App** als auch in der **Telefon-App** verwalten. Die Vorgehensweise ist die gleiche. Ich zeige Ihnen an dieser Stelle, wie das in der Kontakte-App funktioniert.

- **Zugriff auf Kontakte**: Um auf Ihre Kontakte zuzugreifen, öffnen Sie die Kontakte-App auf Ihrer Apple Watch. Sie sehen nun eine alphabetische Liste aller Kontakte und können durch die Liste blättern oder die Digital Crown verwenden, um einen bestimmten Kontakt zu finden. Oben links können Sie mit einem Tipp auf einen neuen Kontakt anlegen, oben rechts können Sie auf Ihre eigene Kontaktkarte tippen und diese anzeigen oder teilen.

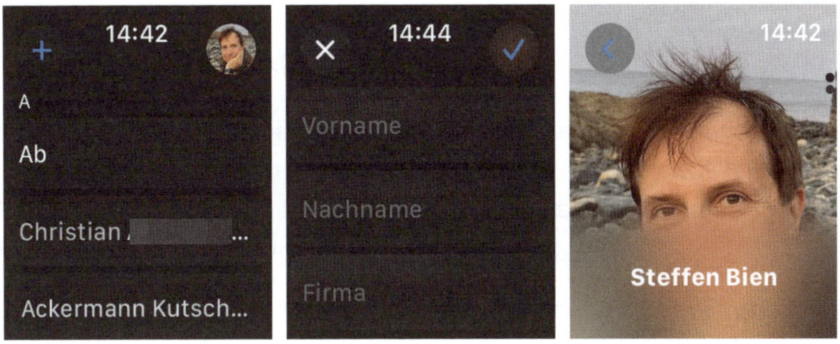

- **Kontaktdetails anzeigen, bearbeiten und teilen**: Wenn Sie einen Kontakt auswählen, werden Details wie Telefonnummer, E-Mail-Adresse und andere im Kontakt gespeicherte Informationen angezeigt. Zum Bearbeiten der Kontaktdetails tippen Sie oben rechts auf .

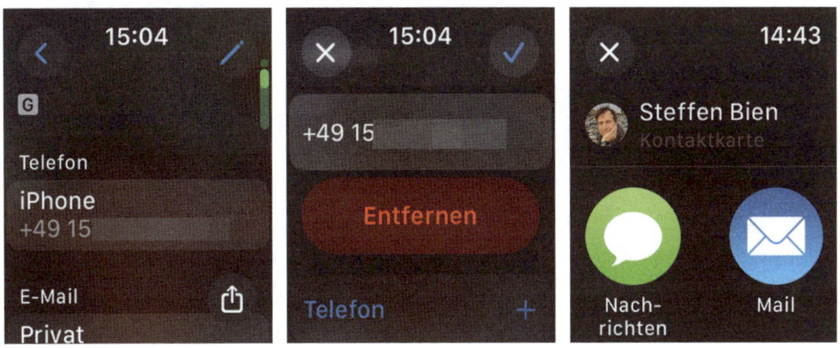

- Zum Löschen einer Information tippen Sie auf Entfernen, zum Hinzufügen auf +. Haben Sie Ihre Änderungen vorgenommen, tippen Sie zur Bestätigung auf . Möchten Sie die Änderungen nicht sichern, wählen Sie dagegen .

Möchten Sie den aktuellen Kontakt an eine andere Person schicken, tippen Sie auf und wählen die App, mit der Sie die Kontaktinformationen senden möchten.

- **Anrufen und Nachrichten senden**: Von der Kontakte-App aus können Sie direkt einen Anruf tätigen oder eine Nachricht senden. Tippen Sie einfach auf die Telefonnummer oder E-Mail-Adresse, um die entsprechende Aktion auszuführen.
- **Siri verwenden**: Sie können Siri auf Ihrer Apple Watch verwenden, um einen Kontakt anzurufen oder eine Nachricht zu senden. Sagen Sie zum Beispiel »Hey Siri, ruf Mama an« oder »Hey Siri, sende eine Nachricht an <Name>«.
- **Integration mit anderen Apps**: Die Kontakte-App auf der Apple Watch arbeitet nahtlos mit anderen Apps wie Mail, Nachrichten und Telefon zusammen, um ein integriertes Kommunikationserlebnis zu bieten.

3.7 Nichts mehr vergessen: Die Erinnerungen-App

Die App *Erinnerungen* auf der Apple Watch ist ein praktisches Tool, das Ihnen dabei hilft, Ihre Aufgaben und To-dos zu organisieren und im Auge zu behalten. Die App ist besonders nützlich, um sich kleine Erinnerungen für den Alltag zu setzen, Termine nicht zu vergessen oder eine Liste mit Dingen zu führen, die man erledigen oder einkaufen möchte.

Sie können mit der App zeit- oder ortsbasierte Erinnerungen erstellen und beides miteinander kombinieren. Natürlich können Sie die Erinnerungen auch von Siri erstellen lassen. Die Erinnerungen werden über iCloud mit all Ihren Geräten synchronisiert, sodass es egal ist, auf welchem Gerät Sie die Erinnerungen erstellen und welches Gerät Sie dabeihaben, wenn die Erinnerung fällig wird. Wenn Sie die Familienfreigabe nutzen, haben Sie eine Erinnerungsliste **Unsere Erinnerungen**. Die dort eingetragenen Erinnerungen erhalten alle Mitglieder Ihrer Familienfreigabe automatisch. Listen können Sie allerdings nur in der **Erinnerungen-App** auf dem gekoppelten **iPhone** anlegen. Die dort angelegten Listen können Sie allerdings auf der Apple Watch mit Erinnerungen füllen. So funktioniert's:

3.7.1 Aufbau der App

Die Erinnerungen-App auf der Apple Watch wurde so gestaltet, dass sie einfach und intuitiv zu bedienen ist. Die folgende Liste liefert Ihnen einen Überblick über den Aufbau und die Funktionsweise:

- In der Erinnerungen-App auf der Apple Watch sehen Sie die Erinnerungen, die Sie in der **Erinnerungen-App** auf dem gekoppelten **iPhone** gespeichert haben. Sie können aber auch auf der Apple Watch Erinnerungen erstellen.
- **Intelligente, manuelle und geteilte Listen**: Auf dem Startbildschirm sehen Sie alle Listen, die Sie auf einem Ihrer Apple-Geräte erstellt haben.
- **Intelligente Listen**: Wenn Sie Erinnerungen in verschiedenen Erinnerungslisten anlegen, können Sie schnell den Überblick verlieren. Deshalb hat Apple 6 intelligente Listen in die Erinnerungs-App integriert:

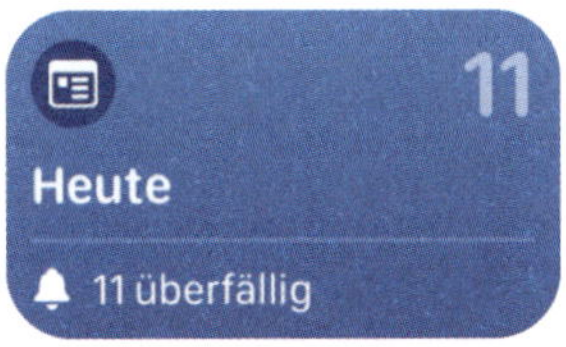	**Heute**: Gibt einen Überblick über alle Aufgaben, die heute fällig werden.
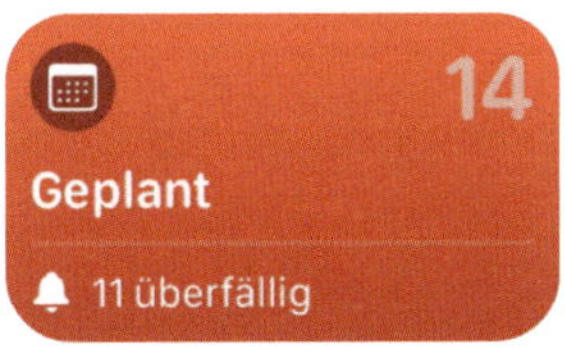	**Geplant**: Zeigt alle Erinnerungen in der Reihenfolge ihrer Fälligkeit.
	**Markiert**: Zeigt alle Erinnerungen, die Sie mit einer Markierung versehen haben.
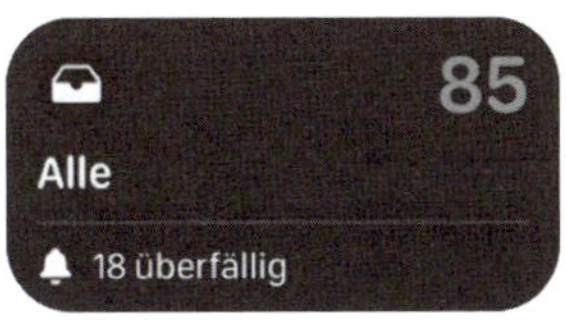	**Alle**: Zeigt alle Erinnerungen aller Listen – geordnet nach Listen.

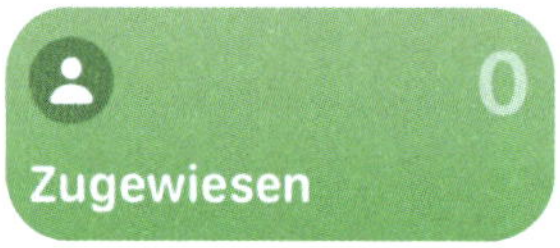	**Zugewiesen**: Zeigt alle Erinnerungen, die Ihnen von anderen Personen zugewiesen wurden.
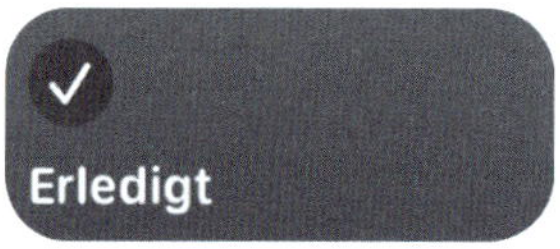	**Erledigt**

- **Weitere Listen**: Unterhalb der intelligenten Listen finden Sie alle Listen, die Sie selbst angelegt haben oder die jemand mit Ihnen geteilt hat.
- **Geteilte Listen**: Sie können in der Erinnerungen-App auf dem iPhone andere Personen einladen, Listen gemeinsam mit Ihnen zu bearbeiten. Diese geteilten Listen zeigen das Abbild oder die Initialen der Personen, die Zugriff darauf haben. Für Erinnerungen in den geteilten Listen können Sie in der Erinnerungen-App auf dem iPhone Verantwortlichkeiten festlegen. Apple nennt dies »die Erinnerung jemandem zuweisen«.

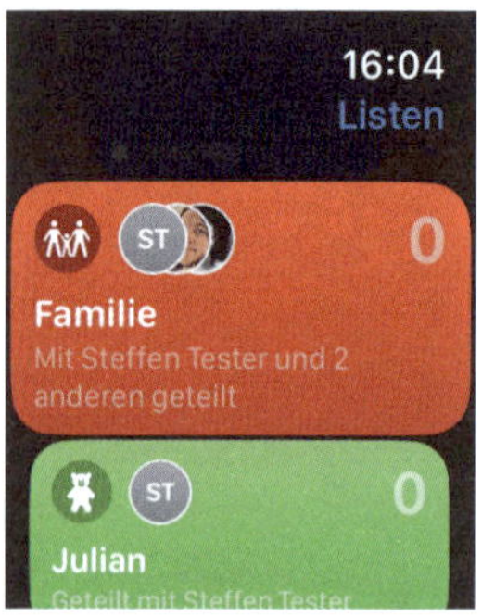

Tippen Sie auf eine Liste, um die Erinnerungen in der Liste anzuzeigen, abzuhaken, zu bearbeiten oder um neue Erinnerungen hinzuzufügen.

SCHRITT FÜR SCHRITT

Erinnerungen anlegen oder bearbeiten

Das Erstellen und Bearbeiten von Erinnerungen auf der Apple Watch ist ein einfacher Prozess, mit dem Sie Ihre Aufgaben und Termine effizient verwalten können, ohne Ihr iPhone in die Hand nehmen zu müssen. So funktioniert es:

1. **Erinnerungen hinzufügen**: Öffnen Sie eine Liste und scrollen Sie nach unten. Tippen Sie auf **Erinnerung hinzufügen** ❶.

   Tippen oder sprechen Sie den Titel ❷. Die Erinnerung wird zur Liste hinzugefügt.

   Tippen Sie auf Ihre Erinnerung. Achten Sie darauf, dass Sie nicht den Kreis zum Abhaken treffen. Die Erinnerung wird geöffnet. Wählen Sie unten **Bearbeiten** ❸, um weitere Details hinzuzufügen.

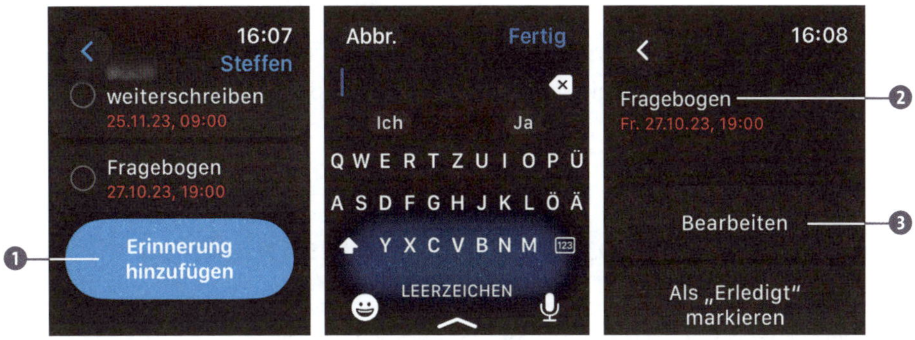

2. **Details bearbeiten**: Sie können eine Erinnerung auswählen und Details hinzufügen oder bearbeiten. Dazu gehören das **Fälligkeitsdatum**, die **Uhrzeit**, der **Fälligkeitsort** und die **Markierung** als »wichtig«. Einige dieser Funktionen wie **Wiederholen** sind jedoch eingeschränkter als beim iPhone. Folgende Dinge können Sie hinzufügen beziehungsweise bearbeiten:

   – **Datum** und **Uhrzeit**: Vergeben Sie ein Datum und ggf. eine Uhrzeit, zu dem/der die Erinnerung fällig sein soll.

   – **Vorzeitige Erinnerung**: Möchten Sie bereits vor dem Fälligkeitsdatum erstmalig erinnert werden, tragen Sie dies hier ein.

   – **Wiederholen**: Entscheiden Sie, ob Sie in regelmäßigen Zeitabständen immer wieder erinnert werden möchten.

   – **Tags**: Tags dienen zum schnellen und flexiblen Kategorisieren von Erinnerungen. Sie können die Erinnerung einem bestehenden Tag zuweisen oder ein neues Tag erstellen.

   – **Ort**: Wählen Sie einen Ort, an dem die Erinnerung fällig werden soll. Dies ist z. B. praktisch, wenn Sie daran denken müssen, etwas von einem Ort mitzubringen oder dort nicht zu vergessen.

- **Markieren**: Markierte Erinnerungen werden in der intelligenten Liste **Markiert** angezeigt.
- **Priorität**: Die Erinnerung erhält einen Prioritätseintrag – hoch, mittel oder gering – nach der Sie sortieren können.
- **Liste**: Hier können Sie eine Erinnerung nachträglich einer anderen Liste zuweisen.

Haben Sie Ihre Änderungen vorgenommen, tippen Sie zum Sichern auf ✓.

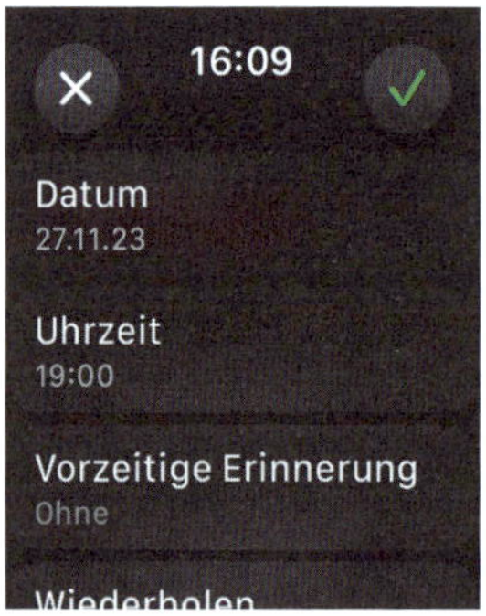
16:09
Datum
27.11.23
Uhrzeit
19:00
Vorzeitige Erinnerung
Ohne

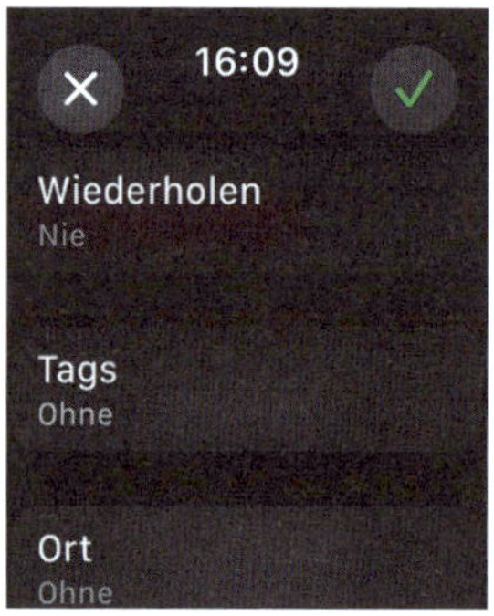

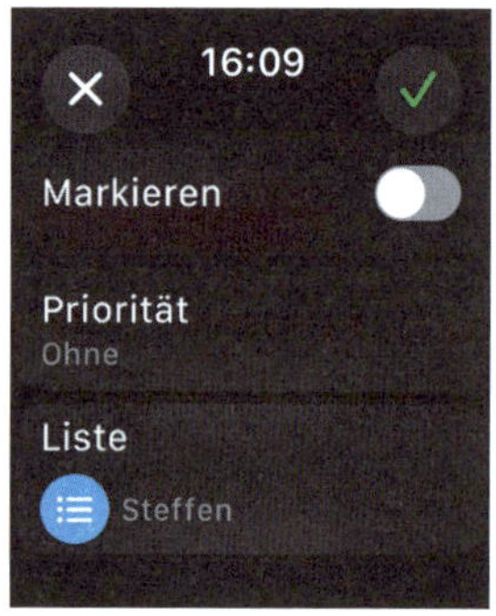

3. **Benachrichtigungen**: Wenn Sie eine Erinnerung mit einem bestimmten Datum und einer bestimmten Uhrzeit eingestellt haben, erhalten Sie zum angegebenen Zeitpunkt eine Benachrichtigung auf Ihrer Apple Watch.

3.7.2 Siri für Erinnerungen verwenden

Ehrlicherweise muss ich gestehen, dass ich Erinnerungen auf der Apple Watch – aber auch auf meinen anderen Apple-Geräten – fast immer mit einem Siri-Sprachbefehl erstelle. Nachfolgend einige Beispiele:

1. **Erinnerung formulieren**: Sagen Sie etwas wie »Erinnere mich daran, den Hund um 15 Uhr zu füttern« oder »Erinnere mich daran, morgen Oma anzurufen« oder »Erinnere mich jeden Mittwoch um 09:00 Uhr daran, joggen zu gehen«. Sie können spezifische Details wie Uhrzeit, Datum oder sogar Orte in Ihre Anfrage aufnehmen.
2. **Bestätigung durch Siri**: Siri zeigt Ihnen eine Vorschau der Erinnerung auf dem Bildschirm. Sie können dann bestätigen, dass die Erinnerung so eingestellt werden soll.

3. **Ortsbasierte Erinnerungen**: Sie können Siri bitten, Sie an etwas zu erinnern, wenn Sie einen bestimmten Ort erreichen oder verlassen (z. B. »Erinnere mich daran, Milch zu kaufen, wenn ich bei Edeka bin.«).

3.8 Dinge schnell festhalten: Die Sprachmemos-App

Die App *Sprachmemos* auf der Apple Watch ist eine nützliche Funktion, mit der Sprachaufnahmen direkt vom Handgelenk aus gemacht werden können. Diese App ist besonders praktisch, um schnell Gedanken, Notizen, Erinnerungen oder sogar Meetings und Vorträge aufzuzeichnen, ohne das iPhone benutzen zu müssen. Allerdings ist die App im Vergleich zur iPhone-Version stark funktionseingeschränkt. Hier sind einige der wichtigsten Funktionen der Sprachmemos-App für die Apple Watch:

Vorbemerkung: Die Sprachmemos-App auf der Apple Watch zeigt nur Sprachmemos an, die auf der Apple Watch aufgenommen wurden, nicht die Sprachmemos von Ihrem iPhone, iPad oder Mac. Die Sprachmemos der Apple Watch werden mit iCloud synchronisiert und stehen Ihnen in der Sprachmemos-App auf Ihrem iPhone, iPad oder Mac zur Verfügung. Dort finden Sie die Aufnahmen im Ordner **Watch-Aufnahmen** zum Anhören und Bearbeiten. Sprachmemos können auf der Apple Watch nicht bearbeitet werden.

- **Sprachmemo aufnehmen**: Die App begrüßt Sie direkt mit dem Aufnahmeknopf ❶, den Sie antippen, um die Aufnahme zu starten, und den Sie erneut antippen, um die Aufnahme zu stoppen.

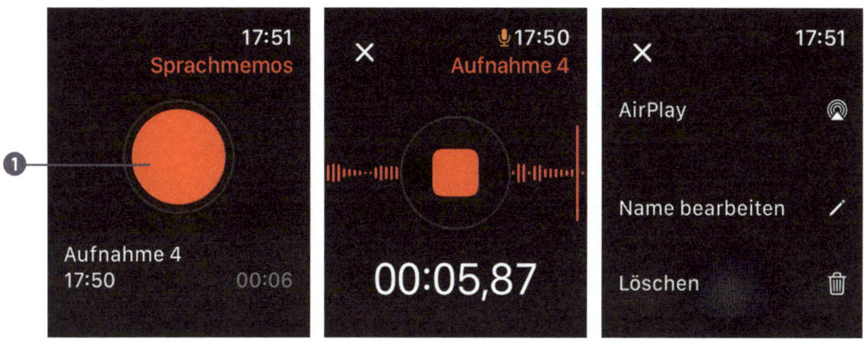

- **Aufnahmen verwalten**: Unterhalb des Aufnahmeknopfes sehen Sie die Liste mit den auf der Apple Watch aufgenommenen Sprachmemos. Tippen Sie auf eine Aufnahme, um diese abzuspielen. Tippen Sie bei einer Aufnahme auf ⋯, können Sie die Aufnahme auf einem anderen Ausgabegerät abspielen, den Namen der Aufnahme bearbeiten oder die Aufnahme löschen.

3.9 Noch mehr Kommunikation: Die Nachrichten- und die Mail-App

Stellen Sie sich vor, Sie könnten wichtige E-Mails lesen und beantworten sowie Textnachrichten senden und empfangen, ohne Ihr iPhone aus der Tasche zu nehmen. In diesem Abschnitt führe ich Sie durch die einfache Bedienung der Nachrichten- und Mail-App auf Ihrer Apple Watch. Sie erfahren, wie Sie diese Apps optimal für Ihre tägliche Kommunikation nutzen können – vom Verwalten Ihrer E-Mails bis zum schnellen Beantworten eingehender Textnachrichten.

3.9.1 Die Nachrichten-App

Die Nachrichten-App auf der Apple Watch macht die Kommunikation unterwegs bequem und diskret. Sie ist ideal für schnelle Antworten und hält Sie in Verbindung, ohne dass Sie Ihr iPhone benutzen müssen. So verwenden Sie die App:

Nachrichten anzeigen und beantworten

Das Lesen und Beantworten von Nachrichten auf der Apple Watch funktioniert einfach und intuitiv. Hier finden Sie eine Schritt-für-Schritt-Anleitung:

- **Inbox durchsuchen**: Nach dem Start der App sehen Sie Ihre Nachrichten-Chats. Die Chats sind nach dem Datum der letzten Aktion (Senden oder empfangen) sortiert ❶.
- Scrollen Sie abwärts, gelangen Sie zu den Chats, die in der Nachrichten-App auf dem iPhone angepinnt sind, also zu Ihren Favoriten ❷.
- **Nachricht lesen**: Tippen Sie auf einen Chat, um alle gesendeten und empfangenen Nachrichten in dem Chat zu lesen ❸.
- **Antworten**: Für eine schnelle Reaktion mit Symbolen tippen und halten Sie die Nachricht ❹.

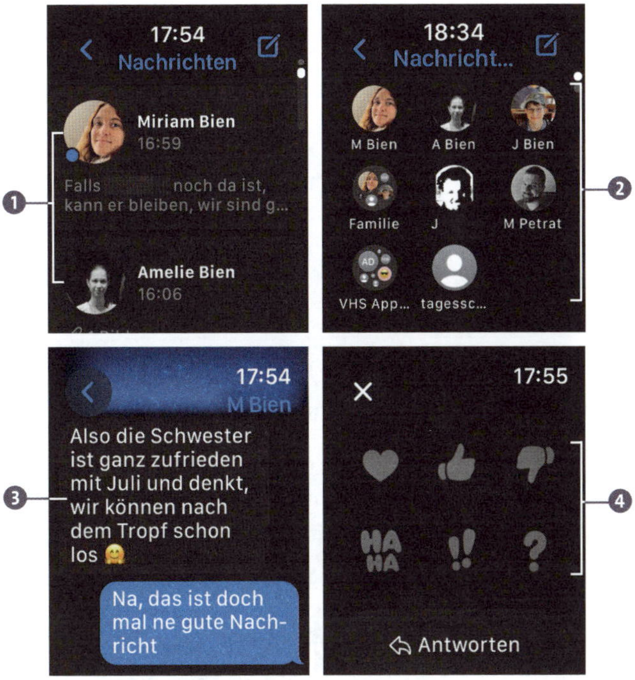

Wenn Sie auf eine Nachricht antworten möchten, scrollen Sie nach unten und wählen eine der folgenden Optionen:

– **Vorgeschlagene Antworten**: Die Apple Watch bietet schnelle, vorgefertigte Antworten, die auf dem Kontext der Konversation basieren ❶.

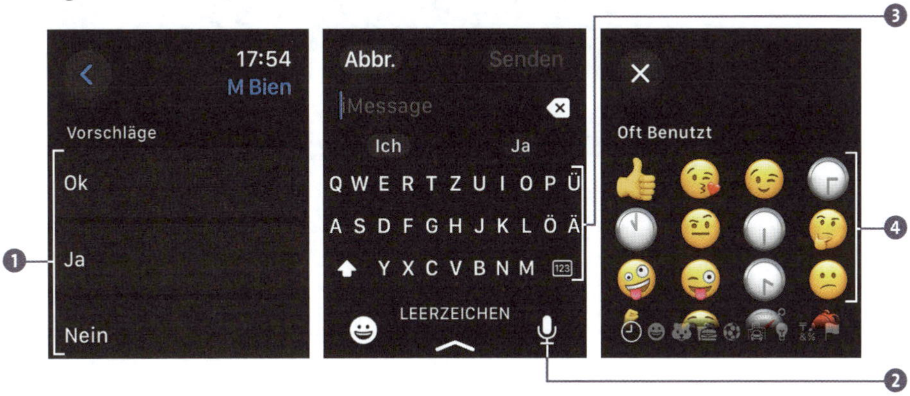

– **Diktieren**: Sprechen Sie Ihre Nachricht; die App wandelt diese in getippten Text um ❷.

– **Tippen**: Tippen Sie die Antwort direkt auf der Tastatur der Uhr ❸.
– **Emojis**: Wählen Sie aus einer Vielzahl von Emojis ❹.

Anschließend tippen Sie unten auf **Senden**.

Neue Nachricht senden

Natürlich ist es nicht nur möglich, auf empfangene Nachrichten zu antworten. Sie können in der Nachrichten-App jederzeit neue Nachrichten erstellen und sie an individuelle Adressaten senden:

- **Neue Nachricht starten**: Tippen Sie in der Chat-Übersicht oben rechts auf .
- **Kontakt hinzufügen**: Sie können einen Empfänger aus der Kontaktliste hinzufügen oder den Namen mit Siri diktieren ❶.
- **Nachricht verfassen**: Verfassen Sie Ihre Nachricht ähnlich wie beim Antworten, indem Sie Text diktieren, Emojis verwenden oder auf der Bildschirmtastatur tippen. Anschließend tippen Sie unten auf **Senden**.

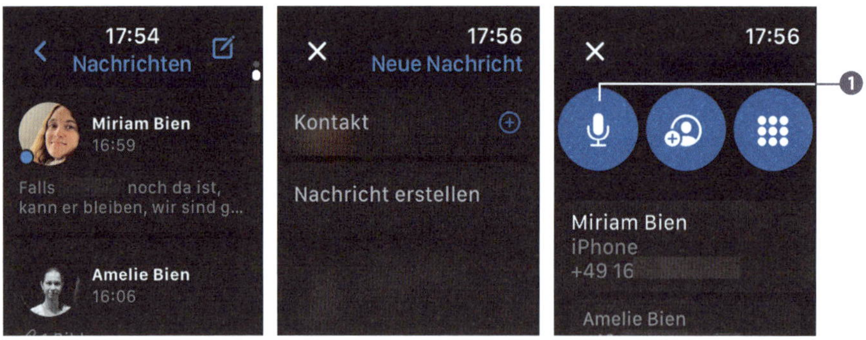

Chats und Nachrichten verwalten

Mit der Zeit sammeln sich viele Nachrichten in der Nachrichten-App an. Deshalb hat Apple einige Funktionen zum Verwalten der Chats in die App integriert:

- **Nachricht weiterleiten**: Tippen und halten Sie eine Nachricht und scrollen Sie nach unten. Wählen Sie die Schaltfläche **Teilen** ❶. Wählen Sie oben eine Person aus den Kontaktvorschlägen ❷ oder scrollen Sie nach unten und wählen Sie eine App zum Versenden ❸ und anschließend den Adressaten.

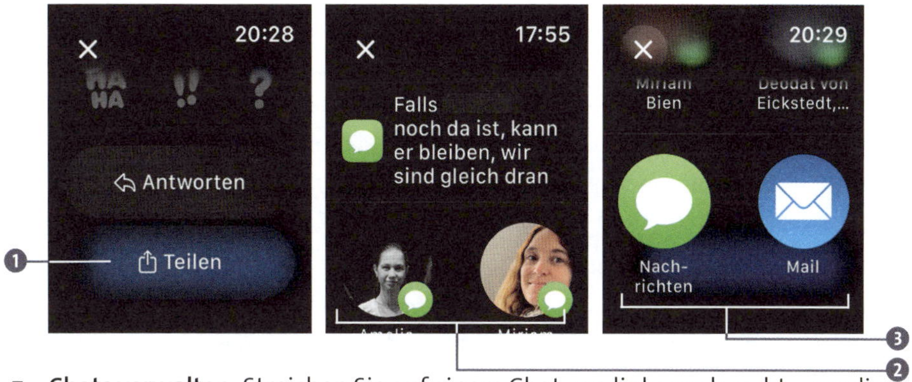

- **Chats verwalten**: Streichen Sie auf einem Chat von links nach rechts, um diesen als **Gelesen** bzw. **Ungelesen** zu markieren ❹. Streichen Sie auf einem Chat von rechts nach links, um die Benachrichtigungen zu deaktivieren oder den gesamten Chat zu löschen ❺.

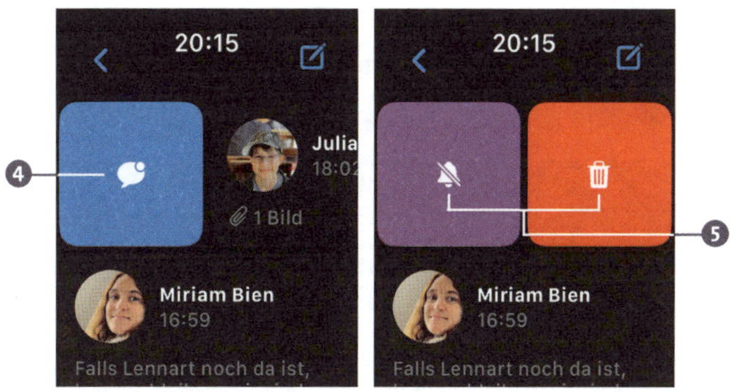

- **Nachrichten filtern**: Lassen Sie sich entweder **Alle Nachrichten**, **Bekannte Absender**, **Unbekannte Absender** oder nur **Ungelesene Nachrichten** anzeigen. Tippen Sie dazu in der Chatübersicht oben links auf ‹ und wählen Sie eine Option.

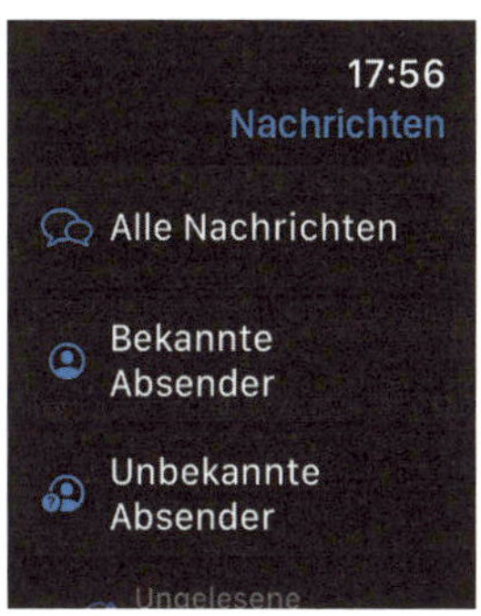

3.9.2 Die Mail-App

Die Mail-App auf der Apple Watch bietet eine bequeme Möglichkeit, unterwegs E-Mails abzurufen und einfache Aktionen auszuführen, wobei die Benutzeroberfläche und Funktionalität an die geringere Bildschirmgröße und die einfachere Interaktion mit der Uhr angepasst sind. Hier finden Sie eine detaillierte Beschreibung der Funktionsweise:

- **Posteingang und Postfächer**: Nach dem Öffnen zeigt die App den Posteingang an ❶. Sie können auch andere Ordner – diese nennt Apple *Postfächer* – wie **Gesendet**, **Entwürfe** oder **Ungelesen** ❷ anzeigen oder auf Ihre selbst erstellten Postfächer zugreifen.

  Um auf andere Standard-Postfächer zuzugreifen, tippen Sie im Posteingang oben links auf und scrollen durch die Postfachliste.

  Möchten Sie sich weitere Postfächer anzeigen lassen, scrollen Sie in der Postfachliste ganz nach unten und wählen **Bearbeiten** ❸. Tippen Sie auf alle Postfächer, die Sie zusätzlich anzeigen möchten ❹, und bestätigen Sie Ihre Auswahl mit einem Tipp auf .

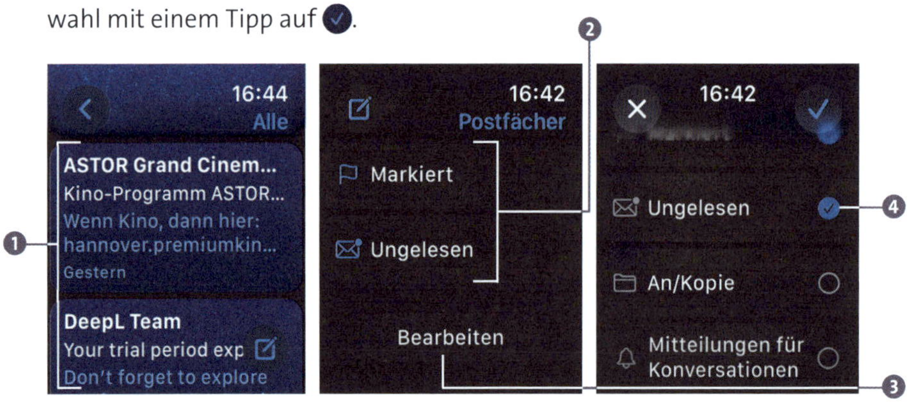

- **Anzeige von E-Mails**: E-Mails werden in den Postfächern in einer Liste angezeigt, wobei die neuesten Nachrichten ganz oben stehen. Jede E-Mail zeigt den Absender, den Betreff und einen Teil des E-Mail-Textes an ❶. Wenn Sie auf eine E-Mail tippen, wird der gesamte Inhalt angezeigt, allerdings in einer für die Uhr optimierten Ansicht ❷. Sie können auf Website-Links in einer E-Mail tippen, um den für das Web formatierten Inhalt anzuzeigen ❸.

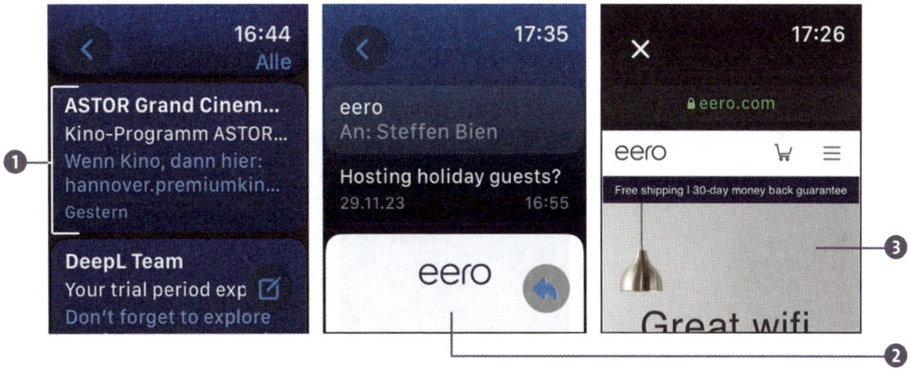

- **Antworten und Aktionen**: Eine E-Mail kann direkt von der Uhr aus beantwortet werden. Dies kann über vorgefertigte Antworten ❶, Spracheingabe ❷, Emojis oder durch Eingabe über die Bildschirmtastatur ❸ erfolgen.

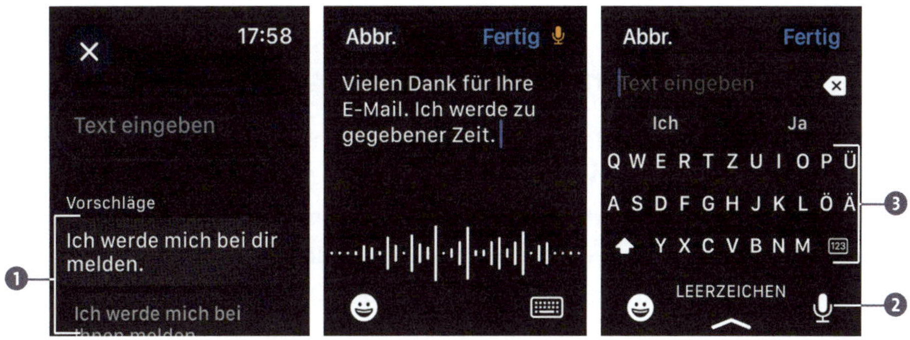

Außerdem können E-Mails gelöscht oder als gelesen/ungelesen markiert werden. Scrollen Sie dazu an das Ende der E-Mail und wählen Sie zwischen **Antworten**, **An alle**, **Als ungelesen markieren**, **E-Mail löschen** und **Markieren**.

- **Schnellaktionen**: In allen E-Mail-Listen können Sie eine E-Mail als gelesen ❶ bzw. ungelesen ❷ markieren, indem Sie von links nach rechts über sie streichen. Wenn Sie von rechts nach links über die E-Mail streichen, können Sie sie als wichtig markieren ❸ oder löschen ❹.
- **Einschränkungen**: Die Mail-App auf der Apple Watch unterstützt komplexe Funktionen wie das Anhängen von Dateien oder die Darstellung komplexer HTML-E-Mails nicht. Auch die Verwaltung von E-Mail-Konten und Einstellungen muss hauptsächlich über das iPhone erfolgen.

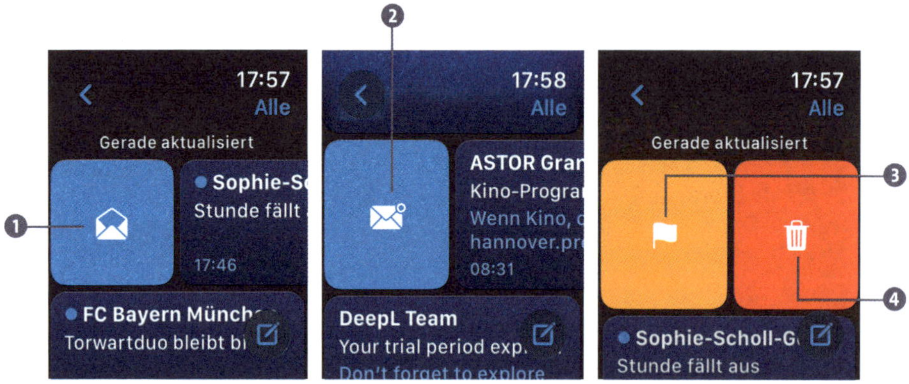

- **Einstellungen**: In der Watch-App auf Ihrem iPhone können Sie einige wenige Einstellungen anpassen. Sie können hier z. B. die Standardsignatur »Von meiner Apple Watch gesendet« verändern.

3.10 Ortskundig mit der Apple Watch: Die Karten-App

In diesem Abschnitt widmen wir uns einer der bemerkenswertesten und praktischsten Funktionen der Apple Watch: der Karten-App. Stellen Sie sich vor, Sie sind in einer fremden Stadt, die Straßen sind verwirrend und Sie haben nur die Apple Watch an Ihrem Handgelenk, um sich zurechtzufinden. Genau hier kommt die Karten-App ins Spiel. Sie ist Ihr persönlicher Navigator, der sich nahtlos in das schlanke Design Ihrer Apple Watch einfügt und Ihnen mit einem Blick auf Ihr Handgelenk die Orientierung gibt. Wir werden die intuitive Benutzeroberfläche erkunden, mit der Sie schnell und effizient zwischen verschiedenen Orten navigieren können. Wir werden uns auch ansehen, wie die App mit sanften, unterscheidbaren Vibrationen arbeitet, um Sie diskret in die richtige Richtung zu führen, ohne dass Sie ständig auf den Bildschirm schauen müssen.

3.10.1 Grundlegende Funktionsweise

Die Karten-App auf der Apple Watch bietet eine Vielzahl von Funktionen, die speziell dafür entwickelt wurden, die Navigation und Orientierung unterwegs zu erleichtern. Hier zeige ich die wichtigsten Funktionen und erkläre, wie Sie sie bedienen:

- **Standardansicht**: Wenn Sie die Karten-App auf der Apple Watch öffnen, erscheint eine Umgebungskarte des Standortes, an dem Sie sich befinden.

Auf der Karte ist standardmäßig oben Norden. Die Positionsbestimmung erfolgt über GPS und WLAN oder Mobilfunk.

- **Gehradius**: Auf der Karte ist ein Kreis eingezeichnet. Dieser umschließt das Gebiet, das Sie zu Fuß in wenigen Minuten erreichen können ❶. Drehen Sie die Digital Crown, um den Radius zu ändern. Sie können den Radius bis zu einer Gehzeit von 60 Minuten erweitern ❷.
- **Ihre Position**: Ihr Standort ist in der Mitte der Karte durch einen blauen Kreis gekennzeichnet ❸. Der Navigationspfeil ist weiß ausgefüllt ❹.
- **Kartenausschnitt ändern**: Zum Bewegen des Kartenausschnitts streichen Sie auf dem Bildschirm in die entsprechende Richtung, zum Vergrößern bzw. Verkleinern des Kartenausschnitts drehen Sie die Digital Crown. Möchten Sie erneut den Kartenausschnitt mit Ihrer Position anzeigen, tippen Sie auf .
- **Kompass verwenden**: Die Karten-App verfügt über einen Kompass. Tippen Sie auf die Schaltfläche , wenn oben auf der Karte nicht Norden, sondern die Richtung angezeigt werden soll, in die Sie sich bewegen. Tippen Sie auf die Schaltfläche , damit Norden wieder angezeigt wird.

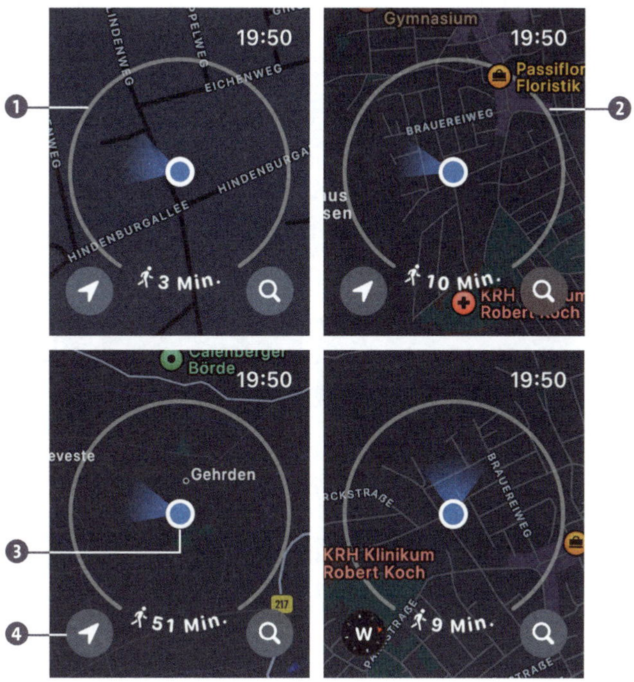

- **Karteninformationen nutzen**: Sie sehen auf der Karte – mit Symbol und Namen gekennzeichnet – Geschäfte und Einrichtungen aller Art. Jede Farbe steht für eine Art von Dienstleistung, z. B. Orange für »Essen und Trinken«, Blau für »Reise und Transport« oder Rot für »Gesundheit«.
- **Ansicht wechseln und Stecknadel setzen**: Tippen und halten Sie einen Finger auf den Kartenausschnitt, gelangen Sie zu den **Einstellungen** der Kartenansicht. Oben können Sie zwischen der **Erkunden**- und der **ÖPNV**-Ansicht ❶ wechseln.
  - **Erkunden**: Die Kartenansicht »Erkunden« ist die Standardkarte und enthält neben dem Straßennetz, Geschäften und Sehenswürdigkeiten auch die Vegetation.
  - **ÖPNV**: Die Kartenansicht »Öffentliche Verkehrsmittel« enthält das Bus- und Bahnnetz ❷. Tippen Sie auf einen Bahnhof oder eine Haltestelle, um sich Verbindungsinformationen, Abfahrtszeiten und sogar Störungen auf den Strecken anzeigen zu lassen. In Städten wie London erhalten Sie zusätzlich Echtzeitinformationen zu Abfahrts- und Umsteigezeiten.
  - **Stecknadel setzen**: Sie können Orte in der Kartenanwendung markieren, um sie sich zu merken. Dies kann z. B. nützlich sein, wenn Sie sich einen Ort merken möchten, zu dem kein offizieller Weg führt (Wald, Wiese, Strand usw.). Wählen Sie dazu den Kartenausschnitt mit dem Ort und vergrößern Sie die Ansicht durch Drehen der Digital Crown so, dass der Ort gut zu erkennen ist. Tippen und halten Sie einen Finger auf die Kartenansicht und wählen Sie in den Einstellungen unten **setzen** ❸. Der Ort wird zukünftig im Kartenausschnitt mit einem roten Pin angezeigt.

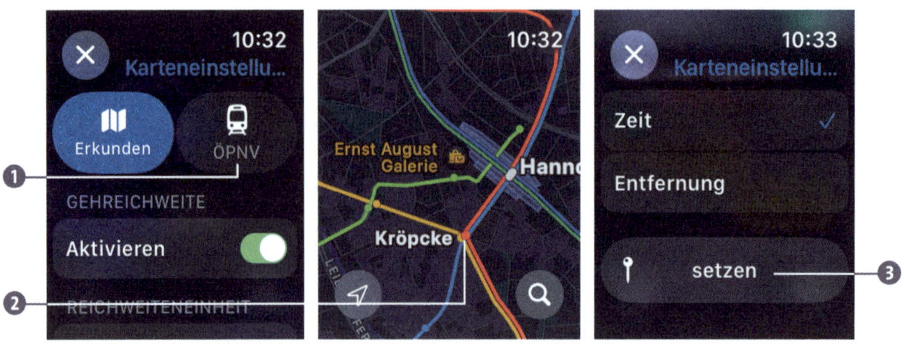

3.10.2 Gespeicherte und zuletzt gesuchte Standorte anzeigen

Durch Tippen auf die Lupe gelangen Sie zur Suchfunktion der Karten-App. Diese bietet im oberen Bereich nicht nur eine Suchfunktion nach Orten, sondern weiter unten auch Zugriff auf Ihre **Favoriten**-Orte und **Reiseführer**, die Sie auf einem mit der Apple Watch synchronisierten Apple-Gerät angelegt haben. Im Bereich **Zuletzt** finden Sie die Orte, die Sie zuletzt auf einem verbundenen Apple-Gerät oder auf der Apple Watch selbst gesucht haben. Wählen Sie eine Kategorie aus dem Bereich **In der Nähe suchen**, um schnell Dienstleistungen in Ihrer unmittelbaren Umgebung zu finden. Die angezeigten Kategorien sind abhängig vom Angebot an Dienstleistungen.

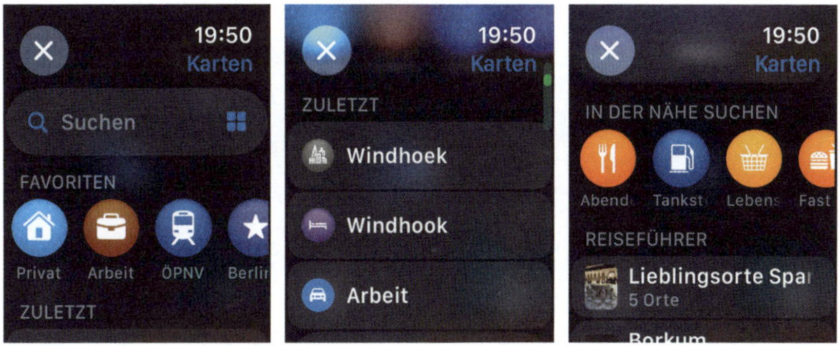

Haben Sie im Kalender Termine mit Orten eingetragen, werden Ihnen diese auf der Suchseite unter **Siri-Vorschläge** angezeigt. Im Eintrag selbst sehen Sie bereits Ihre voraussichtliche Fahrtzeit auf Grundlage des aktuellen Verkehrsaufkommens. Tippen Sie auf einen Vorschlag, um zur Routenübersicht zu gelangen.

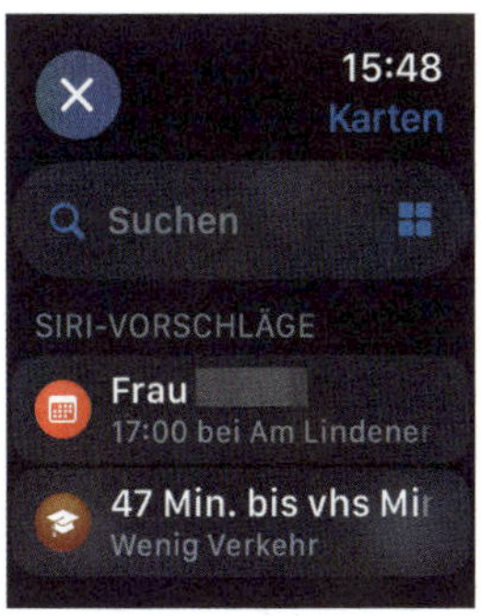

Reiseführer

Im Bereich **Reiseführer** finden Sie Orte, die Sie unter einem Oberbegriff zusammengefasst haben und die Sie sich gemeinsam auf einer Karte anzeigen lassen können.

Im Prinzip können Sie sich den Bereich **Reiseführer** wie eine Sammlung von Ordnern vorstellen, in denen Sie Orte abgelegt haben, die Sie sich durch einen Tipp auf den entsprechenden Ordner bzw. Reiseführer gemeinsam auf einer Karte anzeigen lassen können.

Reiseführer können Sie nicht auf Ihrer Apple Watch, sondern nur auf einem iPhone, iPad oder Mac anlegen. Die dort angelegten Reiseführer werden aber mit der Apple Watch synchronisiert.

3.10.3 Orte suchen und anzeigen

Nachdem Sie auf die Lupe getippt haben, finden Sie im oberen Bereich des Bildschirms die Suchfunktion.

- **Freie Zielsuche**: Tippen Sie auf **Suchen** ❶, um einen Suchort einzugeben. Dies kann durch Spracheingabe oder durch Eingabe über die Bildschirmtastatur ❷ erfolgen.
- **In der Nähe suchen**: Tippen Sie auf ❸, um nach Dienstleistungen in Ihrer Nähe zu suchen. Die angezeigten Dienstleistungskategorien ❹ hängen vom Angebot vor Ort und von der Tageszeit ab.

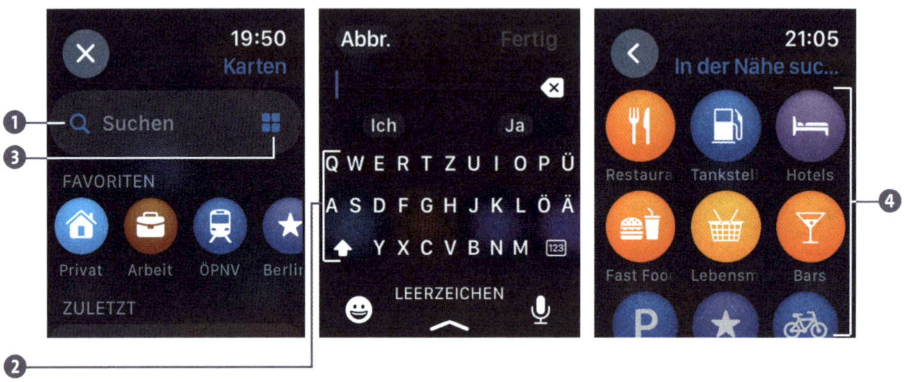

- Tippen Sie auf einen Eintrag in den Suchergebnissen, um zur Detailseite dieses Ortes zu gelangen.

3.10.4 Details zu einem Ort nutzen

Haben Sie in den Suchergebnissen oder im Kartenausschnitt auf einen Ort getippt, sehen Sie eine Detailseite, auf der Sie folgende Informationen finden:

- **Route zum Ort**: Anzeige der Fortbewegungsart und Routendauer. Tippen Sie auf die Routenanzeige 3 Min., um die Routenvorschau zu sehen, die Route zu starten oder die Route für eine Fortbewegungsart anzuzeigen.
- **Telefonnummer**: Ist für den Ort eine Telefonnummer in der Karten-App verfügbar, können Sie auf den Telefonhörer tippen, um sich die Telefonnummer anzeigen zu lassen und ggf. dort anzurufen.
- **Öffnungszeiten**: Sind Öffnungszeiten in der Karten-App hinterlegt, können Sie diese hier einsehen.
- **Bewertungen**: Sind Nutzerbewertungen und Rezensionen vorhanden, sehen Sie die durchschnittliche Bewertung und die Anzahl der Bewertungen.
- **Kosten**: Haben Nutzer Bewertungen hinsichtlich des Preisniveaus vorgenommen, finden Sie diese hier mit €-Stufen von € (günstig) bis €€€€ (teuer).
- **Entfernung**: Zeigt die Entfernung für die eingestellte Fortbewegungsart.
- **Fotos**: Hier finden Sie Fotos des Betreibers und von Gästen.
- **Nützliche Infos**: In diesem Bereich finden Sie zusätzliche Informationen zum Ort, z. B. ob Sie kontaktlos bezahlen können, ob der Ort barrierefrei ist, ob Tiere erlaubt sind oder ob der Ort für Kinder geeignet ist.
- **Adresse**: Ist eine Adresse in der Karten-App, können Sie diese hier einsehen.
- **Kartenausschnitt**: Im Kartenausschnitt können Sie die Umgebung des Ortes sehen und z. B. beurteilen, ob sich weitere interessante Orte in der Nähe befinden.

Verlassen Sie die Detailansicht, indem Sie oben links auf ✕ tippen.

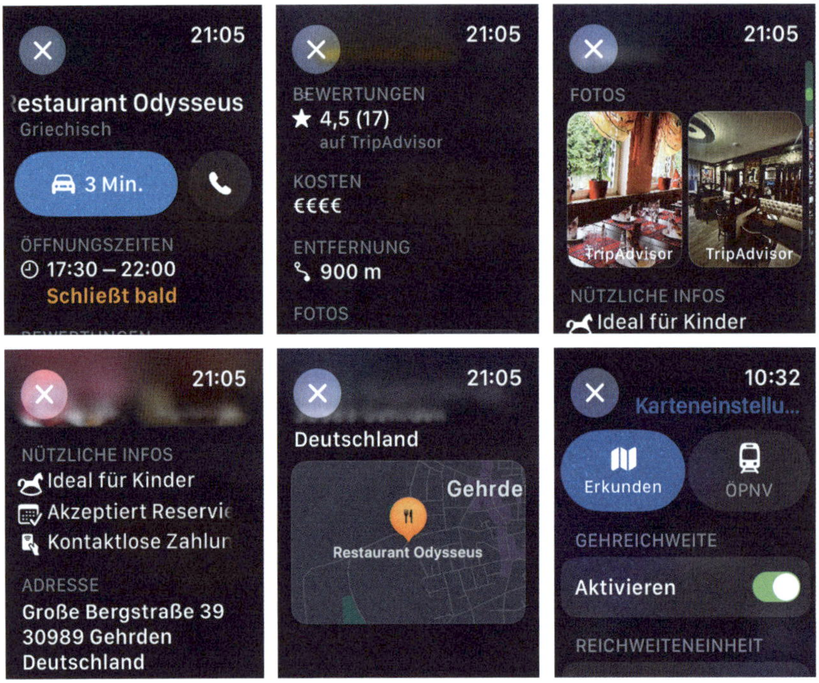

SCHRITT FÜR SCHRITT

Routen und Wegbeschreibungen abrufen

Das Abrufen von Routen und Wegbeschreibungen auf der Apple Watch ist eine praktische Funktion, die Ihnen hilft, sich an unbekannten Orten zurechtzufinden. Hier erfahren Sie, wie Sie Routen und Wegbeschreibungen auf Ihrer Apple Watch abrufen können:

1. Nachdem Sie ein Ziel aus dem Kartenausschnitt oder mithilfe der Suche ausgewählt haben, tippen Sie in der Detailansicht auf das Routensymbol oben links. In der Regel wird hier ein Autosymbol 3 Min. angezeigt, wenn Sie in der Karten-App auf Ihrem gekoppelten iPhone als Art der **Fortbewegung** die Option **Fahren** gewählt haben.
2. **Routenübersicht**: Tippen Sie auf 3 Min., um die detaillierte Routenübersicht anzuzeigen.

3. **Fortbewegungsart wechseln**: Tippen Sie in der Routenübersicht oben rechts auf [Auto-Symbol], um eine andere Fortbewegungsart zu wählen.

   Unten im Bildschirm können Sie unter **Vermeiden** aktivieren, dass gebührenpflichtige Straßen oder Autobahnen nicht in die Routenberechnung einbezogen werden.

4. **Route wechseln**: Ihnen werden bis zu drei verschiedene Routen angezeigt. Wechseln Sie zwischen den Routen, indem Sie über die angezeigte Route unten im Bild streichen.

5. **Routendetails**: Wählen Sie hinter einer Route [i-Symbol], um alle Details zur Route auf einen Blick zu sehen, z. B. Abbiegehinweise oder Umweltzonen.

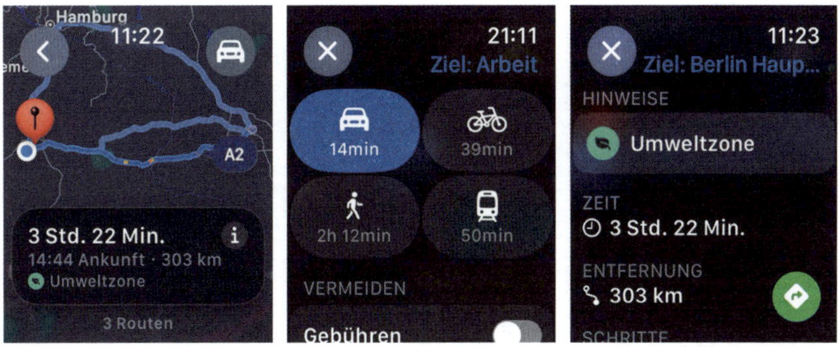

6. **Route starten**: Tippen Sie zum Starten in der Routenübersicht unten auf die Route. Ist Ihr iPhone in der Nähe und mit der Apple Watch gekoppelt, startet die Navigation auch dort. Denken Sie daran, dass nur eine Apple Watch mit Cellular und aktiviertem Mobilfunktarif autonom, also ohne Koppelung mit dem iPhone, navigieren kann.

7. **Wechsel der Ansichten**: Sie können während der Navigation zwischen der **Routenzusammenfassung**, dem **Navigationsbildschirm**, der **Routenübersicht** und den **Abbiegehinweisen** wechseln.

   Tippen Sie im Navigationsbildschirm oben rechts auf [Routen-Symbol], um die Routenübersicht zu sehen, tippen Sie in der Routenübersicht auf [Navigations-Symbol], um zum Navigationsbildschirm zurückzukehren.

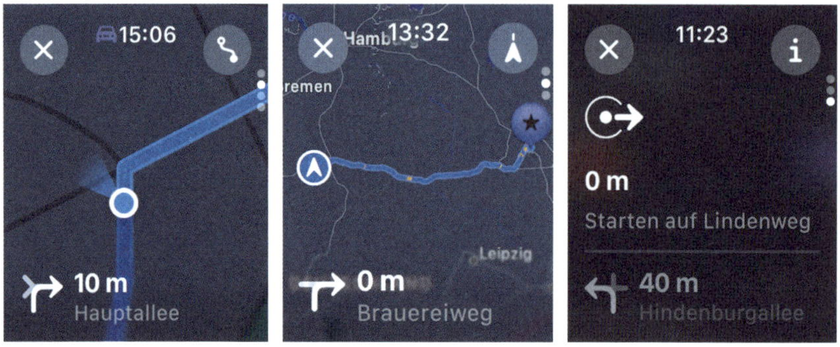

Drehen Sie die Digital Crown, um zwischen **Routenzusammenfassung**, **Navigationsbildschirm** und **Abbiegehinweisen** zu wechseln.

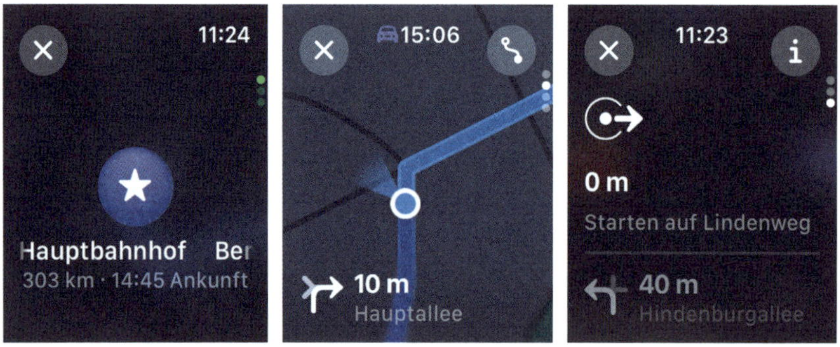

8. Tippen Sie oben links auf ⊗, um die Navigation zu beenden.

SCHRITT FÜR SCHRITT

Den ÖPNV nutzen

Die Nutzung des öffentlichen Personennahverkehrs (ÖPNV) in der Karten-App der Apple Watch kann Ihnen bei der Planung und Navigation Ihrer Reise mit Bus, Bahn oder anderen öffentlichen Verkehrsmitteln helfen. Hier erfahren Sie, wie das geht:

1. **ÖPNV-Karte anzeigen**: Sie können sich statt der Standardkarte **Entdecken** die ÖPNV-Karte mit dem Streckennetz für Busse und Bahnen anzeigen lassen. Dazu tippen und halten Sie den Kartenausschnitt und wählen oben ÖPNV. Sie sehen nun das Streckennetz für den aktuellen Ort. Nutzen Sie die Suche, um das Streckennetz für einen anderen Ort anzuzeigen.

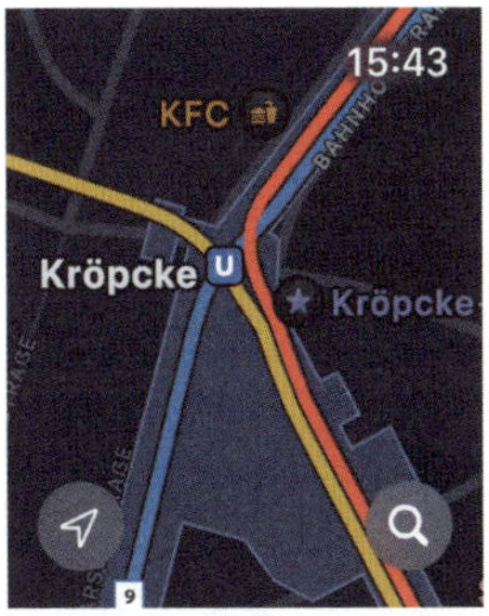

2. **Fahrpläne**: Tippen Sie auf einen Bahnhof oder eine Haltestelle, um die dort abfahrenden Busse und Bahnen anzuzeigen.

3. **Verspätungen**: In vielen Ländern und Städten können Sie sich live über Verspätungen von Zügen und Stadtbahnen informieren lassen. Wenn Sie auf eine Verbindung tippen, sehen Sie entweder für pünktliche Verbindungen oder für verspätete Verbindungen.

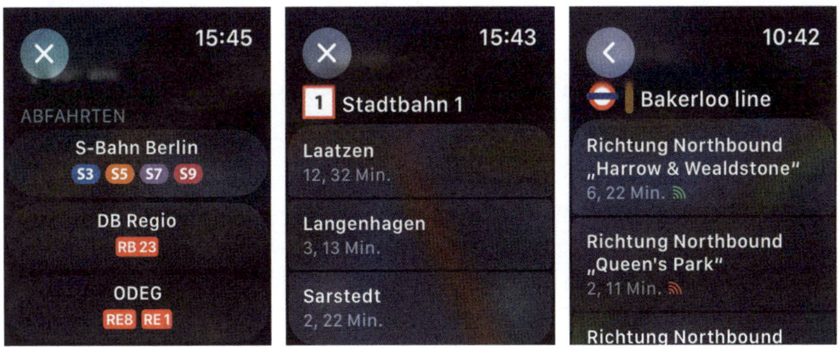

4. **Eine ÖPNV-Route starten**: Wählen Sie den Zielort aus dem Kartenausschnitt oder geben Sie diesen in das Suchfeld ein. Tippen Sie auf . Tippen Sie in der Routenübersicht oben rechts auf , um als Fortbewegungsart ÖPNV zu wählen. Deaktivieren Sie ggf. unter **Bevorzugte Verkehrsmittel** die Verkehrsmittel, die nicht in die Routenberechnung aufgenommen werden sollen. Sie sehen nun die verschiedenen ÖPNV-Routen zum Ziel. Tippen Sie neben einer Route auf , um alle Details der Route wie Umsteigehinweise oder Fußwege auf einen Blick zu sehen. Sie erhalten dort auch Informationen zu Zugausfällen, Umleitungen und zum Schienenersatzverkehr.

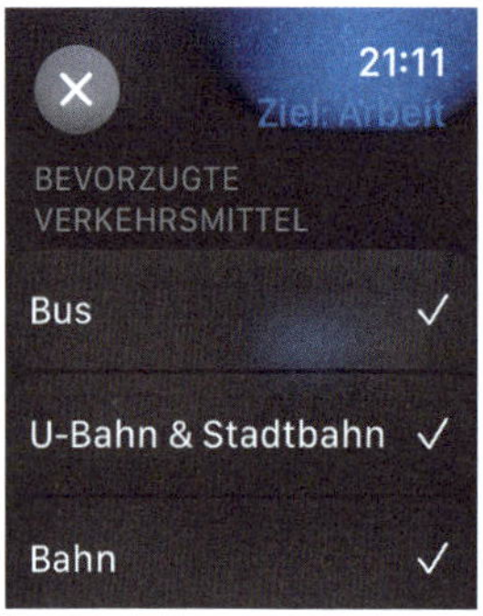
21:11
Ziel: Arbeit
BEVORZUGTE VERKEHRSMITTEL
Bus
U-Bahn & Stadtbahn
Bahn

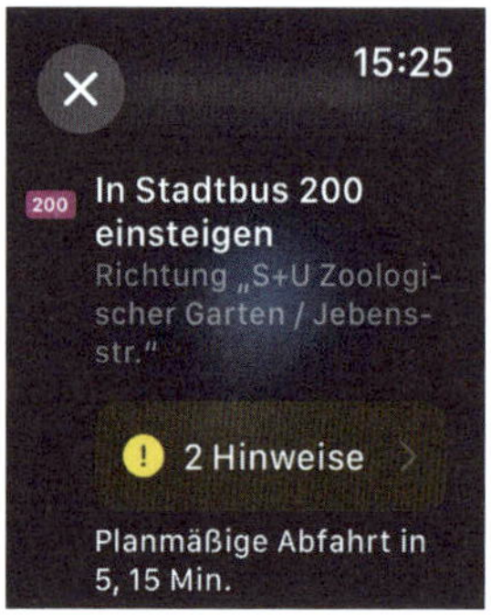
15:25
200
In Stadtbus 200 einsteigen
Richtung „S+U Zoologischer Garten / Jebensstr."
2 Hinweise
Planmäßige Abfahrt in 5, 15 Min.

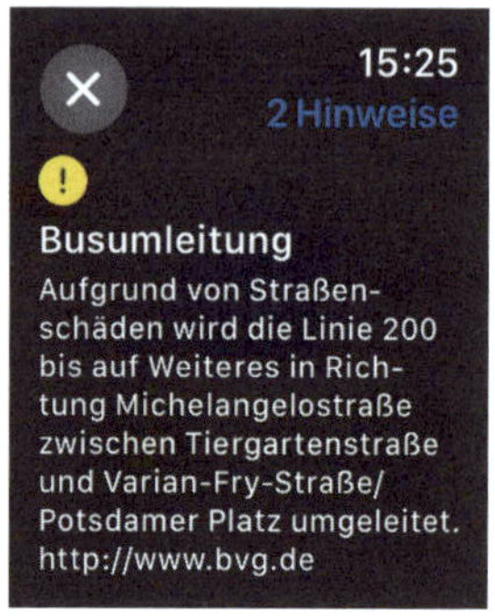

5. Tippen Sie auf eine Route, um diese zu starten. Sobald Sie die Route gestartet haben, erhalten Sie sowohl auf Ihrem iPhone als auch auf Ihrer Apple Watch genaue Anweisungen für jeden Streckenabschnitt, sobald dieser erreicht wird. Wenn Sie nach dem Verlassen des Verkehrsmittels noch ein Stück zu Fuß gehen müssen, schaltet die Karten-App auf Fußgängernavigation um und führt Sie zu Ihrem Ziel.

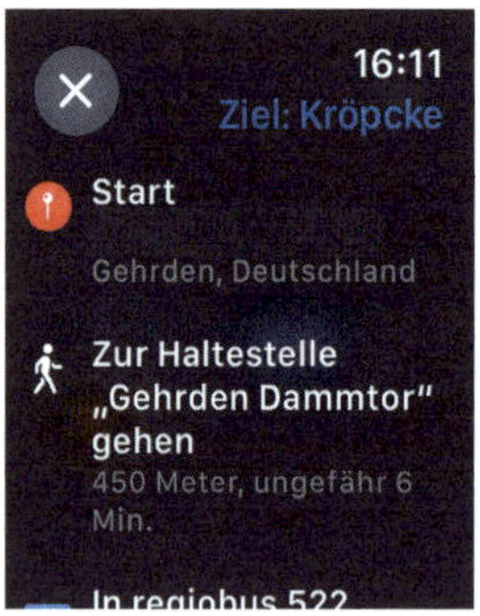

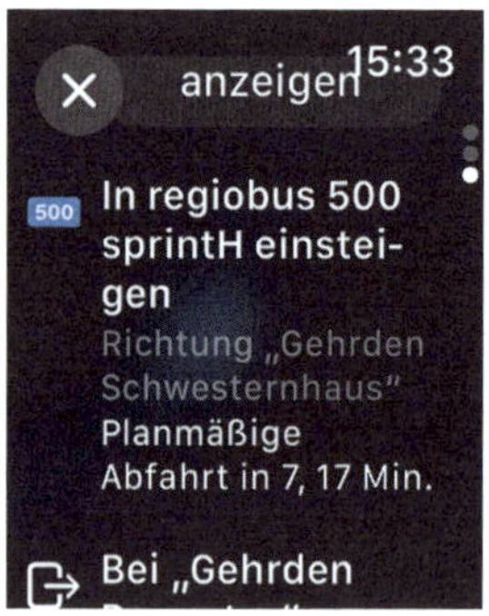

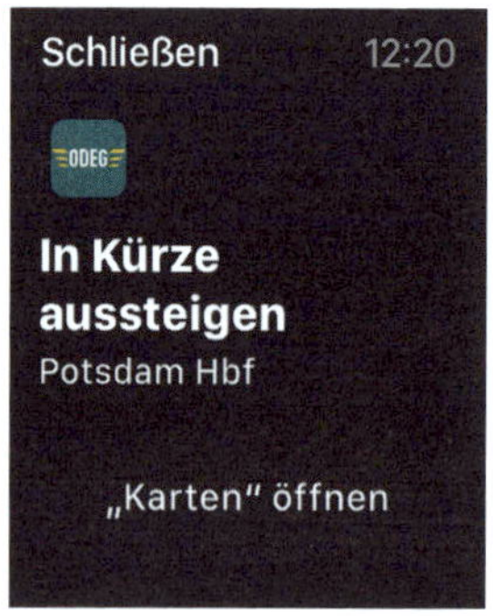
Schließen
12:20
ODEG
In Kürze aussteigen
Potsdam Hbf
„Karten" öffnen

SCHRITT FÜR SCHRITT

Mit dem Fahrrad unterwegs

Die Fahrradnavigation mit der Apple Watch ist eine kompakte und tragbare Form der Routenplanung und Navigation für jeden Radfahrer. Wichtig sind folgende Schritte:

1. **Zielauswahl**: Wählen Sie Ihr Ziel im Kartenausschnitt oder mithilfe der Suchfunktion aus.

2. **Routenübersicht**: Tippen Sie auf , um die Routenübersicht anzuzeigen.

3. **Fortbewegungsart wechseln**: Tippen Sie in der Routenübersicht oben rechts auf , um als Fortbewegungsart **Fahrrad** zu wählen.

   Unten im Bildschirm können Sie unter **Vermeiden** aktivieren, dass die Apple Watch Ihnen eine Route anzeigt, bei der Sie keine Hügel bewältigen oder verkehrsreiche Straßen befahren müssen.

4. **Route wechseln**: Ihnen werden bis zu drei verschiedene Routen angezeigt. Wechseln Sie zwischen den Routen, indem Sie über die angezeigte Route unten im Bild streichen. Tippen Sie auf die Route, um sie zu starten.

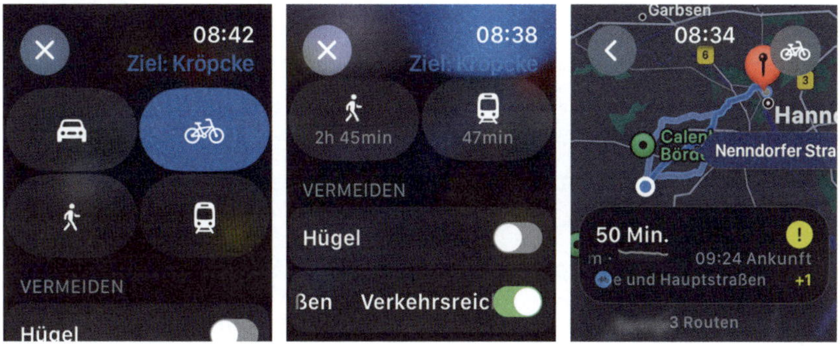

5. **Routendetails**: Wählen Sie hinter einer Route , um alle Details der Route wie Abbiegehinweise oder Höhenmeter auf einen Blick zu sehen.

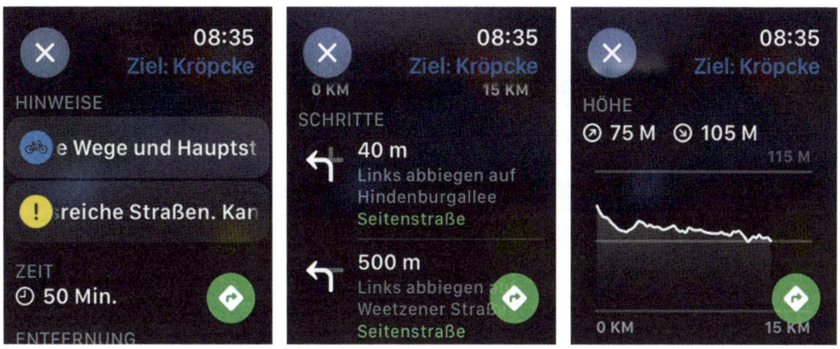

6. **Wechsel der Ansichten**: Sie können während der Navigation zwischen der **Routenzusammenfassung**, dem **Navigationsbildschirm** und den **Abbiegehinweisen** wechseln.

Tippen Sie im Navigationsbildschirm oben rechts auf , um die Routenübersicht zu sehen; tippen Sie in der Routenübersicht auf , um zum Navigationsbildschirm zurückzukehren.

Drehen Sie die Digital Crown, um zwischen **Routenzusammenfassung**, **Navigationsbildschirm**, **Abbiegehinweisen** und **Gefälle** zu wechseln.

7. Tippen Sie oben links auf , um die Navigation zu beenden.

3.10.5 Fußgängerrouten

Auch wenn Sie zu Fuß unterwegs sind, ist die Navigation mit der Apple Watch sehr hilfreich, um z. B. in einer fremden Stadt mühelos zum Ziel zu finden. Die einzelnen Schritte zur Auswahl des Ziels und während der Navigation selbst sind identisch mit denen der Fahrradnavigation, weshalb ich an dieser Stelle auf eine erneute Beschreibung verzichte.

3.10.6 Tick Tock, Tick Tock: Abbiegehinweise auf der Apple Watch

Die Abbiegehinweise auf der Apple Watch, insbesondere im Kontext der Fahrrad- und Fußgängernavigation, sind eine intuitive und benutzerfreundliche Möglichkeit, Ihnen die richtige Richtung zu signalisieren. So funktionieren sie:

- **Haptisches Feedback**: Die Apple Watch nutzt einzigartige Vibrationsmuster (haptisches Feedback), um Sie über bevorstehende Abbiegungen zu informieren. Das bedeutet, dass Sie nicht ständig auf die Uhr schauen müssen, um Navigationsanweisungen zu erhalten. Das haptische Feedback ist unterschiedlich, je nachdem, ob man nach links oder rechts abbiegen muss:
  - Ein tiefer Ton, gefolgt von einem hohen Ton (Tock Tick, Tock Tick), bedeutet, dass Sie an der nächsten Kreuzung rechts abbiegen sollen, ein hoher Ton, gefolgt von einem tiefen Ton (Tick Tock, Tick Tock), bedeutet, dass Sie links abbiegen müssen.
  - Die Ankunft am Ziel wird durch eine Vibration signalisiert.
- **Visuelle Anzeigen**: Neben dem haptischen Feedback zeigt die Uhr auch visuelle Hinweise auf dem Bildschirm an. Wenn eine Abbiegung bevorsteht, wird auf dem Display ein Pfeil zusammen mit der Entfernung bis zur Abbiegung und dem Straßennamen angezeigt.

- **Akustische Hinweise**: Wenn Sie Kopfhörer oder ein Hörgerät tragen, das mit Ihrer Apple Watch gekoppelt ist, erhalten Sie akustische Abbiegehinweise. Diese Sprachanweisungen ergänzen das haptische Feedback und die visuellen Hinweise.
- **Frühzeitige Warnungen**: Die Apple Watch informiert Sie frühzeitig über eine bevorstehende Abbiegung, damit Sie genügend Zeit haben, sich auf die Richtungsänderung vorzubereiten.
- **Automatische Routenkorrektur**: Wenn Sie eine Abbiegung verpassen oder sich die Verkehrssituation ändert, berechnet die Apple Watch automatisch eine neue Route, um Sie wieder auf den richtigen Weg zu bringen.

3.11 Immer flüssig: Die Apple Wallet

In der modernen Welt mit digitalem Zahlungsverkehr ist *Apple Wallet* auf der Apple Watch für viele Nutzer unverzichtbar geworden. Diese innovative Funktion verwandelt die Apple Watch in eine virtuelle Brieftasche, die nicht nur Bequemlichkeit, sondern auch hohe Sicherheit und Effizienz bietet. Mit der Apple Wallet können Sie Kredit- und Debitkarten, Kundenkarten, Bordkarten und vieles mehr direkt vom Handgelenk aus nutzen.

3.11.1 Das ist Apple Wallet

Mit *Apple Wallet* können Sie Kredit-, Debit- und Bankkarten, Flugtickets, Kinokarten, Gutscheine und Kundenkarten speichern, ohne physische Karten in Ihrer Brieftasche mit sich führen zu müssen. Die Karten sind auf Ihrem iPhone, iPad, Mac oder Ihrer Apple Watch verfügbar.

Die Karten enthalten nützliche Zusatzinformationen, z. B. das Guthaben auf Ihrer Kundenkarte für das Café um die Ecke, das Ablaufdatum Ihrer Gutscheine, Ihre Platznummer bei einem Konzert und vieles mehr.

Die Karten und Tickets werden über die Wallet-App auf Ihrem iPhone hinzugefügt. Danach stehen sie Ihnen auch auf Ihrer Apple Watch zur Verfügung.

3.11.2 Apple Pay

Apple Pay ist das Zahlungssystem von Apple für mobiles, kontaktloses Bezahlen mit iPhone, iPad und Apple Watch. Das System funktioniert über *Near Field Communication* (NFC) in Kombination mit Apples Wallet-App (nur auf dem iPhone und der Apple Watch). Das System kann auch zum Bezahlen in dafür vorgesehenen Apps oder im Safari-Browser verwendet werden.

Apple Pay ist somit eine Mischung aus kontaktlosem Bezahlverfahren per Smartphone, Kreditkarte und Online-Bezahlsystem. Apple Pay ersetzt sowohl die Kreditkarte (z. B. für Zahlungen in Geschäften) als auch Dienste wie PayPal (für Online-Zahlungen) und Bargeld, z. B. für die Überweisung von Taschengeld an die Kinder. Dazu werden die Kreditkarten oder Bezahlkarten der unterstützenden Anbieter in der Wallet-App hinterlegt.

Ihre Bank oder das Bezahlsystem muss Apple Pay unterstützen.

Tickets zur Wallet hinzufügen

Das Hinzufügen von Tickets, Gutscheinen, Kundenkarten oder Bordkarten erfolgt auf dem iPhone und setzt die auf dem iPhone vorinstallierte Apple Wallet-App voraus. Folgende Möglichkeiten gibt es:

- **Über eine E-Mail oder eine App**

  Wenn Sie ein Ticket oder eine Bordkarte per E-Mail oder in einer App (z. B. einer Fluglinien- oder Veranstaltungs-App) erhalten, achten Sie darin auf die Option **Zu Apple Wallet hinzufügen** oder **Hinzufügen zu Apple Wallet**. Dies ist oft ein kleines Wallet-Symbol oder eine Schaltfläche 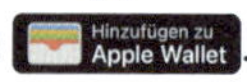
.

  Tippen Sie darauf und anschließend auf **Hinzufügen**, und das Ticket oder die Bordkarte wird automatisch zu Ihrer Apple Wallet hinzugefügt.

- **Über eine Bestätigungsseite in Ihrem Webbrowser**

  Manchmal, wenn Sie online ein Ticket oder eine Bordkarte kaufen, gibt es auf der Bestätigungsseite die Option **Zu Apple Wallet hinzufügen**.

  Tippen Sie auf diese Option und folgen Sie den Anweisungen, um das Ticket oder die Bordkarte hinzuzufügen.

- **Synchronisierung mit der Apple Watch**

  Nachdem Sie ein Ticket oder eine Bordkarte zur Apple Wallet auf Ihrem iPhone hinzugefügt haben, wird es bzw. sie automatisch mit Ihrer Apple Watch synchronisiert, sofern beide Geräte gekoppelt sind.

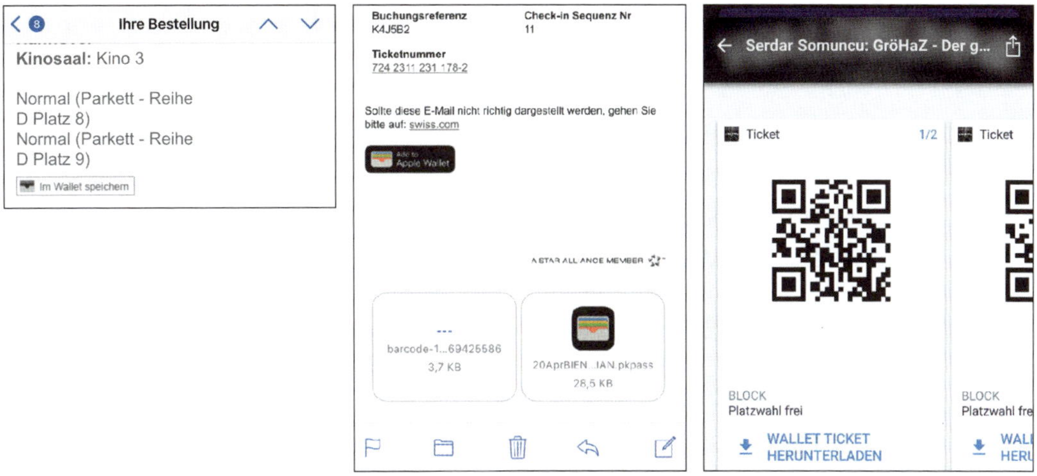

3.11.3 Zahlungskarten zur Wallet hinzufügen

Durch das Hinzufügen von Zahlungskarten zur Apple Wallet können Sie Ihre Debit- und Kreditkarten für Apple Pay auf Ihrem iPhone und Ihrer Apple Watch verwenden. So fügen Sie Zahlungskarten hinzu:

SCHRITT FÜR SCHRITT

Auf dem iPhone in der Wallet-App

1. Öffnen Sie die Wallet-App auf Ihrem iPhone.
2. Tippen Sie auf das Pluszeichen in der rechten oberen Ecke.
3. Wählen Sie **Debit- oder Kreditkarte**.
4. Sie können nun entweder die Karteninformationen automatisch über die Kamera erfassen lassen oder die Karteninformationen manuell eingeben.
5. Folgen Sie den Anweisungen auf dem Bildschirm, um Ihre Karte zu verifizieren. Dies kann eine SMS, eine E-Mail oder ein Anruf bei Ihrer Bank sein.

SCHRITT FÜR SCHRITT

Auf dem iPhone in der Bank-App des Geldinstituts

1. Öffnen Sie die Bank-App auf Ihrem iPhone.

2. Suchen Sie den Bereich *Apple Pay*.
3. Tippen Sie auf **Hinzufügen zu Apple Wallet**.
4. Folgen Sie den Anweisungen.

SCHRITT FÜR SCHRITT
Auf der Apple Watch

Das Hinzufügen von Zahlungskarten ist sowohl über die Watch-App auf dem iPhone als auch über die Wallet-App auf der Apple Watch möglich. Über die Watch-App auf dem iPhone ist dieser Vorgang jedoch deutlich komfortabler und wird daher im Folgenden beschrieben:

1. Öffnen Sie die *Watch-App* auf Ihrem iPhone.
2. Gehen Sie zu **Meine Watch** und wählen Sie **Wallet & Apple Pay**.
3. **Tippen Sie auf Karte hinzufügen** und befolgen Sie die gleichen Schritte wie auf dem iPhone, um eine neue Karte hinzuzufügen oder eine Karte von Ihrem iPhone zu importieren.

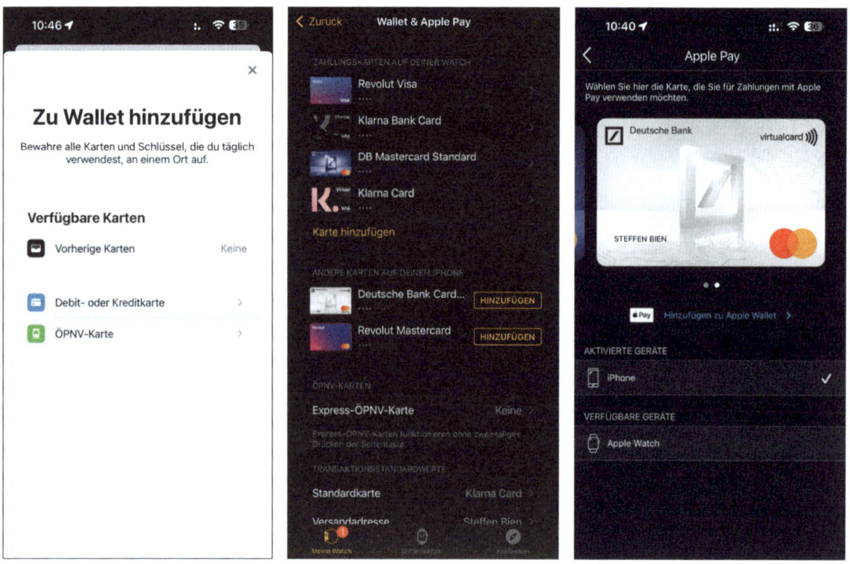

Nach erfolgreicher Verifizierung wird Ihre Karte in der Wallet-App angezeigt und ist für Apple Pay verfügbar.

SCHRITT FÜR SCHRITT

Kartendetails, Karten teilen oder löschen

Sie können in der Wallet-App auf Ihrer Apple Watch die Kartendetails eines Tickets oder einer Bezahlkarte einsehen, um z. B. das Gültigkeitsdatum zu überprüfen oder den QR-Code für den Kontrolleur anzuzeigen.

1. Um Ihre Karten und Tickets aufzurufen, öffnen Sie die Wallet-App auf Ihrer Apple Watch.
2. Tippen Sie auf die Karte bzw. das Ticket.
3. Tippen Sie auf **Kartendetails**, um weitere Informationen zu sehen, z. B. die Gültigkeit oder den QR-Code.
4. Tippen Sie auf **Teilen**, um die Karte einer anderen Person zu schicken, damit diese die Karte in ihrer Wallet speichern kann. Zahlungskarten können Sie nicht teilen.
5. Tippen Sie auf **Entfernen**, um die Karte aus Ihrer Wallet auf der Apple Watch und dem iPhone zu löschen.

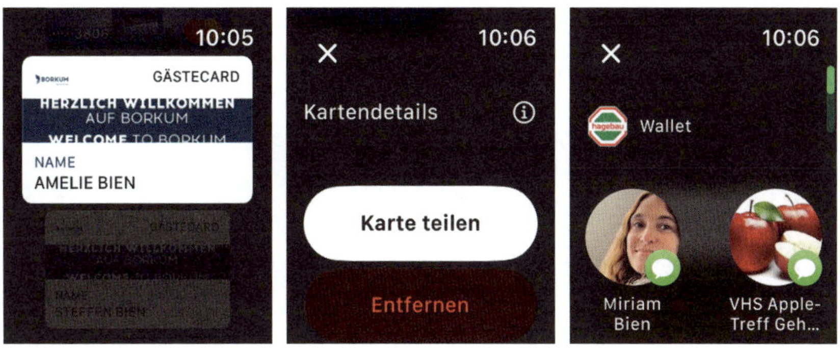

SCHRITT FÜR SCHRITT

Mit der Apple Watch bezahlen

Die Apple Watch verwandelt Ihr Handgelenk in ein Zahlungsinstrument, das die traditionellen Grenzen physischer Geldbörsen und Karten überwindet. Mit einer einfachen Handbewegung können Sie mit der Apple Watch in Geschäften, Restaurants und an vielen anderen Orten schnell und sicher bezahlen, ohne jemals eine Brieftasche oder Karte in die Hand nehmen zu müssen.

1. **Aktivieren der Bezahlfunktion**

   Um eine Zahlung zu tätigen, drücken Sie zweimal schnell hintereinander auf die Seitentaste Ihrer Apple Watch. Dadurch wird Apple Pay aktiviert und Ihre Standardkarte aufgerufen.

   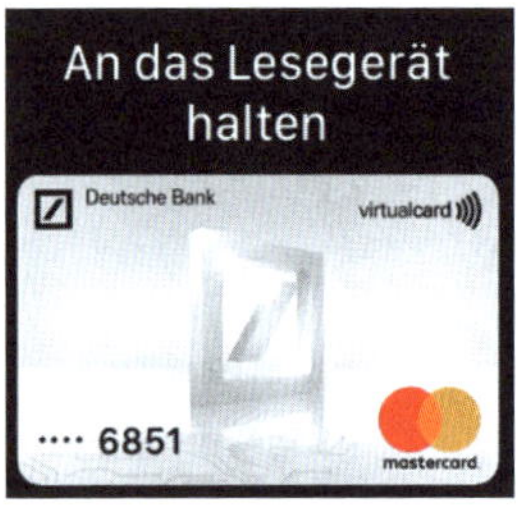

2. **Karte auswählen**

   Wenn Sie mehrere Karten in Apple Pay gespeichert haben, können Sie durch Wischen zwischen den Karten wechseln, um die gewünschte Karte für die Zahlung auszuwählen.

3. **Nähern Sie sich dem Lesegerät**

   Halten Sie den Bildschirm Ihrer Apple Watch in die Nähe des kontaktlosen Lesegeräts. Ein leichtes Antippen und ein Piepton bestätigen, dass die Zahlung erfolgreich war.

Hinweise zu Apple Pay

Sicherheit: Die Sicherheit wird durch Apples eigene Technologie gewährleistet. Jede Transaktion erfordert eine Authentifizierung mit dem Code, den Sie beim Kauf der Uhr eingegeben haben. So wird sichergestellt, dass nur Sie Zahlungen vornehmen können.

Transaktionsdetails: Nach jeder Transaktion erhalten Sie auf Ihrer Apple Watch eine Benachrichtigung mit den Zahlungsdetails.

Keine Internetverbindung erforderlich: Für Zahlungen mit der Apple Watch ist keine Internetverbindung erforderlich. Die erforderlichen Informationen sind in der Uhr gespeichert, sodass Sie auch unterwegs bezahlen können.

Kapitel 4
Mehr großartige Funktionen für den Alltag

In diesem Kapitel stelle ich Ihnen eine Reihe weiterer Funktionen der Apple Watch vor, die Ihren Alltag bereichern und vereinfachen können. Ich beginne mit der Home-App, einem praktischen Tool, mit dem Sie Ihr Smart Home direkt vom Handgelenk aus steuern können. Mit einem Fingertipp können Sie Lichter an- und ausschalten, die Raumtemperatur regeln und sogar Ihre Sicherheitssysteme überwachen.

Als Nächstes sehen wir uns den Kompass an, ein unverzichtbares Werkzeug für Outdoor-Enthusiasten und Abenteurer. Finden Sie heraus, wie Sie damit nicht nur die Richtung bestimmen, sondern auch Markierungen setzen können, um wichtige Orte wiederzufinden.

Anschließend lernen Sie die Kamera-Fernbedienung kennen, mit der Sie Fotos aus der Ferne aufnehmen können – ein wahrer Segen für Selfie-Fans und Gruppenfotos. Dann kommt die Fotos-App ins Spiel, mit der Sie Ihre wertvollsten Erinnerungen direkt auf Ihrer Uhr ansehen und verwalten können.

Die »Wo ist?«-App revolutioniert die Art und Weise, wie Sie Ihre verlorenen Geräte oder sogar Freunde und Familie finden, indem die App genaue Standortinformationen direkt auf Ihre Uhr liefert.

Weitere Highlights sind die Weltuhr und die Stoppuhr der Apple Watch, die Sportlern, Köchen und allen, die Zeit messen müssen, Präzision und Komfort bietet. Zum Abschluss dieses Kapitels werfen wir einen Blick auf die Aktien-App, ein Muss für alle, die den Finanzmarkt im Auge behalten wollen.

Mit all diesen Funktionen am Handgelenk wird die Apple Watch zu einem unverzichtbaren Begleiter im Alltag. Lassen Sie uns gemeinsam diese erstaunlichen Funktionen erkunden und herausfinden, wie sie Ihren Alltag bereichern können.

4.1 Ihr Zuhause an der Hand

Die Home-App für die Apple Watch ist eine Erweiterung der gleichnamigen App für iOS-Geräte wie iPhone und iPad. Mit ihr können Sie ihre *HomeKit*-kompatiblen *Smart-Home*-Geräte direkt vom Handgelenk aus steuern, z. B:

- **Lichtsteuerung**: Ein- und Ausschalten von Lampen oder Einstellen der Helligkeit und der Farbe.
- **Temperaturregelung**: Steuerung von Thermostaten zur Einstellung der Raumtemperatur.
- **Überwachung und Steuerung der Sicherheitssysteme**: Zugriff auf Sicherheitskameras, Türschlösser, Alarmanlagen und mehr.
- **Szenen**: Aktivieren voreingestellter *Szenen*, die mehrere Geräte gleichzeitig steuern.
- **Zugriff auf Statusinformationen**: Überprüfen des Status von Geräten, z. B. ob Türen oder Fenster geöffnet oder geschlossen sind.

HomeKit

HomeKit ist eine von Apple entwickelte Schnittstelle für die Heimautomatisierung. Sie ermöglicht Benutzern von Apple-Geräten die Steuerung und Automatisierung ihrer intelligenten Hausgeräte. HomeKit integriert verschiedene kompatible Geräte und Systeme in ein zentrales, nahtlos funktionierendes Ökosystem. Hier sind einige der Hauptmerkmale von HomeKit:

- **Kompatibilität**: HomeKit ist mit einer Vielzahl von Smart-Home-Geräten verschiedener Hersteller kompatibel, darunter Beleuchtung, Sicherheitssysteme, Thermostate, Fenster, Schlösser, Kameras, Sensoren und vieles mehr.
- **Sicherheit**: Apple legt Wert auf Sicherheit und Datenschutz. HomeKit verwendet verschlüsselte Kommunikation und bietet Sicherheitsprotokolle, um sicherzustellen, dass nur Sie und Personen, denen Sie vertrauen, Zugriff auf Ihre Smart-Home-Geräte haben.
- **Steuerung über die Home-App**: Die Home-App dient als zentrale Steuerungsplattform für alle HomeKit-kompatiblen Geräte. Sie können Geräte steuern, Szenen erstellen, Automatisierungen einrichten und den Status Ihrer Geräte überprüfen.

- **Sprachsteuerung mit Siri**: HomeKit ist eng mit Siri integriert, sodass Sie Ihre Geräte per Sprachbefehl steuern und Szenen aktivieren können.
- **Automatisierung und Szenen**: Sie können sogenannte *Szenen* erstellen, die mehrere Geräte mit einem einzigen Befehl steuern, und Automatisierungen einrichten, die auf Zeitpläne, den Standort des Benutzers oder die Erkennung von Sensoren reagieren.
- **Fernzugriff und Home Sharing**: Durch die Verbindung mit einem Home-Hub (*Apple TV* oder *HomePod*) können Sie Ihre HomeKit-Geräte auch aus der Ferne steuern und den Zugriff für Familienmitglieder oder Gäste erweitern.

Geräteeinrichtung und -konfiguration

- Sämtliche Smart-Home-Geräte müssen über die Home-App auf einem iPhone oder iPad eingerichtet werden.
- Die Konfiguration der Geräte erfolgt über die Home-App auf einem iPhone, iPad oder Mac.
- Szenen und Automationen müssen ebenfalls über die Home-App auf einem iPhone, iPad oder Mac eingerichtet und verwaltet werden.
- Die Einrichtung weiterer Wohnungen/Häuser oder Räume/Zonen, das Hinzufügen von berechtigten Personen und alle anderen Anpassungen erfolgen über die Home-App auf dem iPhone, iPad oder Mac.

4.1.1 Verwendung der Home-App auf der Apple Watch

Die Benutzeroberfläche der Home-App auf der Apple Watch ist für einen schnellen und bequemen Zugriff optimiert, sodass Sie Ihre Smart-Home-Geräte effizient verwalten können, ohne Ihr iPhone verwenden zu müssen. Die App ist besonders nützlich für schnelle Einstellungen und Kontrollen, z. B., um das Licht auszuschalten, ohne den Raum verlassen zu müssen, oder um die Raumtemperatur zu ändern, ohne aufstehen zu müssen. So steuern Sie Ihre Geräte über die Apple Watch:

- **Geräteübersicht**: Sobald Sie die App geöffnet haben, sehen Sie verschiedene Bereiche:
  - **Kameras**: Das Videobild von bis zu vier Kameras wird am oberen Bildschirmrand angezeigt. Das Bild wird alle 10 Sekunden aktualisiert. Tippen Sie auf eine Kamera, um deren Live-Stream anzuzeigen.
  - **Kategorien**: Tippen Sie auf eine Kategorie, z. B. »Lichtquellen«, »Sicherheit«, »Klima«, »Lautsprecher & TVs« oder »Wasser«, um alle zugehörigen Geräte auf einem Bildschirm und nach Raum geordnet anzuzeigen. Eine Zahl neben einer Kategorie zeigt an, dass ein Gerät Ihre Aufmerksamkeit benötigt – zum Beispiel die Temperatur, die von einem Thermostat gemessen wird, oder eine unverschlossene Haustür. Tippen Sie auf eine Schaltfläche, um das Gerät zu steuern oder mehr darüber zu erfahren.
  - **Relevante Geräte**: Die Szenen und Geräte, die zum aktuellen Zeitpunkt relevant sind, werden am oberen Bildschirmrand angezeigt. Zum Beispiel wird morgens die Kaffeemaschine und abends die Nachttischlampe angezeigt.
  - **Intercom**: Streichen Sie auf der Übersicht abwärts, gelangen Sie zum internen Hausrundruf *Intercom*.

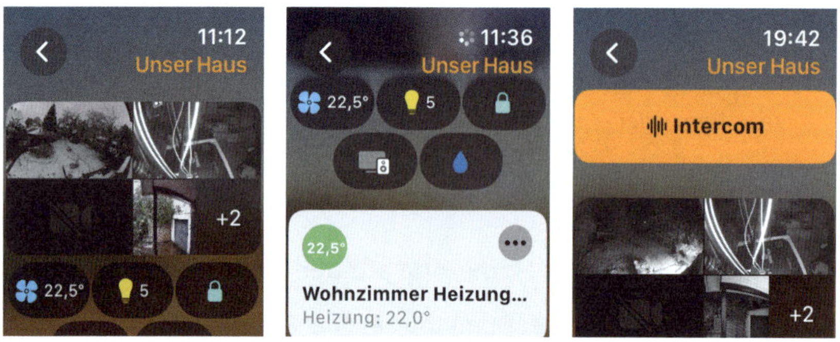

Intercom

Die Intercom-Funktion bietet eine bequeme und schnelle Möglichkeit, mit Familienmitgliedern in einem Haus in Kontakt zu treten, ohne separate Anrufe oder Textnachrichten senden zu müssen. Diese Funktion ist Teil des HomeKit-Ökosystems von Apple und wurde entwickelt, um die Kommunikation zwischen Familienmitgliedern oder Bewohnern eines Hauses zu erleichtern. Die Sprachausgabe erfolgt vor allem über Apples HomePods.

- **Zwischen Räumen wechseln**: Möchten Sie alle Favoritengeräte, alle Szenen oder alle Szenen und Geräte eines Raumes anzeigen, tippen Sie in der Übersicht auf ‹ und wählen den entsprechenden Punkt aus.

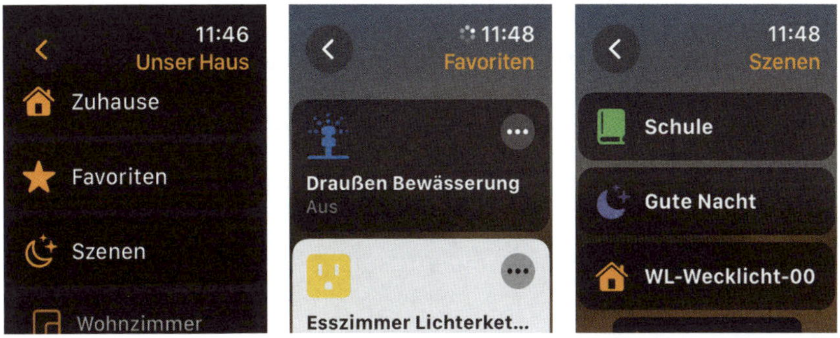

- **Geräte steuern**: Tippen Sie auf ein Gerät, um es zu steuern. Sie können z. B. Lampen ein- und ausschalten, die Helligkeit regeln, die Temperatur von Thermostaten ändern oder Live-Streams von Überwachungskameras anzeigen.
  - **Gerät ein- oder ausschalten**: Tippen Sie auf das gewünschte Zubehör, z. B. eine Lichtquelle, oder auf einen Hausschlüssel, um ein kompatibles Schloss zu entsperren.
  - **Einstellungen für ein Gerät anpassen**: Tippen Sie auf die Schaltfläche ••• (Weitere Optionen) des gewünschten Gerätes. Tippen Sie auf die Schaltfläche ⊗ (Schließen), um zur Geräteübersicht zurückzukehren. Welche Bedienelemente zur Verfügung stehen, hängt vom Gerätetyp ab.

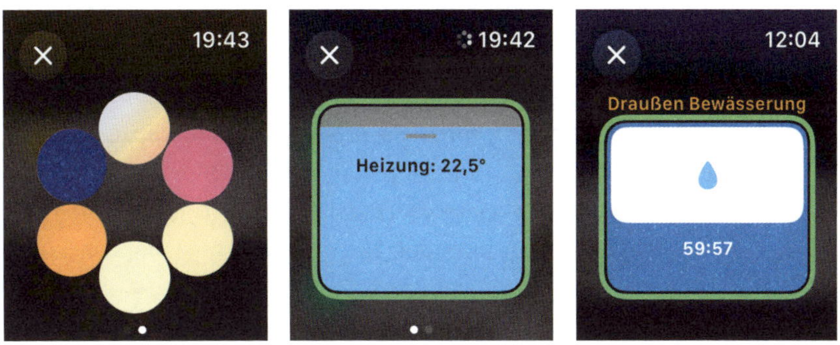

Einige Lichtquellen verfügen z. B. über Bedienelemente zum Ändern der Helligkeit und der Lichtfarbe. Streichen Sie nach links, um sich weitere Bedienelemente anzeigen zu lassen.

- **Videostream einer Kamera anzeigen**: Tippen Sie auf eine Kamera. Sie sehen den Live-Stream der Kamera und können mit einem Tipp auf sogar mit Personen sprechen. Die Lautstärke des Video-Streams ändern Sie durch Drehen der Digital Crown.
- **Intercom-Mitteilungen**: Tippen Sie in der Geräte- oder in einer Raumübersicht auf Intercom, um eine hausinterne Sprachnachricht zu versenden.

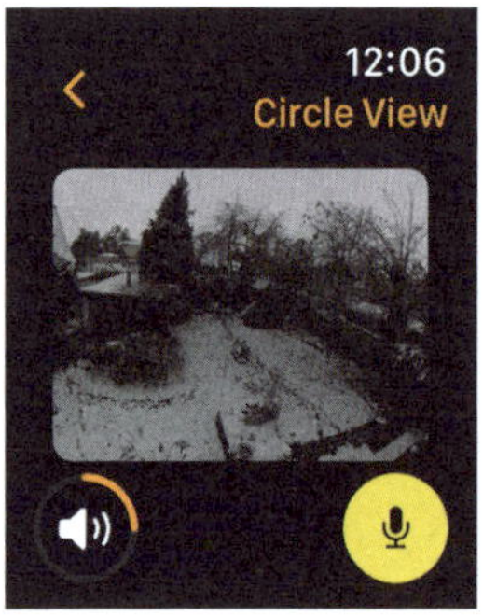

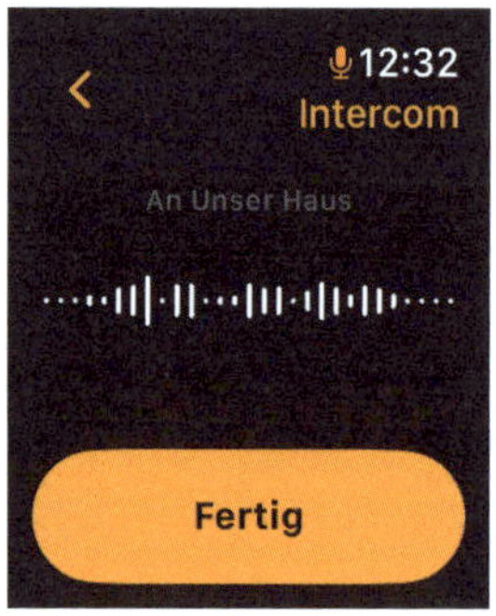

4.1.2 Siri zur Gerätesteuerung verwenden

Die Nutzung von Siri auf der Apple Watch für die Hausautomatisierung bietet ein hohes Maß an Komfort, insbesondere wenn Sie unterwegs sind oder Ihr iPhone nicht zur Hand haben. Siri versteht natürliche Sprache, sodass Befehle einfach und intuitiv formuliert werden können.

- **Geräte steuern**: Sie können Ihren Smart-Home-Geräten bestimmte Befehle per Sprachsteuerung erteilen, zum Beispiel »Hey Siri, schalte das Licht im Wohnzimmer an« oder »Hey Siri, Schlafzimmer auf 22 Grad« oder »Hey Siri, Haustür abschließen«.
- **Szenen verwenden**: Wenn Sie in der Home-App *Szenen* eingerichtet haben, können Sie Siri verwenden, um diese Szenen zu aktivieren. Zum Beispiel sagen Sie: »Hey Siri, guten Morgen« (wenn Sie eine Morgenroutine als Szene eingerichtet haben) oder »Hey Siri, ich gehe schlafen« (um alle Lichter auszuschalten und die Türen zu verriegeln).

- **Gerätestatus überprüfen**: Sie können Siri auch Fragen stellen, um den Status von Geräten in Ihrem Haus zu überprüfen. Zum Beispiel mit »Hey Siri, ist das Licht in der Küche an?« oder »Hey Siri, wie warm ist es im Kinderzimmer?«.
- **Feedback erhalten**: Nachdem Sie einen Befehl erteilt haben, gibt Siri eine Rückmeldung, um zu bestätigen, dass der Befehl ausgeführt wurde, oder um Ihnen den angeforderten Status mitzuteilen.

4.2 Die Richtung halten: Die Kompass-App

Mit Einführung der *Apple Watch Series 5* hat Apple einen integrierten Kompass hinzugefügt, ein nützliches Werkzeug für Outdoor-Enthusiasten und alle, die sich in neuen Gebieten orientieren müssen. In diesem Abschnitt erfahren Sie, wie Sie den Kompass auf Ihrer Apple Watch verwenden.

Mit der *Apple Watch SE* und der *Apple Watch Series 6* und neuer können Sie Kompass-Wegpunkte erstellen und die Entfernung und Richtung zu jedem Wegpunkt anzeigen. Außerdem können Sie sich benachrichtigen lassen, wenn Sie eine bestimmte Höhe erreicht haben, die ungefähre letzte Position anzeigen lassen, an der Ihre Apple Watch oder Ihr iPhone mit einem Mobilfunknetz verbunden war oder einen Notruf abgesetzt hat, und mit der Funktion »Zurückverfolgen« Ihre Schritte zurückverfolgen.

Hier sind die Grundlagen, wie die Kompass App-funktioniert:

- **Kalibrierung**: Die Apple Watch fordert Sie möglicherweise beim ersten Start zur Kalibrierung des Kompasses auf. Sie sollen dann mit der Apple Watch eine Bewegung in Form einer Acht ausführen. Dies hilft, die Genauigkeit des Kompasses zu verbessern.
- **Kompassansicht wählen**: Drehen Sie die Digital Crown **nach unten**, um im inneren Ring des Kompasses die aktuelle **Steigung**, die **Höhe** und die **Koordinaten** abzulesen. Im äußeren Ring werden die **Peildaten** angezeigt. In der Mitte werden die **Wegpunkte** in der Nähe angezeigt.

  Drehen Sie die Digital Crown zwei Bildschirme nach oben, um einen großen Kompasspfeil und darunter die Richtung zu sehen.

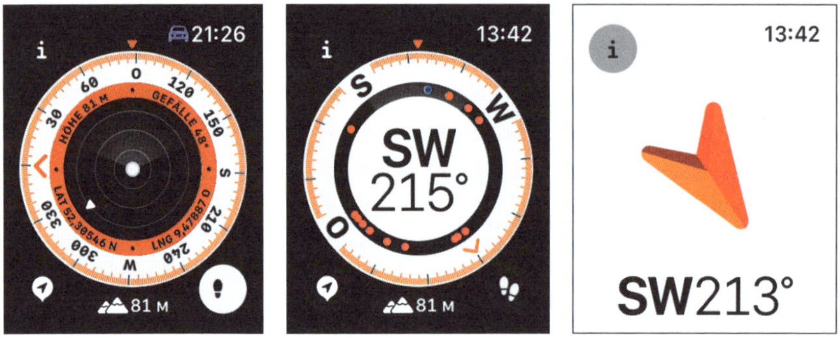

- **Wegpunkte anzeigen**: Drehen Sie die Digital Crown **nach oben**, um die Position der von Ihnen erstellten Wegpunkte und der automatisch erstellten Wegpunkte anzuzeigen ①. Letztere zeigen die Position Ihres Parkplatzes und eine Schätzung der letzten Orte an, an denen Ihre Watch oder Ihr iPhone eine Mobilfunkverbindung herstellen konnte oder an denen ein SOS-Notruf verfügbar war.

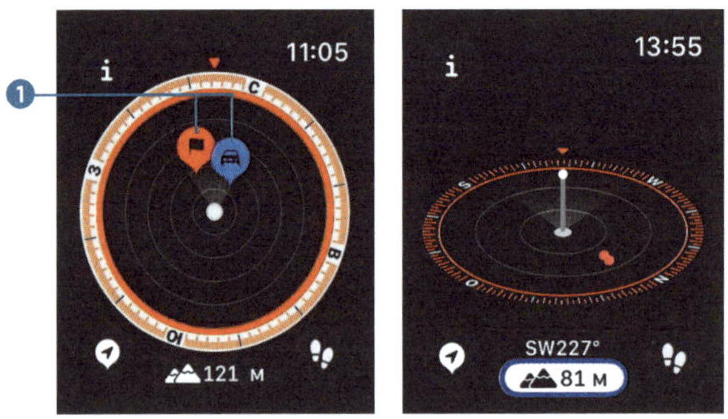

- **3D-Ansicht**: Auf jedem Bildschirm, auf dem die Kompassskala angezeigt wird, befindet sich unten die Schaltfläche »Höhe«. Tippen Sie darauf, um sich eine 3D-Ansicht der Höhe der Wegpunkte im Verhältnis zu Ihrer aktuellen Höhe anzeigen zu lassen.
- **Kompassdetails anzeigen**: Tippen Sie oben links auf die Schaltfläche »Info« ⓘ, um Ihre Peilungsdaten, die Steigung, die Höhe und die Koordinaten (Längen- und Breitengrad) zu sehen. Außerdem können Sie sich Wegpunkte anzeigen lassen, Peilungsdaten hinzufügen und eine Zielhöhe einstellen.

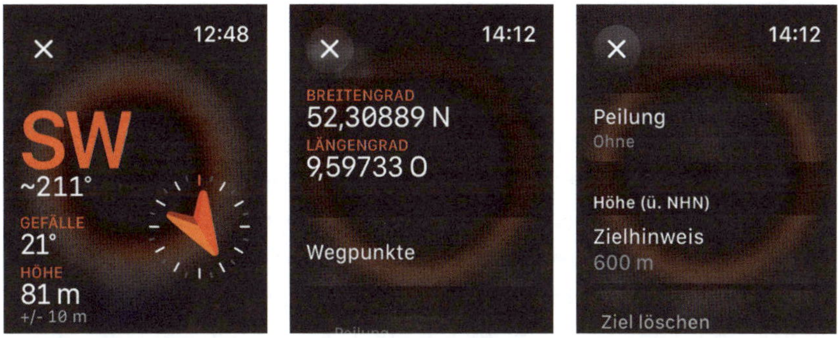

- **Wegpunkte durchsuchen**: Sie können in der Kompass-App nach Wegpunkten suchen – sowohl nach Wegpunkten, die Sie in der Kompass-App erstellt haben, als auch nach Wegpunkten aus Reiseführern in der Karten-App auf Ihrem iPhone, iPad oder Mac. Tippen Sie auf die Schaltfläche (i) oben links und dann auf **Wegpunkte**. Sie sehen eine Übersicht aller erstellten Wegpunkte. Tippen Sie auf **Kompass-Wegpunkte**, um sich die Wegpunkte anzeigen zu lassen, die Sie in der Kompass-App erstellt haben, sowie automatisch erzeugte Wegpunkte ❶. Letztere markieren die Position Ihres Parkplatzes und die letzte ungefähre Position, an der Ihre Apple Watch oder Ihr iPhone mit einem Mobilfunknetz verbunden war oder ein Notruf abgesetzt werden konnte.

  Tippen Sie auf einen Reiseführer wie im Beispiel »Andalusien«, den Sie in der Karten-App auf Ihrem iPhone, iPad oder Mac erstellt haben, um diese Wegpunkte zu sehen ❷. Tippen Sie auf einen Wegpunkt, um sich einen Kartenausschnitt und die Koordinaten anzeigen zu lassen ❸.

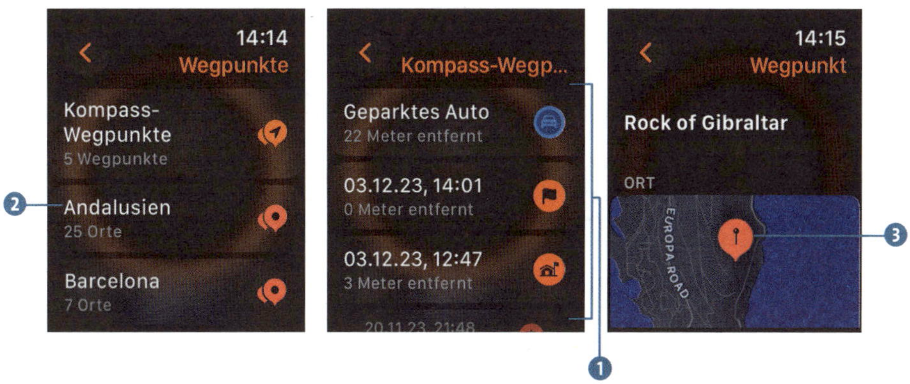

Wenn Sie nicht möchten, dass die Wegpunkte eines Reiseführers im Kompass angezeigt werden, tippen Sie auf den Reiseführer und deaktivieren **Wegpunkte anzeigen**.

- **Peilungsdaten nutzen**: Wenn Sie die Kompass-App öffnen und eine Richtung auswählen, in die Sie gehen oder an der Sie sich orientieren möchten, können Sie diese Richtung als Peilung festlegen. Die Apple Watch speichert diese Peilung relativ zu Ihrer aktuellen Ausrichtung. Diese Funktion kann hilfreich sein, wenn Sie z. B. in eine bestimmte Richtung gehen, zu einem bestimmten Punkt zurückkehren oder in einer offenen Fläche einen geraden Kurs halten möchten.

  Tippen Sie auf die Schaltfläche ⓘ oben links und dann auf **Peilung**. Drehen Sie die Digital Crown oder Ihren Arm mit der Apple Watch, um die Richtung für die Peilung zu bestimmen. Tippen Sie zur Bestätigung auf ✓.

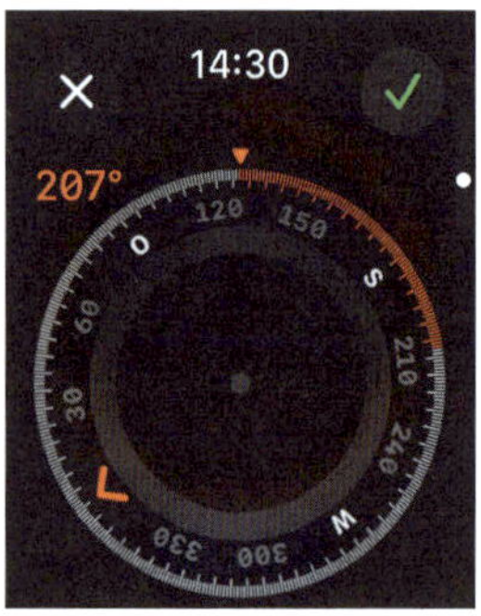

- **Zielhöhe konfigurieren**: Die Zielhöhenfunktion kann bei der Planung von Wanderungen oder Bergtouren helfen, indem sie Ihnen eine klare Vorstellung davon vermittelt, wie viel Auf- oder Abstieg noch vor Ihnen liegt.

  Tippen Sie auf die Schaltfläche ⓘ oben links und dann auf **Zielhöhe festlegen**. Drehen Sie die Digital Crown, um die Zielhöhe einzustellen.

  Um das Ziel zu ändern, drücken Sie die Taste ⓘ dann **Ziel** und wählen eine neue Höhe. Um das Ziel zu löschen, tippen Sie auf die Taste ⓘ und dann auf **Ziel löschen**.

  Sobald die Zielhöhe festgelegt ist, kann die Kompass-App die aktuelle Höhendifferenz zwischen Ihrer aktuellen Position und der Zielhöhe anzeigen. Die Apple Watch gibt Ihnen ein visuelles und haptisches Feedback, um Sie zu informieren, wenn die Zielhöhe erreicht ist.

4.3 Immer im Bild: Die Kamera-Fernbedienung

Die Apple Watch bietet eine praktische Funktion, mit der Sie die Kamera Ihres iPhones fernsteuern können. Dies ist besonders nützlich, wenn Sie Gruppenfotos machen möchten, bei denen Sie selbst im Bild sein möchten, oder wenn Sie Ihr iPhone auf einem Stativ platziert haben und seine Kamera aus der Ferne auslösen möchten. In diesem Abschnitt beschäftigen wir uns mit der Kamera-Fernbedienung auf der Apple Watch:

- **Automatische Verbindung**: Befindet sich Ihr mit der Apple Watch gekoppeltes iPhone in Bluetooth-Reichweite (in Räumen bis 10 Meter, draußen 100 m und mehr), wird beim Öffnen der Kamerafernbedienung automatisch die Kamera-App auf Ihrem iPhone geöffnet. Sie sehen auf der Apple Watch eine Vorschau des Kamerabildes des iPhones.
- **Fernbedienung verwenden**: Positionieren Sie das iPhone für die Aufnahme und verwenden Sie die Apple Watch als Sucher ❶. Zum Zoomen drehen Sie die Digital Crown ❷.

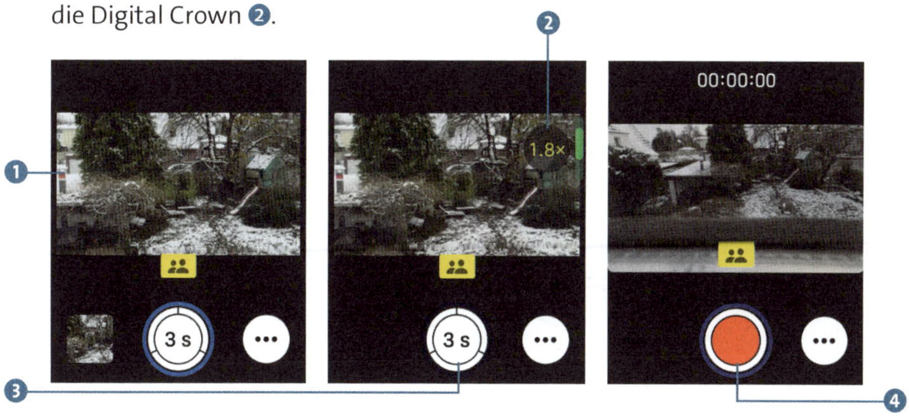

Tippen Sie auf den Hauptbereich der Aufnahme im Vorschaubild, um die Belichtung einzustellen. Tippen Sie auf den Auslöser, um die Aufnahme zu starten. Die Aufnahmetaste für Fotos ist weiß ❸, die Aufnahmetaste für Videos rot ❹.

- **Einstellungen anpassen**: Sie können zwischen der hinteren und der vorderen Kamera wechseln und einige Einstellungen vor der Aufnahme anpassen. Tippen Sie dazu auf (…). Ändern Sie die Kameraauswahl, die Blitzlichteinstellungen oder aktivieren Sie die Aufnahme von *Live Photos*.

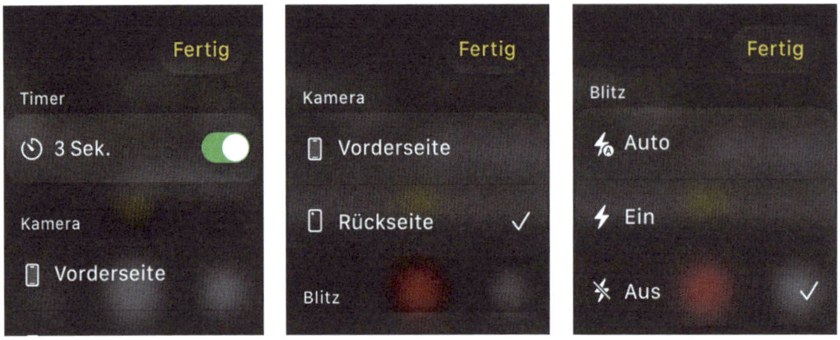

4.4 Die Fotos-App

Die Apple Watch ist zwar kein primäres Gerät zum Anzeigen oder Aufnehmen von Fotos, bietet aber dennoch nützliche Funktionen, mit denen Sie Ihre Lieblingsfotos direkt vom Handgelenk aus anzeigen und mit anderen teilen können. In diesem Abschnitt erfahren Sie, wie Sie Fotos auf Ihrer Apple Watch verwenden können.

- **Synchronisieren von Fotos**: Zunächst müssen die Fotos von Ihrem iPhone mit Ihrer Apple Watch synchronisiert werden. Dies geschieht normalerweise automatisch für eine bestimmte Anzahl von Fotos oder für bestimmte Alben, die Sie in der Apple Watch-App auf Ihrem iPhone auswählen können.

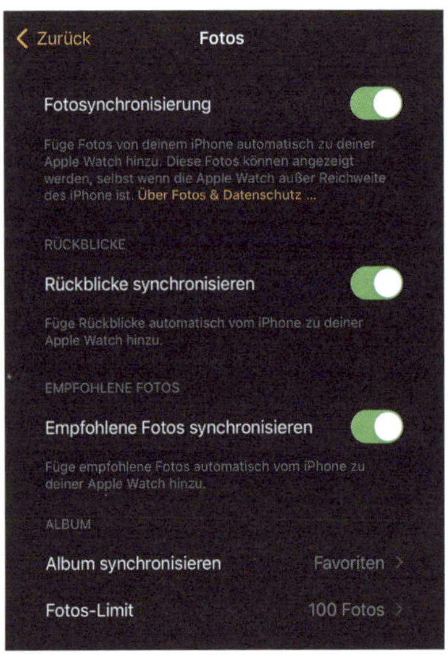

Öffnen Sie die **Watch-App** auf Ihrem iPhone und tippen Sie auf **Fotos**. Tippen Sie im Bereich **Album** auf **Album synchronisieren** und wählen Sie das Album aus Ihrer iPhone-Fotomediathek, das Sie auf der Apple Watch anzeigen möchten. Wählen Sie unter **Fotos-Limit** die Anzahl der Fotos, die auf der Apple Watch gespeichert werden sollen.

- **Durchsuchen von Fotos**: Sobald die App geöffnet ist, können Sie durch Ihre synchronisierten Fotos blättern. Dies geschieht entweder durch Wischen über den Bildschirm oder durch Drehen der Digital Crown an der Seite der Uhr.
- **Anzeigen von Fotos**: Wenn Sie ein bestimmtes Foto sehen möchten, tippen Sie einfach darauf, um es in voller Größe anzuzeigen. Sie können mit der Digital Crown hinein- und herauszoomen.

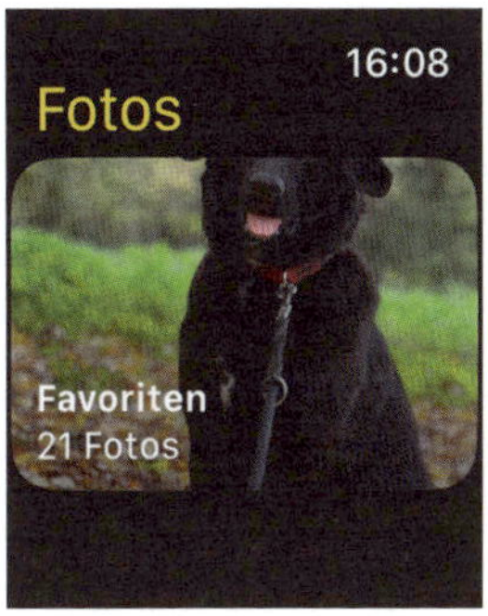

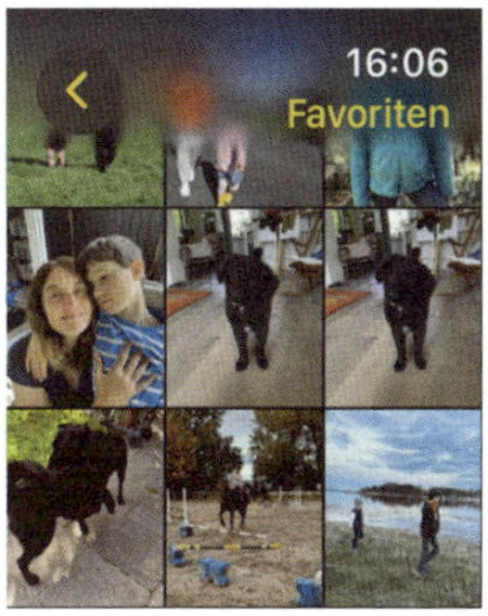

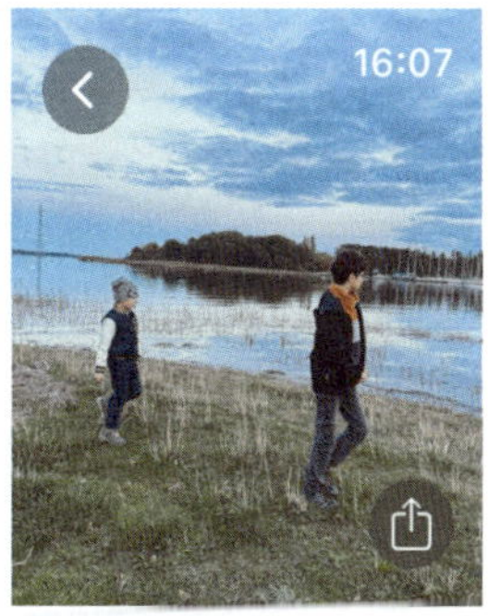

- **Fotos teilen**: Sie können ein Foto an eine andere Person senden. Tippen Sie bei einem geöffneten Foto unten rechts auf und wählen Sie die App zum Senden.

4.5 Alles finden: Geräte-, Objekte- und Personensuche

Die Geräte-, Objekte- und Personensuche, die auf dem iPhone, iPad und Mac in der App *»Wo ist«* zusammengefasst sind, ist ein Dienst von Apple, mit dem Sie verlorene oder verlegte Apple-Geräte wie iPhone, iPad, Apple Watch, AirPods, Mac-Computer und an Objekten befestigte Schlüsselanhänger wie Apples *AirTags* aus der Ferne finden, sperren oder löschen können. Außerdem können Sie Personen orten, die ihren Standort für Sie freigegeben haben. Geräte und

Objekte können Sie durch Apples *»Wo ist?«-Netzwerk* sogar dann finden, wenn diese nicht mit dem Internet verbunden sind.

Auf der Apple Watch sind dieses Services wegen des kleinen Bildschirms in drei Apps aufgeteilt: **Gerätesuche**, **Objektesuche** und **Personensuche**.

Das »Wo ist?«-Netzwerk

Das »Wo ist?«-Netzwerk von Apple ist ein ausgeklügeltes System zur Ortung von Apple-Geräten wie dem iPhone, iPad, der Apple Watch, dem Mac und sogar AirTag oder ähnlichen Geräten. Dieses Netzwerk nutzt alle Apple-Geräte weltweit, um verlorene oder gestohlene Geräte zu lokalisieren, selbst wenn diese offline sind. Zu den Schlüsselelementen des Netzwerks zählen:

- **Crowdsourcing**: Das Netzwerk nutzt die riesige Anzahl von Apple-Geräten, die weltweit in Benutzung sind. Wenn ein verlorenes Apple-Gerät in die Nähe eines anderen Apple-Geräts kommt, kann es seinen Standort anonym und verschlüsselt über dieses Gerät melden.
- **Datenschutz und Anonymität**: Die Standortdaten, die über das »Wo ist?«-Netzwerk gesendet werden, sind verschlüsselt und anonym. Das bedeutet, dass weder Apple noch der Besitzer des zur Ortung verwendeten Geräts Informationen über das verlorene Gerät oder dessen Besitzer erhält.
- **Offline-Geräte finden**: Auch wenn ein Apple-Gerät offline (nicht mit dem Internet verbunden) ist, kann es seinen Standort über andere Apple-Geräte in der Nähe melden. Dies ist besonders nützlich für Geräte, die ausgeschaltet sind oder sich außerhalb der Reichweite eines WLAN-Netzwerks befinden.
- **AirTags und Zubehör von Drittanbietern**: Neben Apple-Geräten unterstützt das »Wo ist?«-Netzwerk Apples AirTags und kompatibles Zubehör von Drittanbietern. Diese Geräte können an persönlichen Gegenständen wie Schlüsseln, Brieftaschen oder Rucksäcken angebracht werden und das Netzwerk hilft, deren Position zu bestimmen.
- **Globale Reichweite**: Aufgrund der großen Anzahl von Apple-Geräten weltweit hat das »Wo ist?«-Netzwerk eine beeindruckende Reichweite und kann in vielen Ländern und Regionen eingesetzt werden.

4.5.1 Die Gerätesuche

Mit der Gerätesuche auf der Apple Watch können Sie verlorene, verlegte oder gestohlene Apple-Geräte wie Ihr iPhone, iPad, AirPods oder sogar eine andere Apple Watch finden, wiedergeben, sperren oder löschen. Hier sind einige wichtige Punkte zur Gerätesuche auf der Apple Watch:

- Nachdem Sie die Gerätesuche geöffnet haben, sehen Sie eine Liste Ihrer Apple-Geräte. Verwenden Sie die *Familienfreigabe*, können Sie am Ende der Geräteliste auf **Familiengeräte einblenden** tippen, um Familienmitgliedern bei der Suche nach ihren Geräten zu helfen.

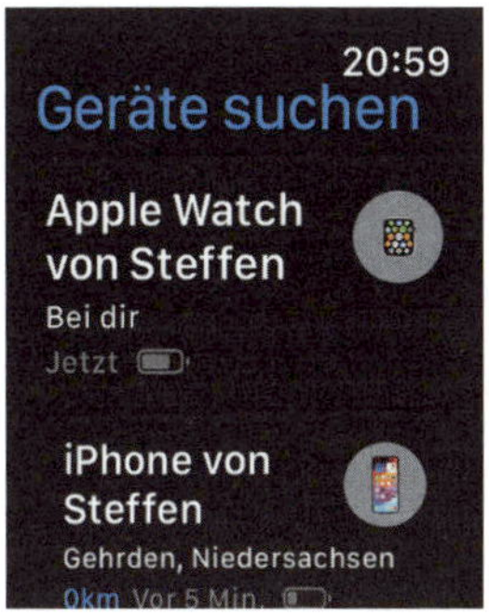

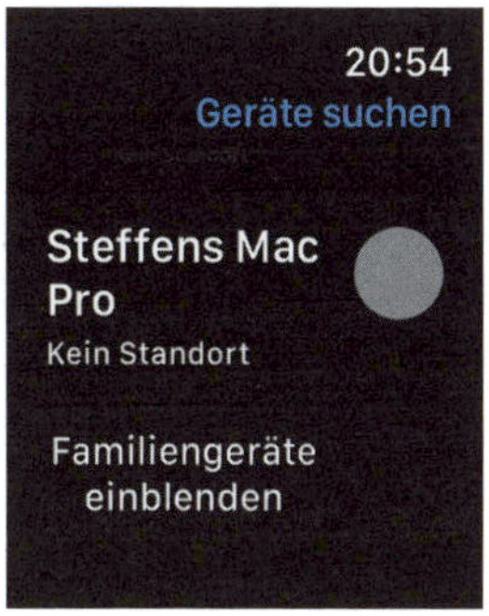

- Tippen Sie auf ein Gerät, können Sie:
  - den **Standort auf einem Kartenausschnitt** sehen ❶,
  - einen **Ton abspielen**: Wenn das gesuchte Gerät in der Nähe ist, können Sie einen Ton auf dem Gerät abspielen lassen, um es leichter zu finden ❷. Der Ton wird 5 Minuten in voller Lautstärke abgespielt. Das Abspielen erfolgt selbst dann, wenn das Gerät auf »Lautlos« gestellt ist.
  - eine **Route** zum Gerät anzeigen ❸. Diese Funktion öffnet die Karten-App auf der Apple Watch und kann eine Navigation zu Ihrem Gerät starten.
  - sich **Beim Zurücklassen benachrichtigen** lassen ❹. Um zu verhindern, dass Sie Ihr Gerät verlegen oder vergessen, können Sie eine Benachrichtigung erhalten, wenn Sie Ihr Gerät an einem Ort zurücklassen. Sie können auch Orte festlegen, an denen Sie Ihr Gerät ablegen können, ohne eine Benachrichtigung zu erhalten.
  - den **Modus »Verloren«** aktivieren ❺. Für Geräte, die weiter entfernt verloren gegangen sind, kann der *Modus »Verloren«* aktiviert werden. Dieser Modus ermöglicht es, auf dem Sperrbildschirm des verlorenen Geräts

eine Nachricht mit einer Kontaktmöglichkeit anzuzeigen und das Gerät zu sperren.

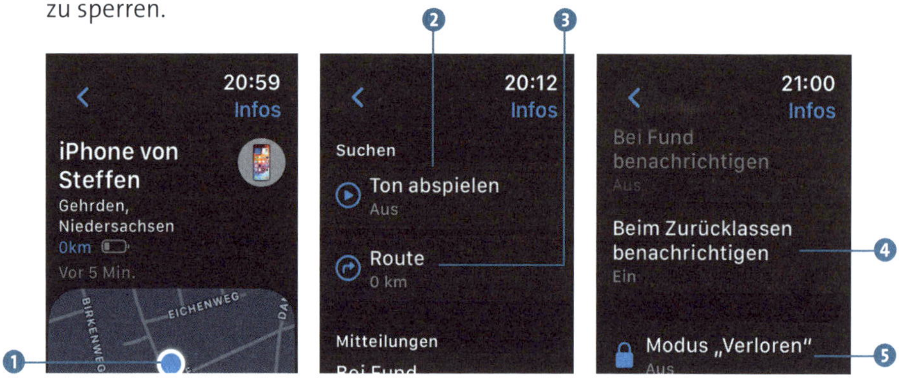

- **Siri zur Gerätesuche verwenden**: Sie können Ihr Gerät auch mit einem Siri-Sprachbefehl suchen lassen. Sagen Sie z. B.: »Hey Siri, wo ist mein iPhone?« Siri sucht daraufhin das Gerät und spielt einen Ton auf ihm ab.
- **Internet erforderlich**: Bitte beachten Sie, dass für die Gerätesuche eine Internetverbindung auf der Apple Watch erforderlich ist.

4.5.2 Die Objektesuche

Die Objektesuche auf der Apple Watch ist Teil der »Wo ist?«- Funktionen, die speziell für die Ortung verlorener Gegenstände entwickelt wurden, an denen ein *AirTag* oder ein anderes mit dem »Wo ist?«-Netzwerk von Apple kompatibles Ortungsgerät angebracht ist.

AirTags sind kleine runde Sender, die an persönlichen Gegenständen wie Schlüsseln, Geldbörsen oder Rucksäcken angebracht werden können. Hier erfahren Sie, wie die Objektesuche mit der Apple Watch funktioniert:

1. Nachdem Sie die Objektesuche geöffnet haben, sehen Sie eine Liste Ihrer kompatiblen Sender. Haben Sie Objekte über die »Wo ist?«-App mit jemandem geteilt, können Sie am Ende der Liste auf **Geteilte Objekte einblenden** tippen, um anderen Personen bei der Suche nach ihren Objekten zu helfen.
2. Tippen Sie auf ein Objekt, stehen Ihnen die gleichen Optionen wie bei der Gerätesuche zur Verfügung.

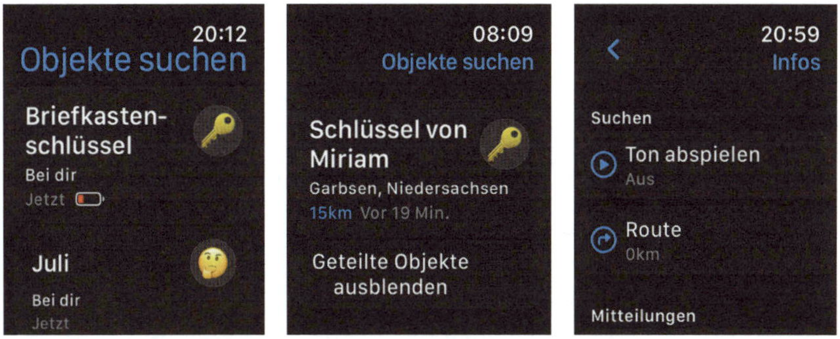

4.5.3 Die Personensuche

Die Personensuche auf der Apple Watch ist ebenfalls Teil der »Wo ist?«-Funktionen. Mit ihr können Sie sich den Standort von Freunden oder Familienmitgliedern anzeigen lassen, die ihren Standort mit Ihnen geteilt haben. Diese Funktion ist nützlich, um den Aufenthaltsort von nahestehenden Personen zu überprüfen, z. B. um sicherzustellen, dass Ihre Kinder sicher von der Schule nach Hause gekommen sind. Im Folgenden finden Sie eine kurze Anleitung, wie die Personensuche auf der Apple Watch funktioniert:

1. Nachdem Sie die Personensuche geöffnet haben, sehen Sie eine Liste der Personen, die ihren Standort für Sie freigegeben haben ❶.
2. Scrollen Sie an das Ende der Liste, um Ihren Standort mit einer anderen Person zu teilen ❷.
3. Tippen Sie auf eine Person, um deren Standort zu sehen ❸.

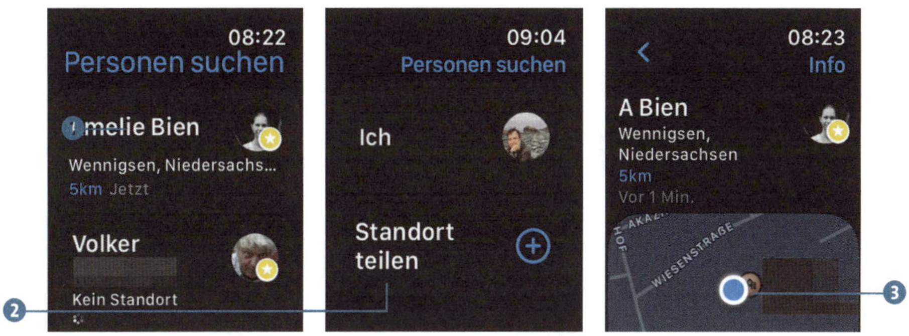

4. Sie können in der Detailansicht zu einer Person
   - den **Kontakt** anzeigen ❹.

- eine **Route** zur Person anzeigen ❺. Diese Funktion öffnet die Karten-App auf der Apple Watch und kann eine Navigation zu dem Gerät der gesuchten Person starten.
- **Mitteilungen** festlegen ❻. Sie können sich automatisch benachrichtigen lassen, wenn die Person an einem bestimmten Ort ankommt oder diesen verlässt (**Mitteilung an mich**). Oder Sie informieren die Person automatisiert, wenn Sie einen Ort verlassen oder dort ankommen.Möchten Sie dazu einen anderen Ort als Ihren jetzigen Standort auswählen, benötigen Sie die »Wo ist?«-App auf einem Ihrer anderen Apple-Geräte.
- die Person **Aus Favoriten entfernen** ❼.
- die Freigabe Ihres Standorts beenden (**Teilen beenden**) ❽.

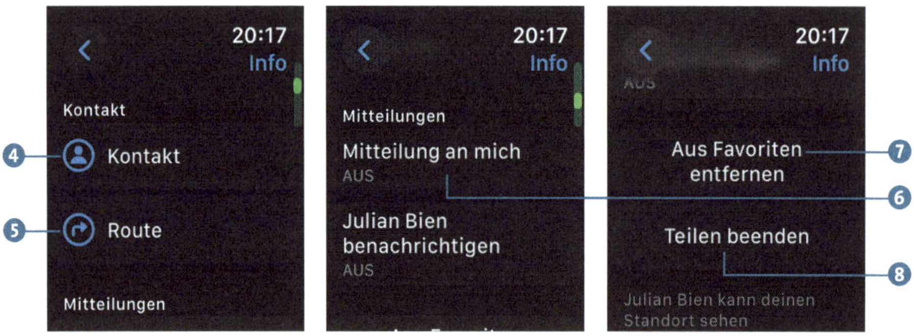

5. **Ihren Standort teilen**: Scrollen Sie an das Ende der Personenliste und tippen Sie auf **Standort teilen** ❾. Wählen Sie die gewünschte Person bzw. die gewünschten Personen aus und wählen Sie aus, wie lange Sie Ihren Standort teilen möchten ❿. Hat jemand seinen Standort mit einer Person geteilt, erhält diese auf der Apple Watch einen entsprechenden Hinweis ⓫.

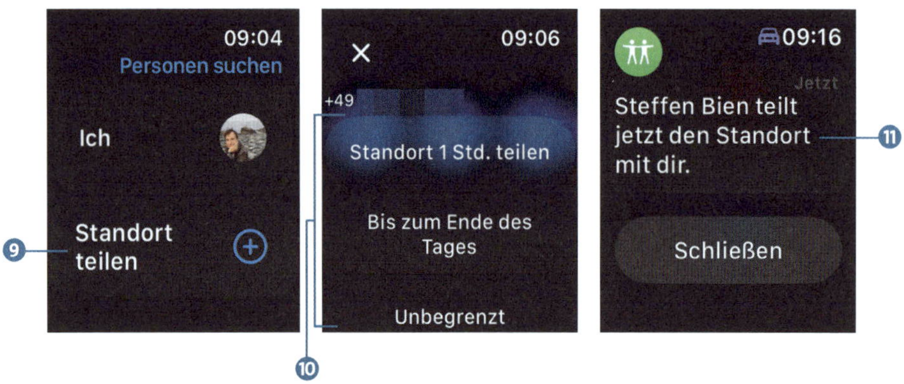

4.6 Wer hat an der Zeit gedreht? Weitere Uhrenfunktionen

Neben den bereits erläuterten Uhrenfunktionen **Wecker** und **Timer** gibt es zwei weitere Funktionen: **Weltuhr** und **Stoppuhr**. Die Weltuhr der Apple Watch ermöglicht es, die Uhrzeit in verschiedenen Städten und Zeitzonen auf der ganzen Welt im Auge zu behalten, was insbesondere für Vielreisende und Geschäftsleute von großem Nutzen ist. Die Stoppuhrfunktion ist ein unverzichtbares Werkzeug für Sportler und alle, die die Zeit für verschiedene Aktivitäten messen müssen.

SCHRITT FÜR SCHRITT

Die Weltuhr verwenden

Mit der Weltuhr-App auf Ihrer Apple Watch können Sie sich die Uhrzeit in verschiedenen Städten auf der ganzen Welt anzeigen lassen.

1. Sobald Sie die App über einen Tipp auf das Weltuhr-Symbol geöffnet haben, sehen Sie die Uhrzeit sowie die Zeit des Sonnenauf- und -untergangs für Ihren aktuellen Standort. Drehen Sie die Digital Crown, um in der Zeit in die Vergangenheit oder die Zukunft zu »reisen«. Ihnen wird jeweils der Zeitunterschied zur aktuellen Zeit angezeigt. Möchten Sie die »Zeitreise« verlassen und zur aktuellen Uhrzeit zurückkehren, tippen Sie oben links auf ✕.

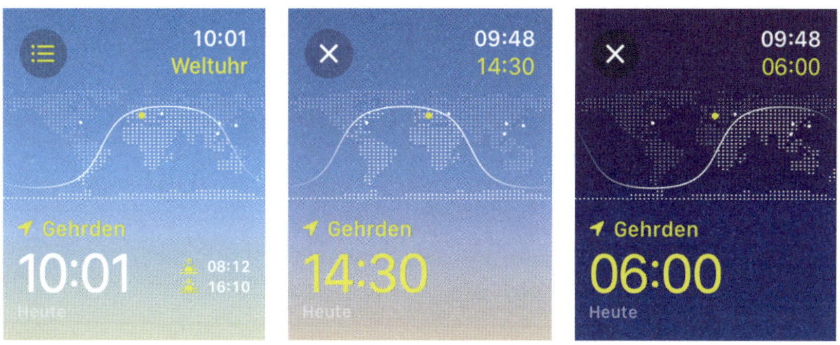

2. Möchten Sie weitere Orte in die »Weltzeit« aufnehmen oder einen anderen Ort anzeigen, tippen Sie oben links auf ☰. Wählen Sie dann den Ort, dessen Zeit Sie sehen möchten. Zum Hinzufügen eines neuen Ortes scrollen Sie an das Ende der Liste und tippen dann auf +.

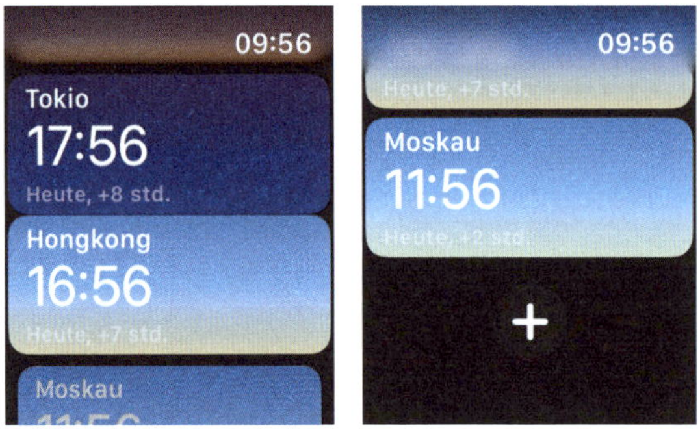

SCHRITT FÜR SCHRITT

Die Stoppuhr verwenden

Die Stoppuhr der Apple Watch ist eine praktische Funktion für alles von sportlichen Aktivitäten bis hin zur Zeitmessung bei alltäglichen Aufgaben. Die Apple Watch kann die Zeit von Ereignissen bis zu 11 Stunden und 55 Minuten sowie Runden- und Zwischenzeiten messen und die Ergebnisse als Liste, Kurve oder direkt auf dem Zifferblatt anzeigen. Hier finden Sie eine ausführliche Anleitung zur Verwendung der Stoppuhr:

1. Öffnen Sie die Stoppuhr über einen Tipp auf das Stoppuhr-Symbol.
2. **Anzeige ändern**: Die Standardanzeige ist eine analoge Stoppuhr. Drehen Sie die Digital Crown nach oben, um zu den Anzeigen *Hybrid* oder *Digital* zu gelangen.

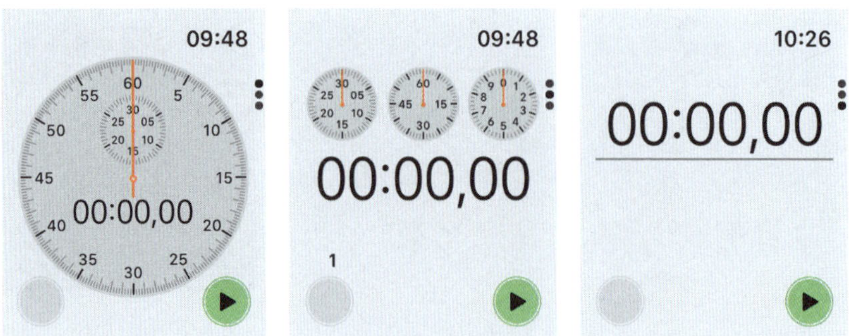

3. **Die Zeit stoppen**: Zum Stoppen der Zeiten führen Sie folgende Schritte aus:
   - **Start**: Tippen Sie auf die Schaltfläche (Start).
   - **Runde aufzeichnen**: Tippen Sie auf die Schaltfläche (Runde).
   - **Endzeit aufzeichnen**: Tippen Sie auf die Schaltfläche (Stopp).
   - **Stoppuhr zurücksetzen**: Tippen Sie nach dem Stoppen der Messung auf die Schaltfläche (Reset).
   - Die Zeit läuft weiter, wenn Sie zum Zifferblatt zurückkehren oder andere Anwendungen öffnen.

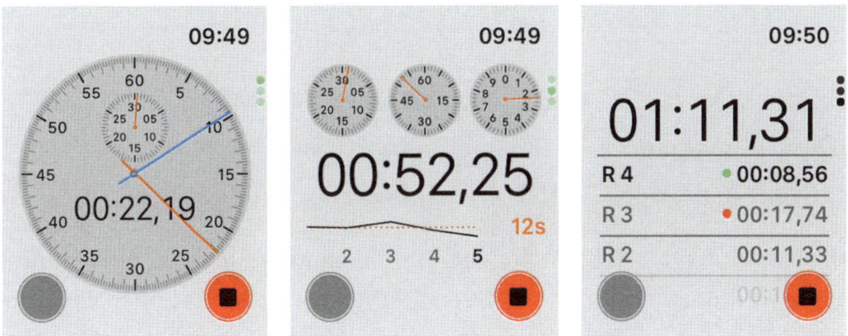

4.7 Die Revolution der Präsentationstechnik: Keynote-Präsentationen mit der Apple Watch steuern

Die Apple Watch hat sich weit über die Funktionen einer herkömmlichen Armbanduhr hinaus entwickelt und bietet eine beeindruckende Palette an Anwendungen, die Ihren Alltag auf vielfältige Weise bereichern können. Eine besonders interessante und nützliche Funktion ist die Fernsteuerung von Keynote-Präsentationen. Diese Funktion eröffnet Ihnen neue Möglichkeiten in der Welt der Präsentationen und öffentlichen Reden. Mit der Apple Watch am Handgelenk können Sie Ihre Keynote-Präsentationen auf dem Mac, iPad oder iPhone bequem steuern, ohne physisch in der Nähe des Geräts sein zu müssen. Dies bietet ein neues Maß an Flexibilität und Kontrolle und ermöglicht es Ihnen, sich während Ihres Vortrags frei zu bewegen und eine natürlichere und engagiertere Interaktion mit dem Publikum zu pflegen.

Voraussetzungen für die Verwendung der Fernbedienung

- Die Keynote-App muss auf der Apple Watch und dem verbundenen iPhone installiert sein.
- iPhone und Apple Watch müssen sich in Bluetooth-Reichweite zueinander befinden, ebenso wie das Apple-Gerät, auf dem die Präsentation abgespielt werden soll – am besten also im selben Raum.
- Das iPhone muss in der Keynote-App auf dem Gerät mit der Präsentation als Fernbedienung registriert sein. Starten Sie die Präsentation vom iPhone, entfällt diese Bedingung.

SCHRITT FÜR SCHRITT

So nutzen Sie die Apple Watch als Fernbedienung für Keynote

Die Verwendung der Apple Watch als Fernbedienung für Keynote-Präsentationen ist eine innovative Funktion, die das Halten von Präsentationen vereinfacht und dynamischer gestaltet. Hier finden Sie eine Schritt-für-Schritt-Anleitung zur Einrichtung und Verwendung Ihrer Apple Watch für diese Funktion:

1. **Keynote-Präsentation öffnen**: Öffnen Sie die Keynote-Präsentation auf Ihrem iPhone, iPad oder Mac. Stellen Sie sicher, dass die Präsentation startbereit ist.

2. **Keynote-App auf der Apple Watch öffnen**: Öffnen Sie die Keynote-App auf Ihrer Apple Watch, indem Sie auf das Keynote-Symbol tippen. Ihre Apple Watch sollte das zugehörige iPhone automatisch erkennen und in der App anzeigen.

3. **Präsentation steuern**: Sobald die Verbindung hergestellt ist, können Sie die Präsentation direkt von Ihrer Apple Watch aus starten. Tippen Sie zum Starten der Präsentation auf . Mit Wischgesten oder durch Tippen auf die Vorwärts-Taste auf dem Bildschirm der Apple Watch können Sie durch Ihre Folien navigieren. Ein fester Druck auf den Bildschirm (*Force Touch*) bietet zusätzliche Optionen wie das Beenden der Präsentation.

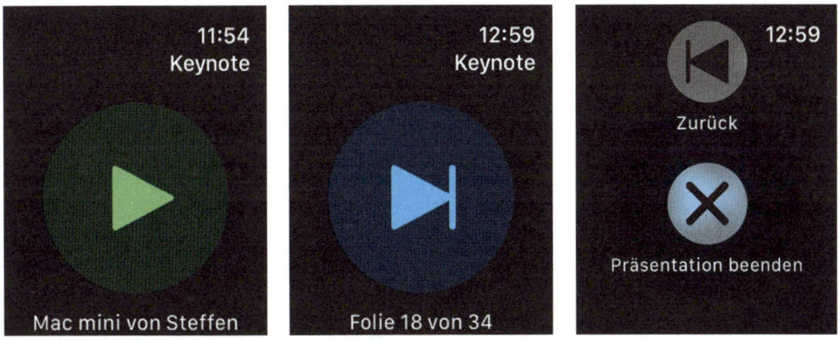

4.8 Richtig rechnen: Die Rechner-App

Der Rechner ist ein praktisches Tool, das nicht nur grundlegende Berechnungen durchführt, sondern auch über eine Trinkgeld- und Aufteilungsfunktion verfügt, was ihn ideal für Situationen wie Restaurantbesuche macht:

1. **Trinkgeldfunktion aktivieren**: Um die Trinkgeld- und Aufteilungsfunktion zu nutzen, öffnen Sie auf der Apple Watch die **Einstellungen**-App. Wählen Sie **Rechner** und tippen Sie auf **Trinkgeldfunktion** ❶.

2. **Trinkgeld und Rechnungsbetrag berechnen lassen**: Öffnen Sie die Rechner-App. Statt der Prozenttaste sehen Sie eine Trinkgeldtaste Trinkg. Tippen Sie darauf. Im Trinkgeldmenü sehen Sie oben den Rechnungsbetrag ❷. Darunter sehen Sie einen Prozentsatz und Betrag für das Trinkgeld, den Sie durch Drehen der Digital Crown ändern können. Tippen Sie auf **Personen** ❸, um durch Drehen der Digital Crown die Anzahl der Personen einzustellen, die den Betrag teilen möchten. Unten auf dem Bildschirm sehen Sie den Endbetrag inklusive Trinkgeld und den zu zahlenden Betrag pro Person (p.P.) ❹.

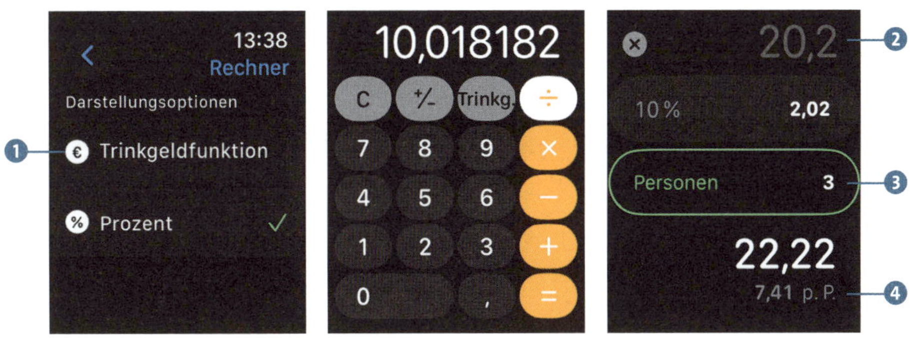

4.9 Weitere Apps auf der Apple Watch

Es gibt eine Reihe weiterer Apps für den Alltag, die Apple mit der Apple Watch ausliefert. Diese sind selbsterklärend und werden daher im Folgenden nur kurz vorgestellt.

4.9.1 Walkie-Talkie

Die Walkie-Talkie-App ermöglicht die sofortige Sprachkommunikation mit anderen Apple Watch-Nutzern, ähnlich wie bei einem herkömmlichen Walkie-Talkie. Diese Funktion ist ideal für schnelle und unkomplizierte Gespräche, wenn Textnachrichten oder Anrufe zu umständlich sind.

4.9.2 Kurzbefehle

Die App *Kurzbefehle* für die Apple Watch ist eine Erweiterung der gleichnamigen Funktion, die bereits auf dem iPhone und iPad verfügbar ist. Die App ermöglicht es Ihnen, personalisierte und automatisierte Aufgaben auf Ihrer Apple Watch auszuführen, um Ihren Alltag einfacher und effizienter zu gestalten.

Kurzbefehle sind im Wesentlichen eine Reihe von Aktionen, die automatisch ausgeführt werden können. Dabei kann es sich um einfache Dinge wie das Abspielen einer bestimmten Playlist oder das Versenden einer vordefinierten Nachricht handeln, aber auch um komplexere Abläufe, die mehrere Apps und Funktionen kombinieren. Auf der Apple Watch sind diese Shortcuts besonders praktisch, da sie einen schnellen Zugriff auf häufig verwendete Funktionen und Automatisierungen direkt vom Handgelenk aus ermöglichen. Erstellen können Sie Kurzbefehle auf der Apple Watch allerdings nicht. Dafür benötigen Sie ein iPhone, ein Pad oder einen Mac.

4.9.3 Aktien

Mit der Aktien-App bleiben ihre Nutzer über die neuesten Entwicklungen an den Börsen auf dem Laufenden. Die App liefert Echtzeitinformationen zu Aktienkursen und Markttrends und ermöglicht es, die Finanzwelt direkt vom Handgelenk aus zu verfolgen.

4.9.4 Tipps

Die Tipps-App bietet nützliche Tipps und Tricks zur optimalen Nutzung der Apple Watch. Sie ist eine großartige Ressource sowohl für neue als auch für erfahrene Nutzer, um das Beste aus ihrer Smartwatch herauszuholen. Die Tipps sind in Kategorien wie »Apple Watch personalisieren« unterteilt.

Kapitel 5
Ihr Soundtrack für unterwegs

Sind Sie bereit, Ihre musikalische Reise direkt vom Handgelenk aus zu steuern? In diesem Kapitel tauchen Sie ein in die Welt der Musik-, Podcasts- und Hörbücher-Apps, die Ihre Apple Watch in ein mobiles Entertainment-Center verwandeln. Ob im Fitnessstudio, auf dem Weg zur Arbeit oder einfach zum Entspannen – Ihre Apple Watch ist Ihr persönlicher DJ, Geschichtenerzähler und Wissensvermittler. Egal ob Sie rockige Beats oder inspirierende Geschichten bevorzugen, ich zeige Ihnen, wie Sie die Funktionen der Apps optimal nutzen können.

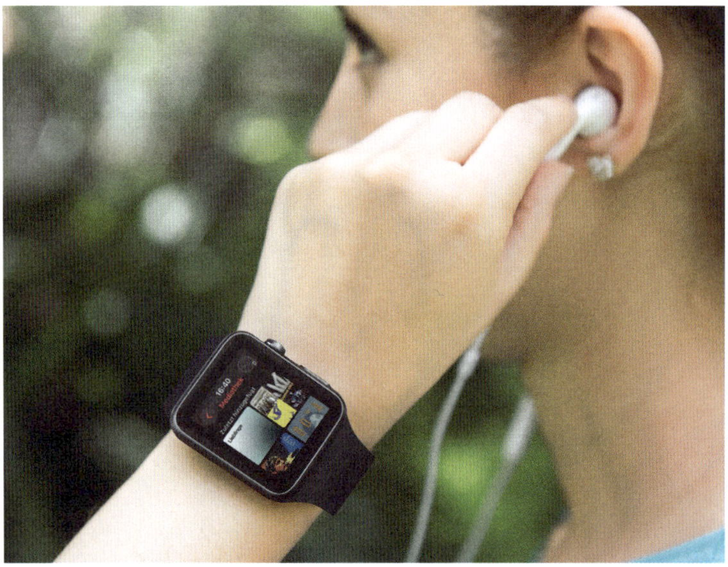

Mit der Apple Watch haben Sie Ihre Lieblingsmusik, Hörbücher und Podcasts immer dabei.

Andere Apps nutzen

Neben den Apps von Apple können Sie selbstverständlich auch viele Drittanbieter-Apps zum Wiedergeben von Musik, Hörbüchern und Podcasts verwenden.

5.1 Ihre Lieblingsmusik immer dabei: Die Musik-App

Die Musik-App auf der Apple Watch ist ein Segen für Musikliebhaber. Sie bietet die Möglichkeit, Musik direkt vom Handgelenk aus zu steuern, Wiedergabelisten zu erstellen und sogar Musik auf der Uhr zu speichern, um sie ohne iPhone abzuspielen. In diesem Abschnitt erfahren Sie nun, wie Sie die Musik-App auf der Apple Watch verwenden.

Was Sie vorab wissen müssen

Die Musik-App auf der Apple Watch zeigt die Inhalte Ihrer *Apple Music*-Mediathek auf Ihren anderen Apple-Geräten mit derselben *Apple ID*. Sie benötigen daher ein Apple Music-Abo. Die meisten Inhalte werden beim Abspielen aus dem Internet gestreamt, d. h., die Apple Watch muss über Mobilfunk, WLAN oder das gekoppelte iPhone mit dem Internet verbunden sein.

Standardmäßig wird die Musik, die Sie zuletzt auf Ihren anderen Apple-Geräten in der Apple Music-App gehört haben, auf die Apple Watch geladen, sodass Sie sie auch ohne Internetverbindung und ohne verbundenes iPhone hören können. Sie können weitere Playlisten und Alben auf Ihre Apple Watch laden, um auch diese ohne Internetverbindung und ohne verbundenes iPhone hören zu können.

Musik können Sie auf der Apple Watch nur über angeschlossene AirPlay- und Bluetooth-Kopfhörer oder entsprechende Abspielgeräte hören.

Apple Music

Apple Music ist ein Musik-Streaming-Dienst, der von Apple entwickelt und betrieben wird und der seinen Abonnenten Zugriff auf eine riesige Bibliothek von Musiktiteln, Alben und Wiedergabelisten bietet. Folgende Merkmale zeichnen Apple Music aus:

- **Umfangreiche Musikbibliothek**: Apple Music bietet Ihnen Zugang zu mehr als 100 Millionen Musiktiteln von Künstlern aus der ganzen Welt. Die Bibliothek umfasst Musik aus verschiedenen Genres wie Pop, Rock, Hip-Hop, Klassik, Elektronik, Jazz und mehr.

- **Personalisierte Wiedergabelisten**: Apple Music erstellt personalisierte Wiedergabelisten und Mixe, die auf Ihren Musikvorlieben basieren.
- **Offline-Wiedergabe**: Sie können Titel und Alben aus der Apple Music-Bibliothek herunterladen und offline auf Ihren Geräten anhören. Das ist besonders nützlich, wenn Sie keine Internetverbindung haben oder Mobilfunkdaten sparen möchten.
- **Radiosender**: Apple Music bietet Radiosender, darunter *Beats 1*, einen globalen 24-Stunden-Radiosender mit kuratierten Playlists und Live-Moderatoren. Außerdem gibt es spezielle Radiosender für verschiedene Musikrichtungen und Stimmungen.
- **Kuratierte Wiedergabelisten**: Neben automatisch generierten Wiedergabelisten bietet Apple Music auch von Experten kuratierte Wiedergabelisten, die auf verschiedenen Stilen, Themen und Stimmungen basieren.
- **Künstler-Connect**: Künstler können über Apple Music exklusive Inhalte und Updates mit ihren Fans teilen. Außerdem können sie Fotos, Videos und persönliche Nachrichten veröffentlichen.
- **Familienfreigabe**: Mit Apple Music können Familienmitglieder über eine gemeinsame Mitgliedschaft auf den Dienst zugreifen. Jedes Familienmitglied kann einen eigenen Apple Music-Account haben.
- **Integration mit Apple-Geräten**: Apple Music ist nahtlos in das Apple-Ökosystem integriert. Sie können Apple Music auf Ihrem iPhone, iPad, Mac, Ihrer Apple Watch und anderen Apple-Geräten nutzen. Die Integration mit dem Sprachassistenten Siri ermöglicht das Abspielen von Musik per Sprachbefehl.
- **Plattformübergreifend**: Apple Music ist nicht nur auf Apple-Geräten verfügbar. Es gibt auch eine App für Android-Geräte und für Windows, sodass Nutzer auf verschiedenen Plattformen darauf zugreifen können. Apple Music ist sogar über den Browser verfügbar.
- **Abonnements**: Apple Music bietet verschiedene Abonnements an, darunter Einzel- und Familienabonnements sowie Ermäßigungen für Studenten.

5.1.1 Musik mit dem iPhone synchronisieren

Die Musik-Mediathek auf der Apple Watch wird automatisch mit der Musik-Mediathek auf Ihren anderen Apple-Geräten synchronisiert. Das heißt, auf der Apple Watch stehen Ihnen dieselben Inhalte zur Verfügung. Allerdings werden die Inhalte auf der Apple Watch nur angezeigt und beim Abspielen aus dem Internet gestreamt.

Sie können jedoch bestimmte Musik automatisch zwischen iPhone und Apple Watch synchronisieren und auf die Apple Watch laden. Das ist zunächst Ihre zuletzt auf einem Ihrer anderen Apple-Geräte in der Musik-App gespielte Musik. In der Grundeinstellung geschieht dies automatisch. Zusätzlich können Sie weitere Playlisten und Alben synchronisieren, die Sie selbst wählen.

1. Öffnen Sie die **Watch-App** auf Ihrem **iPhone** und tippen Sie auf .

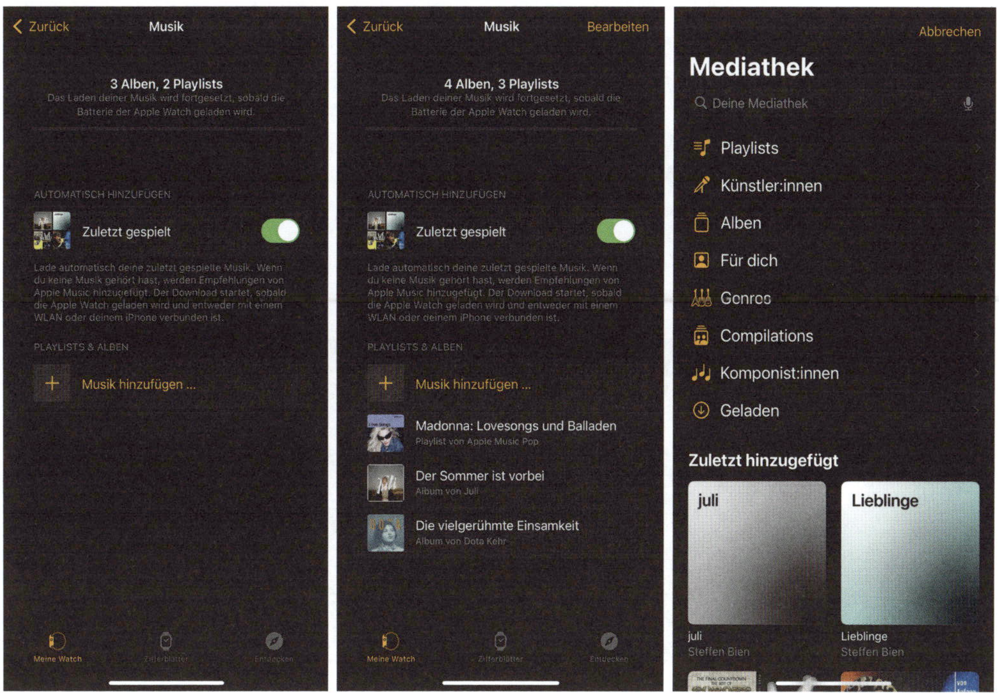

2. Kontrollieren Sie, dass die Funktion **Zuletzt gespielt** aktiviert ist.

3. Tippen Sie im Bereich **Playlists & Alben** auf **Musik hinzufügen**.

4. Ihre Apple Music-Mediathek öffnet sich. Wählen Sie das gewünschte Album bzw. die Playlist.

5. Tippen Sie auf ⊕, um das Album bzw. die Playlist zur Apple Watch hinzuzufügen und herunterzuladen.

   Der Download startet, sobald die Apple Watch aufgeladen wird und mit dem Internet verbunden ist.

5.1.2 Bluetooth-Kopfhörer mit der Apple Watch koppeln

Sie können Musik nicht über den eingebauten Lautsprecher der Apple Watch wiedergeben. Da der eingebaute Lautsprecher der Apple Watch nur über eine geringe Leistung und Lautstärke verfügt, wäre dies auch nicht sinnvoll. Die Apple Watch verfügt zudem über keine Kopfhörerbuchse, daher müssen Bluetooth-Kopfhörer wie die AirPods von Apple verwendet werden. Das Koppeln können Sie über das Kontrollzentrum auf der Apple Watch vornehmen oder, wenn Sie die Musik-App bereits geöffnet haben, über den **Jetzt hören**-Bereich:

1. Öffnen Sie **Jetzt hören**, indem Sie in einer Übersicht der Musik-App oben rechts auf ● tippen.
2. Wählen Sie nun oben rechts ◉.
3. Tippen Sie auf **Gerät verbinden**.

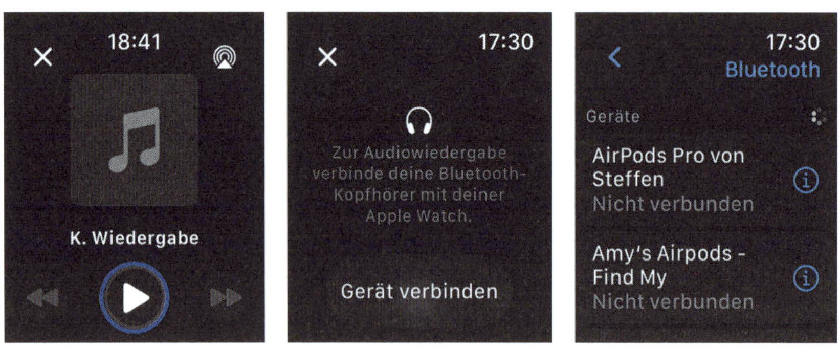

4. Verbinden Sie Ihre Kopfhörer, indem Sie in der Liste auf sie tippen. Die Kopfhörer müssen eingeschaltet sein und sich in Bluetooth-Reichweite zur Apple Watch befinden.

5.1.3 Musik auf der Apple Watch wiedergeben: Jetzt hören

Starten Sie die Musik-App auf der Apple Watch, können Sie auf Ihre Apple Music-Mediathek und den gesamten Musikkatalog von Apple zugreifen. Voraussetzung ist ein aktives Apple Music-Abo.

1 Die Musik-App startet mit der **Jetzt hören**-Ansicht. Hier finden Sie die Musik, die Sie zuletzt auf einem Ihrer anderen Apple-Geräte gehört haben, sowie alle Alben und Playlisten, die Sie über die Watch-App auf Ihrem iPhone manuell hinzugefügt haben. Es werden nur einige Vorschläge angezeigt. Tippen Sie auf **Mehr**, um alle Vorschläge zu sehen.

2 Unterhalb der Rubrik **Jetzt hören** finden Sie die **Top-Empfehlungen** von Apple. Hier finden Sie Ihre Lieblingsalben und Playlists sowie persönliche Mixe, die zu Ihrem Musikgeschmack passen, wie »Für dich zusammengestellt« oder »Replay: deine Top-Titel nach Jahr«.

3 Möchten Sie auf Ihre gesamte Musik-Mediathek, die Radiofunktion oder Apples Musik-Katalog zugreifen, tippen Sie oben links auf <.

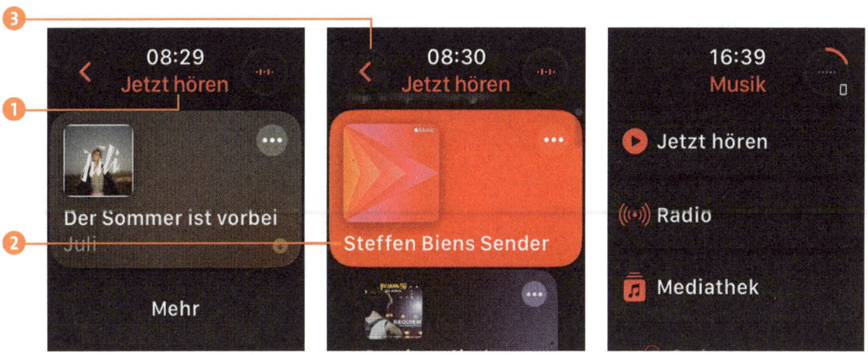

5.1.4 Musik: Mediathek

Wenn Sie in der Ansicht **Jetzt hören** auf < tippen, gelangen Sie zur Hauptübersicht der Musik-App. Wenn Sie dort auf **Mediathek** tippen, haben Sie Zugriff auf alle Musiktitel, die Sie Ihrer Mediathek auf einem Ihrer Apple-Geräte oder Ihrem Windows-PC aus dem Apple-Musikkatalog hinzugefügt oder mithilfe eines Macs oder Windows-PCs von CDs oder Speichermedien in die Mediathek importiert haben.

❶ Ihre Musik ist in verschiedene Kategorien unterteilt. Zurück zur Mediatheksübersicht gelangen Sie durch einen Tipp auf ‹.

❷ Unterhalb der Kategorien finden Sie den Bereich **Zuletzt hinzugefügt**, der alle Alben und Playlists anzeigt, die Sie in den letzten Monaten auf einem Ihrer Geräte zur Musik-Mediathek hinzugefügt haben.

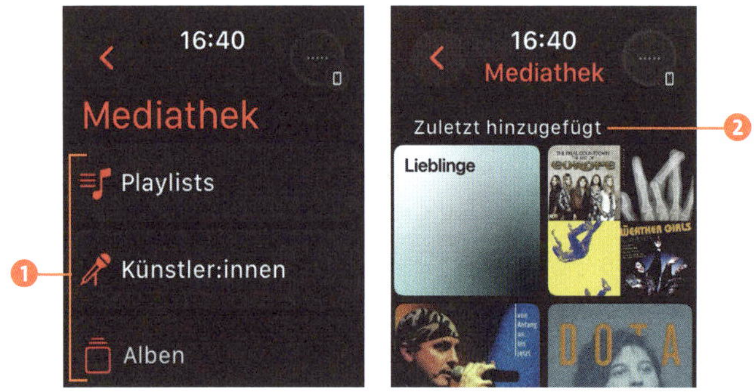

Folgende Kategorien finden Sie in Ihrer Mediathek:

- **Playlists**: Alle Playlists, die Sie zu Ihrer Mediathek hinzugefügt haben – fertige Playlists aus dem Musikkatalog von Apple oder selbst erstellte. Die Alben sind alphabetisch sortiert, aber nach der Art der Playlist. Das bedeutet, dass zunächst die Playlists erscheinen, die Sie aus dem Katalog von Apple hinzugefügt haben, und dann Ihre selbst erstellten Playlists. Tippen Sie auf **Sortieren**, wenn Sie die Playlists lieber nach **Zuletzt hinzugefügt** oder **Zuletzt gespielt** sortieren möchten.
- **Künstler:innen**: Alle Künstler, die Sie auf einem Ihrer Geräte zu Ihrer Mediathek hinzugefügt haben – aus dem Apple-Musikkatalog oder durch Importieren. Die Künstler sind alphabetisch sortiert.

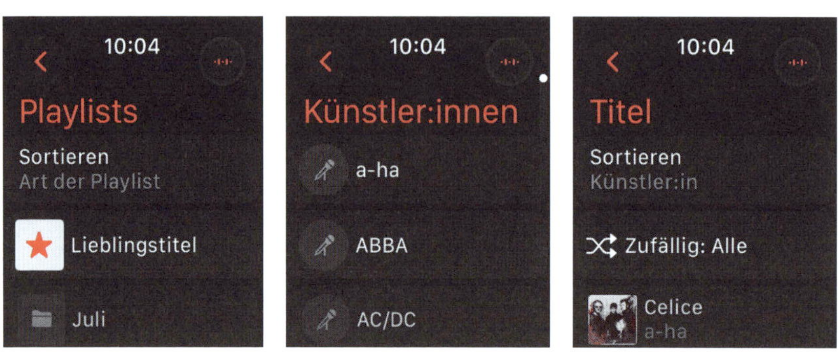

- **Alben**: Sämtliche Alben, die Sie aus dem Musikkatalog von Apple hinzugefügt oder über einen Mac oder Windows-PC importiert haben. Standardmäßig sind die Alben nach den Künstlern sortiert, d. h., erst erscheinen alle Alben von Künstler A, dann alle Alben von Künstlerin B usw. Tippen Sie auf **Sortieren**, wenn Sie die Alben lieber nach dem **Titel** oder **Zuletzt hinzugefügt** sortieren möchten.
- **Titel**: Alle Titel, die Sie auf einem Ihrer Geräte zu Ihrer Mediathek hinzugefügt haben – aus dem Apple-Musikkatalog oder durch Importieren. Die Titel sind nach dem Künstler sortiert. Tippen Sie auf **Sortieren**, wenn Sie die Titel, nach dem **Titel** oder nach **Zuletzt hinzugefügt** sortieren möchten.
- **Für dich**: Hier finden Sie einige Playlists, die Apple für Sie auf der Grundlage Ihres Hörverhaltens zusammengestellt hat.
- **Geladen**: Diese Kategorie beinhaltet alle Titel, Alben und Playlists, die Sie auf die Apple Watch geladen haben (siehe Abschnitt 5.1.1, »Musik mit dem iPhone synchronisieren«). Die Kategorien sind dabei identisch mit der Gesamtübersicht Ihrer Mediathek.

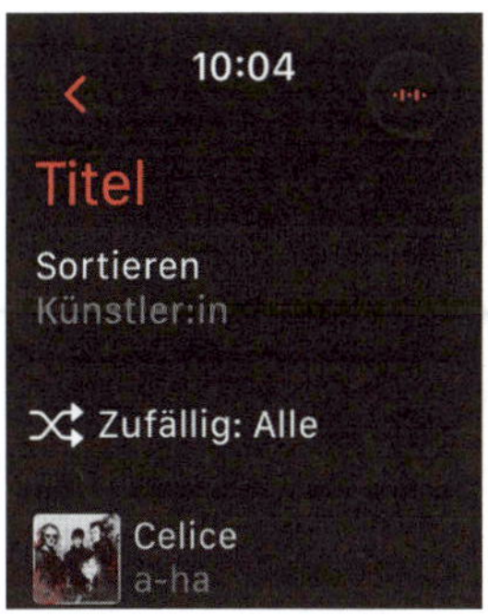

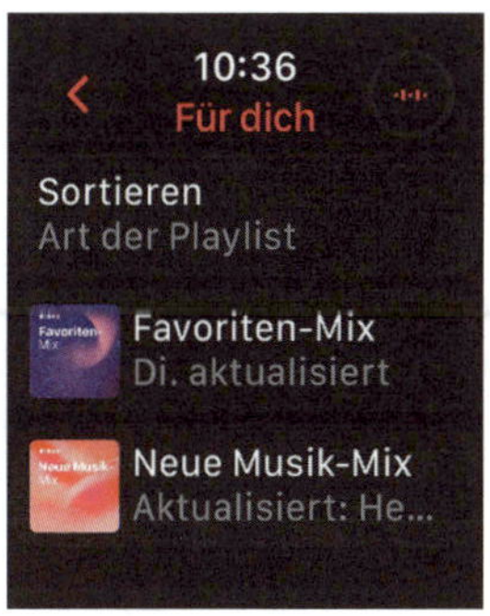

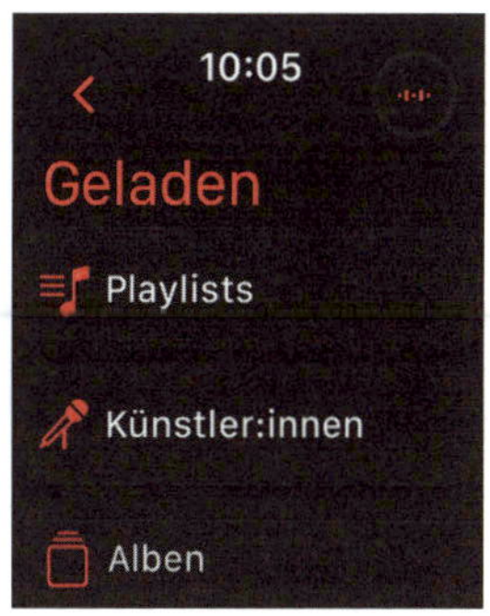

5.1.5 Musik suchen

Auf dem Hauptbildschirm der Musik-App werden verschiedene Optionen angezeigt, darunter auch eine **Suche**. Streichen Sie nach oben oder unten, um dorthin zu navigieren. Die Suchfunktion wird durch ein Lupensymbol und den Text »Suchen« angezeigt.

1. Tippen Sie auf die Suchfunktion, um ein Textfeld anzuzeigen, in das Sie Ihren Suchbegriff eingeben können. Sie können alternativ die Diktierfunktion verwenden, um den Suchbegriff einzugeben.
2. Tippen Sie auf **Suchen**.

3. Oben sehen Sie die **Top-Ergebnisse**. Das sind die Künstler, Alben, Playlists usw., die am besten zu Ihrem Suchbegriff passen. Darunter sehen Sie die drei am besten passenden Suchergebnisse, sortiert nach Kategorien wie **Künstler:innen**, Alben, Titel, Playlisten, Radiosendungen und Sender. Möchten Sie alle Suchergebnisse einer Kategorie sehen, tippen Sie unterhalb der Kategorie auf **Alle anzeigen**.

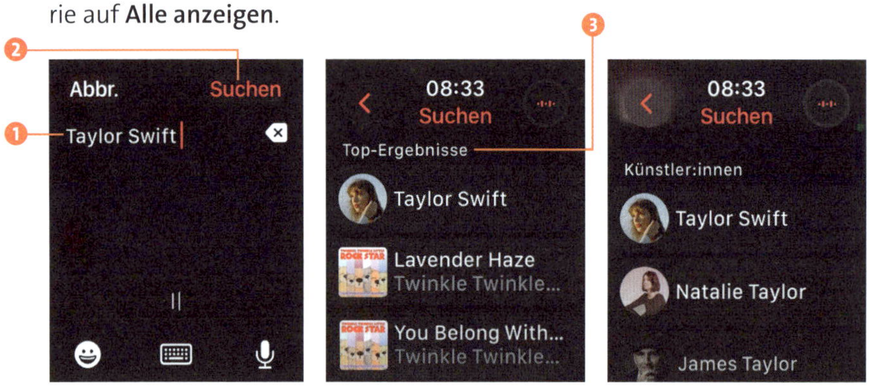

5.1.6 Musik abspielen

Nachdem Sie die richtige Musik gefunden haben, ist es ganz einfach, diese auf oder über die Apple Watch abzuspielen:

1. Nachdem Sie den richtigen Titel, das Album oder die Playlist ausgewählt haben, tippen Sie unten auf das Abspielsymbol.
2. Haben Sie keine Kopfhörer mit der Apple Watch verbunden, müssen Sie dies nun tun oder ein anderes Bluetooth- oder AirPlay-Abspielgerät wählen. Dazu tippen Sie oben rechts auf.
3. Zum Anhalten der Musik tippen Sie auf.

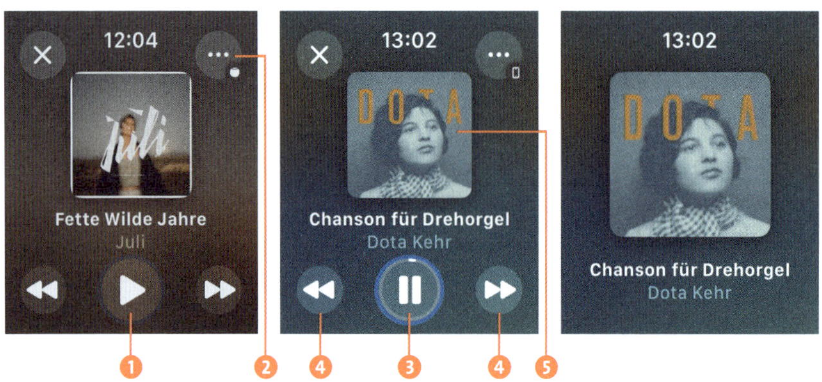

4 Um zum nächsten Titel zu gelangen, tippen Sie auf ⏩; um einen Titel zurückzuspringen, tippen Sie auf ⏪.

5 Möchten Sie das Titelcover ohne störende Menüs anzeigen, tippen Sie einfach auf den Bildschirm.

5.1.7 Die Optionen nutzen

Die Musik-App bietet zahlreiche Optionen für Ihre Titel, Alben, Interpreten und Playlists. Diese können Sie sowohl während der Wiedergabe als auch beim Stöbern durch Ihre Musik aufrufen. Folgende Optionen stehen Ihnen zur Verfügung:

- **Aus Mediathek löschen**: Musik, die sich bereits in Ihrer Musik-Mediathek befindet, wird aus dieser gelöscht. Die Musik wird ebenfalls aus der Musik-Mediathek auf Ihren anderen Geräten gelöscht.
- **Zu Mediathek hinzufügen**: Fügt den Titel, das Album bzw. die Playlist zu Ihrer Musik-Mediathek auf allen Ihren Geräten hinzu.
- **Laden**: Lädt die Musik auf Ihre Apple Watch, sodass Sie diese ohne Internetverbindung oder gekoppeltes iPhone abspielen können.
- **Zu Playlist hinzufügen**: Fügen Sie den Titel, das Album und selbst eine ganze Playlist zu einer bestehenden Playlist hinzu oder erstellen Sie mit Ihrer Auswahl eine neue.
- **Zufällig**: Spielt die Titel des Albums bzw. der Playlist in zufälliger Reihenfolge ab.
- **Als Nächstes wiedergeben**: Die Musik wird direkt nach dem aktuellen Titel abgespielt.
- **Zuletzt wiedergeben**: Die Musik wird zuletzt in der Wiedergabeliste abgespielt.
- **Favorit**: Favorisieren Sie einen Titel, ein Album, eine Playlist, wird diese Musik in den Vorschlägen von Apple häufiger empfohlen.
- **Weniger vorschlagen**: Tippen Sie auf diese Option, wenn Ihnen diese Musik weniger oft vorgeschlagen werden soll.
- **Titel teilen**: Senden Sie den Link zum Titel (Album oder Playlist) an eine andere Person.

- **Zu Künstler:in**: Mit einem Tipp gelangen Sie zur Übersichtsseite des Künstlers bzw. der Künstlerin (des Albums, der Playlist).

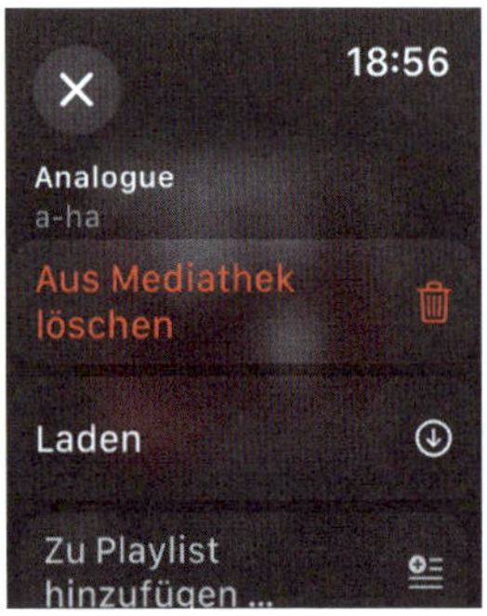

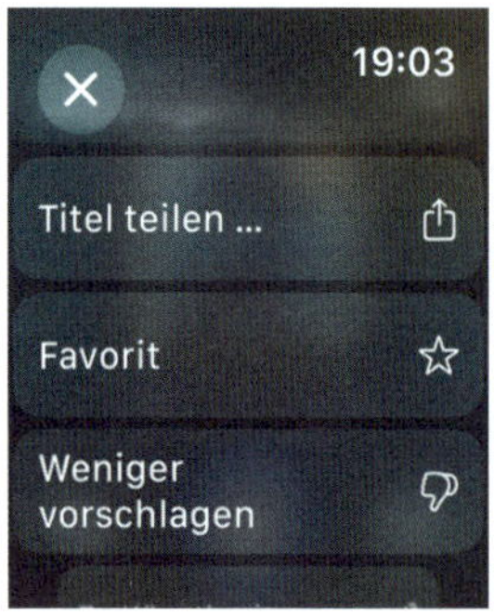

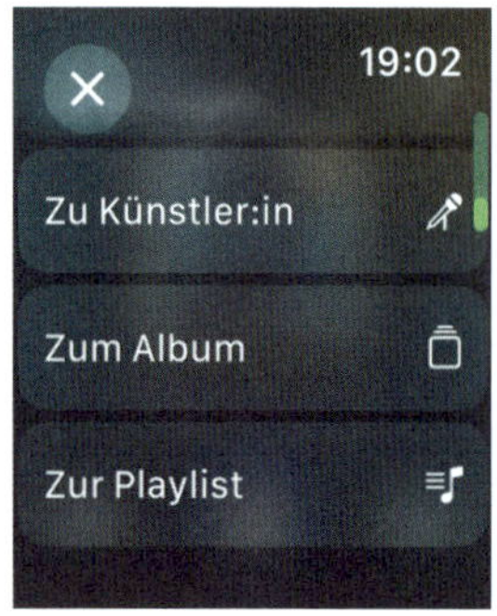

5.1.8 Radio hören

Apple Music Radio ist eine Funktion von Apple Music, die Ihnen eine Vielzahl von Radiosendern und Radioshows mit unterschiedlichen Musikrichtungen, Interpreten und Stimmungen bietet. Es ist ein integraler Bestandteil des Apple Music-Dienstes und ermöglicht das Streamen von Radioinhalten, wie Sie es von herkömmlichen Radiosendern gewohnt sind, jedoch mit zusätzlichen Funktionen und Vorteilen. Das Angebot von Apple in Sachen »Radio« besteht aus drei Bereichen:

- **Apple Music Radio**: Dieser Bereich umfasst drei von Apple betriebene Live-Radiosender, die rund um die Uhr senden.
- **Sender**: Alles, was man unter dem Begriff »Sender« findet, sind eigentlich endlose Playlisten, die vor allem Musikrichtungen abdecken. Man kann auch eigene Stationen erstellen.
- **Radiosender**: In der Musik-App von Apple ist das Angebot »TuneIn« integriert. Es umfasst 100.000 lokale und internationale Radiosender, die live gehört werden können.

Der Radio-Bereich der Musik-App auf der Apple Watch weicht insofern vom generellen Apple Music-Angebot ab, als dass die lokalen und internationalen Radiosender nicht angezeigt werden. Diese lassen sich jedoch über ein Siri-Kommando aufrufen. Folgende Inhalte können Sie bequem über die Musik-App nutzen:

- **Apple Music 1**: Das Flaggschiff von »Apple Radio« ist der Radiosender »Apple Music 1«, ein moderierter und redaktionell betreuter Radiosender, der 24 Stunden am Tag, 7 Tage die Woche auf Sendung ist. Der Sender wird von Zane Lowe, Ebro Darden und Julie Adenuga moderiert, die sich in London, New York City und Los Angeles abwechseln. Regelmäßig werden Gäste in die Sendung eingeladen. Apple Music 1 kann in über 100 Ländern empfangen werden und ist in ein- und zweistündige Sendungen unterteilt. Die Sendungen werden teilweise von bekannten Persönlichkeiten oder Musikern produziert und moderiert. Dazu gehören Will Smiths Sohn Jaden Smith, die Sängerin St. Vincent, Josh Homme von den Queens of the Stone Age und das britische Elektronik-Duo Disclosure. Andere Shows werden von Künstlern wie Lady Gaga, Drake, Dr. Dre, Elton John oder Pharrell Williams präsentiert.

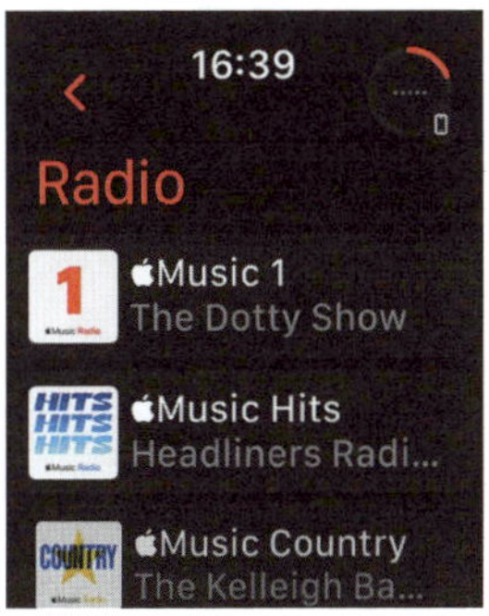

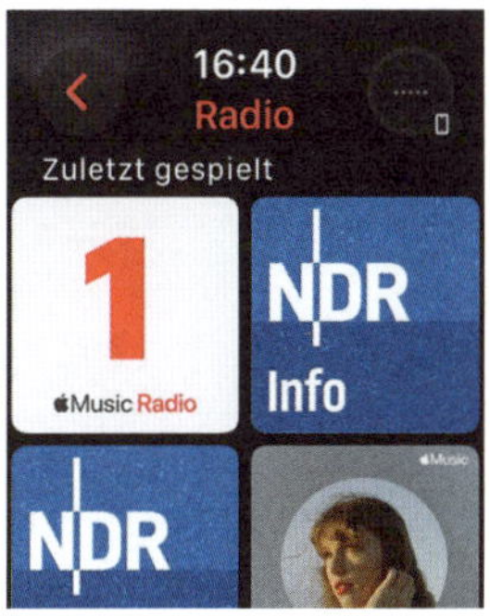

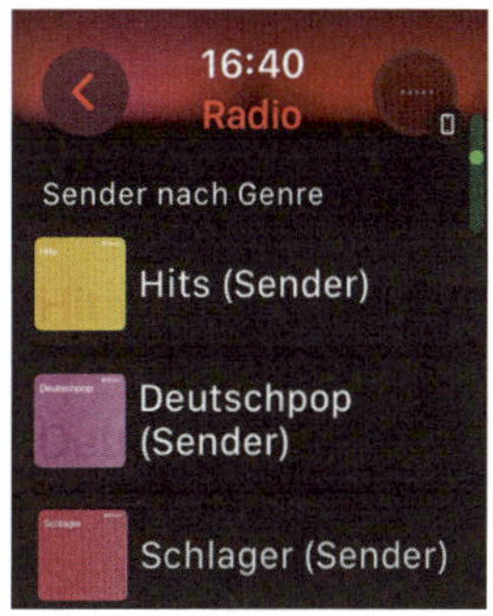

- **Apple Music Hits**: Dieser Kanal bietet Shows und kuratierte Playlists mit den größten Hits der 1980er- bis 2000er-Jahre. Neben regelmäßigen täglichen Shows mit Moderatoren wie Jayde Donovan, Estelle, Sabi, Nicole Sky, Natalie Sky und vielen mehr bietet Apple Music Hits auch exklusive Einzelshows.
- **Apple Music Country**: Ein weiterer Sender ist der Countrymusik gewidmet. Auch hier gibt es eine Mischung aus regelmäßigen Moderatoren und exklusiven Sendungen. Apple gibt an, dass der Sender tägliche Serien von Künstlern wie Kelleigh Bannen, Ty Bentli, Bree, Alecia Davis, Ward Guenther, Nada und Tiera ausstrahlen wird. Außerdem wird es wöchentliche Serien von Ashley Eicher und Kelly McCartney geben. Darüber hinaus werden exklusive Einzelshows von einer Vielzahl aktueller Country-Talente wie Carrie Underwood, Jimmie Allen, Kelsea Ballerini und Dierks Bentley ausgestrahlt.
- **Zuletzt gespielt**: »Zuletzt gespielt« zeigt eine Liste der Radiosender oder Radiosendungen, die Sie zuletzt auf Ihrer Apple Watch gehört haben.

- **Genres**: Alle anderen Sender von Apple sind im Großen und Ganzen Playlists – ähnlich wie bei Spotify. Die Sender sind nach Genre oder Beliebtheit sortiert.

5.1.9 Siri nutzen

Sie können Siri auf Ihrer Apple Watch verwenden, um die Musikwiedergabe zu steuern und bestimmte Musiktitel, Interpreten oder Alben abzuspielen. Siri bietet eine bequeme Möglichkeit, Ihre Lieblingsmusik zu hören, ohne den Bildschirm Ihrer Apple Watch berühren zu müssen. Im Folgenden finden Sie einige Beispiele:

- »Hey Siri, spiele [Titel]«.
- »Hey Siri, spiele [Künstler].«
- »Hey Siri, spiele [Album].«
- »Hey Siri, spiele [Playlistname].«
- »Hey Siri, spiele [Genre].«
- »Hey Siri, stopp.«
- »Hey Siri, stelle die Lautstärke auf [Prozent].« oder »Hey Siri, lauter.«
- »Hey Siri, spiele das nächste Lied.«
- »Hey Siri, spiele den vorherigen Titel.«

5.2 Gut unterhalten, wo immer Sie sind: Die Hörbücher-App

Das Hören von Hörbüchern auf der Apple Watch ist eine praktische Möglichkeit, Ihre Lieblingsgeschichten und -bücher unterwegs zu genießen, ohne auf Ihr iPhone angewiesen zu sein. Mit der Apple Watch können Sie Hörbücher direkt von Ihrem Handgelenk aus abspielen und steuern, was sie zu einem idealen Begleiter für Bücherliebhaber und vielbeschäftigte Menschen macht. In diesem Abschnitt zeige ich Ihnen, wie Sie Hörbücher in der Bücher-App auf Ihrer Apple Watch anhören können, welche Voraussetzungen Sie dafür benötigen und wie Sie Ihr Hörerlebnis optimieren können.

Was Sie vorab wissen müssen

- Die Hörbücher-App auf der Apple Watch zeigt die Inhalte Ihrer Hörbücher-Mediathek aus der Bücher-App auf Ihren anderen Apple-Geräten mit derselben *Apple ID*.
- Hörbücher werden beim Abspielen aus dem Internet gestreamt, d. h., die Apple Watch muss über Mobilfunk, WLAN oder das gekoppelte iPhone mit dem Internet verbunden sein.
- Standardmäßig werden die Hörbücher, die Sie aktuell auf Ihren anderen Apple-Geräten in der Bücher-App hören, auf die Apple Watch geladen, sodass Sie sie auch ohne Internetverbindung und ohne verbundenes iPhone hören können.
- Sie können weitere Hörbücher auf Ihre Apple Watch laden, um auch diese ohne Internetverbindung und ohne verbundenes iPhone hören zu können.
- Hörbücher können Sie auf der Apple Watch nur über angeschlossene AirPlay- und Bluetooth-Kopfhörer oder entsprechende Abspielgeräte hören.

5.2.1 Hörbücher mit dem iPhone synchronisieren

Die Hörbücher-Mediathek auf der Apple Watch wird automatisch mit der Hörbücher-Mediathek aus der Bücher-App auf Ihren anderen Apple-Geräten synchronisiert. Das bedeutet, auf der Apple Watch stehen Ihnen dieselben Inhalte zur Verfügung. Allerdings werden die Inhalte auf der Apple Watch nur angezeigt und beim Abspielen aus dem Internet gestreamt.

Sie können aber bestimmte Hörbücher automatisch zwischen iPhone und Apple Watch synchronisieren und auf die Apple Watch laden. Das sind zunächst die Hörbücher, die Sie auf einem Ihrer anderen Apple-Geräte in der Bücher-App gerade hören. In der Grundeinstellung geschieht dies automatisch. Zusätzlich können Sie weitere Hörbücher synchronisieren, die Sie selbst wählen.

1. Öffnen Sie die **Watch-App** auf Ihrem **iPhone** und tippen Sie auf .
2. Kontrollieren Sie, dass die Funktionen **Jetzt lesen** und **Leseliste** aktiviert sind.
3. Tippen Sie im Bereich **Aus Bibliothek** auf **Hörbuch hinzufügen**.

4. Ihre Hörbücher-Mediathek öffnet sich. Wenn Sie die Familienfreigabe verwenden, finden Sie oben den Bereich **Meine Familie**, aus dem Sie kostenlos Hörbücher laden können, die ein Familienmitglied über die Bücher-App auf einem seiner Apple-Geräte erworben hat. Fügen Sie das gewünschte Hörbuch zu Ihrer Apple Watch hinzu, indem Sie auf es tippen.

Der Download startet, sobald die Apple Watch aufgeladen wird und mit dem Internet verbunden ist.

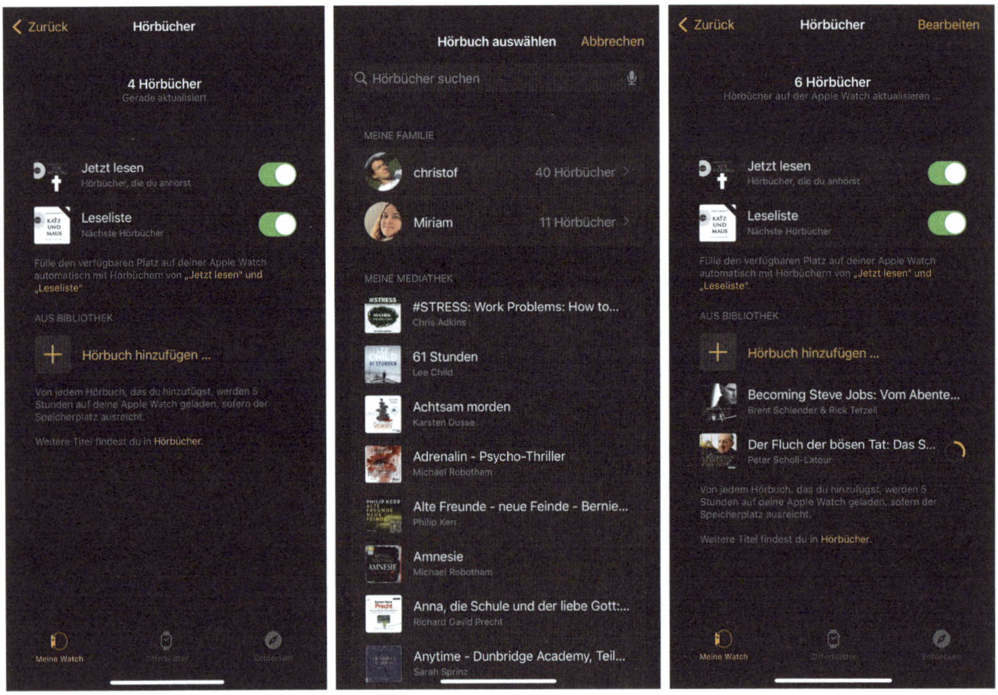

5.2.2 Hörbücher auf der Apple Watch wiedergeben: Jetzt hören

Starten Sie die Hörbücher-App auf der Apple Watch, können Sie auf alle Hörbücher zugreifen, die Sie oder ein Familienmitglied auf einem Apple-Gerät in der Bücher-App gekauft hat.

① Die Hörbücher-App startet mit der **Jetzt hören**-Ansicht. Hier finden Sie die Hörbücher, die Sie aktuell auf einem Ihrer anderen Apple-Geräte hören, sowie Hörbücher, die Sie über die Watch-App auf Ihrem iPhone manuell hinzugefügt haben.

2 Zusätzlich finden Sie hier die Hörbücher, die Sie in der Bücher-App auf einem anderen Apple-Gerät zur **Leseliste** hinzugefügt haben.

3 Möchten Sie auf Ihre gesamte Hörbücher-Mediathek oder die Hörbücher von Familienmitgliedern zugreifen, tippen Sie oben links auf ‹.

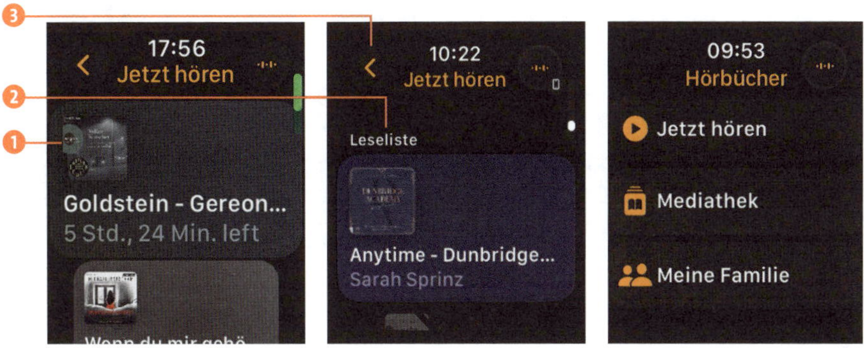

5.2.3 Hörbücher: Mediathek

Wenn Sie in der Ansicht **Jetzt hören** auf ‹ tippen, gelangen Sie zur Hauptübersicht der Musikanwendung. Wenn Sie dort auf **Mediathek** tippen, haben Sie Zugriff auf alle Musiktitel, die Sie Ihrer Mediathek auf einem Ihrer Apple-Geräte oder Ihrem Windows-PC aus dem Apple-Musikkatalog hinzugefügt oder mithilfe eines Macs oder Windows-PCs von CDs oder Speichermedien in die Mediathek importiert haben.

Ihre Hörbücher sind alphabetisch sortiert. Zurück zur Mediatheksübersicht gelangen Sie durch einen Tipp auf ‹.

5.2.4 Hörbücher abspielen

Nachdem Sie das richtige Hörbuch gefunden haben, ist es ganz einfach, dieses auf oder über die Apple Watch abzuspielen:

1 Tippen Sie im geöffneten Hörbuch unten auf das Abspielsymbol ▶.

2 Haben Sie keine Kopfhörer mit der Apple Watch verbunden, müssen Sie dies nun tun oder ein anderes Bluetooth- oder AirPlay-Abspielgerät wählen. Dazu tippen Sie oben rechts auf ⋯.

3 Zum Anhalten des Hörbuchs tippen Sie auf ⏸.

4 Um 15 Sekunden zurückzuspringen, tippen Sie auf ⑮, um 15 Sekunden vorzuspringen, auf ⑮.

5 Möchten Sie das Titelcover ohne störende Menüs anzeigen, tippen Sie einfach auf den Bildschirm.

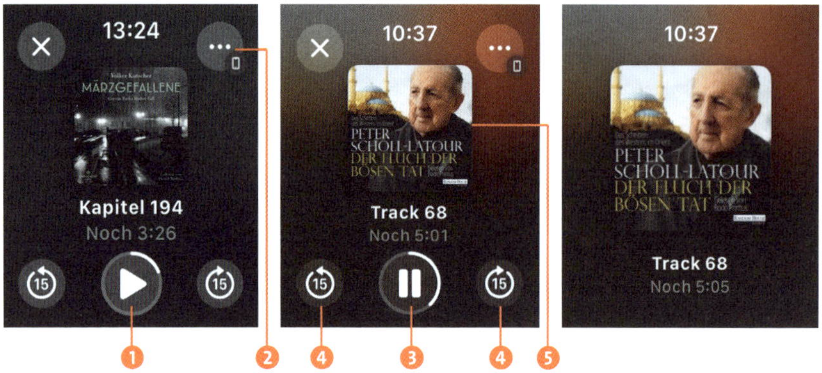

5.3 Immer aktuell informiert: Die Podcasts-App

Die Apple Watch ermöglicht die Wiedergabe und Steuerung von Podcast-Episoden direkt vom Handgelenk aus und ist damit ein nützlicher Begleiter für Podcast-Enthusiasten. Hier erfahren Sie, wie Sie Ihre Podcasts in der Podcasts-App auf der Apple Watch hören können.

Podcasts

Podcasts sind abonnierbare Mediendateien (Audio oder Video), die über das Internet oder spezielle Apps angeboten werden.

Meist handelt es sich bei Podcasts um private Sendungen, ähnlich Radiosendungen, die sich einem bestimmten Thema widmen. Zunehmend werden aber auch professionell produzierte Podcasts angeboten, z. B. für Nachrichten und Spezialthemen.

Auch Fernseh- und Radiosendungen können als Podcast abonniert und angesehen oder gehört werden.

Was Sie vorab wissen müssen

- Die Podcasts-App auf der Apple Watch zeigt die Inhalte Ihrer Mediathek aus der Podcasts-App auf Ihren anderen Apple-Geräten mit derselben *Apple ID*. Allerdings werden nur Audio-Podcasts angezeigt, keine Videos.

- Die meisten Podcasts werden beim Abspielen aus dem Internet gestreamt, d. h., die Apple Watch muss über Mobilfunk, WLAN oder das gekoppelte iPhone mit dem Internet verbunden sein.
- Standardmäßig werden die Podcasts, die Sie aktuell auf Ihren anderen Apple-Geräten in der Bücher-App hören, auf die Apple Watch geladen, sodass Sie sie auch ohne Internetverbindung und ohne verbundenes iPhone hören können.
- Sie können weitere Podcasts auf Ihre Apple Watch laden, um auch diese ohne Internetverbindung und ohne verbundenes iPhone hören zu können.
- Podcasts können Sie auf der Apple Watch nur über angeschlossene AirPlay- und Bluetooth-Kopfhörer oder entsprechende Abspielgeräte hören.

5.3.1 Podcasts mit dem iPhone synchronisieren

Die Podcasts-Mediathek auf der Apple Watch wird automatisch mit der Podcasts-Mediathek auf Ihren anderen Apple-Geräten synchronisiert. Das heißt, auf der Apple Watch stehen Ihnen dieselben Inhalte zur Verfügung. Allerdings werden die Inhalte auf der Apple Watch nur angezeigt und beim Abspielen aus dem Internet gestreamt.

Sie können jedoch bestimmte Podcasts automatisch zwischen iPhone und Apple Watch synchronisieren und auf die Apple Watch laden. Das sind zunächst die Podcasts, die Sie auf einem Ihrer anderen Apple-Geräte in der Podcasts-App gerade hören. In der Grundeinstellung geschieht dies automatisch. Zusätzlich können Sie weitere Podcasts synchronisieren, die Sie selbst wählen.

1. Öffnen Sie die **Watch-App** auf Ihrem **iPhone** und tippen Sie auf .
2. Tippen Sie im Bereich **Folgen hinzufügen von** auf einen Podcast, um eine ausgewählte Anzahl an Folgen des Podcasts auf die Apple Watch zu laden.
3. Scrollen Sie nach unten und tippen Sie im Bereich **Sendungen** auf **Sendungen hinzufügen**, um weitere Podcasts zu Ihrer Apple Watch hinzuzufügen.

   Der Download startet, sobald die Apple Watch aufgeladen wird und mit dem Internet verbunden ist.

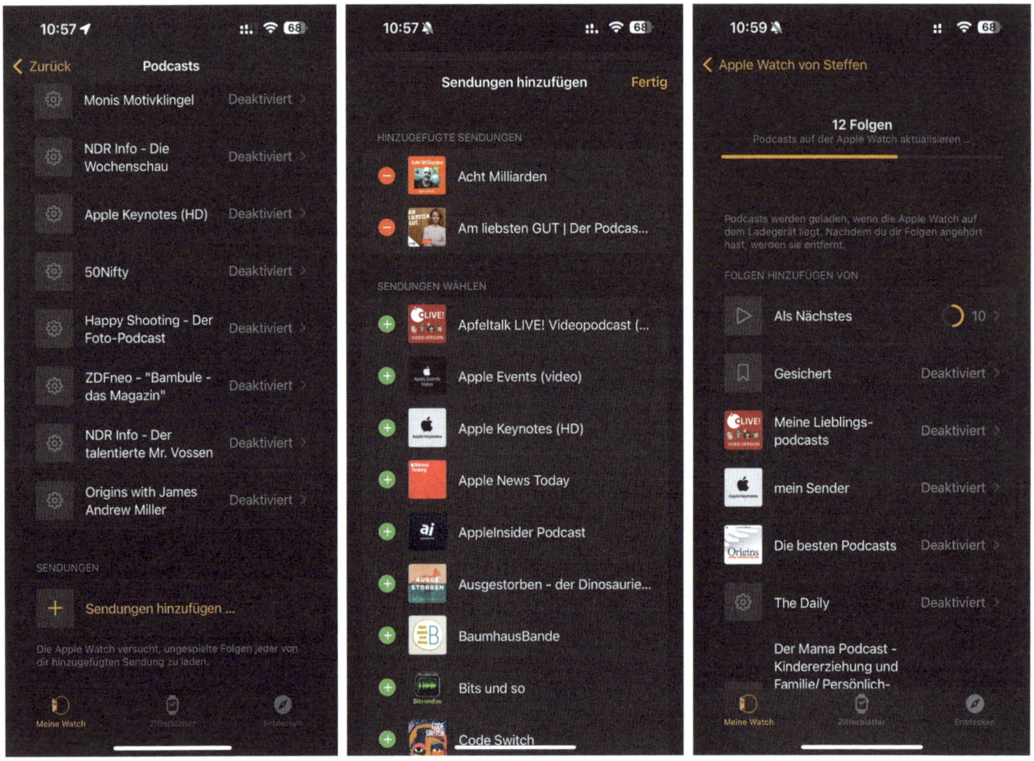

5.3.2 Podcasts auf der Apple Watch wiedergeben: Jetzt hören

Wenn Sie die Podcasts-App auf der Apple Watch aufrufen, können Sie auf alle Podcasts zugreifen, die Sie auf einem Apple-Gerät in der Podcasts-App abonniert haben.

1. Die Podcasts-App startet mit der **Jetzt hören**-Ansicht. Hier finden Sie alle neuen Podcast-Folgen Ihrer abonnierten Podcasts sowie die Podcasts, die Sie über die Watch-App auf Ihrem iPhone manuell hinzugefügt haben.
2. Zusätzlich finden Sie hier die Kategorien **Das könnte dir gefallen** und **Mehr zu entdecken** mit Podcasts, die Apple Ihnen aufgrund Ihres Hörverhaltens vorschlägt.
3. Möchten Sie auf Ihre gesamte Podcasts-Mediathek zugreifen oder nach Podcasts im Apple Podcast-Katalog suchen, tippen Sie oben links auf ‹.

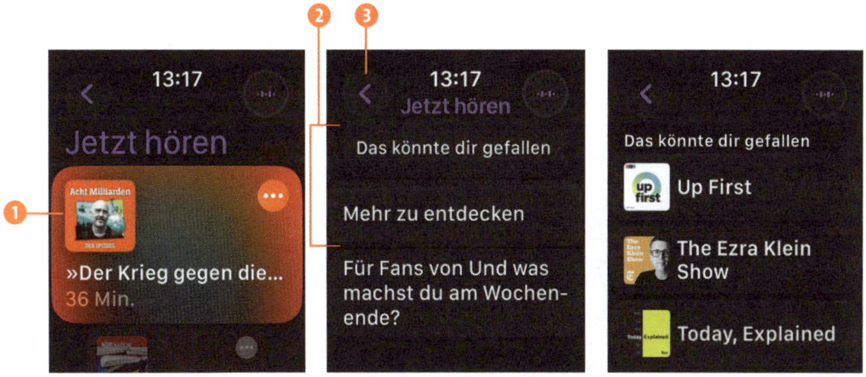

5.3.3 Podcasts: Die Mediathek

Wenn Sie in der Ansicht **Jetzt hören** auf tippen, gelangen Sie zur Hauptübersicht der Podcasts-App. Wenn Sie dort auf **Mediathek** tippen, haben Sie Zugriff auf alle Podcasts, die Sie Ihrer Mediathek auf einem Ihrer Apple-Geräte aus dem Apple-Podcastskatalog hinzugefügt haben.

Ihre Podcasts sind nach verschiedenen Kategorien sortiert. Zurück zur Mediatheksübersicht gelangen Sie durch einen Tipp auf .

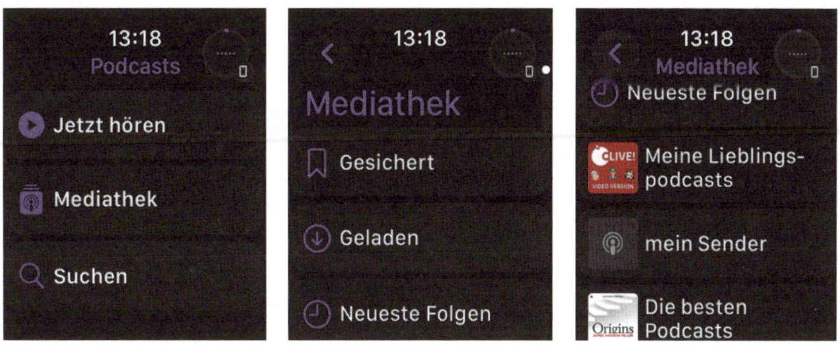

5.3.4 Podcasts suchen

Auf dem Hauptbildschirm der Podcasts-App werden verschiedene Optionen angezeigt, darunter auch eine **Suche**. Streichen Sie nach oben oder unten, um dorthin zu navigieren. Die Suchfunktion wird durch ein Lupensymbol und den Text »Suchen« angezeigt.

1. Tippen Sie auf die Suchfunktion, um ein Textfeld anzuzeigen, in das Sie Ihren Suchbegriff eingeben können. Sie können alternativ die Diktierfunktion verwenden, um den Suchbegriff einzugeben.

2. Tippen Sie auf **Suchen**.

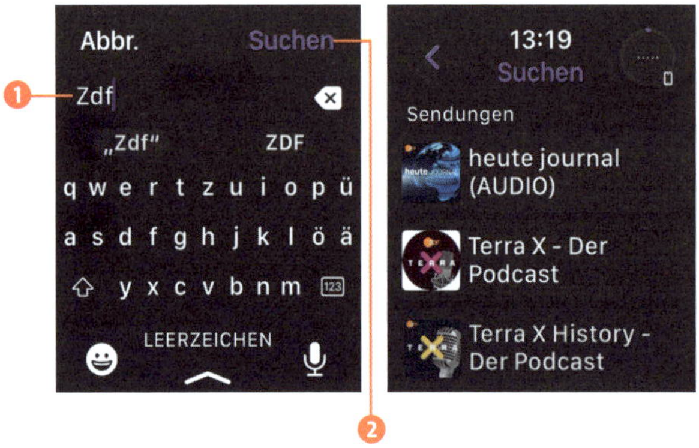

5.3.5 Podcasts abspielen

Nachdem Sie den richtigen Podcast gefunden haben, ist es ganz einfach, diesen auf der Apple Watch oder über sie abzuspielen:

1. Tippen Sie im geöffneten Podcast unten auf das Abspielsymbol.
2. Haben Sie keine Kopfhörer mit der Apple Watch verbunden, müssen Sie dies nun tun oder ein anderes Bluetooth- oder AirPlay-Abspielgerät wählen. Dazu tippen Sie oben rechts auf .
3. Zum Anhalten des Podcasts tippen Sie auf .
4. Um 10 Sekunden zurückzuspringen, tippen Sie auf , um 10 Sekunden vorzuspringen, auf .
5. Möchten Sie das Titelcover ohne störende Menüs anzeigen, tippen Sie einfach auf den Bildschirm.

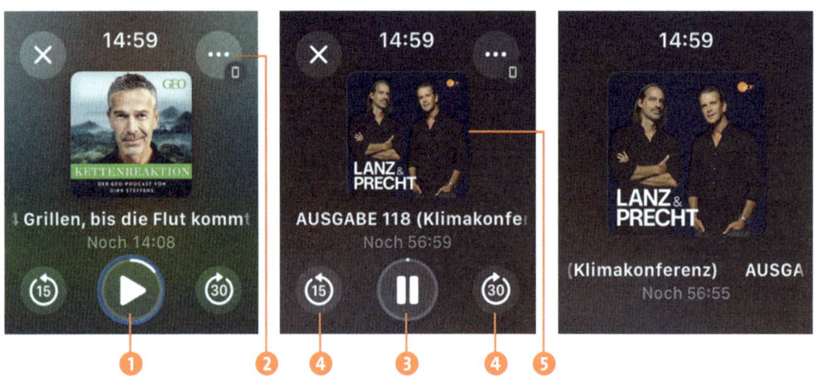

Kapitel 6
Sicher durch den Alltag

Die Apple Watch bietet eine Reihe von Funktionen, die Ihre Sicherheit und Ihren Schutz in Notfallsituationen verbessern können. In diesem Kapitel befassen wir uns mit dem Notfallpass, dem Notruf, den SOS-Funktionen, der Sturzerkennung und der Unfallerkennung der Apple Watch und damit, wie Sie diese Funktionen nutzen können, um sich sicher und geschützt zu fühlen.

6.1 Der Notfallpass: Ihr Lebensretter im Notfall

Die Apple Watch verfügt über einen Notfallpass, der wichtige medizinische Informationen und Kontaktdaten enthält. Auf diesen Pass können Ersthelfer und medizinisches Personal im Notfall zugreifen, auch wenn Ihre Apple Watch passwortgeschützt ist.

SCHRITT FÜR SCHRITT
Einrichten des Notfallpasses

Den Notfallpass richten Sie in der Health-App auf Ihrem iPhone oder iPad ein:

1. Öffnen Sie die **Health-App** auf Ihrem gekoppelten **iPhone** (oder iPad).
2. Tippen Sie oben rechts in der **Übersicht** oder im Tab **Entdecken** (iPhone) bzw. auf der Übersichtsseite oben in der Mitte (iPad) auf Ihr Profil. Dieses wird durch einen Kreis mit Ihrem Bild oder Ihren Initialen symbolisiert.

   Wenn Sie die Health-App erstmalig öffnen, entfällt dieser Schritt, da Sie direkt zur Eingabe der Notfalldaten geführt werden.
3. Haben Sie noch keine Personendaten hinterlegt, müssen Sie diese nun anlegen. Dazu gehören z. B. **Name**, **Geburtsdatum**, **Geschlecht**, **Blutgruppe** und **Herzfrequenzrelevante Medikamente**.

   Diese Informationen finden Sie später in der Health-App in Ihrem Profil unter dem Punkt **Gesundheitsinfos**.

4. Tippen Sie auf der Profilseite auf **Notfallpass** und dann auf **Notfallpass hinzufügen**.
5. Geben Sie Ihre medizinischen Daten wie **Erkrankungen & Befunde**, **Blutgruppe**, **Allergien & Unverträglichkeiten**, **Medikamente**, wichtige **Notfallkontakte** und weitere Daten ein.
6. Aktivieren Sie die Option **Im Sperrzustand zeigen**, damit Ersthelfer und medizinisches Personal die Daten aufrufen können.
7. Aktivieren Sie die Option **Während eines Notrufs teilen**, damit der Rettungsdienst Ihnen mit Ihren Notfalldaten gezielter helfen kann.

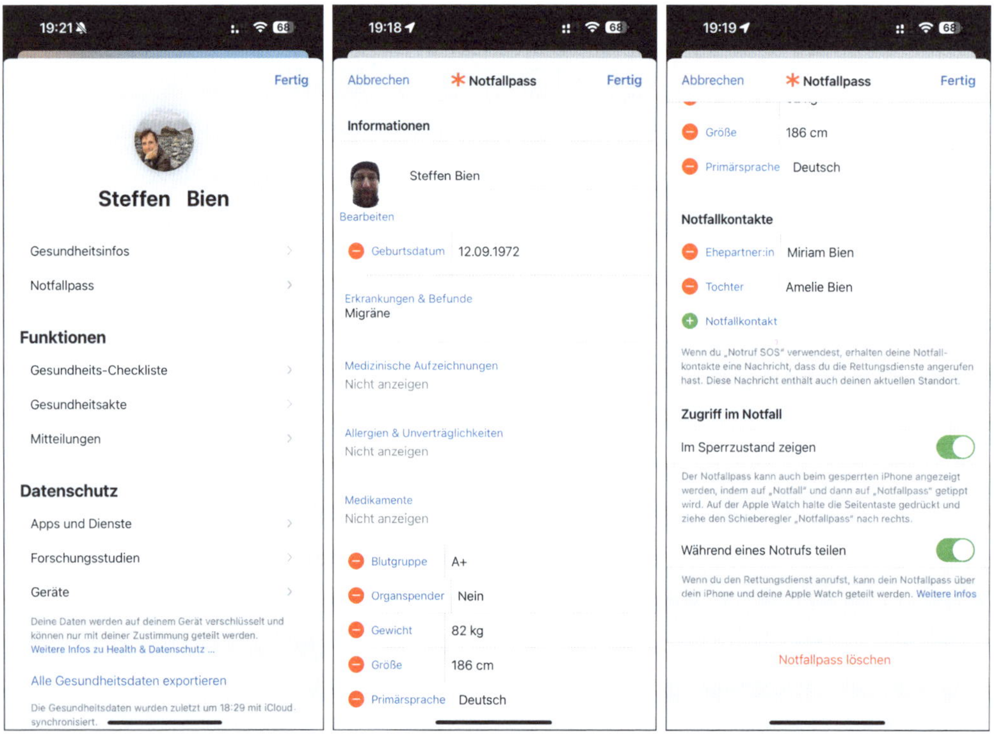

SCHRITT FÜR SCHRITT

Verwenden Sie den Notfallpass

In einem Notfall kann ein Ersthelfer auf dem Sperrbildschirm Ihrer Apple Watch auf Ihre medizinischen Informationen und Kontaktdaten zugreifen. Als Ersthelfer gehen Sie wie folgt vor:

1. Halten Sie die Seitentaste gedrückt, bis die Schieberegler angezeigt werden.
2. Bewegen Sie den Schieberegler für den **Notfallpass** nach rechts.
3. Scrollen Sie durch den Notfallpass, um die gewünschten Informationen zu sehen.

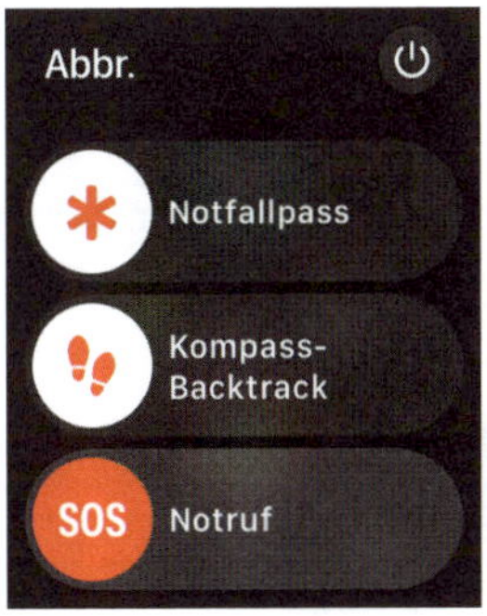

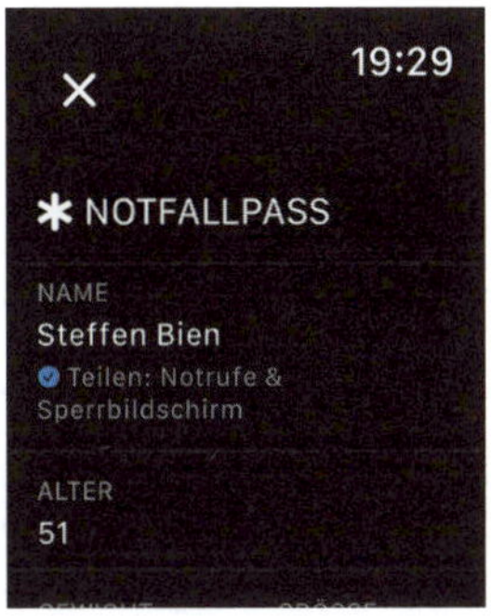

6.2 Der Notruf: Schnelle Hilfe auf Knopfdruck

Die Notruffunktion der Apple Watch ermöglicht es Ihnen, in einer Notsituation schnell Hilfe zu erhalten. Wenn diese Funktion aktiviert ist, kontaktiert die Uhr automatisch den lokalen Notrufdienst und sendet eine Nachricht mit Ihrem Standort an den Notrufdienst und die Notfallkontakte, sofern diese eingerichtet wurden. Die Notruffunktion ist in vielen Ländern und Regionen verfügbar und wählt automatisch den richtigen Notrufdienst für den Standort des Benutzers.

Dies funktioniert sowohl mit als auch ohne aktive Mobilfunkverbindung. Um die Notruffunktion ohne aktive Mobilfunkverbindung nutzen zu können, muss die Apple Watch über WLAN oder Bluetooth mit dem gekoppelten iPhone verbunden sein.

SCHRITT FÜR SCHRITT

So konfigurieren Sie die Notruffunktion

Die Konfiguration der Notruffunktion auf der Apple Watch umfasst mehrere Schritte, um sicherzustellen, dass die Funktion im Notfall ordnungsgemäß reagiert. Nachfolgend finden Sie eine Anleitung zum Einrichten der Notruffunktion:

1. Öffnen Sie die **Watch-App** auf Ihrem **iPhone**.
2. Tippen Sie auf **Notruf-SOS** SOS.
3. Kontrollieren Sie, ob die Funktion **Zum Wählen Seitentaste gedrückt halten** aktiviert ist.
4. Aktivieren Sie ggf. die **Unfallerkennung** und die **Sturzerkennung** – dazu gleich mehr.
5. Überprüfen Sie die hinterlegten **Notfallkontakte** und bearbeiten Sie diese bei Bedarf.

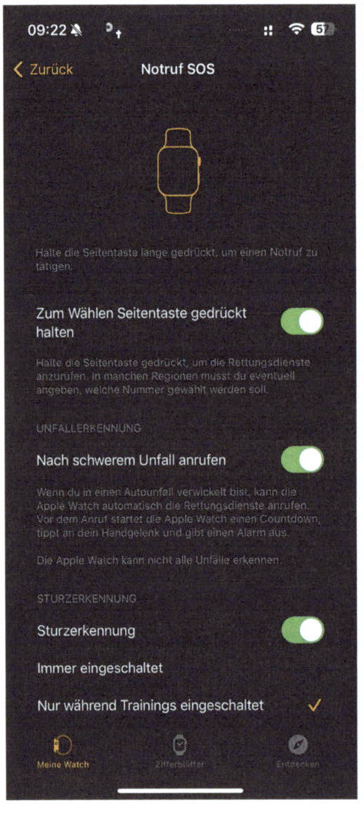

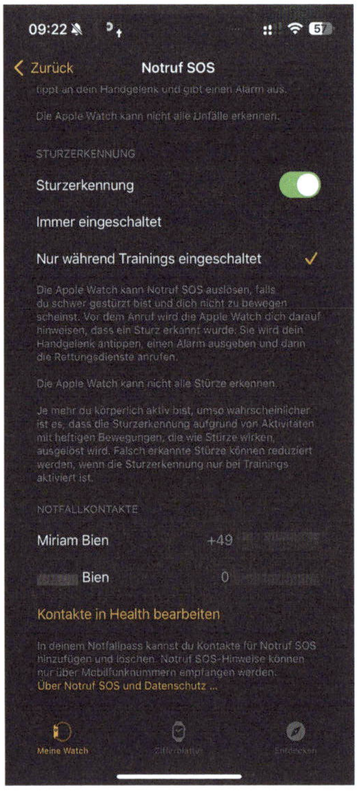
09:22
Zurück
Notruf SOS
tippt an dein Handgelenk und gibt einen Alarm aus.
Die Apple Watch kann nicht alle Unfälle erkennen.
STURZERKENNUNG
Sturzerkennung
Immer eingeschaltet
Nur während Trainings eingeschaltet
Die Apple Watch kann Notruf SOS auslösen, falls du schwer gestürzt bist und dich nicht zu bewegen scheinst. Vor dem Anruf wird die Apple Watch dich darauf hinweisen, dass ein Sturz erkannt wurde. Sie wird dein Handgelenk antippen, einen Alarm ausgeben und dann die Rettungsdienste anrufen.
Die Apple Watch kann nicht alle Stürze erkennen.
Je mehr du körperlich aktiv bist, umso wahrscheinlicher ist es, dass die Sturzerkennung aufgrund von Aktivitäten mit heftigen Bewegungen, die wie Stürze wirken, ausgelöst wird. Falsch erkannte Stürze können reduziert werden, wenn die Sturzerkennung nur bei Trainings aktiviert ist.
NOTFALLKONTAKTE
Miriam Bien +49
Bien 0
Kontakte in Health bearbeiten
In deinem Notfallpass kannst du Kontakte für Notruf SOS hinzufügen und löschen. Notruf SOS-Hinweise können nur über Mobilfunknummern empfangen werden.
Über Notruf SOS und Datenschutz ...
Meine Watch

SCHRITT FÜR SCHRITT

So verwenden Sie die Notruffunktion

Sie können den Notruf automatisch mit dem Siri-Befehl »Hey Siri, Notruf« auslösen. Alternativ können Sie den Notruf manuell auslösen. Dazu gehen Sie wie folgt vor:

1. Halten Sie die Seitentaste Ihrer Apple Watch für einige Sekunden gedrückt, bis der Notruf-Schieberegler angezeigt wird.

2. Ziehen Sie den Schieberegler nach rechts, um den Notruf zu wählen.

3. Sie können nun den Notruf absetzen und mit der Notrufzentrale sprechen. Zum Beenden des Gesprächs tippen Sie auf .

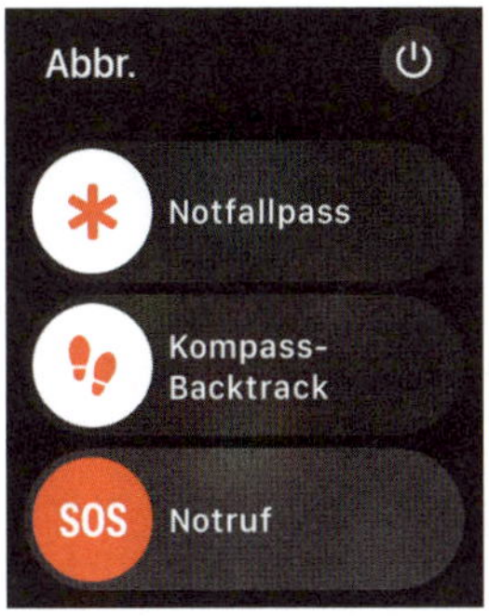

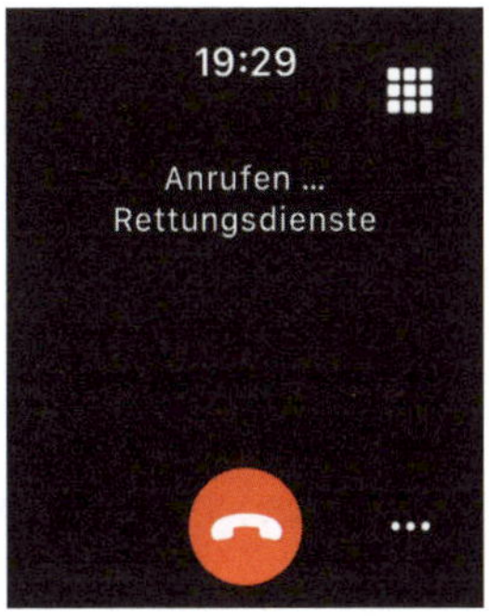

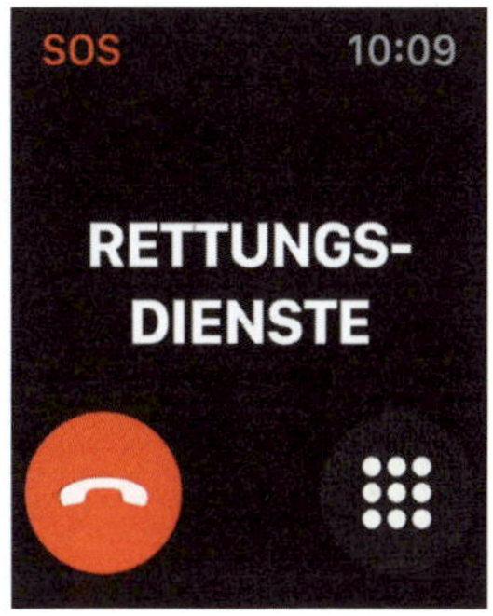

4. Haben Sie Notfallkontakte hinterlegt, werden Sie nun gefragt, ob diese per SMS über Ihre Notsituation und Ihren Live-Standort informiert werden sollen. Die SMS wird nach einem 10-sekündigen Countdown automatisch versendet. Möchten Sie das nicht, tippen Sie oben links auf .

   Brechen Sie den Countdown nicht ab, wird die SMS auch dann versendet, wenn Sie das Wählen des Notrufs abgebrochen haben.

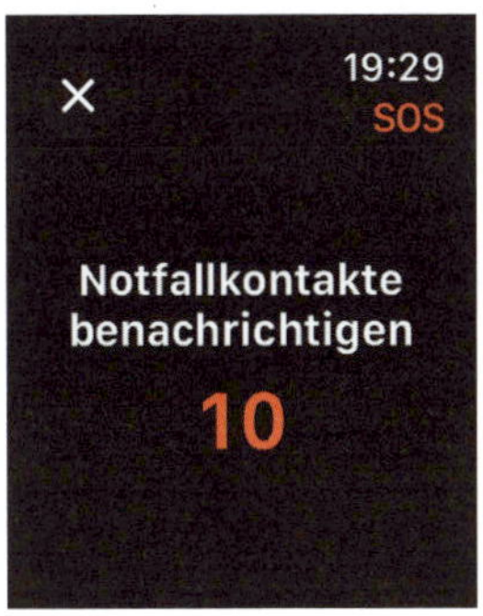

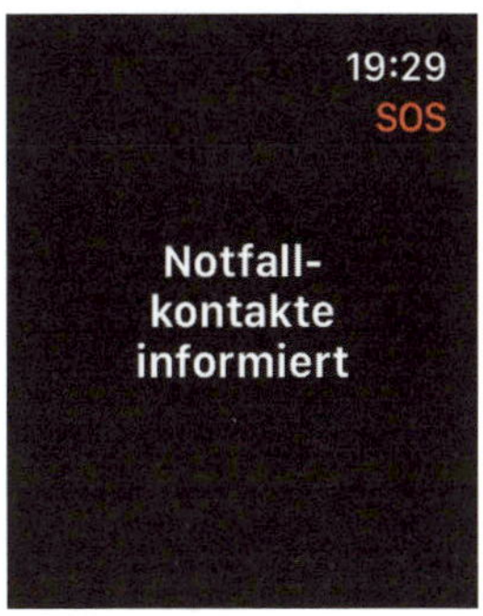

5. Die SMS an Ihre Notfallkontakte enthält eine Textnachricht und einen grafischen Link mit Ihrem aktuellen Standort (Beispiel: Nachrichten-App auf einem iPhone). Ändert sich Ihr Standort, werden die Notfallkontakte mit einer neuen Nachricht darüber informiert. Tippt der Notfallkontakt auf den Standortlink, erhält er die Möglichkeit, eine Route dorthin zu starten.

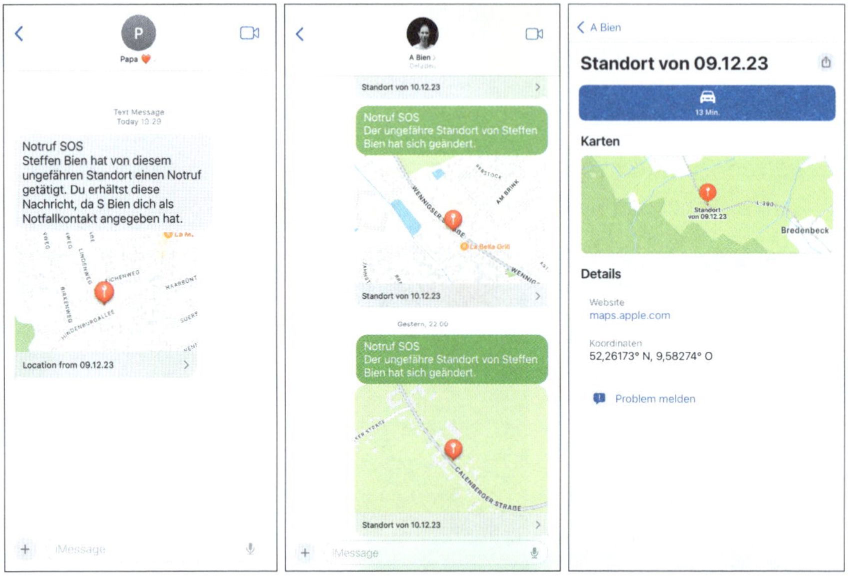

6. Um das Teilen Ihres Standorts zu beenden, öffnen Sie auf Ihrer Apple Watch die Mitteilungszentrale, indem Sie vom oberen Bildschirmrand in die Mitte des Bildschirms streichen. Suchen Sie die Mitteilung der Notruf-SOS-Funktion und tippen Sie darauf. Wählen Sie unten **Nicht mehr teilen**.

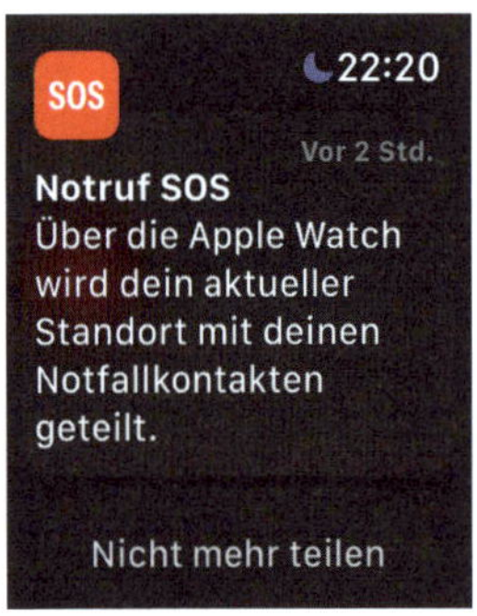
SOS
22:20
Vor 2 Std.
Notruf SOS
Über die Apple Watch wird dein aktueller Standort mit deinen Notfallkontakten geteilt.
Nicht mehr teilen

6.3 Automatische Notfallerkennung

Eine besonders fortschrittliche Funktion der Apple Watch ist die automatische Notfallerkennung. Die Apple Watch kann bestimmte Notfälle erkennen, zum Beispiel einen schweren Sturz. Stellt die Apple Watch nach einem solchen Ereignis keine Bewegung ihres Trägers fest, nimmt die Uhr automatisch Kontakt mit dem Rettungsdienst auf.

6.3.1 Die Sturzerkennung

Die Sturzerkennung ist eine wichtige Sicherheitsfunktion der Apple Watch, die speziell dafür entwickelt wurde, einen Sturz ihres Trägers wahrzunehmen und im Falle eines Sturzes entsprechende Maßnahmen einzuleiten. Diese Funktion ist besonders nützlich für ältere Menschen, Sportler oder Personen mit gesundheitlichen Problemen, die sie anfällig für Stürze machen. Im Folgenden wird die Sturzerkennungsfunktion im Detail beschrieben:

- **Funktionsweise der Sturzerkennung**
  - **Erkennungsalgorithmen**: Die Apple Watch verwendet eine Kombination aus Beschleunigungsmesser und Gyroskop, um bestimmte Bewegungsmuster zu erkennen, die typischerweise bei einem Sturz auftreten. Diese Sensoren können Bewegungen mit hoher Geschwindigkeit und die darauffolgende abrupte Verlangsamung erkennen, die häufig bei einem Sturz auftreten.
  - **Automatischer Alarm**: Wenn die Apple Watch einen Sturz erkennt, reagiert sie mit einem Alarm und zeigt eine Benachrichtigung an. Der Träger kann dann bestätigen, dass alles in Ordnung ist, oder einen Notruf absetzen.

Gyroskop

Die Apple Watch ist mit einem Gyroskop ausgestattet. Ein solcher Sensor wird auch als Kreiselinstrument bezeichnet und dient zur genauen Positionsbestimmung. Durch Rotationskräfte wird der Kreisel in seiner Position gehalten – auch wenn sich die Apple Watch selbst bewegt oder dreht. Dadurch ist eine wesentlich genauere Positionsbestimmung möglich als beispielsweise mit Bewegungssensoren.

- **Nach Erkennung eines Sturzes**
  - **Benutzerreaktion erwarten**: Sobald ein Sturz erkannt wird, fragt die Uhr den Träger, ob alles in Ordnung ist. Der Träger kann entweder die Uhr antippen, um zu bestätigen, dass kein Notfall vorliegt, oder die Notruffunktion verwenden.
  - **Automatischer Notruf**: Reagiert der Träger nach einem Sturz etwa eine Minute lang nicht und registriert die Apple Watch keine Bewegung, geht sie von einem medizinischen Notfall aus. In diesem Fall löst die Uhr automatisch einen Notruf aus und sendet eine Nachricht mit der Position des Trägers an die festgelegten Notfallkontakte.

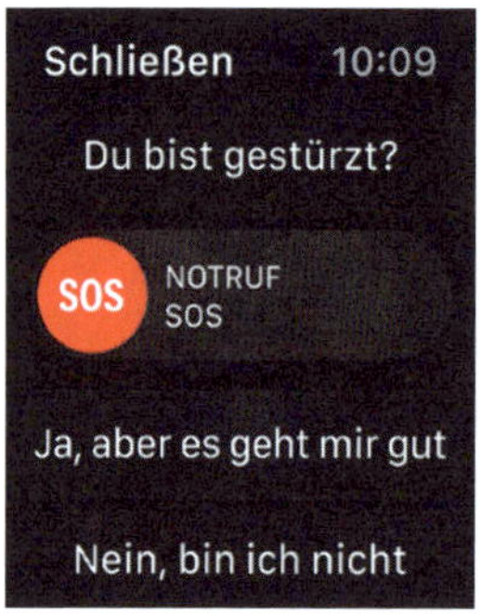

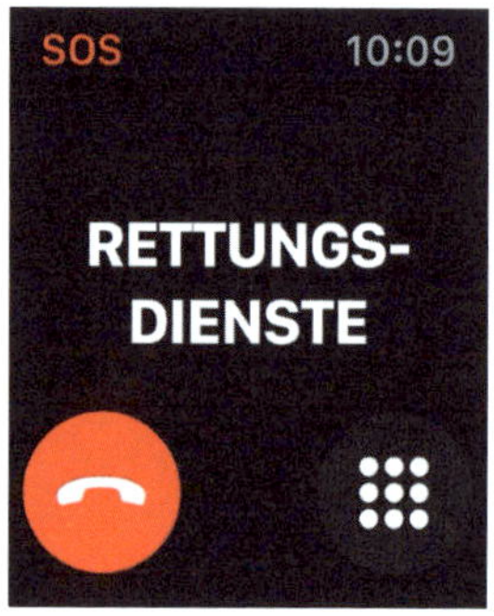

- **Einstellungen anpassen**

  Öffnen Sie die **Watch-App** auf Ihrem **iPhone** und tippen Sie auf **Notruf-SOS** SOS. Wählen Sie **Immer eingeschaltet**, um die Sturzerkennung immer zu aktivieren, oder **Nur während Trainings eingeschaltet**, um die Sturzerkennung nur zu aktivieren, wenn Sie ein Training gestartet haben. Wenn Ihr Alter zwischen 18 und 55 Jahren liegt, wird die Sturzerkennung automatisch nur während eines Trainings aktiviert.

6.3.2 Die Unfallerkennung

Die Unfallerkennung der Apple Watch ist eine Sicherheitsfunktion, die in neueren Modellen ab der *Apple Watch 8* verfügbar ist. Sie wurde entwickelt, um Verkehrsunfälle zu erkennen und im Falle eines schweren Unfalls automatisch Hilfe anzufordern. Die Funktion nutzt die hochentwickelten Sensoren der Apple Watch, um potenzielle Autounfälle zu erkennen und auf sie zu reagieren. Hier finden Sie eine detaillierte Beschreibung, wie die Unfallerkennung auf der Apple Watch funktioniert:

- **Funktionsweise der Unfallerkennung**
  - **Sensordaten**: Die Unfallerkennung nutzt eine Kombination aus Beschleunigungssensor, Gyroskop und anderen Sensoren der Apple Watch, um plötzliche Änderungen der Geschwindigkeit oder Bewegungsrichtung zu erkennen, wie sie bei Verkehrsunfällen auftreten können.
  - **Algorithmus zur Unfallerkennung**: Ein spezieller Algorithmus analysiert die Daten dieser Sensoren in Echtzeit. Er sucht nach Mustern, die typisch für einen Autounfall sind, wie abrupte Stopps, starke Beschleunigungen oder Drehungen.

   - **Volumen- und Drucksensoren**: Neben den Bewegungssensoren kann die Apple Watch auch ihr Mikrofon und ihr Barometer nutzen, um laute Geräusche oder Druckveränderungen zu erkennen, die auf einen Unfall hindeuten könnten.
- **Reaktion auf einen festgestellten Unfall**
   - **Alarm und Benachrichtigung**: Wenn die Apple Watch einen Unfall erkennt, löst sie einen Alarm aus und zeigt eine Benachrichtigung an. Sie haben dann die Möglichkeit, zu bestätigen, dass es Ihnen gut geht, oder Hilfe anzufordern.
   - **Automatischer Notruf**: Wenn Sie nicht innerhalb von 20 Sekunden reagieren und die Apple Watch keine Bewegung feststellt, geht sie davon aus, dass eine ernsthafte Verletzung vorliegen könnte. Nach einer kurzen Wartezeit wird automatisch ein Notruf abgesetzt.

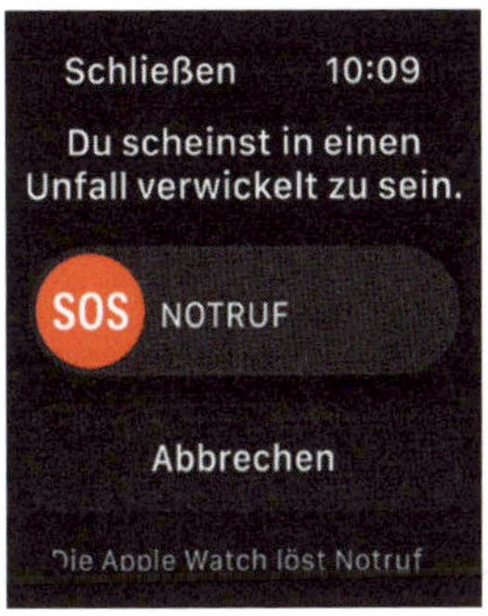

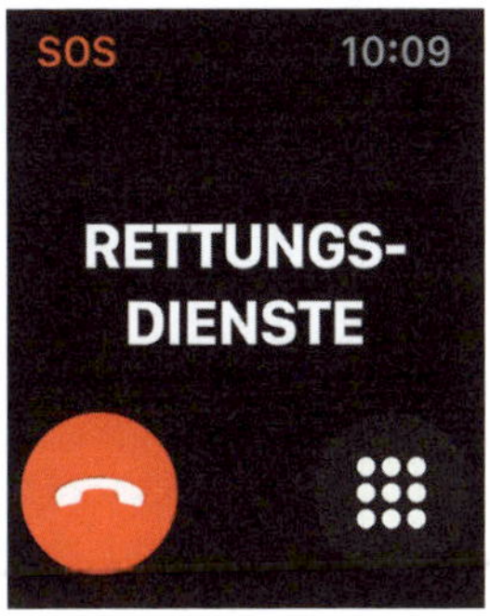

   - **Kontaktierung von Rettungsdiensten**: Die Apple Watch setzt einen Notruf über die lokale Notrufnummer ab und teilt den Standort des Nutzers mit, was für eine schnelle Rettung entscheidend sein kann.
   - **Benachrichtigung von Notfallkontakten**: Zusätzlich zum Notruf sendet die Apple Watch eine Nachricht an vordefinierte Notfallkontakte, die in der Health-App auf dem iPhone oder der Watch-App auf der Apple Watch eingerichtet wurden.

6.4 Die Sirene der Apple Watch Ultra

Die Apple Watch Ultra verfügt über eine integrierte Sirenenfunktion, die speziell entwickelt wurde, um in Notsituationen Aufmerksamkeit zu erregen und Hilfe zu rufen. Diese Funktion ist besonders nützlich für Personen, die sich in abgelegenen Gebieten aufhalten oder in Situationen sind, in denen sie schnell die Aufmerksamkeit anderer auf sich ziehen müssen. Im Folgenden wird die Funktionsweise der Sirene der *Apple Watch Ultra* erläutert.

SCHRITT FÜR SCHRITT

Sirene aktivieren

Die Apple Watch Ultra verfügt über eine integrierte Sirene, die einen lauten, an- und abschwellenden akustischen Alarm ausgibt. Führen Sie einen der folgenden Schritte aus, um die Sirene zu aktivieren:

1. Halten Sie die *Aktionstaste* ❶ gedrückt und warten Sie, bis der Countdown abgelaufen ist. Tippen Sie auf **Abbrechen**, um zu verhindern, dass die Sirene ausgelöst wird oder ...
2. halten Sie die Seitentaste ❷ gedrückt und bewegen Sie den Schieberegler **Sirene** nach rechts oder ...
3. Öffnen Sie die App **Sirene** auf der Apple Watch Ultra und tippen Sie auf die Wiedergabetaste oder ...
4. sagen Sie »Hey Siri, Sirene starten« und tippen Sie auf die Wiedergabetaste.
5. Der Countdown der Sirene beginnt ❸. Oben wird der Batteriestatus angezeigt, in der Mitte ist die Wiedergabetaste und unten ist die Notruftaste zu sehen.
6. Die Apple Watch Ultra wiederholt den Alarm kontinuierlich und erzeugt Taps an Ihrem Handgelenk, bis Sie die Sirene stoppen oder die Batterie der Apple Watch Ultra leer ist. Zum Stoppen der Sirene tippen Sie auf ⊙ ❹.

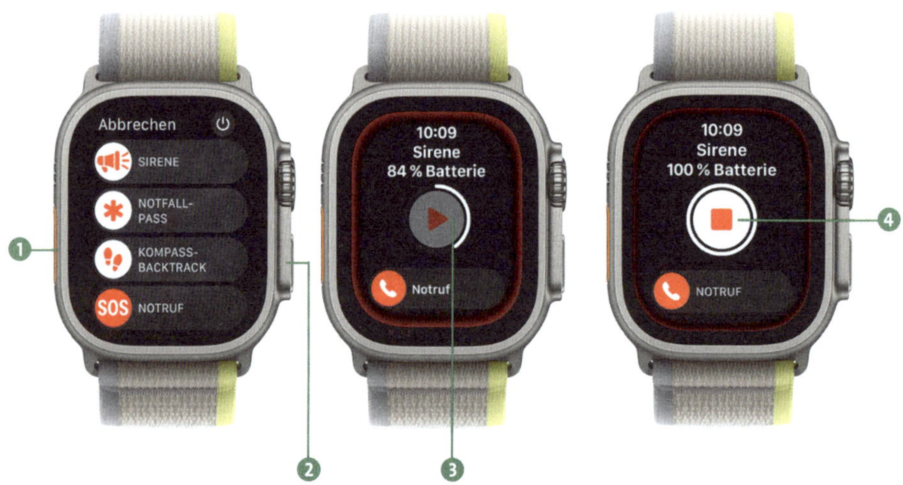

Kapitel 7
Die Apple Watch als Gesundheitscoach – Ein Überblick

In der dynamischen Welt der modernen Technologie sticht die Apple Watch hervor – insbesondere in den Bereichen Gesundheit und Fitness. Diese innovative Uhr hat sich von einer einfachen Erweiterung des iPhones zu einem vielseitigen Gesundheits- und Fitness-Coach für das Handgelenk entwickelt. Ausgestattet mit einer Vielzahl von Funktionen, die von der sorgfältigen Überwachung alltäglicher Aktivitäten bis hin zur präzisen Erkennung möglicher Gesundheitsrisiken reichen, setzt die Apple Watch neue Maßstäbe in der individuellen Gesundheitsbetreuung.

Die Apple Watch ist so konzipiert, dass sie sich in Ihren Alltag einfügt und eine benutzerfreundliche Erfahrung bietet, die zu einem gesunden Lebensstil beitragen kann. Die Technologie der Apple Watch erfasst und analysiert kontinuierlich Daten, die Aufschluss über Ihre körperliche Verfassung und Ihre Gewohnheiten geben. Mit Funktionen wie der Überwachung der Herzfrequenz, der Analyse der Schlafqualität, der Aufzeichnung von Fitnessaktivitäten und der Messung des Sauerstoffgehalts im Blut kann die Apple Watch ein nützliches Instrument für gesundheitsbewusste Menschen sein.

7.1 Vielfältige Gesundheitsfunktionen

Die Apple Watch bietet eine Vielzahl von Gesundheitsfunktionen, die sie zu einem vielseitigen Werkzeug für das tägliche Gesundheits- und Fitnessmanagement machen. Diese Funktionen nutzen die Sensoren und die Software der Uhr, um eine Vielzahl von Gesundheitsdaten zu erfassen und zu analysieren. Im Folgenden sind einige der wichtigsten Gesundheitsfunktionen aufgeführt, die von den verschiedenen Modellen der Apple Watch angeboten werden:

- **Aktivitätsdaten analysieren**: Sie können sich Ihre Schritte und die Strecke (Gehen, Laufen, Fahrrad fahren, Schwimmen), Aktivitäts- und Ruheenergie,

Stehminuten, Ihre körperliche Leistung sowie Ihre Trainingsminuten in der *Aktivität*-App anzeigen lassen.

- **Herzgesundheit im Blick**: Die Apple Watch kann Ihre Herzfrequenz (in Ruhe, beim Gehen, beim Training), Ihre Herzfrequenzvariabilität, Cardiofitness und Cardioerholung in der *Herz*-App anzeigen und Elektrokardiogramme in der *EKG*-App. Sie kann Warnungen bei zu niedriger oder zu hoher und unregelmäßiger Herzfrequenz ausgeben.
- **Atemfunktionen messen**: Die Apple Watch kann Ihre Atemfrequenz und den Blutsauerstoff bestimmen. Für die manuelle Blutsauerstoffmessung gibt es die Blutsauerstoff-App.
- **Gesundes Schlafen fördern**: Sie können Schlafpläne in der *Schlaf*-App erstellen, Ihre Schlafphasen analysieren und Ihre Atem- und Herzfrequenz messen lassen.
- **Seelisches Wohlbefinden**: Protokollieren Sie in der *Achtsamkeit*-App Ihren Gemütszustand, nutzen Sie die Selbsteinschätzung zum Angststörungs- und Depressionsrisiko, und führen Sie Atem- und Reflexionsübungen durch. Auch wie viel Zeit Sie im Sonnenlicht verbringen, können Sie mit dieser App festhalten.
- **Hörgesundheit erhalten**: Die Geräusche-App überwacht, wie sehr Sie Umgebungslärm ausgesetzt sind, und kontrolliert die Kopfhörerlautstärke.
- **Menstruationszyklus verfolgen**: In der *Zyklusprotokoll*-App können Sie täglich Informationen zum Menstruationszyklus aufzeichnen, um die nächste Periode und die fruchtbare Phase vorherzusagen. Zusätzlich hält die Apple Watch Temperaturschwankungen am Handgelenk fest, um bessere Vorhersagen zu treffen.
- **Medikation im Blick behalten**: Die *Medikamente*-App hilft Ihnen, Medikamente, Vitamine und Nahrungsergänzungsmittel zu erfassen.

7.2 Im Team unschlagbar: Apple Watch, iPhone und die Health-App

Die Integration von Apple Watch, iPhone und Health-App bildet ein umfassendes Ökosystem zur Verbesserung Ihres Wohlbefindens und Ihrer Gesundheit. In diesem Abschnitt erläutere ich Ihnen, wie Ihre Apple Watch und Ihr iPhone im Zusammenspiel mit der Health-App zusammenarbeiten, um Ihnen ein ganzheitliches Gesundheitsmanagement zu ermöglichen.

7.2.1 Die Rolle der Apple Watch: Persönlicher Gesundheitsmonitor

Die Apple Watch dient als ständiger Gesundheits- und Fitnessbegleiter am Handgelenk. Ausgestattet mit einer Vielzahl von Sensoren, erfasst sie kontinuierlich wichtige Gesundheitsdaten wie Herzfrequenz, Aktivität, Bewegung und sogar den Sauerstoffgehalt im Blut. Sie ist nicht nur passiver Datenlogger, sondern auch aktiver Gesundheitscoach. Mit Funktionen wie der Erinnerung an Bewegung, Atem- und Entspannungsübungen oder Herzfrequenzmittelungen fördert die Apple Watch aktiv einen gesunden Lebensstil.

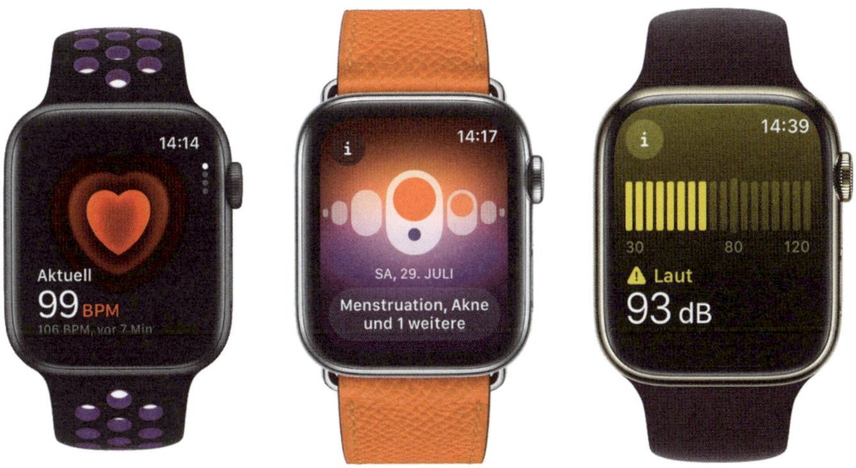

Vielfältige Gesundheitsdaten: Herzfrequenz, Menstruationsmonitor und Umgebungslautstärke

Die Apple Watch erfasst und analysiert viele Daten automatisch und gibt entsprechende Warnungen und Empfehlungen aus.

Zusätzlich können Sie manuell Messungen vornehmen und Daten eintragen. Dazu gibt es auf der Apple Watch verschiedene Apps wie *Herz, EKG, Blutsauerstoff, Achtsamkeit, Geräusche, Medikamente* und *Zyklusprotokoll*.

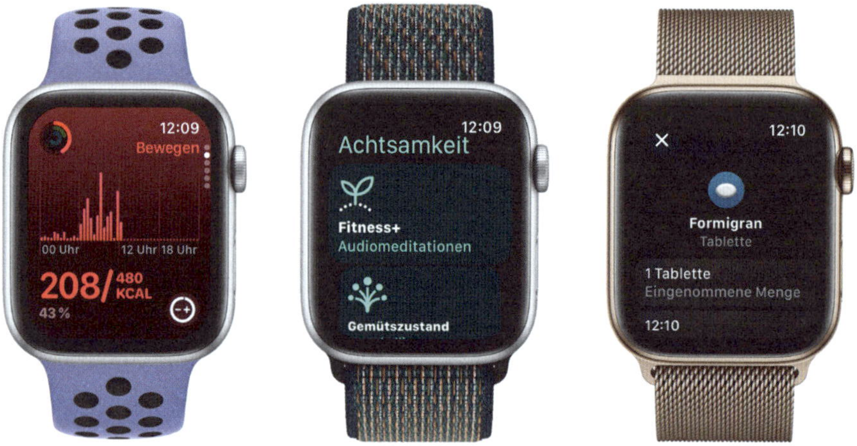

Vielfältige Gesundheitsdaten (Teil 2): Bewegungsziel, Achtsamkeit und Medikamente

7.2.2 Das iPhone: Zentrum der Datenerfassung und -auswertung

Das iPhone spielt in diesem Gesundheitsökosystem eine zentrale Rolle. Es dient als Sammelstelle für die von der Apple Watch und Drittanbieter-Geräten gesammelten Daten. Mit seiner hohen Rechenleistung und umfangreichen Softwarefunktionen ermöglicht das iPhone die Analyse und Interpretation dieser Gesundheitsdaten. Apps wie *Health* bieten detaillierte Einblicke und zeitliche Trends, die es Ihnen ermöglichen, Muster in Ihrer Gesundheit und Ihrem Fitnessverhalten zu erkennen.

Zusätzlich erfasst das iPhone weitere Daten, die die Apple Watch nicht erfassen kann. Hier geht es vor allem um Mobilitätsdaten wie das *Gehtempo*, die *Schrittlänge*, die Stabilität beim Gehen, den *asymmetrischen Gang* oder die bipedale *Abstützungsdauer*.

7.2.3 Die Health App: Ein personalisiertes Gesundheits-Dashboard

Die Health-App ist das Herzstück des Ökosystems. Sie integriert Daten von der Apple Watch, dem iPhone und anderen Health-kompatiblen Apps und Geräten. Die App bietet einen umfassenden Überblick über Ihre Gesundheit, von täglichen Aktivitäten und Schlafmustern bis hin zu Herzgesundheit und medizinischen Aufzeichnungen. Sie ermöglicht es Ihnen, sich Ziele zu setzen und Fortschritte zu verfolgen, und sie bietet Ihnen personalisierte Empfehlungen auf der Grundlage der gesammelten Daten.

Zusätzlich können Sie mit ihr viele weitere Gesundheitsdaten manuell erfassen und so im Blick behalten. Dazu gehören z. B. Ernährungsdaten, Medikamente oder Krankheitssymptome.

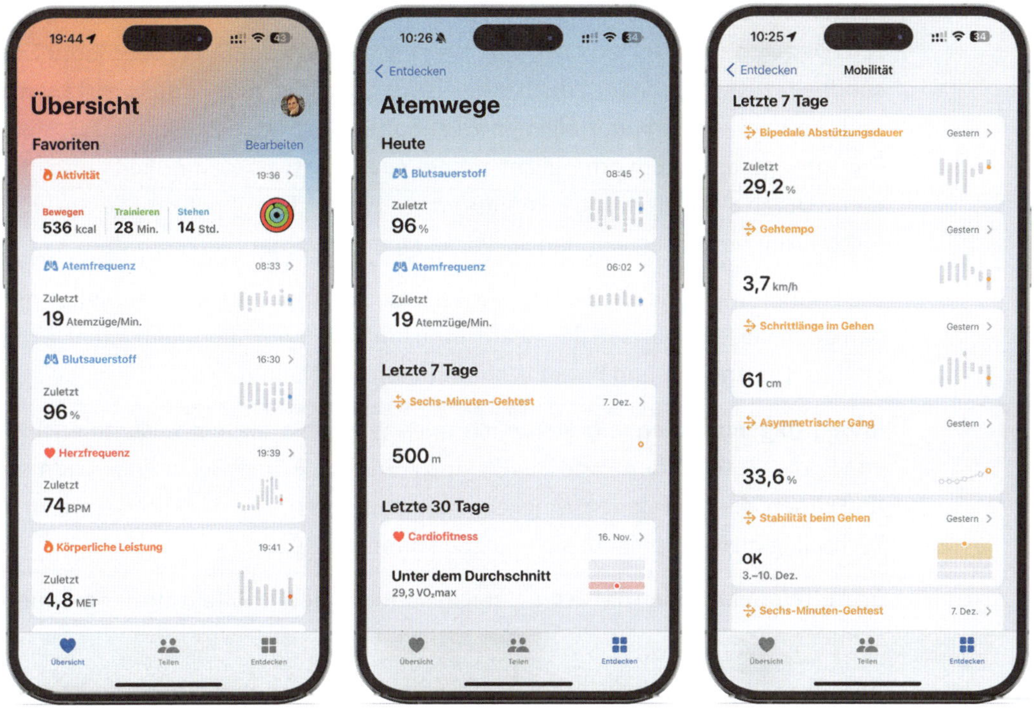

Alles im Blick – die Health-App führt alle Daten übersichtlich auf.

Eine digitale *Gesundheitsakte* ist in die App bereits ebenfalls integriert und könnte mit den Gesundheits- und Fitnessdaten, die Ihre Apple Watch, Ihr iPhone oder Drittanbieter-Geräte liefern, Ärzten wichtige Aufschlüsse zu Ihrer Gesundheit und Fitness in einer zentralen App bieten. Leider ist eine Verknüpfung zwischen elektronischer Patientenakte und Apples Health-App in Deutschland derzeit nicht möglich.

Viele Krankenkassen bieten aber zumindest an, die über die Apple Watch oder das iPhone gezählten Schritte und Fahrradstrecken zu verknüpfen und für ihre Bonusprogramme zu nutzen.

Die in der Health-App gesammelten und ausgewerteten Gesundheits- und Fitnessdaten können mit anderen Personen geteilt werden, sodass Sie z. B. bei starken Veränderungen eines Familienmitglieds informiert werden.

7.2.4 Zusammenspiel für ein ganzheitliches Gesundheitsbild

Durch das Zusammenspiel von Apple Watch, iPhone und Health-App entsteht ein einzigartiges und leistungsstarkes System zur Gesundheitsanalyse. Die nahtlose Integration sorgt für das Erfassen und Analysieren von Daten in Echtzeit. Dadurch erhalten Sie nicht nur einen sofortigen Überblick über Ihren Gesundheitszustand, sondern auch langfristige Einblicke, die für das Verständnis und die Verbesserung der eigenen Gesundheit und Fitness unerlässlich sind. Das integrierte System ermöglicht zudem ein proaktives Gesundheitsmanagement. Durch das frühzeitige Erkennen von Mustern, die auf potenzielle Gesundheitsrisiken hinweisen, können Sie vorbeugende Maßnahmen ergreifen.

Die Erinnerungs- und Motivationsfunktionen der Apple Watch, kombiniert mit den detaillierten Analysen der Health-App, unterstützen Sie zudem dabei, aktiv an Ihrer Gesundheit und Ihrem Wohlbefinden zu arbeiten.

In den folgenden Kapiteln werde ich mich weiterhin diesem Zusammenspiel von Apple Watch, iPhone und Health-App zum Wohle Ihrer Gesundheit widmen und Ihnen die vielfältigen Möglichkeiten aufzeigen, wie Sie die Geräte und Technologien von Apple für sich nutzen können.

Im Mittelpunkt stehen dabei die Herzgesundheit, die Mobilität und der gesunde Schlaf.

Aber auch Hörgesundheit, Medikationspläne, Entspannungs-Apps und -techniken, psychisches Wohlbefinden und das Zyklusprotokoll kommen nicht zu kurz. Viel Spaß beim Lesen!

Kapitel 8
Die Health-App – Ihre Gesundheitszentrale für die Apple Watch

Unsere zunehmend digitalisierte Welt bietet verschiedene Möglichkeiten, die eigene Gesundheit rund um die Uhr im Blick zu behalten. Als Antwort auf die steigende Nachfrage nach Gesundheits- und Wellnessinformationen hat Apple die Health-App entwickelt, die sich für Millionen von Nutzern weltweit zu einer echten Gesundheitszentrale entwickelt hat.

8.1 Das ist die Health-App

Die Health-App ist mehr als nur eine App auf Ihrem iPhone und iPad – sie ist ein leistungsstarkes Tool, mit dem Sie Ihre Gesundheit und Fitness überwachen, analysieren und verbessern können.

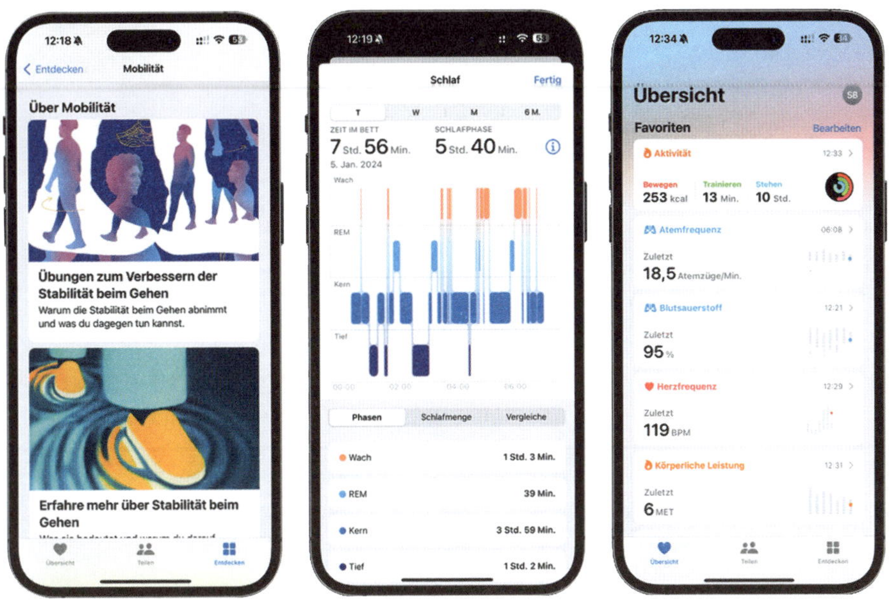

Die Health-App auf dem iPhone

In der Health-App fließen daher die von der Apple-Watch, dem iPhone oder Drittanbieter-Geräten gesammelten Daten zu Gesundheit und Bewegung zusammen, werden aufbereitet und mit Analysen und Tipps versehen. Wir werden in den folgenden Kapiteln daher immer wieder auf diese App zurückkommen.

Apple stellt die Health-App in einer Version für das iPhone und für das iPad zur Verfügung. Die Health-App rufen Sie auf dem iPhone oder iPad mit einem Tipp auf das Symbol auf.

8.2 Der erste Start

Wenn Sie die Health-App zum ersten Mal starten, werden Sie durch einen Einrichtungsprozess geführt, in dem Sie Ihre persönlichen Einstellungen konfigurieren und die App an Ihre individuellen Gesundheitsziele und -bedürfnisse anpassen können.

1. Als Erstes sehen Sie einige Einführungsbildschirme. Lesen Sie die Informationen aufmerksam durch und tippen Sie jeweils auf **Fortfahren**.

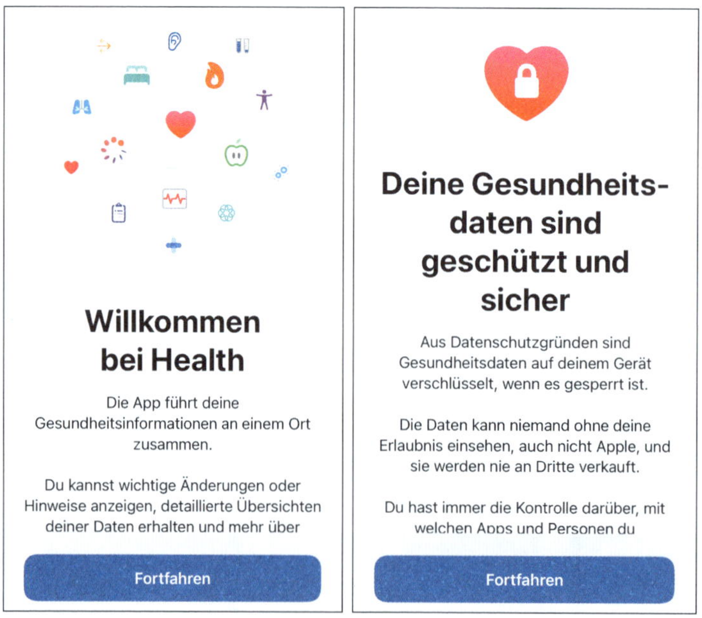
Willkommen bei Health
Die App führt deine Gesundheitsinformationen an einem Ort zusammen.
Du kannst wichtige Änderungen oder Hinweise anzeigen, detaillierte Übersichten deiner Daten erhalten und mehr über
Fortfahren
Deine Gesundheitsdaten sind geschützt und sicher
Aus Datenschutzgründen sind Gesundheitsdaten auf deinem Gerät verschlüsselt, wenn es gesperrt ist.
Die Daten kann niemand ohne deine Erlaubnis einsehen, auch nicht Apple, und sie werden nie an Dritte verkauft.
Du hast immer die Kontrolle darüber, mit welchen Apps und Personen du
Fortfahren

Beim ersten Start erhalten Sie Informationen zur Health-App und zum Datenschutz.

2. Als Nächstes werden Sie aufgefordert, Ihr persönliches Gesundheitsprofil zu erstellen. Geben Sie hier Ihre Basisdaten wie Alter, Geschlecht, Gewicht und Größe ein. Diese Angaben bilden die Grundlage für maßgeschneiderte Empfehlungen und genauere Gesundheitsdaten und unterstützen die Einrichtung einer medizinischen ID für Notfälle. Wenn Sie Ihr Profil auf dem neuesten Stand halten, können Sie das volle Potenzial der Anwendung nutzen und erhalten einen umfassenden Überblick über Ihre Gesundheit.

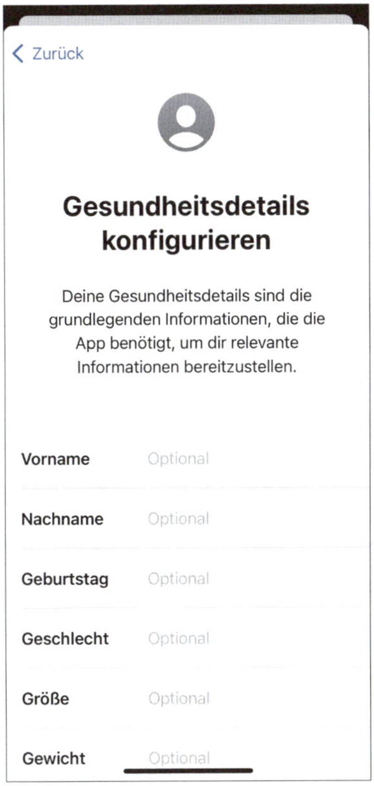

Geben Sie einige persönliche Daten ein, damit die Health-App bessere Gesundheitsanalysen durchführen kann.

3. Im dritten Schritt können Sie unter anderem entscheiden, ob Ihre mit dem iPhone oder der Apple Watch aufgezeichneten Gesundheits- und Fitnessdaten mit der iCloud und Ihrem iPad synchronisiert werden und dort zur Verfügung stehen sollen. Außerdem können Sie entscheiden, ob Sie auf dem iPhone bzw. iPad benachrichtigt werden möchten, wenn sich bei Ihren Gesundheitsdaten Trends zum Besseren oder Schlechteren abzeichnen.

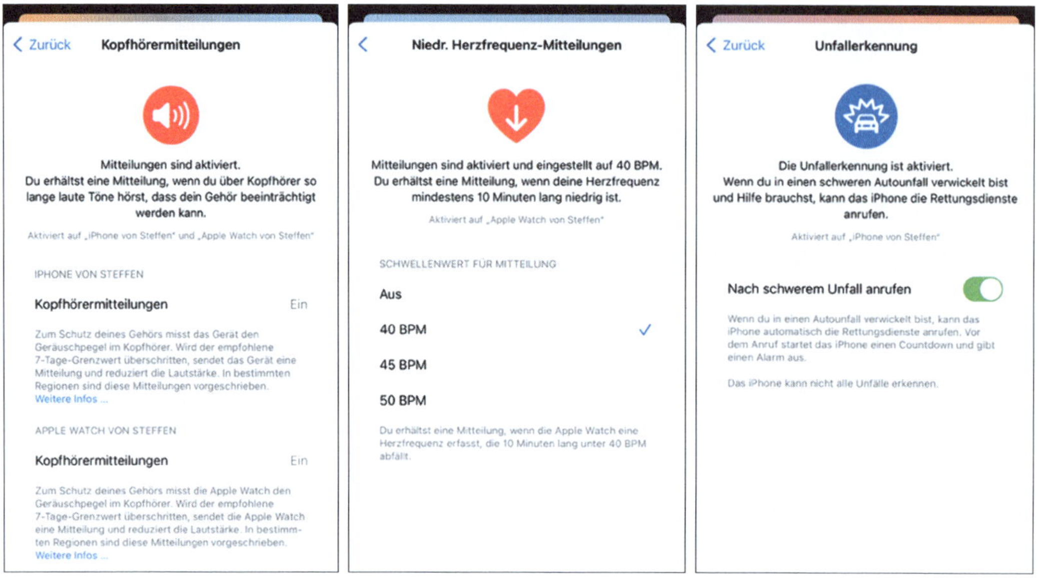

4. Sie gelangen nun zur Übersicht, dem *Dashboard*.

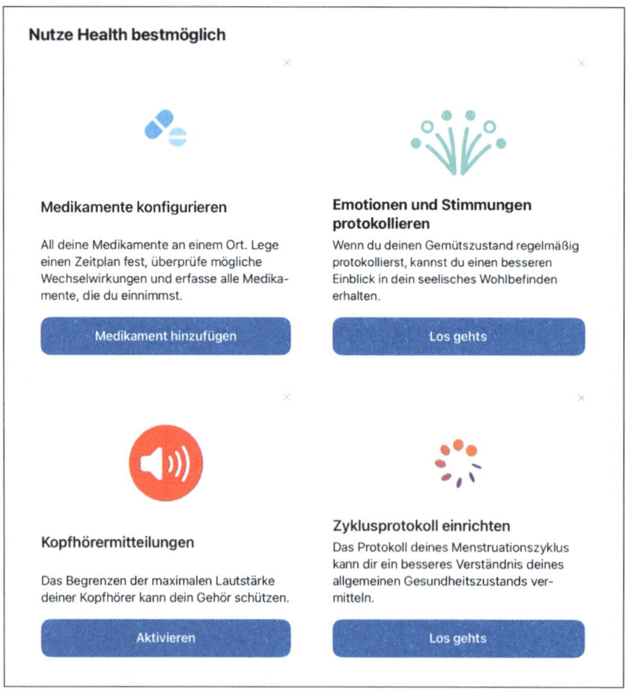
Nutze Health bestmöglich
Medikamente konfigurieren
All deine Medikamente an einem Ort. Lege einen Zeitplan fest, überprüfe mögliche Wechselwirkungen und erfasse alle Medika-mente, die du einnimmst.
Medikament hinzufügen
Emotionen und Stimmungen protokollieren
Wenn du deinen Gemütszustand regelmäßig protokollierst, kannst du einen besseren Einblick in dein seelisches Wohlbefinden erhalten.
Los gehts
Kopfhörermitteilungen
Das Begrenzen der maximalen Lautstärke deiner Kopfhörer kann dein Gehör schützen.
Aktivieren
Zyklusprotokoll einrichten
Das Protokoll deines Menstruationszyklus kann dir ein besseres Verständnis deines allgemeinen Gesundheitszustands ver-mitteln.
Los gehts

Unten in der Übersicht finden Sie einen Bereich, der Ihnen Funktionen vorschlägt, die Sie in der Health-App aktivieren können. Tippen Sie auf einen der Hinweise, um ihn zu aktivieren oder mit Informationen zu füllen.

Tippen Sie bei einem Hinweis oben rechts auf das ⊗, um ihn auszublenden.

5. Beim ersten Start der Health-App erscheint oben auf der Übersichtsseite eine Gesundheits-Checkliste. Hier finden Sie alle Funktionen, die Sie in der Health-App auf Ihrem iPhone und Ihrer Apple Watch aktivieren können ❶.

6. Tippen Sie auf eine aktivierte Funktion, um weitere Informationen zu dieser Funktion zu erhalten ❷. Bereits aktivierte Funktionen können bei Bedarf deaktiviert oder in ihren Einstellungen angepasst werden.

   Noch nicht aktivierte Funktionen können Sie aktivieren und konfigurieren. Wenn Funktionen nicht verfügbar sind, weil sie nur in Verbindung mit einer Apple Watch zu nutzen oder auf Ihrem Apple Watch-Modell nicht verfügbar sind, wird dies ebenfalls in der Gesundheits-Checkliste angezeigt ❸.

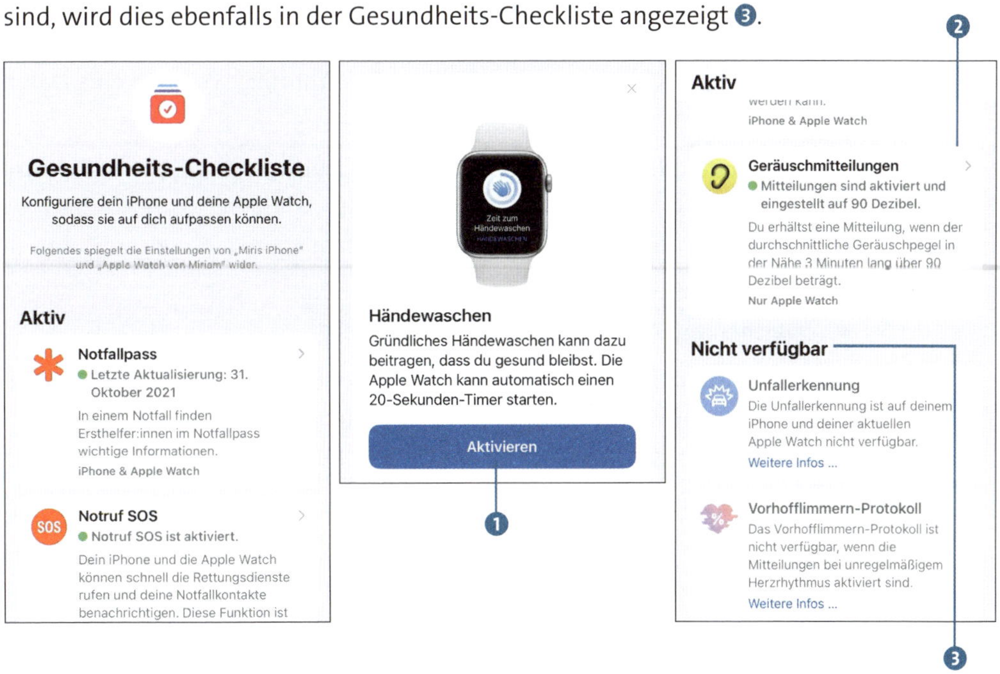

8.3 Exkurs: Der Datenschutz bei Apple

Datenschutz ist ein zentrales Thema, insbesondere wenn es um persönliche Gesundheitsdaten geht. Apple nimmt den Datenschutz in der Health-App sehr ernst und implementiert verschiedene Sicherheits- und Datenschutzmaßnahmen, um Ihre Privatsphäre zu schützen. Im Folgenden sind einige der wichtigsten Datenschutzaspekte der Health-App aufgeführt:

- **Verschlüsselung und Sicherheit**
  - **Datenverschlüsselung**: Alle Gesundheitsdaten in der Health-App sind auf den Geräten verschlüsselt. Dies gilt sowohl im Ruhezustand als auch während der Übertragung zwischen dem Gerät und der iCloud, wenn *iCloud Backup* aktiviert ist.
  - **Gerätesicherheit**: Der Zugriff auf die Health-App ist durch die Sicherheitsfunktionen der Apple-Geräte wie Entsperrcode, Touch ID oder Face ID geschützt. Nur mit einer gültigen Authentifizierung kann auf die Gesundheitsdaten zugegriffen werden.
- **Kontrolle durch den Nutzer**
  - **Datenfreigabe**: Sie haben die volle Kontrolle darüber, welche Daten Sie in der Health-App speichern und ob und wie Sie diese Daten freigeben möchten. Ohne Ihre ausdrückliche Zustimmung werden keine Daten an Dritte weitergegeben.
  - **Feingranulare Berechtigungen**: Bei der Nutzung von Apps von Drittanbietern, die auf Gesundheitsdaten zugreifen, müssen Sie spezifische Berechtigungen erteilen. Sie können genau festlegen, auf welche Daten diese Apps zugreifen dürfen.
- **Speicherung und Verwaltung der Daten**
  - **Lokale Speicherung**: Standardmäßig werden Gesundheitsdaten lokal auf Ihren Geräten gespeichert und nicht auf den Servern von Apple. Dies bietet eine zusätzliche Ebene des Datenschutzes.
  - **iCloud-Backup**: Wenn sich die Nutzerinnen und Nutzer für ein iCloud-Backup entscheiden, werden ihre Gesundheitsdaten in der iCloud gespeichert. Auch hier sind die Daten verschlüsselt und geschützt.
- **Transparenz**
  - **Dateneinsicht**: Sie können Ihre in der Health-App gespeicherten Daten jederzeit einsehen. Das schafft Transparenz in Hinblick auf die gesammelten Informationen.

– **Datenschutzrichtlinien**: Apple stellt detaillierte Datenschutzrichtlinien zur Verfügung, die erklären, wie Nutzerdaten gesammelt, verwendet und geschützt werden.

8.4 Die Übersichtsseite

Wenn Sie die Health-App auf Ihrem iPhone oder iPad öffnen, wird eine Übersichtsseite mit Ihren Favoritenbereichen, mit **Trends** und **Highlights** bei Ihren Gesundheitsdaten und mit weiteren Tipps geöffnet. Zudem können Sie hier Ihr **Profil**, also Ihre persönlichen Daten, einsehen und ändern.

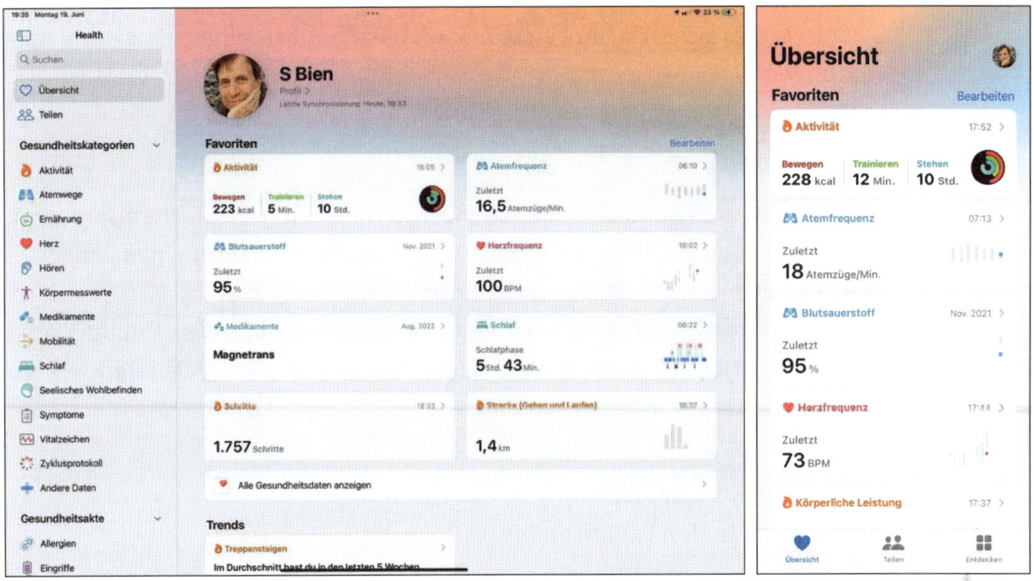

Die Übersichtsseite auf dem iPad (links) und auf dem iPhone (rechts)

> **Viel Dynamik**
>
> Die Übersichtsseite in der Health-App ist dynamisch gestaltet, um Ihnen einen schnellen und personalisierten Zugriff auf Ihre wichtigsten Gesundheitsdaten zu ermöglichen. Hier werden ständig die neuesten Daten und Ergebnisse von Ihrem iPhone, Ihrer Apple Watch und Ihren Geräten von Drittanbietern sowie die daraus resultierenden aktuellen **Trends** und **Highlights** angezeigt.

8.4.1 Unterschiede zwischen der iPhone- und der iPad-Version

Die Health-App wurde von Apple an die unterschiedlichen Bildschirmgrößen von iPhone und iPad angepasst.

Die iPhone-App verfügt unten über drei *Tabs*, die Ihnen den Zugriff auf die Bereiche **Übersicht**, **Teilen** und **Entdecken** (Gesundheitskategorien und Gesundheitsakte) bieten.

Die iPad-App verfügt über eine *Seitenleiste*, die Sie über einen Tipp auf ◫ aus- und einblenden können. In der Seitenleiste haben Sie direkten Zugriff auf die einzelnen **Gesundheitskategorien** und die **Gesundheitsakte**.

Im Folgenden beziehe ich mich hauptsächlich auf die Health-App auf Ihrem iPhone, da dies sicherlich Ihre erste Anlaufstelle für Gesundheitsdaten und Auswertungen sein wird.

8.4.2 Favoriten

Im oberen Bereich der Übersichtsseite werden die Gesundheitsdaten angezeigt, die Sie als **Favoriten** ausgewählt haben. Die **Favoriten** sind für einen einfachen und schnellen Zugriff hervorgehoben und bieten einen sofortigen Überblick über die am häufigsten überwachten Gesundheitsaspekte. Dies können Daten wie Schritte, Herzfrequenz, Schlafanalyse oder andere Aktivitätsdaten sein. Einige Übersichten sind bereits voreingestellt, z. B. die Aktivität.

SCHRITT FÜR SCHRITT

Übersichten zu den Favoriten hinzufügen

1. Um weitere Kategorien zu Ihren Favoriten hinzuzufügen oder aus den Favoriten zu entfernen, tippen Sie auf der Übersichtsseite oben auf **Bearbeiten**.
2. Fügen Sie eine Kategorie zur Favoritenübersicht hinzu, indem Sie auf den Stern neben der Kategorie tippen. Ein blau ausgefüllter Stern ★ bedeutet, dass die Kategorie bereits zu den Favoriten hinzugefügt wurde.

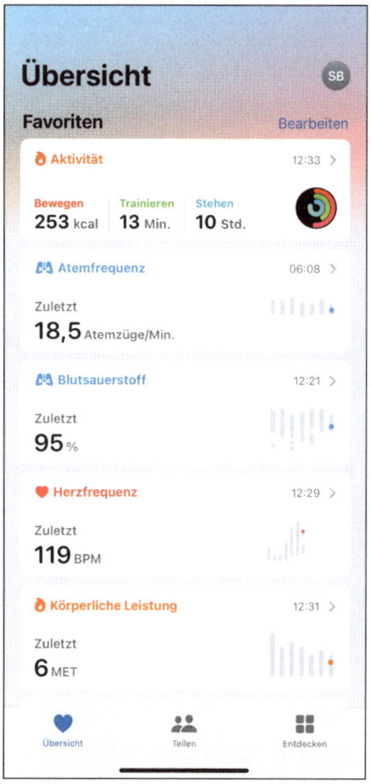

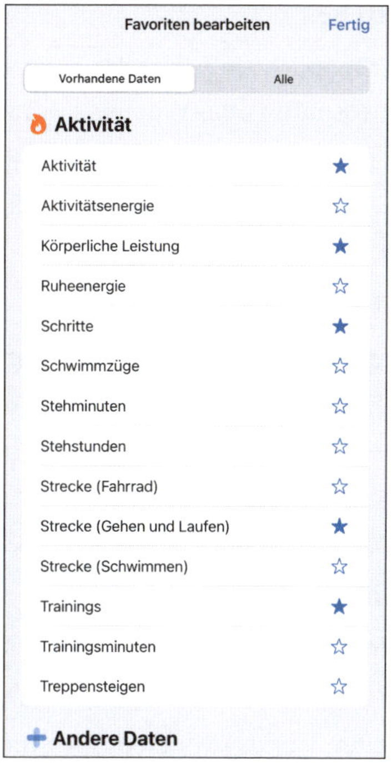

3. Wenn Sie nicht nur Ihre Favoriten, sondern alle aktuellen Daten aus allen Gesundheitskategorien sehen möchten, tippen Sie unterhalb Ihrer Favoriten auf **Alle Gesundheitsdaten anzeigen**.

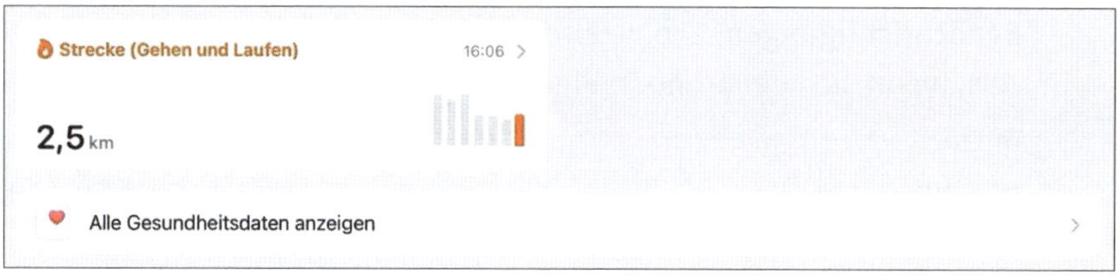

8.4.3 Trends

Trends bieten einen wertvollen Überblick über Ihre langfristigen Gesundheits- und Fitnessmuster. Durch das Erkennen und Analysieren dieser Trends können Sie fundierte Entscheidungen zu Ihren Gesundheitsgewohnheiten treffen, Ihre Ziele anpassen und sich auf nachhaltige Verbesserungen konzentrieren.

- **Trends verstehen**
  - **Langzeitbeobachtung**: Trends zeigen die Entwicklung Ihrer Gesundheits- und Fitnessdaten über Wochen, Monate oder Jahre.
  - **Vergleichsdaten**: Die Trends vergleichen Ihre aktuellen Daten mit früheren Durchschnittswerten, um Veränderungen in Ihrem Verhalten oder Ihrer Gesundheit aufzuzeigen.
- **Arten von Trends**
  - **Aktivitätsdaten**: Hierzu gehören Trends zu Schritten, Gehstrecke, Aktivitätsminuten und mehr, die zeigen, wie sich Ihre körperliche Aktivität im Laufe der Zeit verändert.
  - **Gesundheits-Metriken**: Dazu gehören Trends für Herzfrequenz, Schlafqualität, Gewicht und andere Gesundheitsmetriken.
- **Vorteile von Trends**
  - **Zielverfolgung**: Sie können Ihre Fortschritte oder Rückschritte in Bezug auf Ihre Fitness- und Gesundheitsziele verfolgen.
  - **Motivation**: Trends können motivierend wirken, indem sie positive Veränderungen hervorheben oder Bereiche aufzeigen, in denen Sie Ihre Anstrengungen verstärken können.
  - **Früherkennung**: Langfristige Trends können helfen, potenzielle Gesundheitsprobleme frühzeitig zu erkennen.
- **Interaktion mit Trends**
  - **Benachrichtigungen**: Die Health-App kann Benachrichtigungen versenden, wenn sich ein Trend in einer bestimmten Kategorie signifikant ändert.
  - **Detaillierte Analyse**: Sie können auf einen Trend tippen, um eine detailliertere Ansicht und Analyse der entsprechenden Daten zu erhalten.

Auf der Übersichtsseite sehen Sie zunächst nur die Trends, bei denen sich aktuell etwas geändert hat. Um alle Trends auf einen Blick zu sehen, tippen Sie auf **Alle Gesundheitstrends anzeigen**.

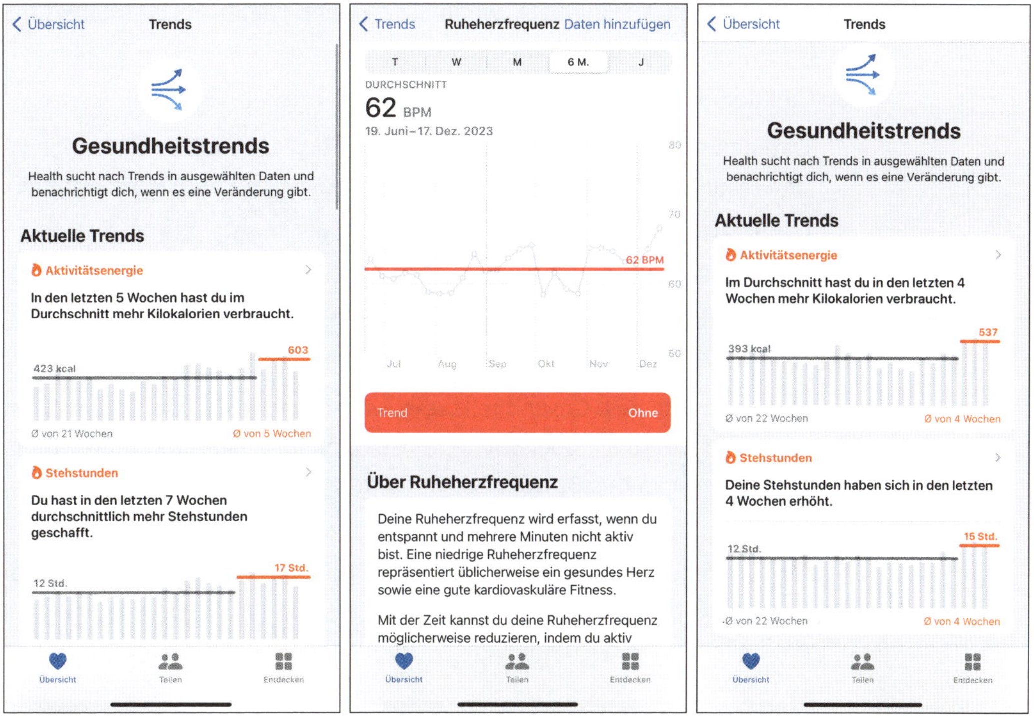

Die Trends zeigen Ihnen Veränderungen an wichtigen Gesundheitsdaten.

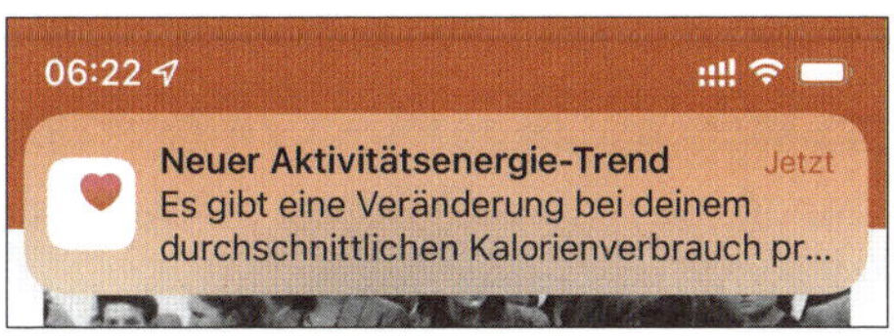

Die Health-App versendet Benachrichtigungen, wenn sich ein Trend signifikant ändert.

8.4.4 Highlights

Der Bereich **Highlights** bietet dynamische Diagramme und Übersichten, in denen die App aktuelle und historische Daten analysiert, um eine historische Perspektive auf Ihre Aktivitäten und Gesundheitsdaten zu bieten. Auf diese Weise erhalten Sie schnell ein Feedback, wenn Sie z. B. weniger als üblich trainiert haben oder Ihr Blutzuckerspiegel ansteigt.

- **So funktionieren die Highlights**
  - **Datenanalyse**: Die Health-App analysiert die gesammelten Gesundheits- und Fitnessdaten und identifiziert wichtige Muster oder Veränderungen.
  - **Benutzerfreundliche Darstellung**: Die Informationen werden in einer leicht verständlichen und visuell ansprechenden Form dargestellt, oft begleitet von Grafiken oder Diagrammen.
- **Vorteile der Highlights**
  - **Verbesserung des Gesundheitsbewusstseins**: Highlights bieten einen schnellen Überblick über wichtige Aspekte von Gesundheit und Fitness und fördern so das Bewusstsein und das Verständnis für den eigenen Körper.
  - **Motivation und Engagement**: Durch das Aufzeigen von Fortschritten oder Bereichen, die Aufmerksamkeit erfordern, können Highlights motivierend wirken und dazu anregen, gesundheitsbewusstere Entscheidungen zu treffen.
- **Beispiele für Highlights**
  - **Aktivitäts-Highlights**: Die App kann z. B. hervorheben, wenn Sie ein neues Ziel bei Ihren täglichen Schritten erreicht haben.
  - **Gesundheitsmonitoring**: Highlights können auch anzeigen, wenn es eine signifikante Veränderung bei Gesundheitsmetriken wie der Schlafqualität oder der Herzfrequenz gibt.

Tippen Sie unter **Highlights** auf **Alle Highlights anzeigen**, um sich alle Kategorien der Highlights in einer Liste anzeigen zu lassen. Tippen Sie auf eine beliebige Kategorie in der Liste, um die für Sie relevanten Highlights zu sehen. Die Analysen bieten Ihnen tägliche, wöchentliche, monatliche und jährliche Übersichten.

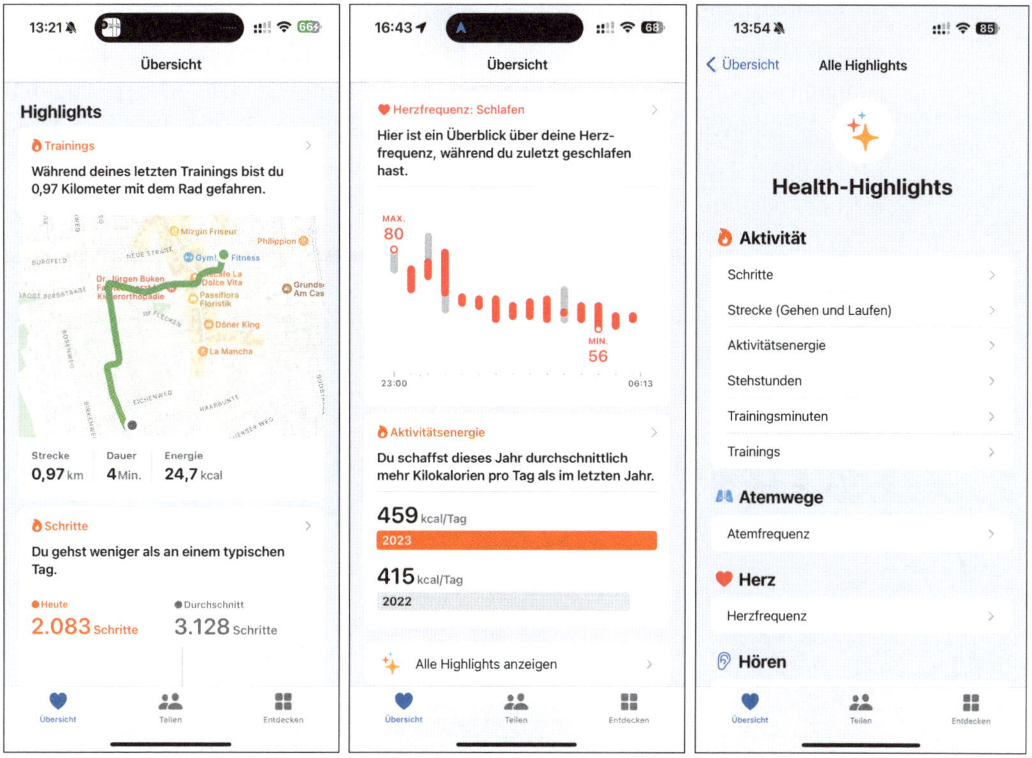

Der Bereich »Highlights« bietet kontinuierliche Übersichten zu Ihren Gesundheits- und Fitnessdaten.

8.4.5 »Nutze Health bestmöglich«

Unterhalb der **Highlights** finden Sie Tipps von Apple, wie Sie Ihre Apple Watch noch besser für Ihre Gesundheit einsetzen können. Diese Rubrik nennt Apple **Nutze Health bestmöglich**. Hier finden Sie weitere Funktionen der Apple Watch, die Sie aktivieren können.

In diesem Bereich ist eine **Gesundheits-Checkliste** enthalten. Hier können Sie einsehen, welche Gesundheitsfunktionen der Apple Watch Sie bereits aktiviert haben, und können weitere Funktionen aktivieren oder anpassen.

8.4.6 Artikel

Der Bereich **Artikel** der Health-App bietet Ihnen wertvolle Informationen und Einblicke in verschiedene Gesundheits- und Wellnessthemen. Die Artikel decken ein breites Themenspektrum ab, darunter Ernährung, körperliche Aktivität, psychische Gesundheit, Schlaf und vieles mehr. Die Beiträge werden häufig von Gesundheitsexperten, Ärzten oder Fachleuten auf ihrem Gebiet verfasst, wodurch sichergestellt wird, dass die Informationen zuverlässig und fundiert sind. Viele Artikel geben zudem praktische Tipps, wie man einen gesünderen Lebensstil führen oder bestimmte Gesundheitsziele erreichen kann.

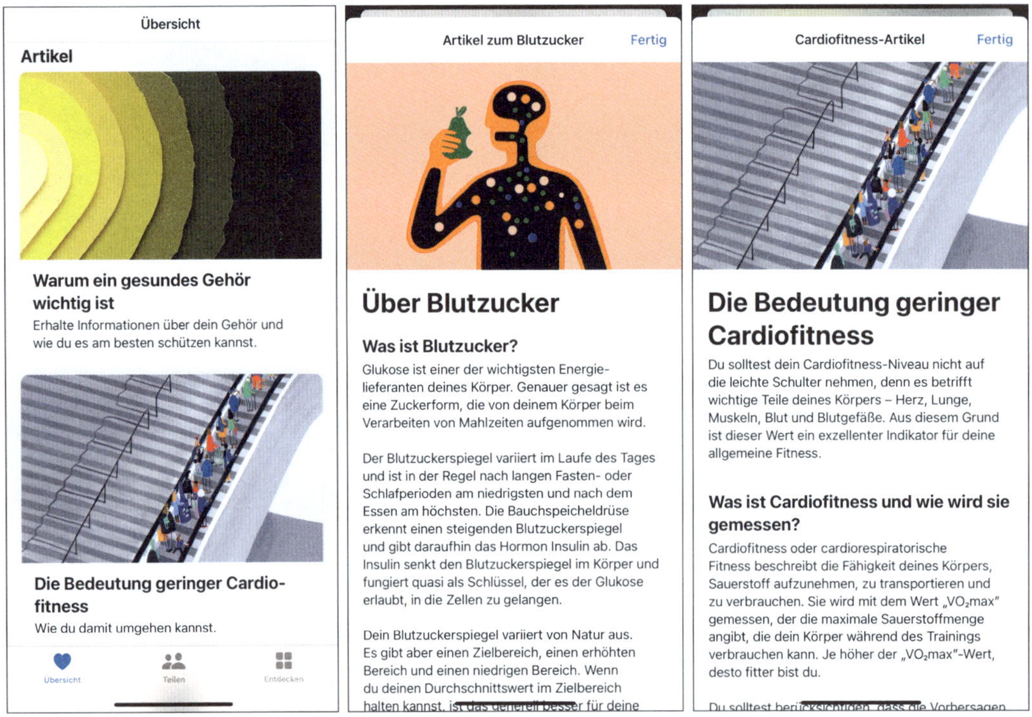

Basierend auf Ihren Interessen und Aktivitäten schlägt die Health-App relevante Artikel vor.

8.5 Der »Entdecken«-Tab auf dem iPhone

Wenn Sie nach bestimmten Kategorien und Messdaten suchen, tippen Sie unten auf die Registerkarte **Entdecken**. Dieser Bereich eignet sich für die Suche und Anzeige von Daten und Analysen, auf die Sie selten zugreifen und die daher nicht auf der Übersichtsseite angezeigt werden sollen. Geben Sie einen Begriff in das Suchfeld ein oder durchsuchen Sie die Liste der hier angezeigten **Gesundheitskategorien**. Außerdem enthält die Registerkarte **Entdecken** Ihre **Gesundheitsakte**. Mehr dazu erfahren Sie in Abschnitt 8.6.

Wenn Sie nach bestimmten Gesundheitskategorien oder Messdaten suchen, finden Sie alle Daten, die automatisch von der Apple Watch oder Drittanbietergeräten oder manuell von Ihnen zur Health-App hinzugefügt wurden, nach Kategorien sortiert im Bereich **Gesundheitskategorien**.

Die Gesundheitskategorien eignen sich auch zum Suchen und Anzeigen von Daten, auf die Sie selten zugreifen und die Sie daher nicht zur Übersichtsseite hinzufügen möchten. Tippen Sie auf eine Kategorie, um die einzelnen Messdaten und Analysen anzuzeigen.

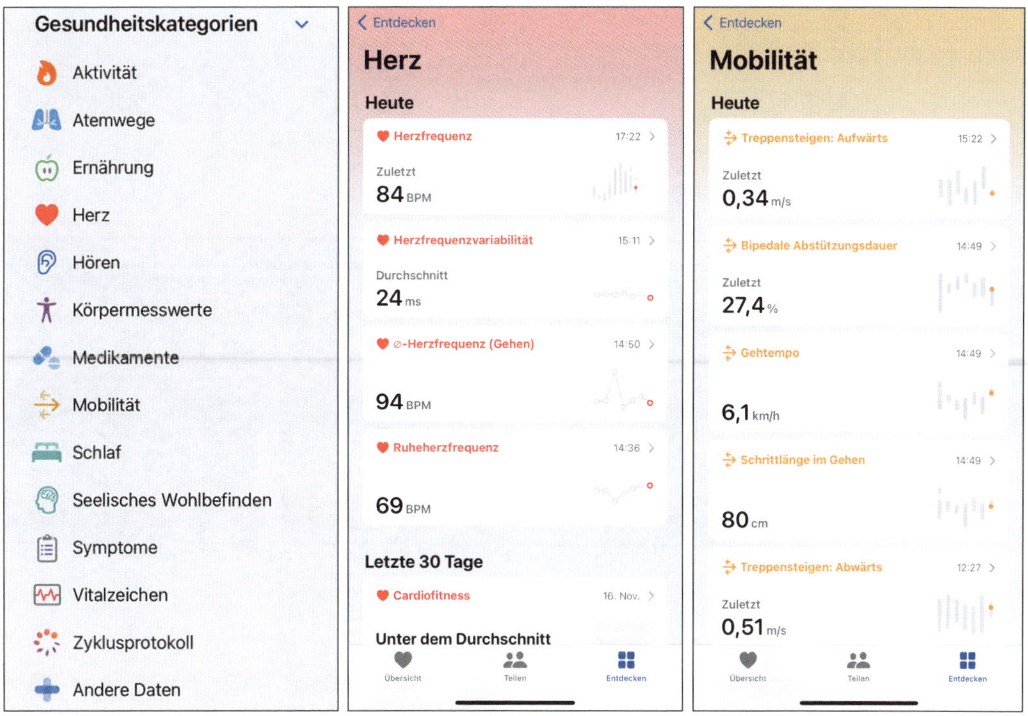

Jede Hauptkategorie bietet eine Reihe von Daten und Analysen, die in tägliche, wöchentliche und monatliche Übersichten unterteilt sind.

8.6 Die Gesundheitsakte

Die Health-App ist bereits seit 2018 in der Lage, Daten für eine elektronische Gesundheitsakte zu speichern und zu verwalten. Dafür gibt es in der *Seitenleiste* (iPad) bzw. im Tab **Entdecken** (iPhone) der App den Bereich **Gesundheitsakte**, in dem bereits Kategorien angelegt sind. Dort können Sie (wenn Ihre Krankenkasse diese Funktion anbietet) Untersuchungsergebnisse in einem speziellen Format (CDA) speichern lassen – sofern Ihre Krankenkasse, Ärzte und Krankenhäuser diese Daten liefern.

Zurzeit können in Deutschland nur die Covid-Impfungen hinzugefügt werden. Diese Einträge finden Sie unter **Immunisierungen**.

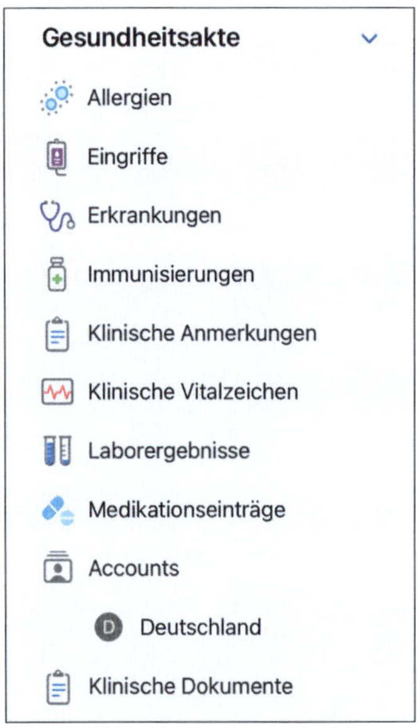

8.7 Ihr Profil

Tippen Sie in der **Übersicht** oder im Tab **Entdecken** oben rechts auf Ihr *Profil*, um Ihr **Gesundheitsprofil** und Ihren **Notfallpass** einzusehen und zu bearbeiten. Diese Informationen sind wichtig, um genaue Gesundheits- und Fitnessdaten zu berechnen und zu analysieren. Folgende Informationen und Funktionen finden Sie in Ihrem Profil:

- **Gesundheitsinfos**: Hier können Sie grundlegende Informationen wie Geburtsdatum, Geschlecht, Größe und Gewicht eingeben. Diese Daten werden verwendet, um andere Metriken wie den Body Mass Index (BMI) oder den täglichen Kalorienverbrauch zu berechnen.
- **Notfallpass** (Medical ID): In diesem Bereich können Sie einen Notfallausweis anlegen. Hier können Sie wichtige medizinische Informationen eingeben, auf die Rettungskräfte im Notfall zugreifen können, auch wenn Ihr iPhone gesperrt ist. Dies können *Notfallkontakte, medizinische Aufzeichnungen, Allergien & Unverträglichkeiten* und *Medikamente* sein.
- **Gesundheitsakte**: Hier können Sie die Daten Ihrer Gesundheitsakte einsehen und exportieren.
- **Mitteilungen**: Sie können Mitteilungen zu Veränderungen bei Ihren Gesundheitsparametern erhalten. Hier können Sie die Mittelungen für einzelne Gesundheitsbereiche anpassen.

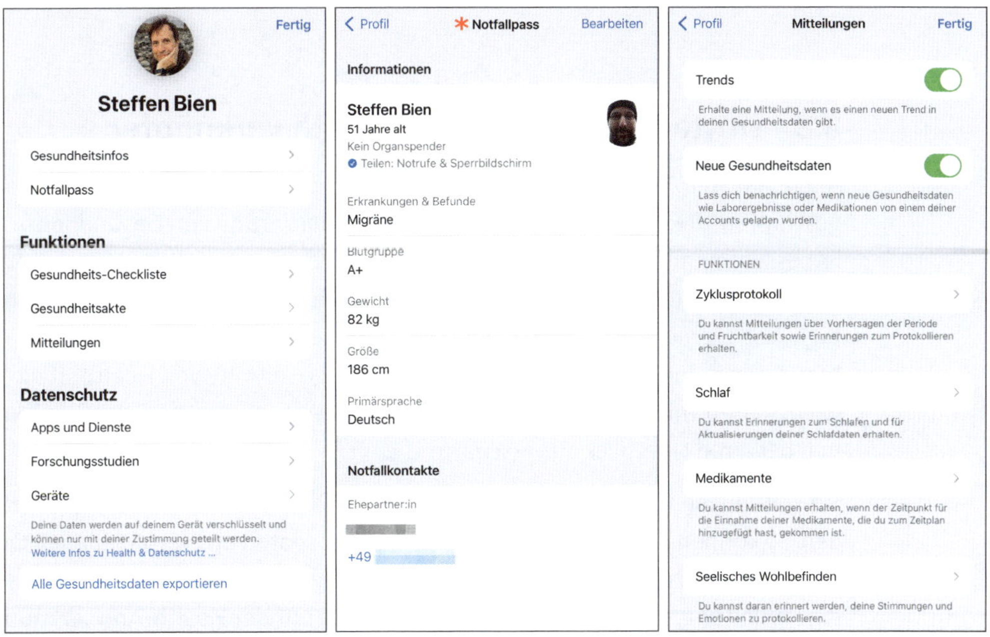

Ihr Profil beinhaltet alle wichtigen Gesundheitsdaten, die medizinische Fachkräfte im Notfall benötigen, und bietet viele Einstellmöglichkeiten, z. B. für die Mitteilungen, die Sie erhalten.

- **Apps und Dienste**: Hier sehen Sie eine Liste der Apps und Geräte, die derzeit mit Apple Health verbunden sind und Daten freigeben oder darauf zugreifen können. Sie können die Datenfreigabe für jede App oder jedes Gerät einzeln steuern.
- **Geräte**: Hier sehen Sie alle Apple-Geräte, die mit der Health-App verbunden sind oder waren, und können kontrollieren, welche Daten diese Geräte wann in die Health-App übertragen haben.
- **Alle Gesundheitsdaten exportieren**: Sie können eine Sicherungskopie Ihrer Gesundheitsdaten erstellen oder bereits gesicherte Daten importieren.

Privatsphäre

Das Profil in der Apple Health-App ist privat und für andere Apps oder Dienste nicht sichtbar – es sei denn, Sie geben ausdrücklich die Erlaubnis, Ihre Daten freizugeben.

8.8 Drittanbieter-Apps mit Health verknüpfen

Apple hat mit *Apple HealthKit* eine eigene Schnittstelle für Gesundheitsdaten geschaffen, die den Austausch und die Synchronisierung von Gesundheits- und Fitnessdaten auf der Apple Watch und dem iPhone ermöglicht. Wenn Sie beispielsweise eine intelligente Waage mit einer eigenen App verwenden, um Ihr tägliches Gewicht zu überwachen, und eine zweite App, um Ihre täglich verbrauchten Kalorien zu verfolgen, kann die Waage mithilfe von HealthKit die Gewichtsdaten mit Ihrer Kalorienüberwachungs-App austauschen, um Ihnen einen besseren Überblick zu verschaffen.

Sie können die Apps von Drittanbietern auch direkt mit der Health-App verbinden. So können Sie Ihre Gesundheits- und Fitnessdaten aus verschiedenen Quellen an einem zentralen Ort sammeln und verwalten. Nachfolgend finden Sie eine Anleitung, wie Sie Apps von Drittanbietern mit der Health-App verknüpfen können:

- **Drittanbieter-App installieren**: Stellen Sie zunächst sicher, dass die App des Drittanbieters, die Sie mit der Health-App verbinden möchten, auf Ihrem iPhone installiert ist. Diese Apps müssen mit der Health-App kompatibel sein und Gesundheits- oder Fitnessdaten erfassen.

- **Gerät mit der App verbinden**: Wenn Sie ein Gerät besitzen, dessen Messdaten in die App eines Drittanbieters übertragen werden, schalten Sie das Gerät ein und verbinden Sie es mit der entsprechenden App.
- **Berechtigungen festlegen**: Öffnen Sie die Drittanbieter-App und suchen Sie nach den Einstellungen oder Optionen für die Verbindung mit der Health-App. Diese finden Sie häufig im Profil- oder Einstellungsmenü der App. Folgen Sie den Anweisungen in der Drittanbieter-App, um die Verbindung mit der Health-App zu aktivieren. In der Regel werden Sie aufgefordert, Berechtigungen zu erteilen, damit die App Daten mit der Health-App austauschen kann.
- **Daten synchronisieren**: Sobald die Berechtigungen erteilt wurden, beginnt die Drittanbieter-App mit dem Datenaustausch mit der Health-App. Je nach App können dies Aktivitätsdaten, Fitnessinformationen, Ernährungsdaten, Schlafdaten und mehr sein. Die synchronisierten Daten erscheinen in der Health-App und werden in den entsprechenden Kategorien und Übersichten angezeigt.

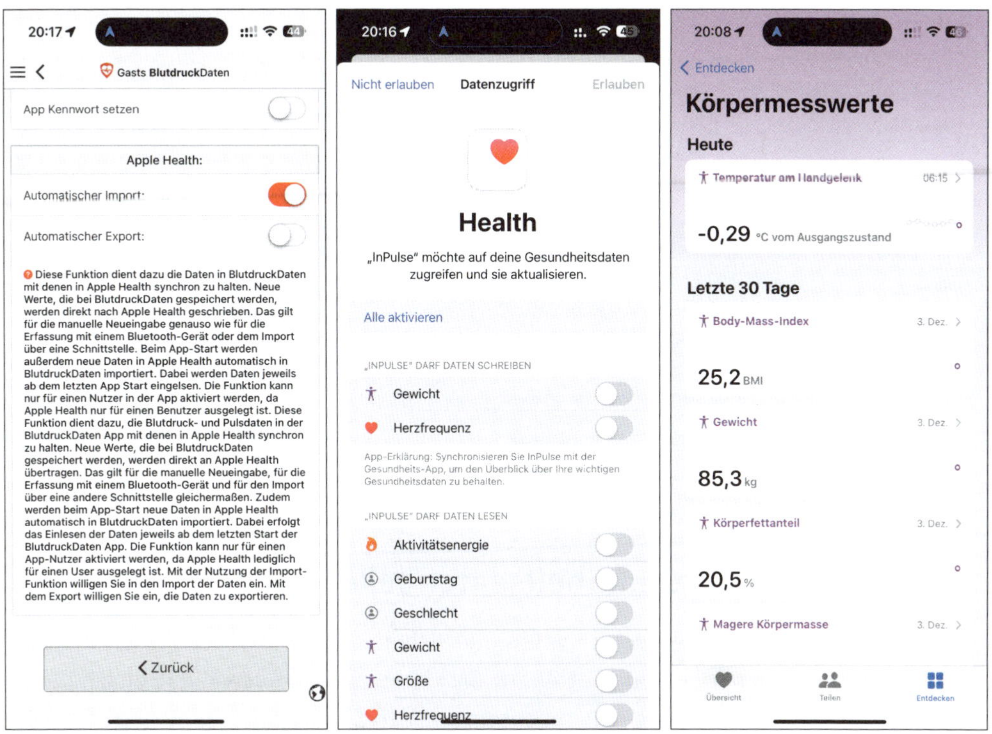

- **Health-App konfigurieren**: Sie können die Berechtigungen für eine Drittanbieter-App jederzeit ändern oder Daten einsehen, die die App in die Health-App geschrieben hat.

  Öffnen Sie Ihr Profil und tippen Sie auf **Apps und Dienste**. Hier sehen Sie eine Liste aller Apps und Geräte, die mit der Health-App verbunden sind oder verbunden werden können.

  Wählen Sie die Drittanbieter-App aus, die Sie verbinden oder deren Daten Sie sehen möchten. Sie können dann spezifische Berechtigungen für die Daten festlegen, die diese App mit der Health-App teilen darf, oder diese wieder entziehen.

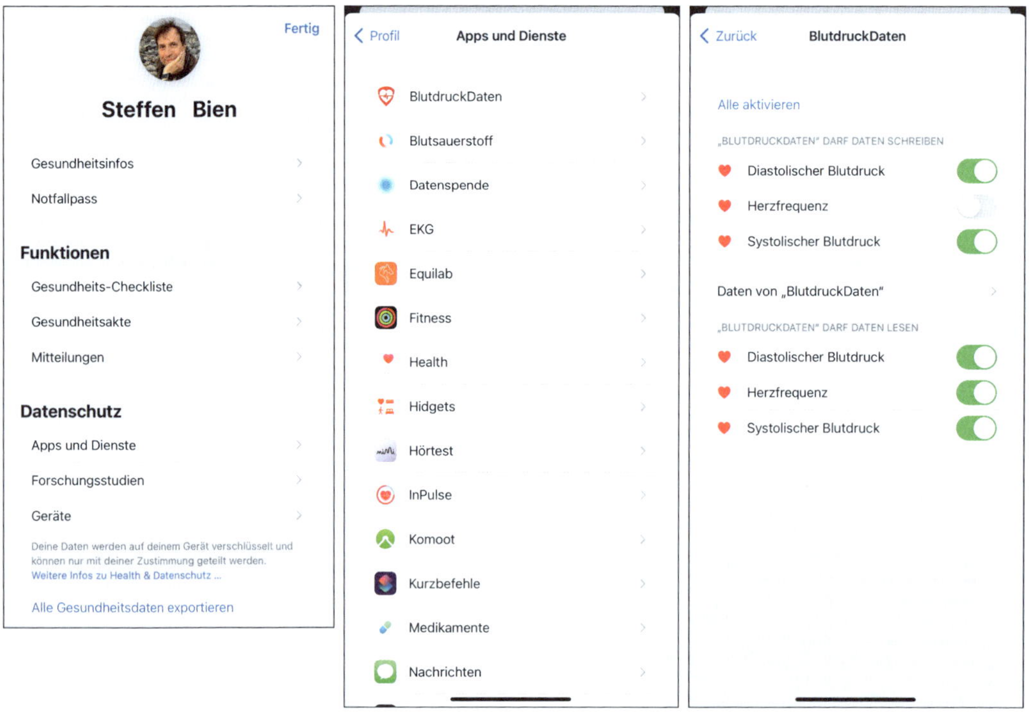

8.9 Die Gesundheitsdaten teilen

Apple ermöglicht den privaten und sicheren Austausch von Gesundheitsdaten mit Angehörigen und Betreuern. Sie können genau auswählen, welche Gesundheitsdaten Sie freigeben möchten, und den Zugriff jederzeit widerrufen. Die Daten werden lokal auf Ihrem Gerät verschlüsselt und dann im lokalen Speicher des empfangenden Geräts entschlüsselt. So können Sie z. B. den Gesundheitszustand älterer Familienmitglieder im Auge behalten und werden bei Bedarf über die Benachrichtigungszentrale über kritische Trends und Werte informiert.

SCHRITT FÜR SCHRITT

So teilen Sie Ihre Daten mit anderen Personen

Das Teilen von Gesundheitsdaten mit anderen Personen in der Apple Health-App ermöglicht es Ihnen, ausgewählte Gesundheits- und Aktivitätsinformationen mit Freunden, Familienmitgliedern oder Gesundheitsdienstleistern zu teilen. Diese Funktion kann besonders nützlich sein, um Angehörige über Ihren Gesundheitszustand zu informieren. So funktioniert die Freigabe Ihrer Gesundheitsdaten:

1. Öffnen Sie die Health-App auf Ihrem iPhone oder iPad.
2. Tippen Sie auf die Registerkarte **Teilen**.
3. Führen Sie einen der folgenden Schritte aus:
   - **Teilen zum ersten Mal einrichten**: Tippen Sie auf **Mit anderen teilen**.
   - **Mit einem weiteren Kontakt teilen**: Tippen Sie auf **Weitere Person hinzufügen**.
4. Sie sehen einen Einführungsbildschirm mit Informationen zur Teilen-Funktion. Tippen Sie auf **Weiter** ❶.
5. Verwenden Sie das Suchfeld, um die Person in Ihrer Kontaktliste zu finden, und tippen Sie auf die Kontaktinformationen, um die Person auszuwählen.
6. Lassen Sie sich wichtige Daten zum Teilen vorschlagen, indem Sie **Vorgeschlagene Infos anzeigen** ❷ wählen, und entscheiden Sie individuell, aus welchen Kategorien Sie Daten teilen möchten, indem Sie auf **Manuell konfigurieren** ❸ tippen.
7. Wählen Sie aus, welche wichtigen Hinweise zu Ihrem Gesundheitszustand oder Ihrer Umgebung die andere Person erhalten soll ❹. Tippen Sie anschließend auf **Weiter** ❺.

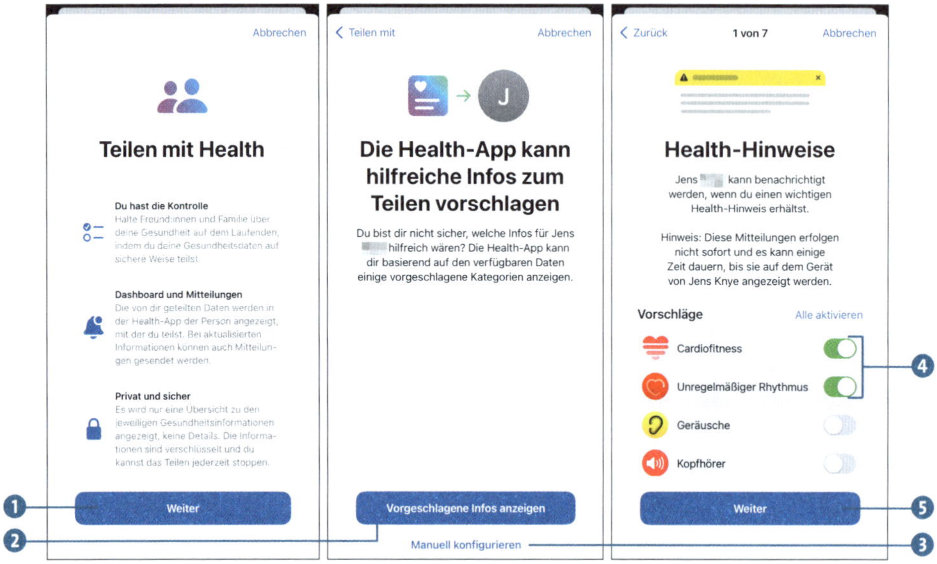

8. Wählen Sie aus allen Kategorien die Daten, die Sie teilen möchten, und tippen Sie jeweils auf **Weiter** ❻.

Tippen Sie auf **Teilen** ❼, um die Einladung zum Teilen zu senden, oder wählen Sie **Vorschau** ❽, um vorab eine Übersicht über die zu teilenden Daten zu sehen.

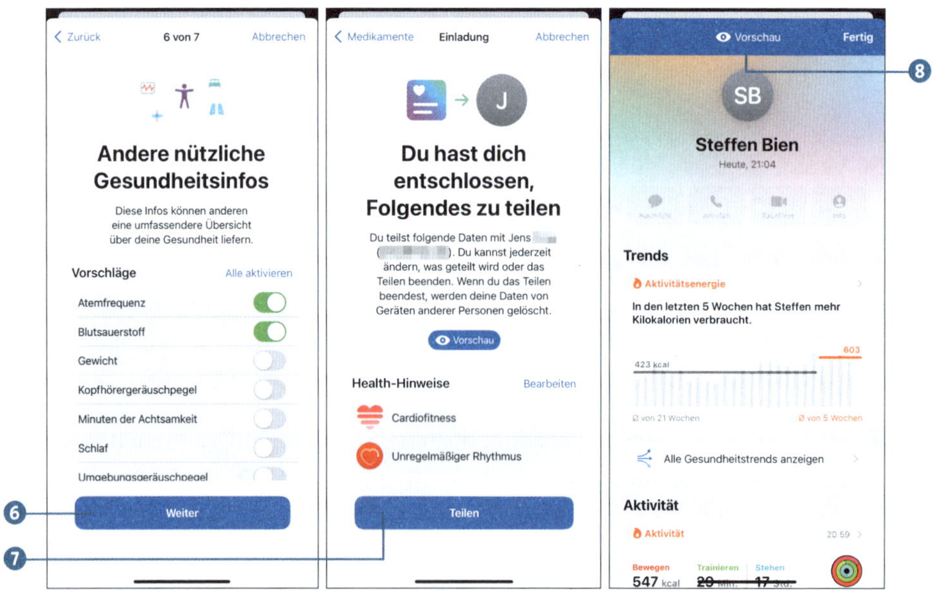

9. Die eingeladene Person muss die Einladung in der Health-App annehmen, um Ihre Gesundheitsdaten sehen zu können.

   Dazu tippt man in der Registerkarte **Teilen** bei der Person auf **Anzeigen** ❾ und anschließend auf **Annehmen** ❿. Mit einem Tipp auf **Aktivieren** ⓫ im abschließenden Bildschirm kann man entscheiden, ob man Mitteilungen auf seinen Apple-Geräten erhalten möchte, wenn sich wichtige Gesundheitsdaten bei der Person ändern, die die Daten teilt.

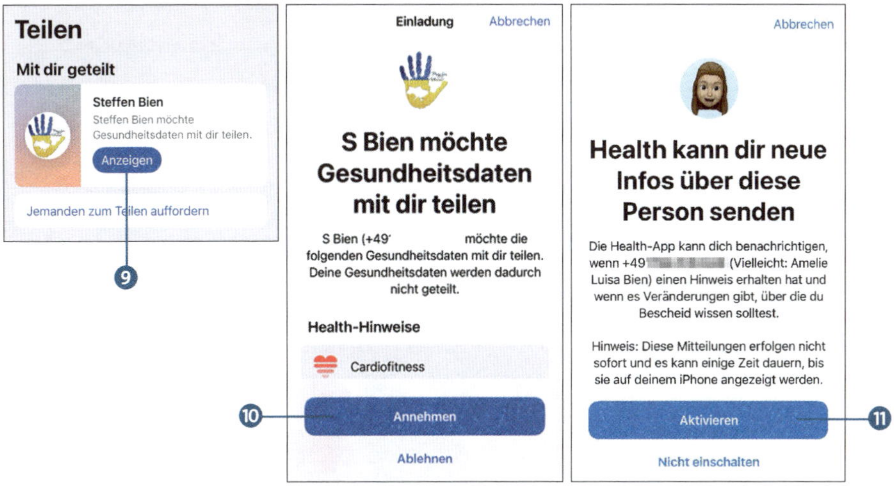

SCHRITT FÜR SCHRITT

So fordern Sie andere Personen zum Teilen ihrer Gesundheitsdaten auf

Das Anfordern von Gesundheitsdaten anderer Personen kann ein nützliches Instrument sein, um Familienmitgliedern oder Freunden bei der Verwaltung ihrer Gesundheit zu helfen oder um als Pflegekraft oder in einer ähnlichen Rolle eine Person unterstützen zu können, wenn sich bei dieser wichtige Gesundheitswerte ändern. So funktioniert das Anfordern von Gesundheitsdaten in der Health-App:

1. Öffnen Sie die Health-App auf Ihrem iPhone oder iPad.
2. Tippen Sie auf die Registerkarte **Teilen** ❶.
3. Wählen **Sie Jemanden zum Teilen auffordern** ❷.

4. Entscheiden Sie sich für eine App, mit der Sie die Datenanforderung versenden möchten ❸.

5. Wählen Sie die Person, deren Gesundheitsdaten Sie im Blick behalten möchten, und senden Sie Ihre Anforderungsnachricht ❹.

6. Die eingeladene Person muss nun auf den Einladungslink tippen, damit Sie deren Gesundheitsdaten in der Health-App sehen können.

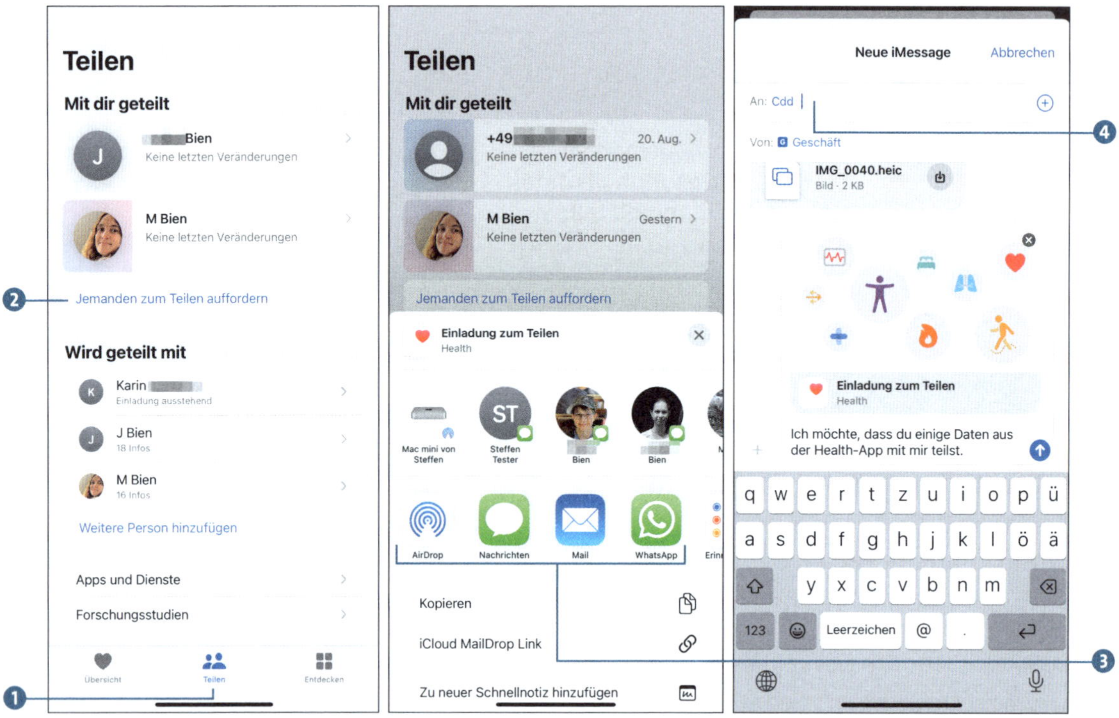

Datenschutz der geteilten Gesundheitsdaten

Apple nimmt den Schutz der in der Health-App freigegebenen Daten sehr ernst und hat mehrere Datenschutzmaßnahmen eingeführt, um sicherzustellen, dass die persönlichen Gesundheitsdaten der Nutzer geschützt und sicher sind, insbesondere wenn es um das Teilen dieser Daten geht.

SCHRITT FÜR SCHRITT

So sehen und ändern Sie die geteilten Gesundheitsdaten

Die Gesundheitsdaten, die eine Person mit Ihnen teilt oder die Sie mit einer Person teilen, können Sie jederzeit in der Registerkarte **Teilen** einsehen. Dort können Sie auch die Berechtigungen anpassen oder einer Person wieder entziehen:

1. Öffnen Sie die **Health-App** auf Ihrem **iPhone** oder **iPad**.
2. Tippen Sie auf die Registerkarte **Teilen**.
3. Tippen Sie im Bereich **Mit dir geteilt** ❶ auf eine Person, um deren Gesundheitsdaten zu sehen. Tippen Sie in der Datenübersicht oben rechts auf **Optionen** ❷, um Mitteilungen zu Änderungen der Gesundheitsdaten zu deaktivieren oder die Person mit einem Tipp auf **Keine Gesundheitsdaten mehr empfangen** ❸ aus den geteilten Gesundheitsdaten zu entfernen.

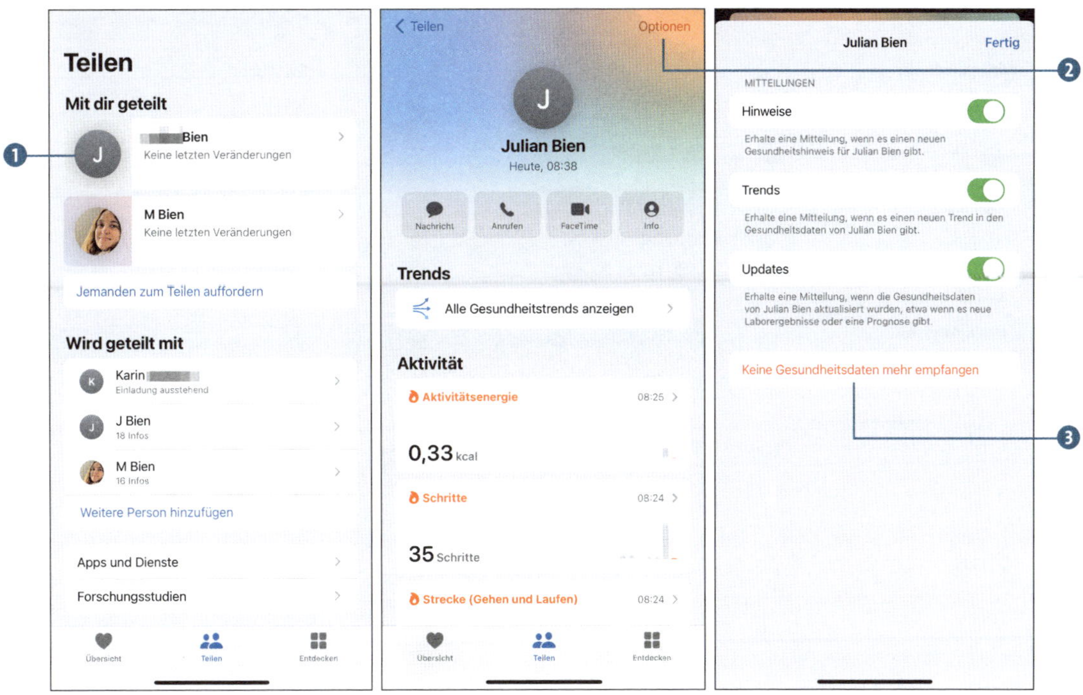

4. Tippen Sie im Bereich **Wird geteilt mit** ❹ auf eine Person, um zu sehen, welche Gesundheitsdaten Sie mit dieser Person teilen. Tippen Sie in der Datenübersicht oben auf **Vorschau** ❺, um eine Übersicht der geteilten Gesundheitsdaten zu sehen, und deaktivieren Sie ggf. Gesundheitsdaten, die Sie nicht mehr teilen möchten ❻. Möchten Sie keine Gesundheitsdaten mehr mit der Person teilen, scrollen Sie ans Ende der Liste und wählen Sie **Nicht mehr teilen** ❼.

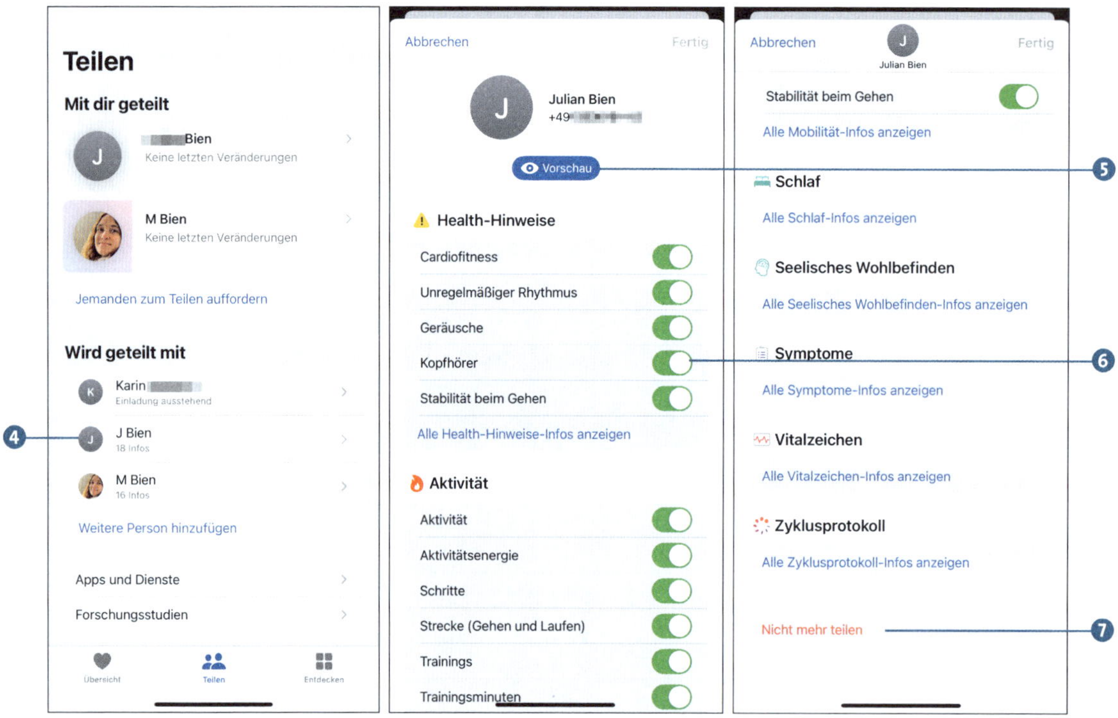

Kapitel 9
Aktivitäten messen und auswerten

Mit der Apple Watch können Sie Ihre tägliche körperliche Aktivität überwachen, die ein wichtiger Bestandteil eines gesunden Lebensstils ist. Regelmäßige körperliche Aktivität kann das Risiko für viele Krankheiten wie Herzkrankheiten, Diabetes und Übergewicht senken. Durch das Tracking Ihrer Aktivitäten werden Sie ermutigt, aktiver zu werden und gesundheitsbewusstere Entscheidungen zu treffen.

Mit der Apple Watch können Sie auch persönliche Fitnessziele festlegen und verfolgen. Die Uhr bietet eine Vielzahl von Trainingseinheiten und Aktivitäten, die aufgezeichnet werden können und Sie motivieren, Ihre Ziele zu erreichen und möglicherweise sogar zu übertreffen.

Die Apple Watch bietet zudem ein Echtzeit-Feedback über die drei Aktivitätsringe – *Bewegen*, *Trainieren* und *Stehen*. Diese visuellen Darstellungen helfen Ihnen, Ihre Fortschritte zu verfolgen und motivieren Sie, Ihre täglichen Ziele zu erreichen. Darüber hinaus kann die Uhr Benachrichtigungen senden, die zur Bewegung anregen.

In diesem Kapitel erfahren Sie, wie Sie Ihre Apple Watch effektiv zur Überwachung und Auswertung Ihrer täglichen Aktivitäten einsetzen und wie Sie diese Daten mit der Health-App auf Ihrem iPhone synchronisieren. Ich stelle Ihnen die verschiedenen Funktionen Schritt für Schritt vor und zeige Ihnen, wie Sie diese Technologie optimal nutzen können.

9.1 Ihre Aktivitätsziele konfigurieren

Die Anpassung Ihrer Aktivitätsziele auf der Apple Watch ist ein wichtiger Schritt zur Optimierung Ihrer Gesundheits- und Fitnesserfahrung. In diesem Abschnitt zeige ich Ihnen, wie Sie Ihre Aktivitätsziele einrichten und an Ihre individuellen Bedürfnisse und Fähigkeiten anpassen.

9.1.1 Die Aktivitätsringe verstehen

Die Aktivitätsringe sind das Herzstück der Fitness-Tracking-Funktion der Apple Watch. Sie bestehen aus drei Ringen – Bewegen, Trainieren und Stehen – die jeweils verschiedene Aspekte Ihrer täglichen Aktivität darstellen:

- **Bewegen** (Rot): Dieser Ring zeigt an, wie viele aktive Kalorien Sie verbrannt haben. Aktive Kalorien sind die Kalorien, die Sie über Ihren Grundumsatz hinaus verbrennen. Je mehr Sie sich bewegen, desto weiter füllt sich der Ring. Wenn Sie Ihr tägliches Kalorienziel erreichen, schließt sich der Ring.
- **Trainieren** (Grün): Dieser Ring zeichnet die Minuten mittlerer bis intensiver Aktivität auf und motiviert zu regelmäßigem Training. Das Ziel sind in der Regel 30 Minuten pro Tag. Der Ring zeigt Ihren Fortschritt an und schließt sich, wenn Sie Ihr Ziel erreicht haben.
- **Stehen** (Blau): Dieser Ring motiviert dazu, stündlich aufzustehen und sich zu bewegen, was für einen gesunden Lebensstil wichtig ist. Das Ziel ist es, über den Tag verteilt regelmäßige Bewegungspausen einzulegen. Der Ring schließt sich, wenn dieses Ziel im Laufe des Tages erreicht wird.

9.1.2 Erste Einrichtung

Wenn Sie Ihre Apple Watch zum ersten Mal einrichten, werden Sie aufgefordert, grundlegende Informationen wie Alter, Geschlecht, Gewicht und Größe anzugeben. Basierend auf Ihren Basisdaten schlägt Ihnen die Apple Watch erste Ziele für Ihre täglichen Aktivitäten vor. Sie können diese Ziele sofort oder später an Ihre individuellen Bedürfnisse anpassen.

9.1.3 Ziele anpassen

Ihre Ziele können Sie jederzeit in der **Aktivität-App** auf der **Apple Watch** oder in der **Fitness-App** auf dem **iPhone** anpassen:

1. Öffnen Sie die Aktivität-App auf Ihrer Apple Watch. Diese finden Sie in der App-Übersicht.
2. Die App startet mit der Ansicht **Bewegen**, in der Sie sehen, wie viel von Ihrem Bewegungsziel Sie heute bereits erreicht haben.

3. Tippen Sie unten rechts auf ⊕ und passen Sie Ihr Bewegungsziel an, indem Sie auf ⊖ oder ⊕ tippen.
4. Tippen Sie anschließend auf **Festlegen**.
5. Streichen Sie auf der **Bewegen**-Ansicht nach oben, um zur **Trainieren**- bzw. **Stehen**-Ansicht zu gelangen. Dort können Sie auf die gleiche Weise Ihre täglichen Ziele anpassen.

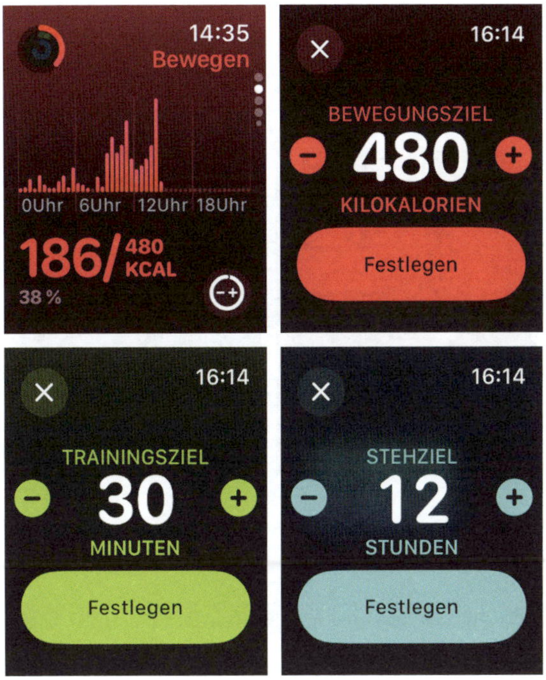

9.2 Die Aktivität-App auf der Apple Watch

Die Aktivität-App der Apple Watch ist eine zentrale Anwendung, die speziell für das Überwachen Ihrer Fitness und das Verfolgen Ihrer täglichen körperlichen Aktivität entwickelt wurde. Sie ist ein wesentlicher Bestandteil des Gesundheits- und Fitnessökosystems von Apple und bietet eine visuelle und leicht verständliche Darstellung Ihrer täglichen körperlichen Aktivitäten.

Starten Sie die App und sehen Sie, wie weit Sie Ihr heutiges Bewegungsziel bereits erreicht haben. Die gleiche Ansicht erhalten Sie für das Trainingsziel und das Stehziel, wenn Sie auf der **Bewegen**-Ansicht aufwärts streichen:

1. **Ring**: Oben links sehen Sie Ihren Aktivitätsring. Jeder Ring zeigt visuell an, wie viel Prozent des Tagesziels Sie bereits erreicht haben: Wenn ein Ring vollständig gefüllt ist, haben Sie 100 % Ihres Ziels erreicht.
2. **Zeitliche Übersicht als Grafik**: In der Mitte sehen Sie Ihre Aktivitäten im Tagesverlauf als Balkendiagramm.
3. Unten sehen Sie Ihre Zielerreichung in absoluten Zahlen und als Prozentangabe.

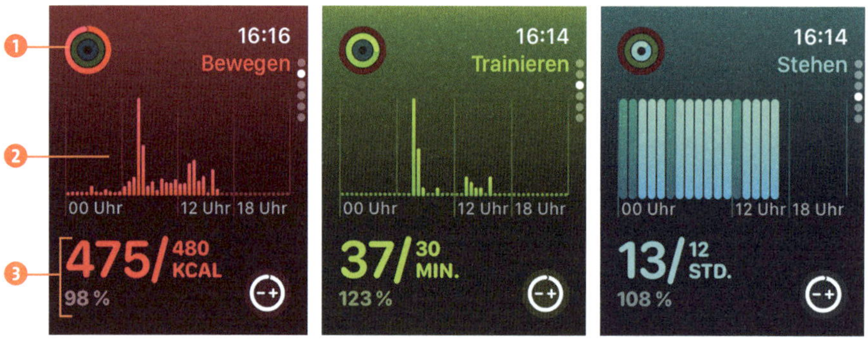

Tippen Sie auf den Ring oder streichen Sie abwärts, um Ihren Aktivitätsring im Detail zu sehen.

4. Tippen Sie in der Ringübersicht auf , um eine Wochenübersicht Ihrer erreichten Aktivitätsziele zu sehen.
5. Tippen Sie auf , um Ihre Aktivitätsdaten mit Freunden zu teilen oder um einen Wettbewerb mit jemandem zu starten.
6. Tippen Sie auf , um Ihre Aktivitätserfolge zu sehen. Apple bietet Challenges, für deren Erreichung Sie Auszeichnungen erhalten.

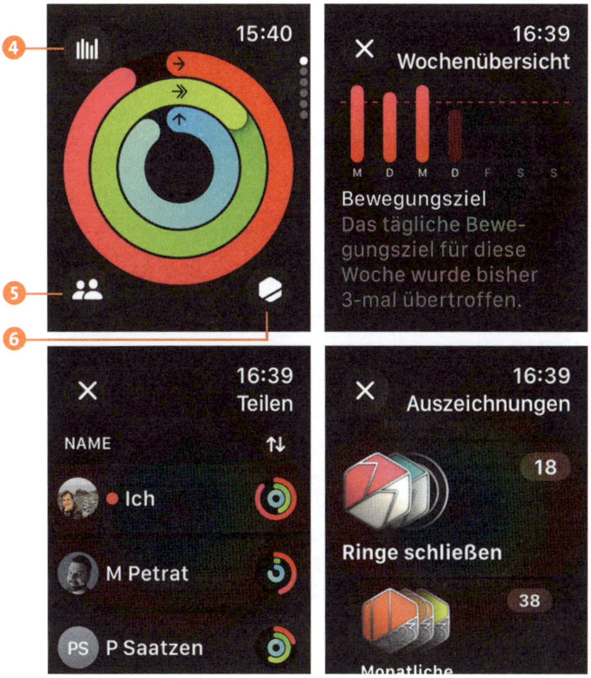

(7) Haben Sie an einem Tag alle Aktivitätsziele erreicht, »feiert« Ihre Apple Watch Sie mit einem Feuerwerk.

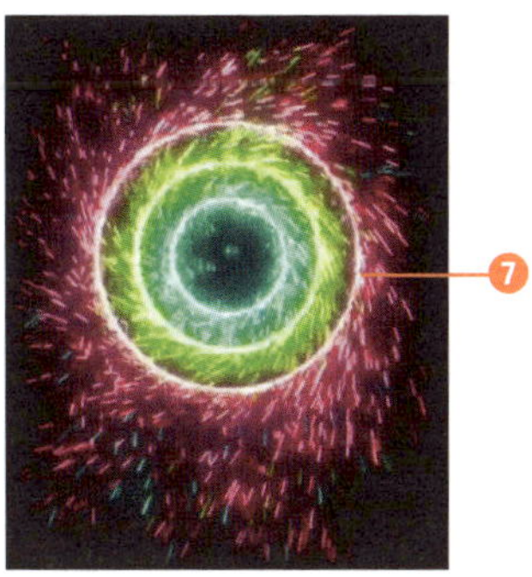

9.3 Mehr Analysen in der Health-App auf dem iPhone

Die Health-App auf dem iPhone bietet eine umfassende Analyse der Aktivitätsdaten, die über die Apple Watch und andere Gesundheits- und Fitness-Geräte gesammelt wurden. Sie zeigt z. B. die Anzahl der Schritte, die zurückgelegte

Strecke, die erklommenen Stockwerke, den Gesamtenergieverbrauch im Ruhe- und Aktivzustand und vieles mehr an.

9.3.1 Aktivitätsanalysen auf der Übersicht-Seite

Auf der **Übersicht**-Seite finden Sie die Übersichten und Analysen im Bereich **Favoriten**, **Trends** und **Highlights**. Jede Übersicht lässt sich antippen, um weitergehende Informationen und Analysen zu erhalten. Bei den **Trends** und **Highlights** erscheinen Aktivitätsdaten und -analysen nur bei wesentlichen Änderungen gegenüber dem Vortag, der Vorwoche usw.

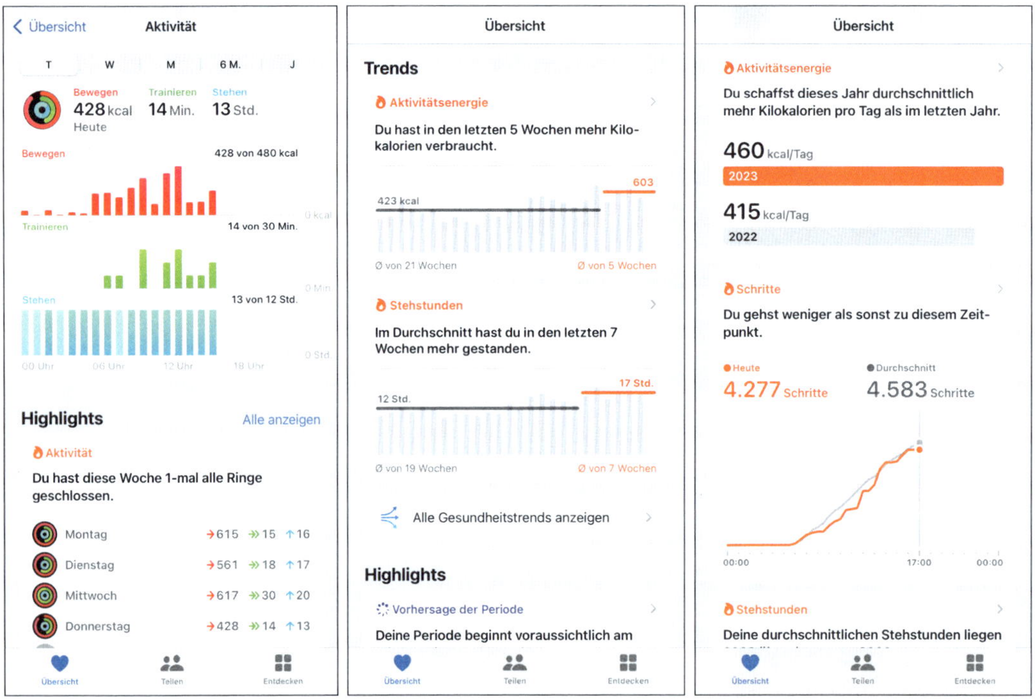

Auf der Übersicht-Seite der Health-App erhalten Sie in den Bereichen »Favoriten«, »Trends« und »Highlights« bereits viele Übersichten und Analysen zu den wichtigsten Aktivitätsdaten.

9.3.2 Alle Daten und Analysen auf der Entdecken-Seite

Die **Entdecken**-Seite ist ein zentraler Ort, an dem Sie verschiedene Aktivitätsdaten und Analysen zu Ihren gesundheitlichen Fortschritten einsehen können. Die

Seite bietet eine Vielzahl von Übersichten und detaillierten Analysen zu verschiedenen Aktivitätsarten. Um die Übersichten und Analysen zu Ihren Aktivitäten aufzurufen, tippen Sie auf **Aktivität**.

Nachfolgend finden Sie die Hauptbereiche der **Entdecken**-Seite und eine Erläuterung zu jedem Bereich:

- **Schritte**: Zeigt die Anzahl der Schritte an, die Sie jeden Tag zurücklegen. Die App bietet eine Tages-, Wochen-, Monats- und Jahresansicht, sodass Sie Ihre Fortschritte und Trends im Laufe der Zeit verfolgen können.
- **Strecke (Gehen und Laufen)**: Misst die Gesamtdistanz, die Sie beim Gehen und Laufen zurückgelegt haben. Wie bei den Schritten können Sie auch hier Trends über verschiedene Zeiträume verfolgen.
- **Treppensteigen**: Zeigt an, wie viele Stockwerke Sie pro Tag hinaufgestiegen sind. Diese Metrik ist nützlich, um Ihre allgemeine körperliche Aktivität und Ausdauer zu bewerten.
- **Aktivitätsenergie**: Misst die Menge an Kalorien, die Sie durch aktive Bewegung verbrennen. Diese Daten helfen Ihnen zu verstehen, wie viel Energie Sie bei verschiedenen körperlichen Aktivitäten verbrauchen.
- **Ruheenergie**: Misst die Menge an Kalorien, die Sie bei minimaler Aktivität verbrauchen.
- **Trainingsminuten**: Dieser Bereich zeigt die Anzahl der Minuten an, die Sie mit Aktivitäten mittlerer bis hoher Intensität verbracht haben, und hilft Ihnen sicherzustellen, dass Sie die empfohlenen täglichen oder wöchentlichen Trainingsminuten erreichen.
- **Stehstunden**: Zeigt an, wie viele Stunden pro Tag Sie nicht nur gesessen haben. Dies fördert regelmäßige Bewegung und hilft, zu langes Sitzen zu vermeiden.
- **Körperliche Leistung**: Dieser Messwert gibt die geschätzte Energie an, die Sie zum Ausführen von Tätigkeiten verbrauchen. Die körperliche Leistung wird in MET (metabolisches Äquivalent) gemessen. Ein MET entspricht dem Energieverbrauch in Ruhe.

Es können viele weitere Messdaten angezeigt werden, wie Schwimmzüge, Strecke (Schwimmen) oder Laufgeschwindigkeit. Diese und viele weitere Aktivitätsdaten werden in der Regel automatisch von der Apple Watch oder anderen Fitnesstrackern festgehalten und an die Health-App übermittelt, wenn Sie über die Apple Watch bzw. das Drittanbietergerät ein Training starten.

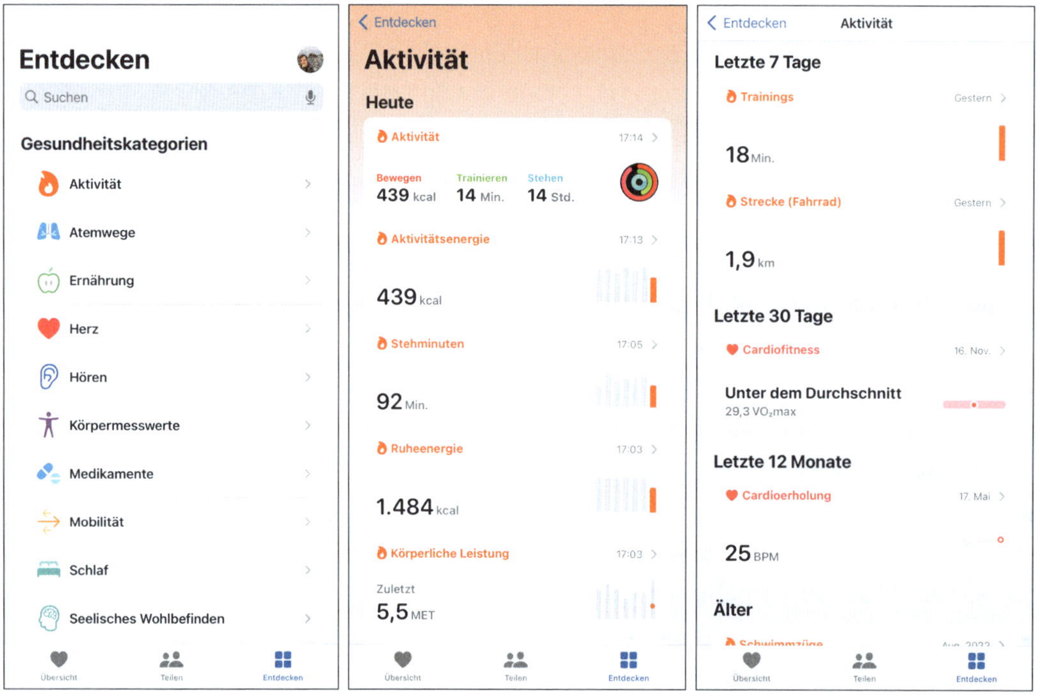

Auf der »Entdecken«-Seite der Health-App finden Sie sämtliche Messdaten und Analysen zu allen Aktivitäten, die Sie mithilfe der Apple Watch, des iPhones oder eines anderen Fitnesstrackers aufgezeichnet haben.

9.4 Die Fitness-App: Aktivitäten, Trends, Auszeichnungen, Wettbewerbe

Als Nutzer einer Apple Watch können Sie Ihre Trainingshistorie und Erfolge mit der Fitness-App auf dem iPhone anzeigen.

Die **Übersicht**-Seite gibt Ihnen einen guten Überblick und zeigt Ihnen, an welchen Tagen Sie welche Ziele erreicht haben. Außerdem können Sie in der Fitness-App auf dem iPhone alle einzelnen Trainingseinheiten einsehen, die Sie absolviert haben – von Radtouren über Wandern bis hin zu Yoga.

Zusätzlich können Sie über die Fitness-App den Service *Apple Fitness+* buchen und nutzen. Dazu erfahren Sie später mehr im Buch.

9.4.1 Die Übersicht-Seite

Wenn Sie die Apple Watch oder einen anderen Fitnesstracker verwenden, um Ihre täglichen Bewegungs-, Ausdauer- oder Trainingsziele zu erreichen, oder wenn Sie ein Training mit der Apple Watch oder einem anderen Fitnesstracker starten, können Sie sich nützliche Informationen in der Fitness-App auf Ihrem iPhone anzeigen lassen.

1. Tippen Sie auf den Tab **Übersicht**, um einen Überblick über Ihre Aktivitäten und Trainings zu erhalten.
2. Weiter unten finden Sie die **Trends**. Dies ist die 90-Tage-Entwicklung Ihrer wichtigsten Aktivitätsparameter. Tippen Sie auf einen Trend, um weitere Informationen zu erhalten.
3. Ganz unten finden Sie die Herausforderungen und **Auszeichnungen** für den aktuellen Monat, d. h. die Auszeichnungen, die Sie sich »verdienen« können. Apple stellt immer wieder neue Herausforderungen, um Sie zu motivieren, und belohnt Sie mit »Auszeichnungen«.

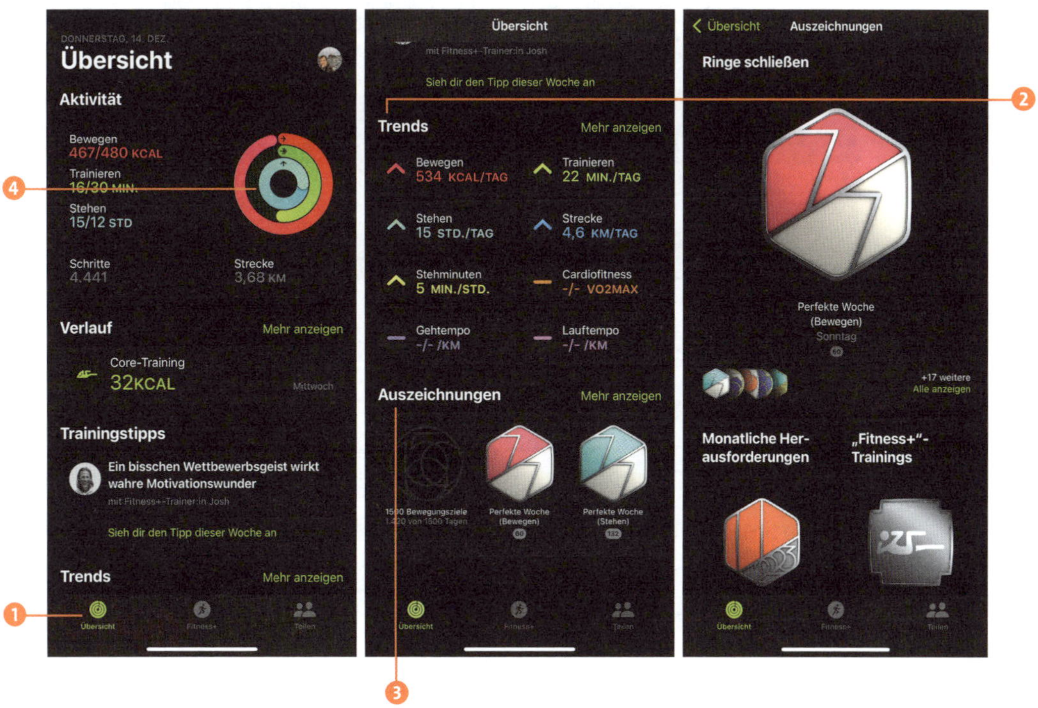

4. Wenn Sie oben in der Übersicht auf den Aktivitätsring tippen, sehen Sie oben eine Wochenübersicht. Darunter sehen Sie die Details für den oben ausgewählten Tag. Weiter unten sehen Sie die Gesamtzahl der Schritte an diesem Tag, die zurückgelegte Entfernung und – wenn Sie eine Apple Watch verwenden – die Treppen, die Sie gestiegen sind.

5. Tippen Sie oben auf , um zur Monatsübersicht zu wechseln. Tippen Sie in der Monatsübersicht auf einen Tag, um die Detailansicht für diesen Tag und die entsprechende Woche zu sehen.

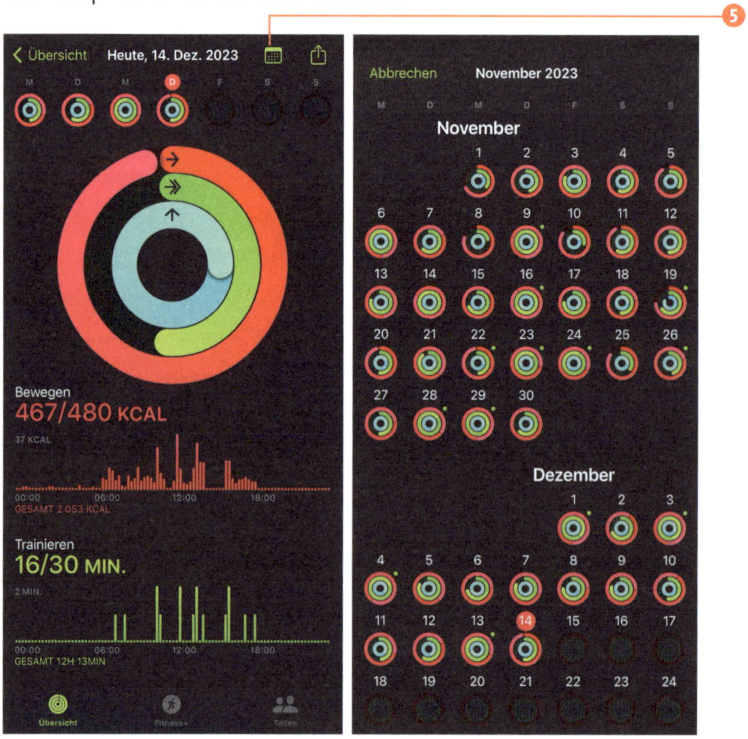

9.4.2 Exkurs: Trends

Die Funktion **Trends** ist besonders nützlich, um auf einen Blick zu sehen, ob Sie Ihren Fitnesszielen näherkommen oder nicht. Die Trends zeigen den 90-Tage-Trend für die wichtigsten Aktivitätsmaße, jeweils in einer anderen Farbe.

1. Tippen Sie auf **Mehr anzeigen**, um Empfehlungen für jede Aktivität zu erhalten.

2 Tippen Sie auf die Pfeilspitze einer Aktivität, um sich weitere Informationen zu den Trends für diese Aktivität anzeigen zu lassen.

Die Auf- und Abwärtspfeile: Ihr iPhone analysiert die letzten 90 Tage einer bestimmten Aktivität und vergleicht sie mit dem gesamten letzten Jahr. Wenn der Durchschnitt der letzten 90 Tage höher ist als der Durchschnitt des letzten Jahres, zeigt der Pfeil nach oben. Ist er niedriger, zeigt der Pfeil nach unten.

Wenn Sie also im letzten Jahr durchschnittlich 2,6 km pro Tag gelaufen sind, in den letzten drei Monaten aber durchschnittlich 2,8 km pro Tag, zeigt der Pfeil nach oben.

Das ist wichtig. Es bedeutet, dass ein einziger Tag, den Sie im Flugzeug verbracht haben, Ihren Trend nicht zunichte macht und dass ein einziger Lauf, den Sie letzte Woche unternommen haben, ihn nicht umkehrt.

Bei der Verbesserung Ihrer Gesundheit geht es um konsistente, langfristige und nachhaltige Fortschritte, und der Vergleich von Trends über 90 und 365 Tage ist eine gute Möglichkeit, um diese zu messen.

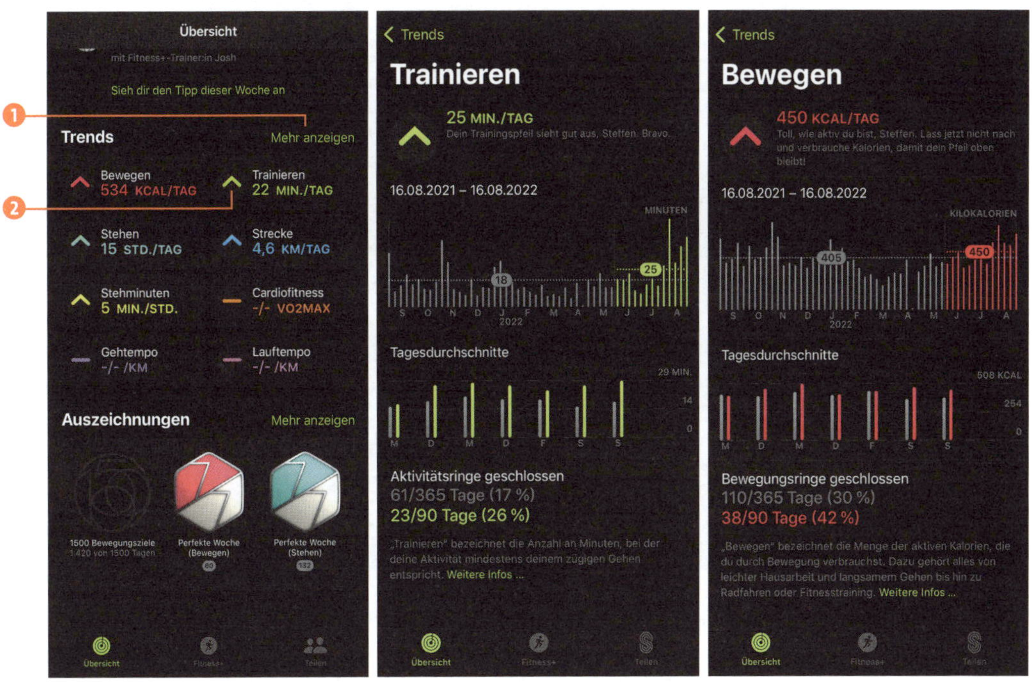

9.4.3 Teilen und Wettbewerbe

In der Fitness-App auf dem iPhone und der Aktivität-App auf der Apple Watch gibt es den Tab bzw. Bereich **Teilen**. Hier können Sie Ihre Aktivitätsdaten mit anderen Personen teilen und sogar mit ihnen in Wettbewerb treten. Das Ziel ist es, sich gegenseitig zu mehr Aktivität anzuspornen und den Wettbewerb zu gewinnen.

SCHRITT FÜR SCHRITT

So teilen Sie Ihre Fitness-Daten

Durch das Teilen Ihrer Fitnessdaten können Sie ein Gefühl von Gemeinschaft und gegenseitiger Unterstützung schaffen, das Ihnen helfen kann, motiviert zu bleiben und Ihre Fitnessziele zu erreichen.

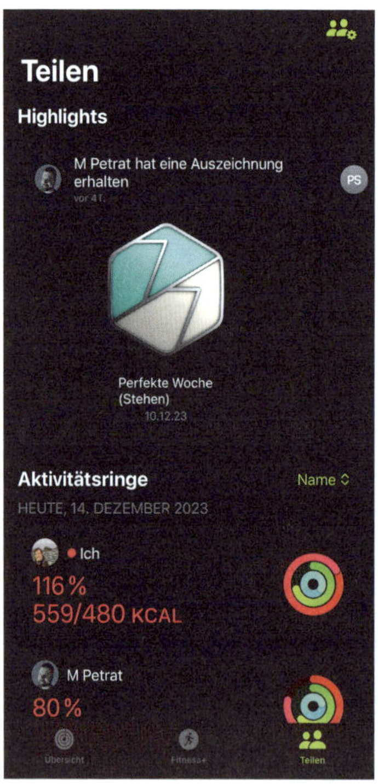

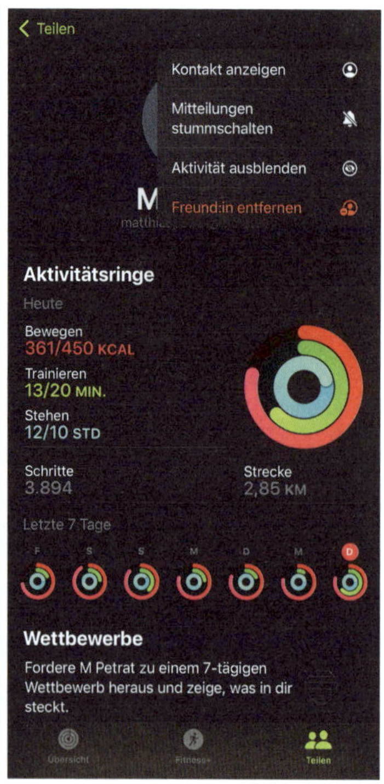

So nutzen Sie die geteilten Fitnessdaten:

1. Öffnen Sie die Fitness-App auf dem iPhone und tippen Sie auf den Tab **Teilen**.

2. **Person hinzufügen**: In der rechten oberen Ecke des Bildschirms sehen Sie ein -Symbol. Tippen Sie darauf, um einem Kontakt eine Einladung zu senden. Sie können einen Kontakt aus Ihrer Kontaktliste auswählen oder die E-Mail-Adresse einer Person eingeben, mit der Sie Ihre Daten teilen möchten.
3. **Einladung senden**: Nachdem Sie einen Kontakt ausgewählt haben, sendet die Fitness-App eine Einladung an diese Person. Der Empfänger muss die Einladung annehmen, um Ihre Daten zu sehen.
4. **Geteilte Daten anzeigen**: Sobald die Person Ihre Einladung angenommen hat, können Sie ihre Aktivitätsdaten in der Fitness-App einsehen und sie kann Ihre einsehen. Sie können auch Benachrichtigungen erhalten, wenn die Person bestimmte Meilensteine erreicht oder Auszeichnungen gewonnen hat.
5. **Interaktion mit Personen**: Sie können auf die Aktivitätsdaten einer Person tippen, um eine detaillierte Ansicht zu erhalten. Außerdem können Sie direkt aus der Fitness-App heraus Nachrichten senden oder auf Erfolge antworten.

SCHRITT FÜR SCHRITT

So starten Sie einen Wettbewerb

Einen Wettbewerb in der Fitness-App auf Ihrem iPhone zu starten, ist eine spannende Möglichkeit, sich mit Freunden zu messen und sich gegenseitig zu mehr Bewegung zu motivieren. Hier finden Sie eine detaillierte Anleitung zum Starten eines Wettbewerbs:

1. **Voraussetzungen**: Stellen Sie sicher, dass Sie und die Person, gegen die Sie antreten möchten, eine Apple Watch verwenden und ihre Aktivitätsdaten teilen. Wenn Sie Ihre Daten noch nicht mit anderen teilen, befolgen Sie die Schritte zum Hinzufügen von Personen in der Fitness-App.
2. Öffnen Sie die Fitness-App auf dem iPhone und tippen Sie auf den Tab **Teilen**.
3. **Person für Wettbewerb auswählen**: Wählen Sie die Person aus, mit der Sie am Wettbewerb teilnehmen möchten. Tippen Sie dazu auf den Namen in der Liste der Personen, mit denen Sie Ihre Aktivitätsdaten teilen.
4. **Wettbewerb starten**: Nachdem Sie die Person ausgewählt haben, sehen Sie die Option **Wettbewerb**. Tippen Sie darauf. Tippen Sie anschließend auf **<Name> einladen**. Ein Wettbewerb in der Fitness-App dauert sieben Tage.

5. **Details zum Wettbewerb**: Nachdem Sie auf **<Name> einladen** getippt haben, sendet die App eine Einladung an die Person. Der Wettbewerb beginnt, sobald die andere Person die Einladung annimmt.

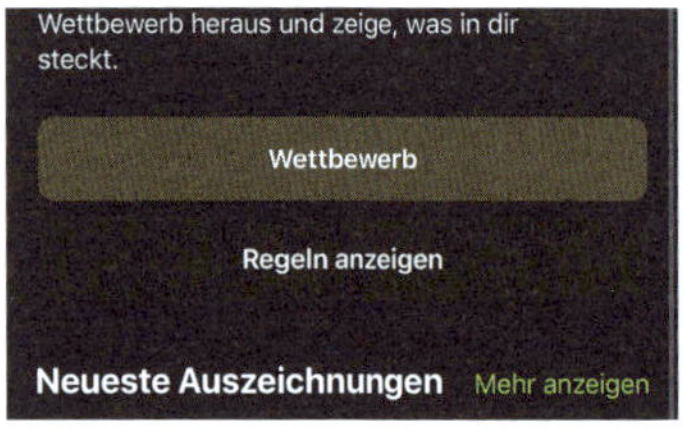
Wettbewerb heraus und zeige, was in dir steckt.
Wettbewerb
Regeln anzeigen
Neueste Auszeichnungen
Mehr anzeigen

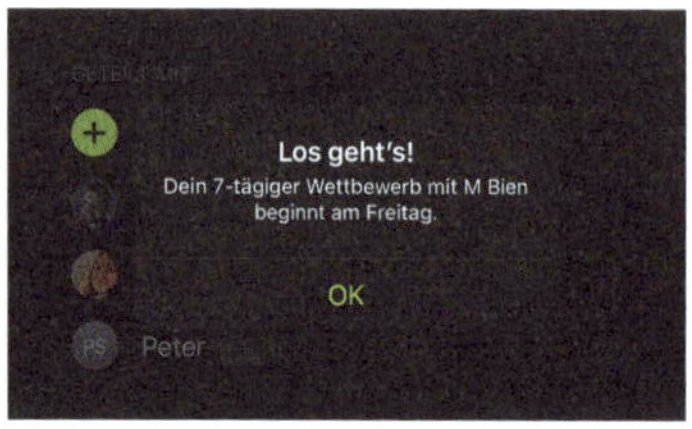
Los geht's!
Dein 7-tägiger Wettbewerb mit M Bien beginnt am Freitag.
OK
Peter

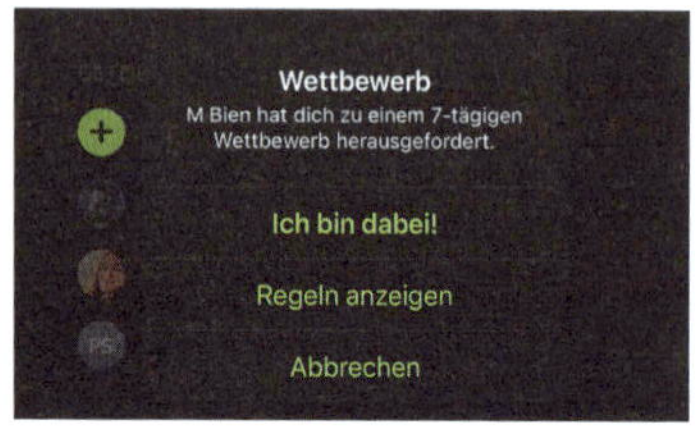
Wettbewerb
M Bien hat dich zu einem 7-tägigen Wettbewerb herausgefordert.
Ich bin dabei!
Regeln anzeigen
Abbrechen

6. **Fortschritte verfolgen**: Während des Wettbewerbs können Sie Ihre Fortschritte ebenso wie die Fortschritte der anderen Person in der Fitness-App verfolgen. Sie sehen, wie viele Punkte jeder gesammelt hat und wie nahe Sie Ihrem Tages- und Wettbewerbsziel sind. Jeder Teilnehmer kann bis zu 600 Punkte pro Tag sammeln, indem er sich bewegt, trainiert und steht – insgesamt 4.200 Punkte für die gesamte Dauer des Wettbewerbs.

7. **Benachrichtigungen erhalten**: Die Fitness-App sendet Benachrichtigungen, um Sie über den aktuellen Stand des Wettbewerbs auf dem Laufenden zu halten. Sie werden benachrichtigt, wenn Ihr Trainingspartner bzw. Ihre Trainingspartnerin Punkte sammelt oder ein Tagesziel erreicht.

8. **Wettbewerb beenden und Ergebnisse ansehen**: Am Ende des siebentägigen Wettbewerbs können Sie die Endergebnisse in der App einsehen. Der Gewinner erhält eine besondere Auszeichnung in der App.

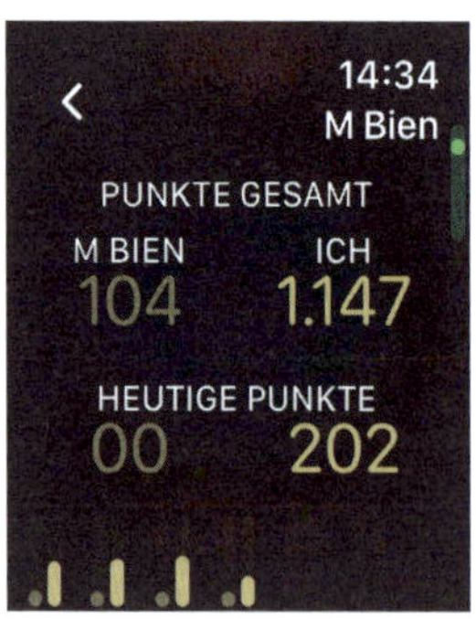
14:34
M Bien
PUNKTE GESAMT
M BIEN
ICH
104
1.147
HEUTIGE PUNKTE
00
202

Kapitel 10
Ein gesundes Herz

Der menschliche Körper ist ein wunderbar komplexer Organismus, in dem schon kleine Störungen große Auswirkungen haben können. Eine besondere und zentrale Rolle spielen dabei das Herz und die Atemwege. Herz und Lunge arbeiten zusammen, um den Körper mit Sauerstoff zu versorgen. Das sauerstoffarme Blut fließt aus dem Körper in die rechte Herzhälfte. Von dort gelangt das Blut in die Lunge, wo es Sauerstoff aufnimmt. Sobald das Blut mit Sauerstoff angereichert ist, pumpt die linke Herzhälfte das sauerstoffreiche Blut in den Körper und sorgt dafür, dass alle Organe, Gewebe und Zellen den benötigten Sauerstoff erhalten.

Der Blutkreislauf mit seinem Motor, dem Herzen, versorgt den gesamten Körper nicht nur mit Sauerstoff, sondern auch mit Nährstoffen, Hormonen und Immunzellen. Gleichzeitig transportiert das Blut Kohlendioxid, Stoffwechselprodukte der Zellen und andere Abfallstoffe ab und sorgt für den Wärmetransport bzw. die Wärmeverteilung.

Ich erzähle Ihnen sicher nichts Neues, aber ich habe selbst in meiner Familie und in meinem Bekanntenkreis erfahren, wie wichtig es ist, auf die Signale des Herzens zu hören und rechtzeitig zu reagieren. Die Apple Watch kann Sie dabei unterstützen und im Zweifelsfall sogar Ihr Leben retten.

10.1 Was die Apple Watch für Ihr Herz tun kann

Die Apple Watch und das iPhone sind leistungsstarke Instrumente, die wichtige Einblicke in die Herzgesundheit bieten. Sie ermöglichen nicht nur eine kontinuierliche Überwachung, sondern auch die Erkennung potenzieller Probleme, was zu einer effektiveren Prävention und einem besseren Gesundheitsmanagement führen kann. Die Apple Watch bietet folgende Funktionen für Ihre Herzgesundheit:

- **Herzfrequenz-Messung**: Die Apple Watch misst Ihre Herzfrequenz kontinuierlich über einen optischen Herzfrequenzsensor. Dadurch können Sie Ihre

Herzfrequenz in Echtzeit überwachen, was besonders bei körperlicher Aktivität nützlich ist.

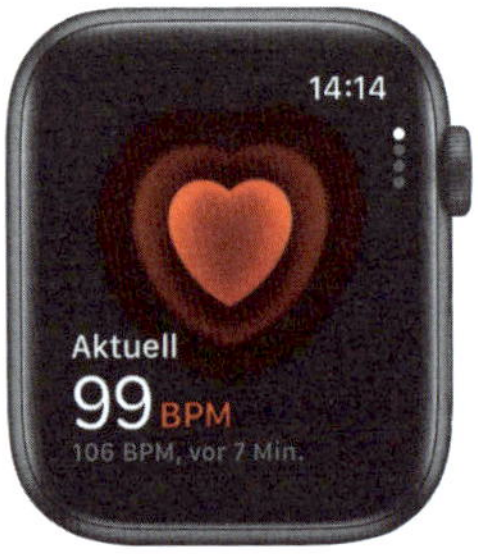

- **Mitteilungen bei hoher und niedriger Herzfrequenz**: Die Apple Watch kann Sie warnen, wenn Ihre Herzfrequenz einen bestimmten Schwellenwert über- oder unterschreitet, was auf mögliche Gesundheitsprobleme hinweisen kann.

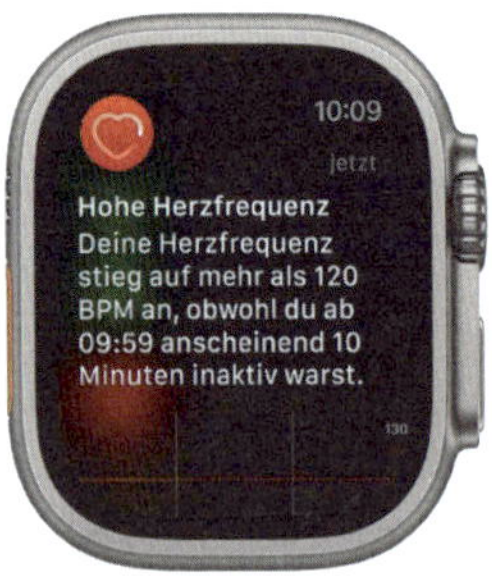

- **EKG-Funktion**: Die Apple Watch ist mit einer EKG-Funktion (Elektrokardiogramm) ausgestattet. Damit können Sie direkt mit der Uhr ein Ein-Kanal-EKG aufzeichnen. Das EKG misst die elektrische Aktivität des Herzens und kann helfen, Anzeichen von Vorhofflimmern (eine Form von unregelmäßigem Herzrhythmus) zu erkennen.

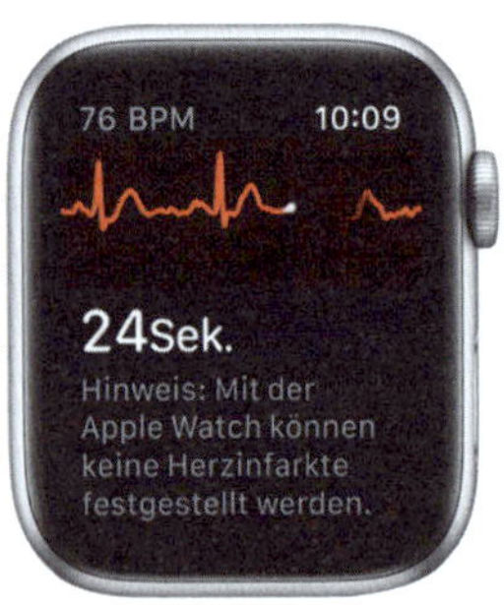

- **Vorhofflimmern** (AFib): Die Apple Watch bietet eine bemerkenswerte Funktion zur Erkennung von Vorhofflimmern, einer Form von unregelmäßigem Herzschlag, die zu schweren gesundheitlichen Komplikationen führen kann. Erkennt die Uhr unregelmäßige Herzschläge, die auf Vorhofflimmern hindeuten könnten, sendet sie eine Mitteilung an den Träger.

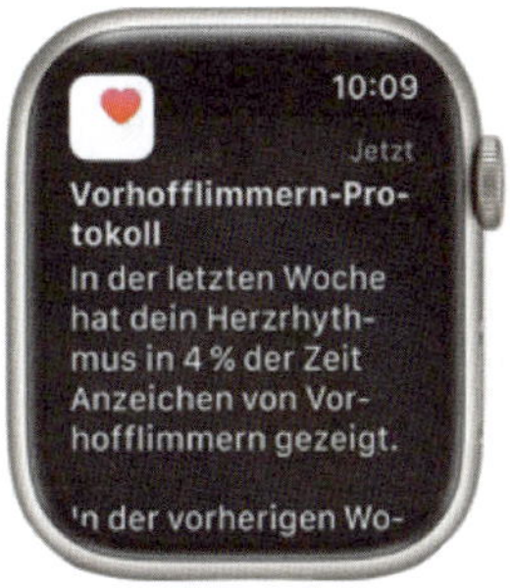
10:09
Jetzt
Vorhofflimmern-Protokoll
In der letzten Woche hat dein Herzrhythmus in 4 % der Zeit Anzeichen von Vorhofflimmern gezeigt.
In der vorherigen Wo-

- **Blutssauerstoffsättigung**: Die Apple Watch bietet die Möglichkeit, den Sauerstoffgehalt im Blut zu messen. Die Blutsauerstoffsättigung gibt an, zu wie viel Prozent Ihr Blut mit Sauerstoff gesättigt ist. Dies ist ein wichtiger Indikator für die allgemeine Lungen- und Herzgesundheit.

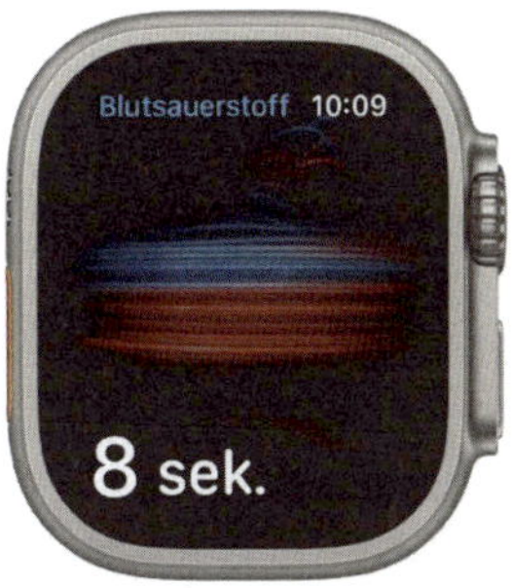
Blutsauerstoff 10:09
8 sek.

- **Herzfrequenzvariabilität (HRV)**: Die Apple Watch misst die HRV, die Veränderung des Zeitintervalls zwischen den Herzschlägen. Eine höhere HRV wird häufig mit einer besseren kardiovaskulären Fitness und Stressresistenz in Verbindung gebracht.
- **Cardiofitness**: Die Apple Watch kann Schätzwerte für Ihre Fitness ermitteln, indem sie misst, wie stark Ihr Herz beim Gehen, Laufen oder Radfahren im Freien beansprucht wird.
- **Cardioerholung**: Die Apple Watch misst Ihre Cardiofitness, auch bekannt als Herzfrequenzerholung. Die Funktion **Cardioerholung** misst die Geschwindig-

keit, mit der Ihre Herzfrequenz nach intensiver körperlicher Aktivität auf den normalen Ruhewert zurückkehrt.

- **Integration mit der Health-App**: Alle von der Apple Watch oder anderen Gesundheitstrackern erfassten Daten werden mit der Health-App auf dem iPhone und iPad synchronisiert. Hier können Sie Ihre Herzgesundheitsdaten im Detail einsehen und Trends im Zeitverlauf analysieren oder die Daten mit einem Arzt teilen.

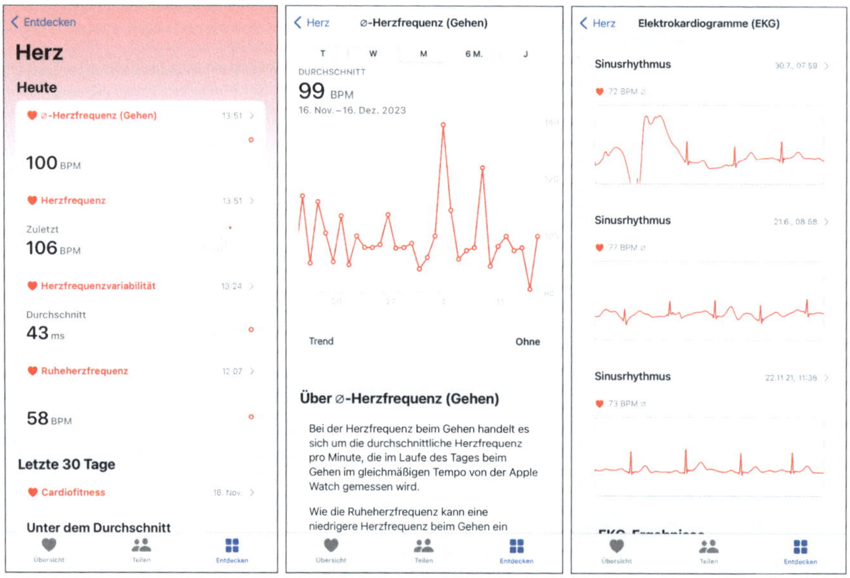

Voraussetzungen für genaue Messungen sowie Einschränkungen

Die optische Herzfrequenzmessung der Apple Watch liefert in den meisten Fällen genaue Ergebnisse; die Genauigkeit kann aber durch verschiedene Faktoren beeinträchtigt werden.

- Die Apple Watch sollte fest, aber bequem am Handgelenk sitzen. Ein zu lockerer Sitz kann zu ungenauen Messungen führen.
- Verwenden Sie das richtige Armband und die richtige Größe für Ihr Handgelenk.
- Tragen Sie die Apple Watch oben am Handgelenk.
- Die Rückseite der Uhr, wo sich die Sensoren befinden, sollte direkten Kontakt mit Ihrer Haut haben.

Die Grenzen der Herzfrequenz-Funktionen

Beachten Sie, dass die Apple Watch ein Wellness-Gerät ist und nicht als medizinisches Gerät oder für diagnostische Zwecke vorgesehen ist.

- **Vorhofflimmern**: Die Apple Watch ist zwar nützlich, um mögliche Anzeichen von Vorhofflimmern zu erkennen, sollte jedoch *nicht als Ersatz für eine ärztliche Diagnose oder Behandlung* verwendet werden. Bei unregelmäßigem Herzschlag oder Verdacht auf Vorhofflimmern sollte immer ein Arzt aufgesucht werden.
- **EKG-App**: Die EKG-App ist nur zur Erkennung von Vorhofflimmern (AFib) und zur Aufzeichnung des Herzrhythmus in Form eines Einkanal-EKGs vorgesehen. Die EKG-Funktion wird nicht kontinuierlich ausgeführt, sondern muss manuell aktiviert werden. Sie ersetzt keine umfassende ärztliche Diagnose.
- **Blutsauerstoff**: Obwohl die Blutsauerstoff-App wertvolle Informationen liefern kann, ist sie nicht für medizinische Zwecke bestimmt und ersetzt keine professionelle medizinische Diagnose oder Behandlung.
- **Notfallmeldungen**: Die Uhr kann Warnungen ausgeben, wenn sie eine ungewöhnlich hohe oder niedrige Herzfrequenz feststellt, ersetzt aber keinen Anruf beim Notdienst.

10.2 Die Herzfrequenz messen

Die Apple Watch misst automatisch Ihre Herzfrequenz am Handgelenk. Wenn Sie die Trainings-App verwenden, misst die Apple Watch Ihre Herzfrequenz kontinuierlich während des Trainings und drei Minuten nach dem Ende des Trainings, um auch die Herzfrequenz in der Erholungsphase zu ermitteln.

Die Apple Watch misst Ihre Herzfrequenz aber auch den ganzen Tag über, wenn Sie sich nicht bewegen, und in regelmäßigen Abständen, wenn Sie gehen. Da die Apple Watch diese Hintergrundmessungen in Abhängigkeit von Ihrer Aktivität durchführt, variieren die Zeitabstände zwischen den Messungen.

10.2.1 So funktioniert die Herzfrequenzmessung

Die Apple Watch verwendet optische Sensoren zur Messung der Herzfrequenz. Diese Sensoren bestehen aus LEDs, die grünes Licht auf die Haut unter der Uhr aussenden, und aus Fotodioden, die das reflektierte Licht aufnehmen. Grünes Licht wird von den Blutgefäßen unter der Haut besser absorbiert. Jedes Mal, wenn das Herz schlägt, erhöht sich der Blutfluss in den Gefäßen des Handgelenks, was zu einer Veränderung der Lichtabsorption führt. Diese Veränderungen werden von den Sensoren erfasst, um die Herzfrequenz zu bestimmen. Auf diese Weise kann die Herzfrequenz gemessen werden.

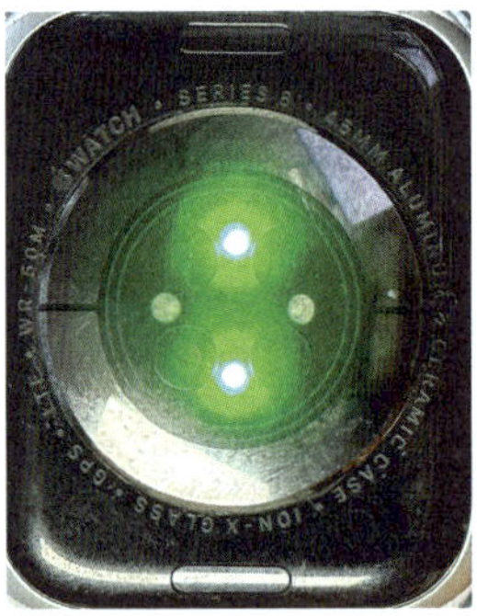

Die Rückseite der Apple Watch – zahlreiche Sensoren messen Ihre Herzfrequenz direkt am Handgelenk

10.2.2 Die Herzfrequenz manuell messen

Wie bereits erwähnt, misst die Apple Watch Ihre Herzfrequenz kontinuierlich über den Tag und während Trainingseinheiten, bei denen Sie die Apple Watch tragen. Sie können die Herzfrequenzmessung zusätzlich jederzeit manuell starten. Dazu verwenden Sie die *Herzfrequenz*-App.

Für eine möglichst genaue Messung, achten Sie darauf, dass die Apple Watch fest, aber bequem an Ihrem Handgelenk sitzt und dass Sie sich in einer entspannten und ruhigen Umgebung befinden.

1. Öffnen Sie die Herzfrequenz-App.
2. Die Messung beginnt und wird kontinuierlich fortgesetzt.
3. Um die Messung zu beenden, schließen Sie einfach die App.

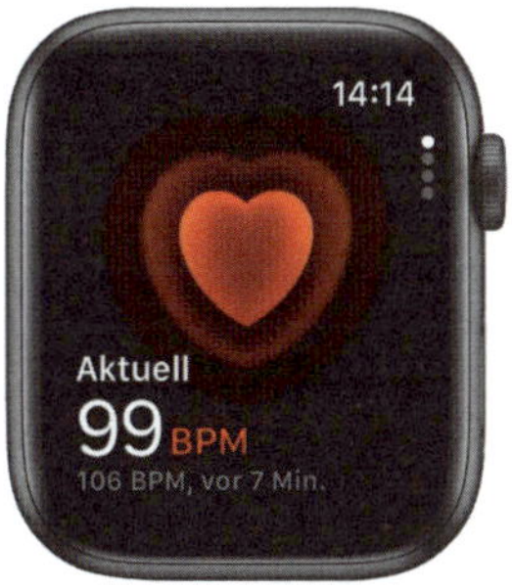

10.2.3 Schnelle Auswertungen auf der Apple Watch

Für eine schnelle Auswertung der aktuellen Herzfrequenzdaten können Sie die Herzfrequenz-App auf Ihrer Apple Watch verwenden. Drehen Sie die Digital Crown, um die Auswertungen für den aktuellen Tag die **Herzfrequenz**, die **Herzfrequenz beim Gehen** und die **Ruheherzfrequenz** zu sehen. Ausführliche Auswertungen erhalten Sie in der Health-App auf Ihrem iPhone oder iPad.

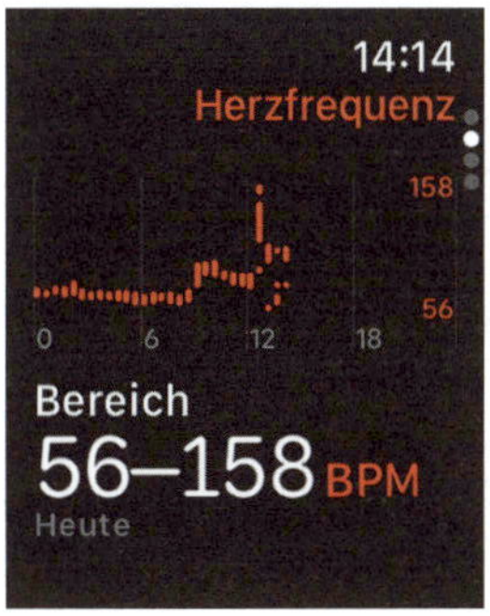

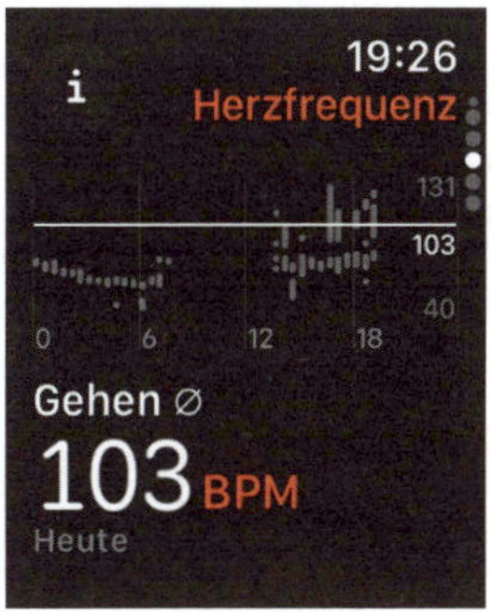

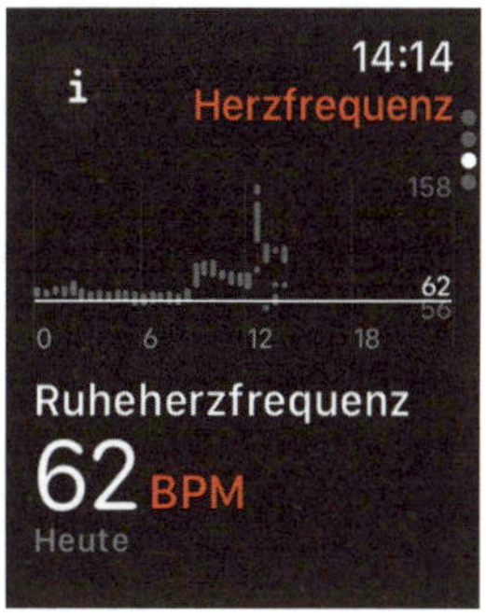

10.2.4 Diese Herzfrequenzarten misst die Apple Watch

Die Apple Watch misst verschiedene Arten von Herzfrequenzen, um Ihnen ein umfassendes Bild Ihrer Herz-Kreislauf-Gesundheit und Ihrer Fitness zu vermitteln. Die Apple Watch misst folgende Herzfrequenzarten:

- **Ruheherzfrequenz**: Die Ruheherzfrequenz ist Ihre Herzfrequenz in Ruhe, gemessen in Schlägen pro Minute (S/min). Die Apple Watch misst sie normalerweise, wenn Sie still sitzen oder liegen, typischerweise morgens kurz nach dem Aufwachen oder in ruhigen Momenten während des Tages. Eine niedrige Ruheherzfrequenz wird häufig mit guter Fitness und Herzgesundheit in

Verbindung gebracht. Die Ruheherzfrequenz eines Erwachsenen sollte zwischen 60 und 80 Schlägen pro Minute liegen.

- **Herzfrequenz beim Schlafen**: Tragen Sie Ihre Apple Watch beim Schlafen, wird Ihre Herzfrequenz auch dann gemessen; Voraussetzung ist aber die Einrichtung eines Schlafplans. Im Schlaf kann die Herzfrequenz auf 45 bis 55 Schläge pro Minute absinken. Bei sehr sportlichen Menschen kann sie sogar noch weiter absinken, weil das Herz besser arbeitet und deshalb weniger Schläge benötigt.
- **Durchschnittliche Herzfrequenz beim Gehen**: Diese Messung gibt Ihre durchschnittliche Herzfrequenz beim Gehen in gleichmäßigem Tempo über den Tag verteilt an.
- **Herzfrequenz beim Training**: Während einer aufgezeichneten Trainingseinheit wie Laufen, Schwimmen oder Radfahren überwacht die Apple Watch Ihre Herzfrequenz speziell für diese Aktivität. Diese Messung ist nützlich, um die Intensität des Trainings zu überwachen und sicherzustellen, dass Sie in Ihrem optimalen Herzfrequenzbereich trainieren.
- **Herzfrequenz nach dem Training**: Die Erholungsherzfrequenz ist ein Maß dafür, wie schnell Ihre Herzfrequenz nach dem Training abfällt. Die Apple Watch misst die Herzfrequenz direkt nach dem Training und einige Minuten danach, um zu ermitteln, wie schnell sich Ihr Herz erholt.

10.2.5 Vielfältige Auswertungen in der Health-App

Die Health-App sammelt und analysiert die von der Apple Watch aufgezeichneten Herzfrequenzdaten. Diese Daten geben einen umfassenden Überblick über Ihre Herzgesundheit. Die Health-App bietet auch Trenddaten und Zusammenfassungen, die es Ihnen ermöglichen, langfristige Veränderungen der Herzfrequenz und damit verbundene Gesundheitsaspekte zu überwachen und zu verstehen. Alle Auswertungsarten enthalten tägliche (T), wöchentliche (W), monatliche (M), halbjährliche (6 M.) und jährliche (J) Auswertungen. So können Sie Ihre Auswertungen zur Herzfrequenz einsehen:

1. Öffnen Sie die Health-App auf Ihrem iPhone.
2. Nutzen Sie im Tab **Übersicht** Ihre **Favoriten**, die **Trends** und **Highlights** für einen Überblick über die Auswertungen rund um Ihr Herz.

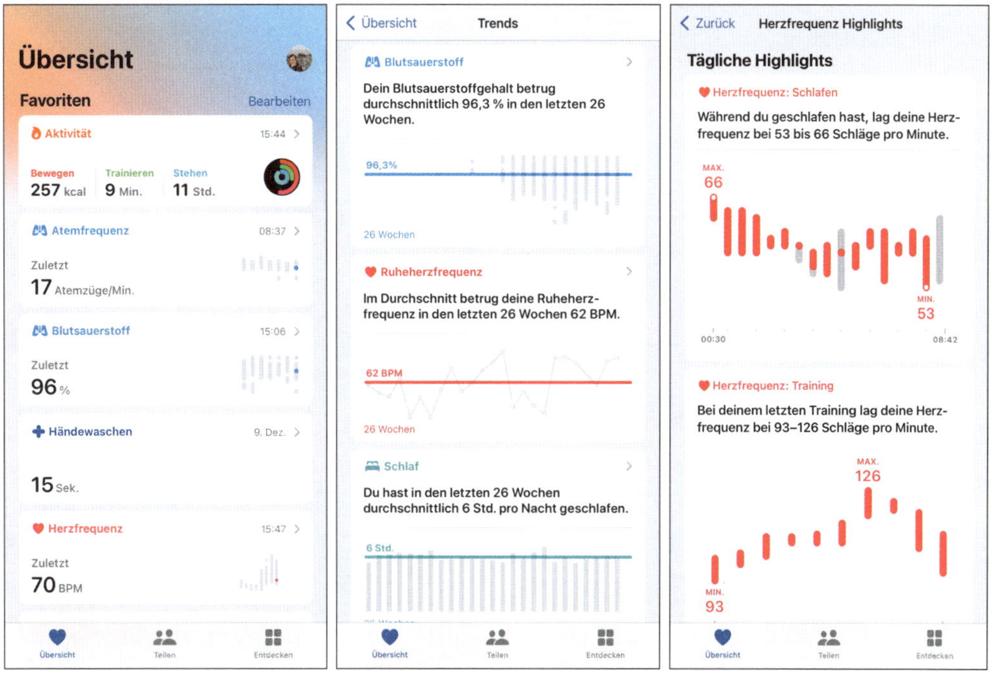

3. Tippen Sie auf den Tab **Entdecken** und dann auf **Herz**, um alle Auswertungen zum Thema »Herz« zu sehen.

Folgende Auswertungen stehen Ihnen zur Verfügung:

- **Herzfrequenz**: Tippen Sie auf diese Auswertung, erhalten Sie nicht nur die durchschnittliche Herzfrequenz, sondern die Herzfrequenz beim Schlafen, bei Trainings und nach Trainings.
- **Ruheherzfrequenz**: Die Ruheherzfrequenz ist die Anzahl der Herzschläge pro Minute in einem entspannten Zustand. Sie wird in der Regel während des Schlafs oder in Ruhe gemessen. Ein plötzlicher Anstieg oder Abfall kann auf Veränderungen der körperlichen Fitness oder auf mögliche gesundheitliche Probleme hinweisen.
- **Ø-Herzfrequenz (Gehen)**: Wird während des Gehens aufgezeichnet. Sie ist in der Regel höher als die Ruheherzfrequenz, aber niedriger als die Herzfrequenz bei intensiver körperlicher Aktivität. Diese Auswertung gibt Aufschluss über die Herzfrequenz im Alltag und kann helfen, Veränderungen der kardiovaskulären Fitness zu beobachten.

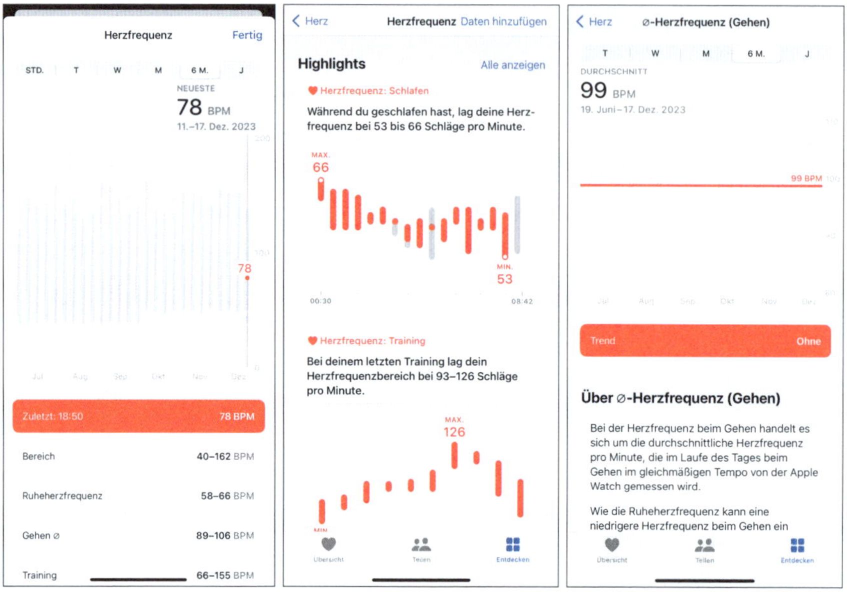

- **Herzfrequenzvariabilität**: Die Herzfrequenzvariabilität (HRV) bezeichnet die natürlichen Schwankungen der Zeit zwischen aufeinander folgenden Herzschlägen. Im Gegensatz zur Herzfrequenz, die die durchschnittliche Anzahl der Herzschläge pro Minute angibt, misst die HRV die kleinen Unterschiede in der Zeit zwischen den einzelnen Herzschlägen im Millisekundenbereich. Die HRV ist ein Indikator für die Aktivität des autonomen Nervensystems (ANS), das unser Herz, unsere Atmung und andere unbewusste Körperfunktionen steuert. Eine niedrige HRV kann auf Stress, Übertraining oder allgemeine Erschöpfung hinweisen, während eine hohe HRV häufig mit Entspannung, Erholung und guter körperlicher Verfassung in Verbindung gebracht wird.
- **Cardiofitness**: Cardiofitness, auch bekannt als kardiorespiratorische Fitness, bezieht sich auf die Fähigkeit des Herz-Kreislauf- und Atmungssystems, während einer längeren körperlichen Aktivität effizient zu arbeiten. Sie ist ein Maß für die Fähigkeit von Herz, Lunge und Blutkreislauf, Sauerstoff zu den arbeitenden Muskeln zu transportieren und dort zu verwerten.

  Die Apple Watch misst die Cardiofitness durch eine Schätzung der maximalen Sauerstoffaufnahme (VO_2 Max). Die Apple Watch verwendet Herzfrequenzdaten in Kombination mit Bewegungsdaten, um die VO_2 Max zu schätzen. Diese Schätzung wird während eines zügigen Spaziergangs, Laufs oder eines anderen Trainings im Freien automatisch vorgenommen. Die Apple Watch verwendet zudem GPS-Daten und den eingebauten Beschleunigungsmesser, um die Intensität der Bewegung zu messen. Diese Daten tragen zu einer genaueren Schätzung der VO_2 Max bei.

- **Cardioerholung**: Die Cardioerholung, oft auch als Erholungsherzfrequenz bezeichnet, ist ein Maß dafür, wie schnell die Herzfrequenz nach körperlicher Anstrengung auf ein normaleres, ruhigeres Niveau zurückkehrt. Eine schnelle Erholung der Herzfrequenz nach dem Training ist im Allgemeinen ein Zeichen für eine gute kardiovaskuläre Gesundheit, da sie zeigt, dass das Herz effizient arbeitet und sich schnell von der Belastung erholen kann.

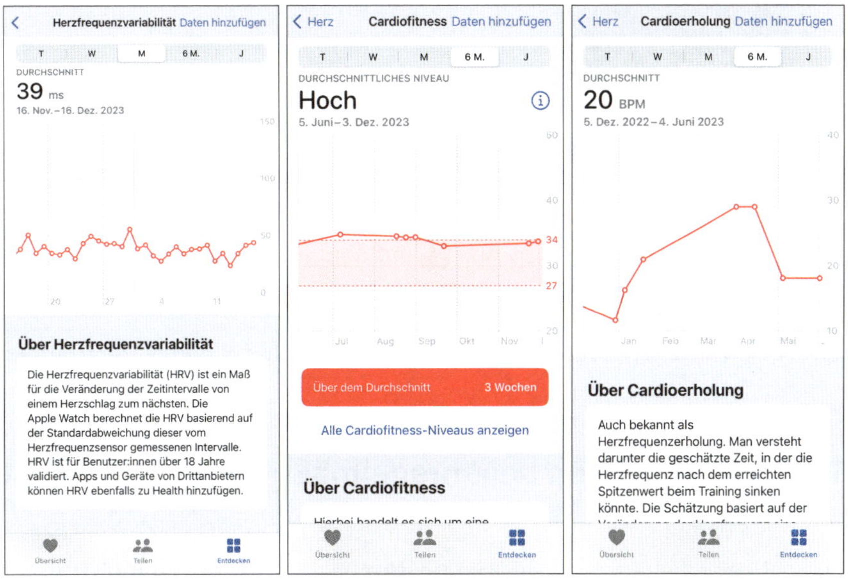

10.3 Mitteilungen bei zu hoher und zu niedriger Herzfrequenz

Die Apple Watch kann Ihnen Mitteilungen senden, wenn sie eine ungewöhnlich hohe oder niedrige Herzfrequenz feststellt, die außerhalb des normalen Bereichs liegt und nicht durch körperliche Aktivität erklärt werden kann.

- **Hohe Herzfrequenz**: Wenn die Uhr eine Herzfrequenz über dem festgelegten Schwellenwert erkennt und Sie sich in den letzten 10 Minuten nicht aktiv bewegt haben, erhalten Sie eine Mitteilung.
- **Niedrige Herzfrequenz**: In ähnlicher Weise erhalten Sie eine Mitteilung, wenn Ihre Herzfrequenz unter den festgelegten Schwellenwert fällt und Sie sich nicht im Ruhezustand befinden.

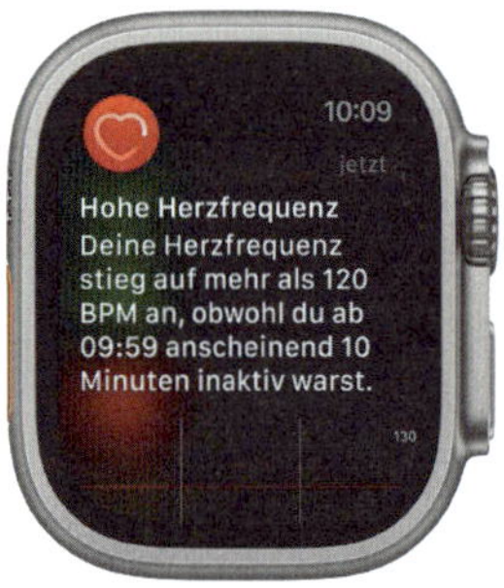

Sie können die Herzfrequenz-Mitteilungen aktivieren, wenn Sie die Herzfrequenz-App zum ersten Mal verwenden, oder zu einem späteren Zeitpunkt:

1. Öffnen Sie dazu die Watch-App auf dem iPhone oder die Einstellungen-App auf der Apple Watch und tippen Sie auf **Herz** .
2. Wählen Sie einen Wert für **Hohe Herzfrequenz** und **Niedrige Herzfrequenz**.

10.4 Mitteilungen bei unregelmäßigem Herzrhythmus

Die Apple Watch nutzt ihren eingebauten optischen Herzfrequenzsensor zur regelmäßigen Überwachung des Herzrhythmus. Die Mitteilungen über unregelmäßigen Herzrhythmus auf der Apple Watch sind Teil eines Gesundheitsüberwachungssystems, mit dem ungewöhnliche Herzrhythmen erkannt werden sollen, die auf Vorhofflimmern (AFib) hinweisen könnten. Vorhofflimmern ist eine Form der Herzrhythmusstörung, die zu ernsthaften gesundheitlichen Komplikationen führen kann:

- **Algorithmus für die Erkennung von Unregelmäßigkeiten**: Die Apple Watch verwendet einen speziellen Algorithmus, der in regelmäßigen Abständen die Herzrhythmusdaten auf Anzeichen von Unregelmäßigkeiten überprüft.

- **Mehrere unregelmäßige Messungen erforderlich**: Die Uhr sendet eine Meldung, wenn sie mehrere unregelmäßige Herzrhythmen feststellt (in der Regel fünfmal innerhalb von mindestens 65 Minuten).
- **Vorkehrungen gegen Fehlalarme**: Das Erfordernis mehrerer unregelmäßiger Messungen hilft, Fehlalarme zu reduzieren, die durch vorübergehende Unregelmäßigkeiten oder Messfehler verursacht werden können.

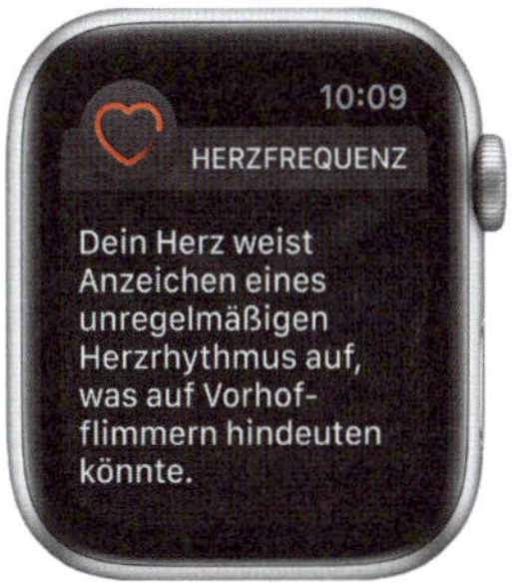
10:09
HERZFREQUENZ
Dein Herz weist Anzeichen eines unregelmäßigen Herzrhythmus auf, was auf Vorhofflimmern hindeuten könnte.

Sie können die Mitteilungen für unregelmäßigen Herzrhythmus aktivieren, wenn Sie die Herzfrequenz-App zum ersten Mal verwenden, oder zu einem späteren Zeitpunkt:

1. Öffnen Sie dazu die Watch-App auf dem iPhone oder die Einstellungen-App auf der Apple Watch und tippen Sie auf **Herz**.
2. Aktivieren Sie abschließend den Schalter **Mitteilungen bei unregelmäßigem Herzrhythmus**.

10.5 Ein EKG aufzeichnen und auswerten

Ein EKG (Elektrokardiogramm) ist eine Aufzeichnung der elektrischen Aktivität des Herzens und kann helfen, bestimmte Herzrhythmusstörungen wie Vorhofflimmern zu erkennen. Die Apple Watch überprüft mit dem EKG, ob Ihr Herz im Sinusrhythmus schlägt, also regelmäßig zwischen 50 und 100 Mal pro Minute. Ein unregelmäßiger Herzschlag deutet auf Vorhofflimmern hin, die häufigste Form einer schweren Herzerkrankung. Die Ergebnisse der EKG-Messung werden in einer Zusammenfassung auf der Apple Watch und in einer ausführlichen Version, die direkt exportiert und weitergeleitet werden kann, in der Health-App auf dem iPhone angezeigt. Zur Erstellung eines EKGs verwenden Sie die *EKG*-App.

1. Öffnen Sie die EKG-App auf der Apple Watch.

Beim ersten Start der EKG-App auf der Apple Watch werden Sie aufgefordert, diese zunächst in der Health-App auf dem iPhone einzurichten. Dies ist in wenigen Sekunden erledigt. Sie müssen lediglich Ihr Geburtsdatum eingeben.

Anschließend erhalten Sie weitere Informationen zur Messung mit der EKG-App und den Messergebnissen.

Außerdem erfahren Sie, was das 1-Kanal-EKG der Apple Watch kann und was nicht.

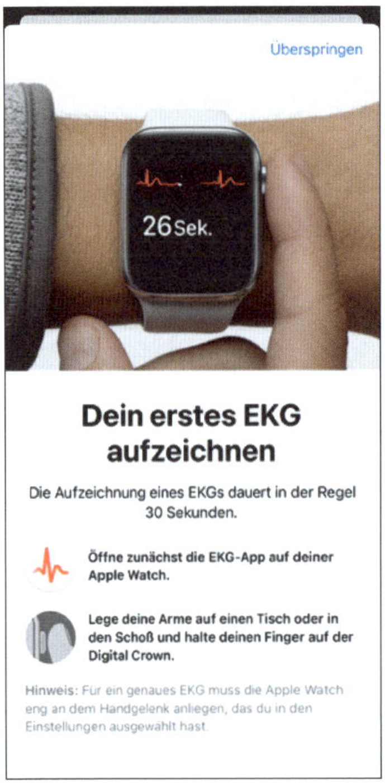
Überspringen
26 Sek.
Dein erstes EKG aufzeichnen
Die Aufzeichnung eines EKGs dauert in der Regel 30 Sekunden.
Öffne zunächst die EKG-App auf deiner Apple Watch.
Lege deine Arme auf einen Tisch oder in den Schoß und halte deinen Finger auf der Digital Crown.
Hinweis: Für ein genaues EKG muss die Apple Watch eng an dem Handgelenk anliegen, das du in den Einstellungen ausgewählt hast.

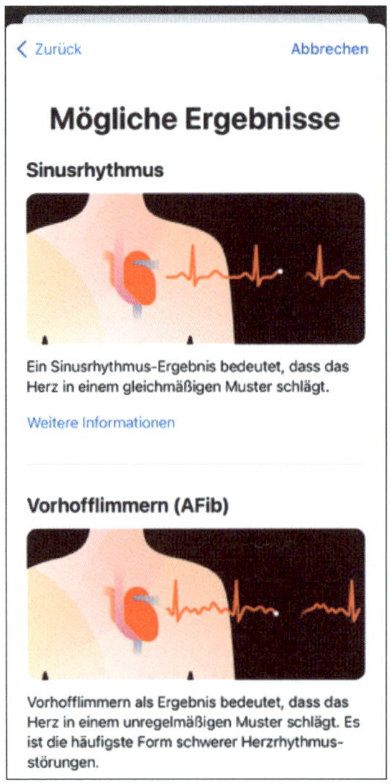

2. Nehmen Sie Ihre erste Messung vor:

Setzen Sie sich und legen Sie die Arme auf den Schoß oder auf den Tisch.

Legen Sie einen Finger der Hand ohne Apple Watch auf die Krone der Uhr. Indem Sie mit der anderen Hand die Krone berühren, schließen Sie einen Stromkreis, der vom Handgelenk mit der Uhr durch den Körper und das Herz über die andere Hand wieder zurück zur Uhr führt.

Eine Messung dauert 30 Sekunden.

3. Am Ende erscheint eine von vier möglichen Meldungen:
   - **Sinusrhythmus**: Der normaler Herzrhythmus, bei dem das Herz regelmäßig schlägt.
   - **Vorhofflimmern (AFib)**: Bezeichnet einen unregelmäßigen Herzrhythmus, der häufig schneller als normal ist. Die Apple Watch kann AFib erkennen und den Benutzer warnen.
   - **Uneindeutiges Ergebnis**: Dies kann auftreten, wenn die Herzfrequenz zu hoch oder zu niedrig ist oder wenn ein Problem mit der Aufzeichnung vorliegt.
   - **Niedrige oder hohe Herzfrequenz**: Obwohl dies kein direktes Ergebnis des EKGs ist, kann die Apple Watch ihren Benutzer auch über ungewöhnlich niedrige oder hohe Herzfrequenzen informieren.

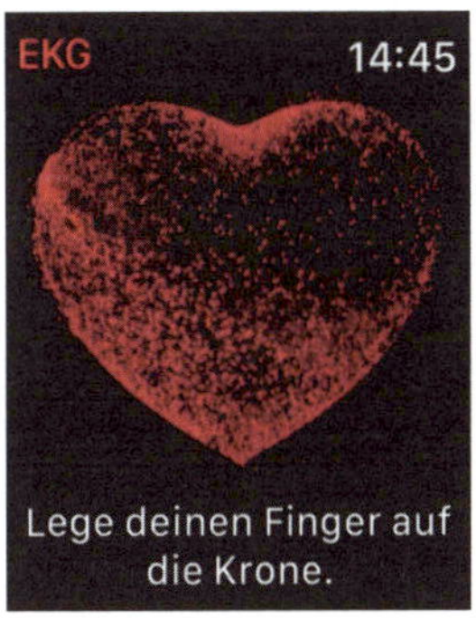
EKG
14:45
Lege deinen Finger auf die Krone.
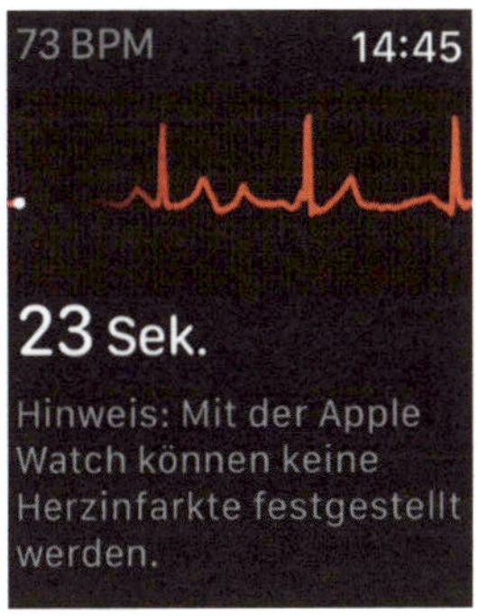
73 BPM
14:45
23 Sek.
Hinweis: Mit der Apple Watch können keine Herzinfarkte festgestellt werden.
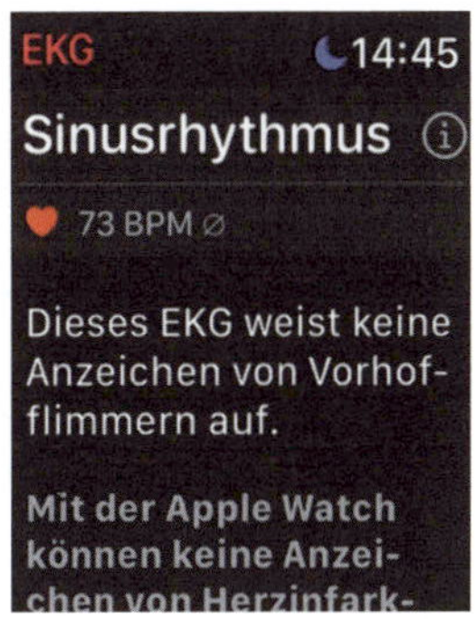

4. Scrollen Sie auf Ihrem EKG-Ergebnis nach unten, falls Sie zusätzlich zur Messung **Symptome** oder andere relevante Informationen erfassen möchten.

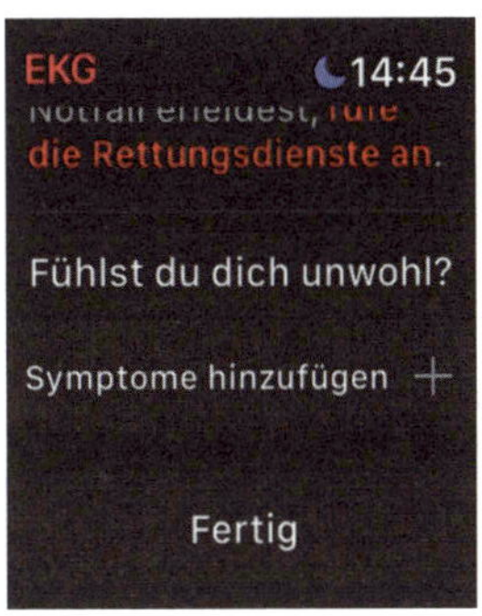

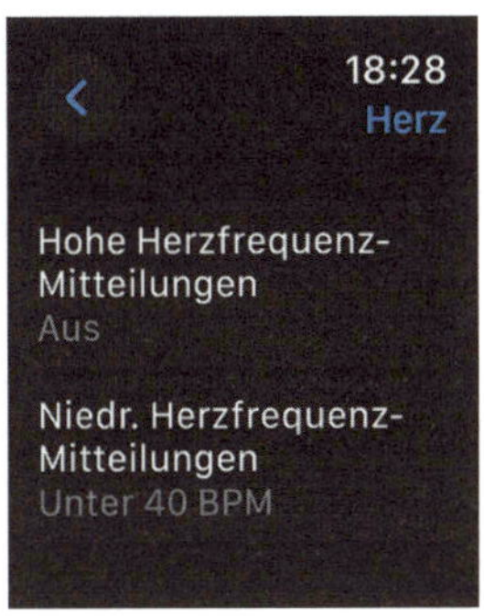

SCHRITT FÜR SCHRITT

Die EKG-Auswertungen nutzen

Die Health-App auf dem iPhone oder iPad bietet eine Plattform zur Ansicht und Analyse von EKG-Daten, die mit der Apple Watch aufgezeichnet wurden. So nutzen Sie die EKG-Auswertungen:

1. Öffnen Sie die Health-App.
2. Wählen Sie den Tab **Entdecken** und tippen Sie auf **Herz**.

   Hier finden Sie die Option **Elektrokardiogramme (EKG)**, unter der Sie Ihre EKG-Aufzeichnungen einsehen können.
3. Jede EKG-Aufzeichnung in der Health-App zeigt eine grafische Darstellung der Herzschläge und des Rhythmustyps ❶.

   Tippen Sie auf eine Aufzeichnung, um weitere Details zu sehen ❷, die Aufzeichnung als PDF zu exportieren ❸ oder um sie mit einem Tipp auf an eine andere Person (z. B. Ihren Hausarzt) zu senden oder in einer anderen App zu sichern ❹.

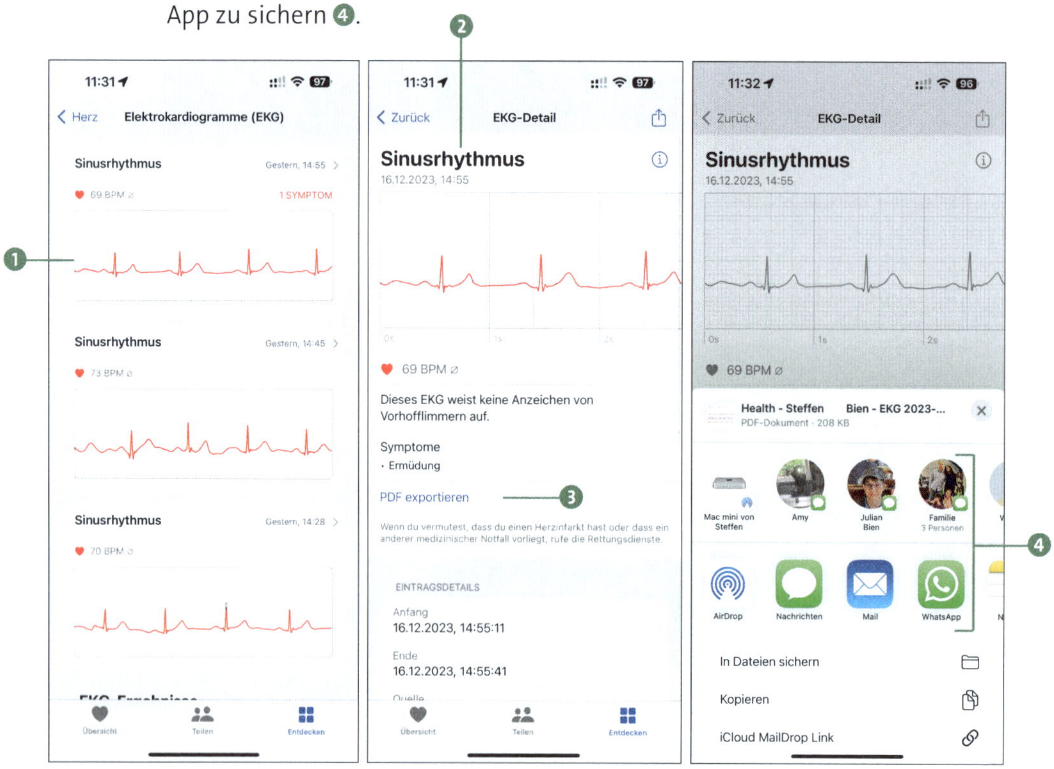

Einschränkungen der EKG-Funktion

- **Ein-Kanal-EKG**: Die Apple Watch zeichnet einen EKG-Kanal auf, der einen grundlegenden Einblick in den Herzrhythmus bietet, insbesondere zur Erkennung von Vorhofflimmern (AFib). Da die Apple Watch nur über einen Kanal verfügt, sind die diagnostischen Informationen begrenzt. Sie kann die detaillierte Analyse eines vollständigen 12-Kanal-EKGs nicht ersetzen.
- **Nicht für Herzinfarkte**: Die Apple Watch verwendet ein 1-Kanal-EKG, das grundlegende Informationen über den Herzrhythmus liefert. Dies reicht nicht aus, um die komplexeren elektrischen Muster eines Herzinfarkts zu erkennen, für die normalerweise ein 12-Kanal-EKG erforderlich ist. Ein Herzinfarkt wird in der Regel durch eine Kombination aus Symptomen, klinischen Untersuchungen und einem vollständigen EKG diagnostiziert. Zu den Symptomen gehören Brustschmerzen, Kurzatmigkeit, Schwindel und andere Symptome, die die Apple Watch nicht erkennen kann.
- Messungen können ungenau sein, wenn bestimmte medizinische Bedingungen vorliegen oder ein Herzschrittmacher getragen wird.
- Für die Nutzung der EKG-Funktion ist ein Mindestalter erforderlich (häufig 22 Jahre oder älter).

10.6 Vorhofflimmern-Protokoll

Mit der EKG-App und den Mittelungen bei Herzrhythmusstörungen auf Ihrer Apple Watch können Sie mögliche Anzeichen von Vorhofflimmern (AFib) erkennen. Unbehandelt ist Vorhofflimmern eine der Hauptursachen für Herzinfarkte. Studien haben gezeigt, dass die Gesamtdauer von Vorhofflimmern einen direkten Einfluss auf die Symptome, die Lebensqualität und das Komplikationsrisiko der Betroffenen haben kann.

Apple Watch-Nutzer, bei denen Vorhofflimmern diagnostiziert wurde, können die Funktion »Vorhofflimmern-Protokoll« aktivieren. Diese Funktion liefert ihnen wichtige Informationen, einschließlich der Häufigkeit, mit der ihr Herzrhythmus Anzeichen von Vorhofflimmern aufweist, und ermöglicht so einen besseren Einblick in ihren Gesundheitszustand. Zusätzlich erhalten sie wöchentliche Benachrichtigungen über ihre Werte und können in der Health-App eine detaillierte Historie einsehen.

SCHRITT FÜR SCHRITT

So richten Sie das Vorhoflimmern-Protokoll ein

Das Vorhofflimmern-Protokoll richten Sie in der Health-App auf Ihrem iPhone ein:

1. Aktivieren Sie die EKG-Funktion für Ihre Apple Watch.
2. Aktivieren Sie die Mitteilungen für unregelmäßigen Herzrhythmus.
3. Starten Sie die Health-App auf Ihrem iPhone.
4. Tippen Sie auf den Tab **Entdecken** und dann auf **Herz**.
5. Tippen Sie beim Punkt **Vorhofflimmern-Protokoll** auf **Konfigurieren**.
6. Tippen Sie im nächsten Bildschirm auf **Los geht's**.

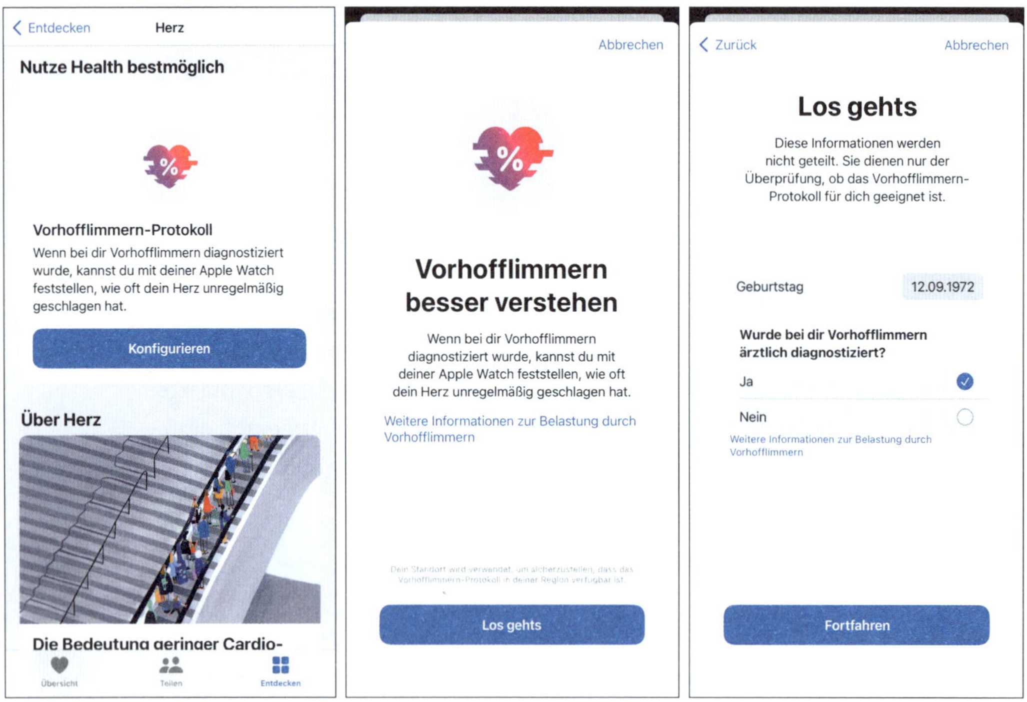

7. Geben Sie Ihr **Geburtsdatum** ein und bestätigen Sie, dass bei Ihnen bereits Vorhofflimmern ärztlich diagnostiziert wurde, indem Sie **Ja** wählen.

   Das Vorhofflimmern-Protokoll ist ausschließlich für Menschen mit bereits diagnostiziertem Vorhofflimmern gedacht.

8. Tippen Sie auf **Fortfahren**.

9. Durch Aktivierung des Vorhofflimmern-Protokolls erhalten Sie eigene Mitteilungen. Dafür werden die Mitteilungen für den unregelmäßigen Herzrhythmus deaktiviert. Bestätigen Sie dies durch einen Tipp auf **OK**.

SCHRITT FÜR SCHRITT

Das Vorhofflimmern-Protokoll verwenden

Jeden Montag erhalten Sie direkt auf Ihrer Apple Watch eine Mitteilung, die Ihnen den geschätzten Prozentsatz der Zeit anzeigt, in der Ihr Herz in der vergangenen Woche Anzeichen von Vorhofflimmern gezeigt hat. Mit der Health-App auf Ihrem iPhone oder iPad können Sie alle festgestellten Episoden von Vorhofflimmern einsehen.

1. Öffnen Sie die Health-App.

2. Wählen Sie den Tab **Entdecken** und tippen Sie auf **Herz**.

   Hier finden Sie die Option **Vorhofflimmern-Protokoll**, unter der Sie alle Episoden von Vorhofflimmern einsehen können.

3. Die Schätzung Ihres Vorhofflimmerprofils wird in Prozent angezeigt. Ein niedriger Prozentsatz bedeutet, dass Ihr Herz seltener Anzeichen von Vorhofflimmern gezeigt hat, während ein hoher Prozentsatz bedeutet, dass Ihr Herz häufiger Vorhofflimmern hatte.

4. Sie können im Bereich **Alltagsfaktoren** auf einen Faktor wie **Trainingsminuten** oder **Schlaf** tippen, um einen Alltagsfaktor mit Ihrem Vorhofflimmern-Protokoll zu vergleichen.

   Dieser Vergleich kann wichtig sein, um zu verstehen, welche Faktoren des täglichen Lebens sich wie auf die Häufigkeit von Vorhofflimmern auswirken.

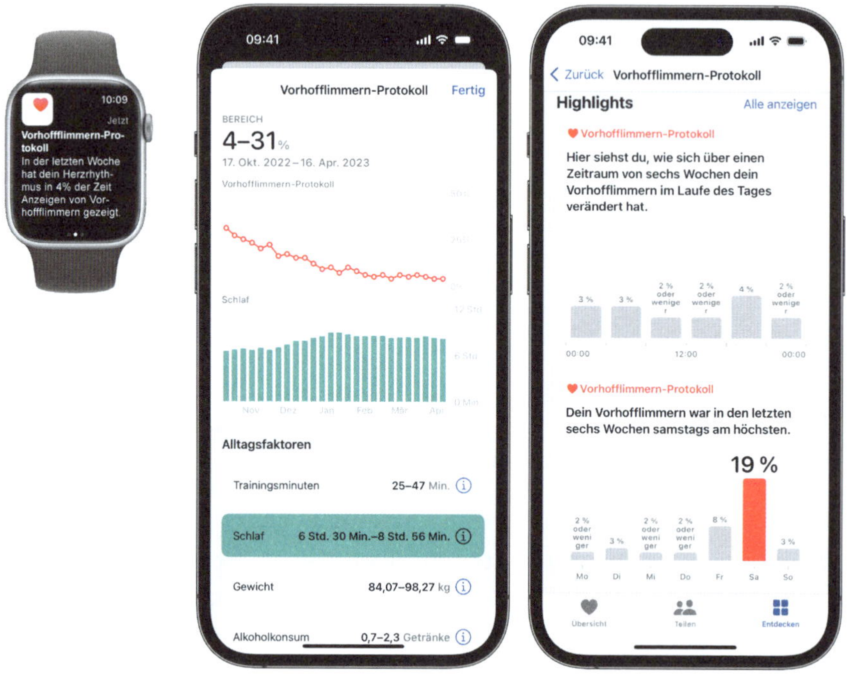

10.7 Blutsauerstoffmessung

Die *Blutsauerstoff*-App der Apple Watch misst in regelmäßigen Abständen über den Tag verteilt den Sauerstoffgehalt im Blut (sofern die Hintergrundmessung aktiviert ist). Dies geschieht in der Regel, wenn Sie sich nicht bewegen. Damit die Apple Watch auch während des Schlafs misst, muss in der Health-App auf Ihrem iPhone ein Schlafplan aktiviert sein.

Die Blutsauerstoffmessung der Apple Watch funktioniert wie folgt:

- **Sensoren und LEDs**: Die Apple Watch verwendet eine Kombination aus roten und infraroten LEDs sowie lichtempfindlichen Fotodioden, um die Sauerstoffsättigung des Blutes zu messen. Diese Komponenten befinden sich auf der Rückseite der Uhr, die die Haut am Handgelenk berührt.
- **Lichtabsorption**: Die LEDs senden Licht durch die Haut und die Fotodioden messen die Menge des reflektierten oder durchgelassenen Lichts. Rotes und infrarotes Licht werden vom Blut je nach Sauerstoffgehalt unterschiedlich absorbiert.

- **Berechnung der Sauerstoffsättigung**: Die Uhr analysiert die Farbänderungen im Blut, die durch die unterschiedliche Absorption des Lichts entstehen, um den Sauerstoffgehalt im Blut zu bestimmen. Dies beruht auf dem Prinzip, dass sauerstoffreiches Blut anders absorbiert wird als sauerstoffarmes.
- **Messergebnisse**: Die gemessenen Daten werden in Prozent angegeben. Ein typischer Wert für gesunde Menschen liegt zwischen 95 % und 100 %.

SCHRITT FÜR SCHRITT

Blutsauerstoffmessung manuell durchführen

Zwar wird der Blutsauerstoffgehalt durch die Apple Watch automatisch gemessen, Sie können die Messung aber auch jederzeit manuell über die App durchführen:

1. Öffnen Sie die Blutsauerstoff-App.
2. Tippen Sie auf **Start**.
3. Warten Sie 15 Sekunden.
4. Ihr aktueller Blutsauerstoffwert wird angezeigt.

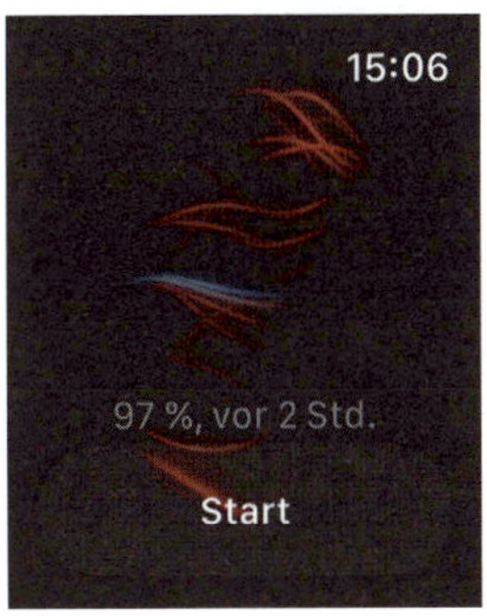

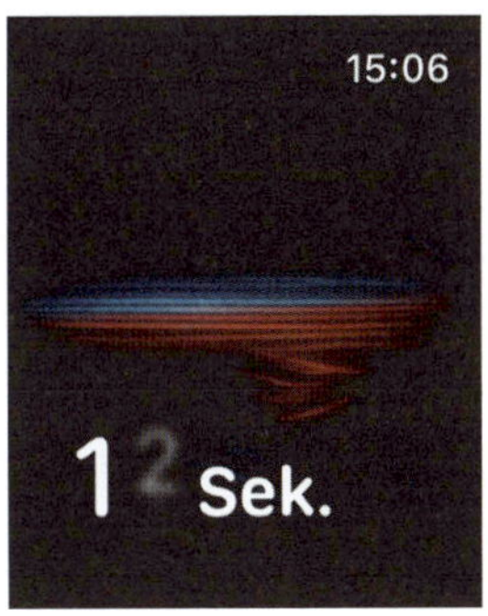

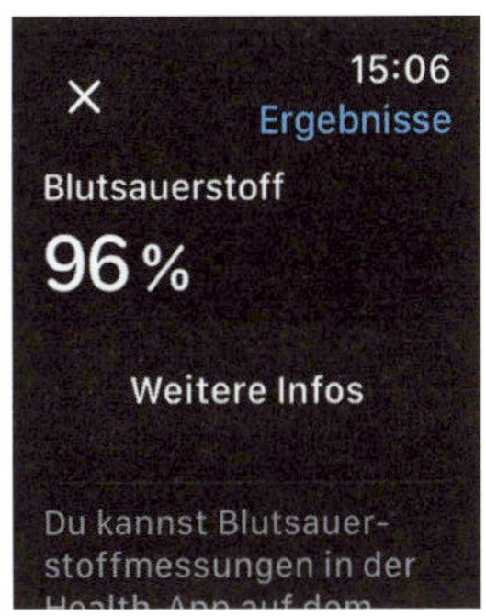

SCHRITT FÜR SCHRITT

Blutsauerstoffauswertungen nutzen

1. Öffnen Sie die Health-App.
2. Wählen Sie den Tab **Entdecken** und tippen Sie auf **Atemwege**.

Hier finden Sie die Option **Blutsauerstoff**, unter der Sie alle gemessenen Werte und weitere Details einsehen können.

3. Wählen Sie einen Zeithorizont und tippen Sie zusätzlich auf **Weitere Blutsauerstoff-Daten anzeigen**, um z. B. zu sehen, wie sich der Aufenthalt in den Bergen (**Umgebung in Höhenlage**) auf Ihren Blutsauerstoffgehalt auswirkt.

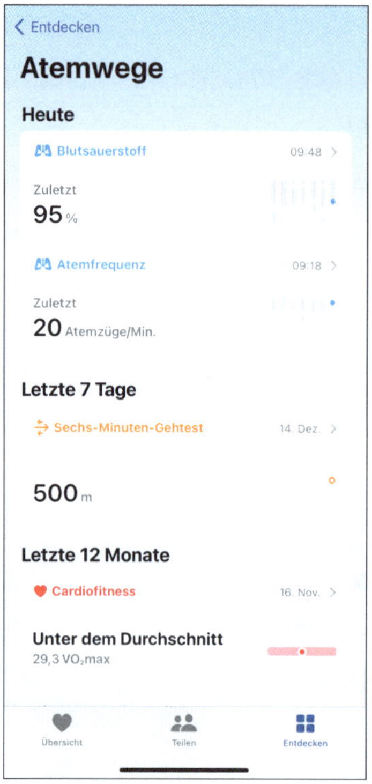

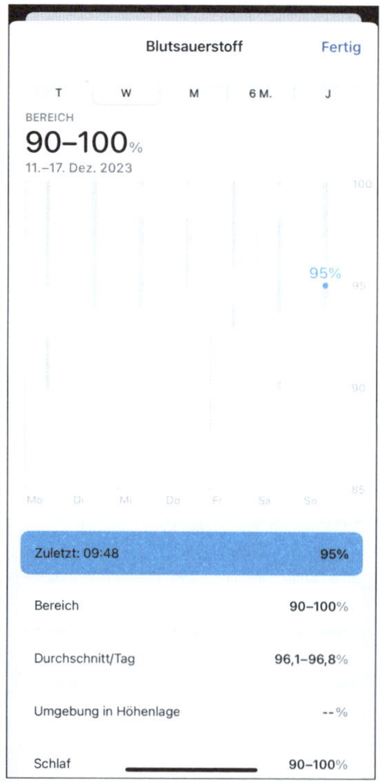

Kapitel 11
Mobil bleiben

Von der Apple Watch am Handgelenk und dem iPhone in der Tasche wird jeder Schritt, jede Bewegung und jede Aktivität aufgezeichnet. Diese Geräte sind nicht nur Technologie, die Sie tragen – sie sind Partner auf Ihrer Reise zu besserer Gesundheit und Fitness. Die Apple Watch und das iPhone messen präzise Ihre täglichen Mobilitätsdaten, von der Anzahl der Schritte über die zurückgelegte Distanz bis hin zur Analyse Ihrer Lauf- und Gehgewohnheiten. Noch beeindruckender als die Datenerfassung ist jedoch die Fähigkeit der Health-App, diese Informationen zu einem aussagekräftigen und umsetzbaren Gesundheitsprofil zusammenzufügen. Mit der Health-App wird Ihr iPhone zur Zentrale Ihrer Gesundheitsdaten, die Ihnen einen klaren und detaillierten Überblick über Ihre täglichen Aktivitäten und Ihre Fortschritte gibt. Die Health-App stellt Ihre Mobilitätsdaten in intuitiven Grafiken und Trends dar, die Ihnen helfen, Ihr Verhalten zu verstehen und zu optimieren.

11.1 Die Bedeutung der Messung von Mobilitätsdaten

Das Studium des menschlichen Gangs – die Ganganalyse – hat eine lange Geschichte. Bereits in der Renaissance fertigten Künstler anatomische Skizzen des Gangs an. Und in der Literatur ließ der Autor Arthur Conan Doyle seinen fiktiven Detektiv Sherlock Holmes die Ganganalyse nutzen, um die Größe des Mörders in »Eine Studie in Scharlachrot« zu schätzen.

Heute wird die Ganganalyse von Ärzten bei der Suche nach Anzeichen von Krankheiten und von Chirurgen bei der Beurteilung von Hüft- und Knieprothesen eingesetzt. Obwohl viele Menschen darauf achten, wie viele Schritte sie pro Tag gehen, kann die Art und Weise, wie sie gehen, genauso wichtig sein.

Wie wichtig sind diese Informationen aber für Sie? Das hängt davon ab, wie ernst es Ihnen mit Ihrer langfristigen Gesundheit ist. Vielleicht haben Sie sich noch nie Gedanken über die Asymmetrie Ihrer Schritte und Bewegungen gemacht. Aber wenn Sie sich verletzt haben oder älter werden, kann diese Information von unschätzbarem Wert sein. Wenn Sie wissen, wie asymmetrisch Ihre Schritte sind, können Sie Defizite korrigieren, bevor sie ernste Folgen verursachen. Veränderungen zu verfolgen, kann Ihnen helfen, Probleme zu beheben, die sich bei Ihnen einschleichen und die Sie sonst nicht bemerken würden.

11.1.1 Früherkennung von Gesundheitsproblemen

Veränderungen des Gangbildes können ein frühes Anzeichen für Mobilitätsprobleme oder Erkrankungen wie Arthritis, Parkinson oder andere neurologische und muskuloskelettale Störungen sein. Die Früherkennung solcher Veränderungen ermöglicht vorbeugende Maßnahmen, um das Fortschreiten von Krankheiten zu verlangsamen oder zu verhindern.

11.1.2 Überwachung der allgemeinen Gesundheit und Fitness

Das Gehtempo und die Stabilität beim Gehen sind Indikatoren für die allgemeine Fitness und Ausdauer. Eine Verbesserung des Gangbildes kann auf eine Verbesserung der körperlichen Fitness hindeuten. Die regelmäßige Überwachung des Gangbildes kann Teil eines umfassenden Gesundheitsmanagements sein, insbesondere bei älteren Menschen.

11.1.3 Unterstützung bei der Rehabilitation

Nach Verletzungen oder Operationen kann die Gangprofilanalyse zur Überwachung und Anpassung des Rehabilitationsfortschritts eingesetzt werden. Ärzte und Physiotherapeuten können diese Daten nutzen, um individuelle Therapiepläne zu erstellen und anzupassen.

11.1.4 Laufeffizienz und -technik verbessern

Für Läuferinnen und Läufer liefert die Apple Watch detaillierte Daten wie Schrittlänge, Bodenkontaktzeit und vertikale Oszillation, die zur Verbesserung der Laufeffizienz und -technik genutzt werden können. Durch die Optimierung des Gangs kann das Verletzungsrisiko verringert und die Laufleistung erhöht werden.

11.2 Erfassung und Auswertung von Mobilitätsdaten

Die Apple Watch ist ein leistungsstarkes Werkzeug zur Erfassung verschiedener Mobilitätsdaten. Mit ihren Sensoren kann sie Schritte, Entfernungen, Stockwerke und vieles mehr aufzeichnen. Als Ergänzung zur Apple Watch nutzt das iPhone seine eigenen Sensoren, um zusätzliche Bewegungsdaten zu erfassen, die zur Analyse der Mobilität beitragen.

Die Mobilitätsdaten können zu zwei Bereichen zusammengefasst werden: zum *Gangprofil* und zum *Laufprofil*. Für das Laufprofil erfasst die Apple Watch alle Daten autonom und übermittelt diese an die Health-App auf Ihrem iPhone. Die Daten des Gangprofils werden von der Apple Watch und dem iPhone gemeinsam gesammelt und an die Health-App übermittelt. Ausgewertet und um Trends und Highlights ergänzt werden die Mobilitätsdaten in der Health-App. In den folgenden Abschnitten sehen wir uns an, welche Daten erfasst werden.

11.2.1 Treppensteigen: Abwärts und Aufwärts (Apple Watch)

Treppen können eine große körperliche Herausforderung darstellen, wenn Sie in Ihrer Mobilität eingeschränkt sind. Veränderungen in Ihrer Treppengeschwindigkeit können auf Veränderungen in Ihrer Kraft und Koordination hinweisen. Ihre Apple Watch kann aufzeichnen, wie schnell Sie eine Treppe bewältigen und wie viele Stockwerke Sie gestiegen sind. Sie müssen mindestens drei Meter hinauf- oder hinuntersteigen, damit dies registriert wird.

Die Auswertung erfolgt in der Health-App im Tab **Entdecken** unter **Aktivität** (**Stockwerke**) und **Mobilität** (**Treppensteigen: Abwärts** und **Treppensteigen: Aufwärts**). Dabei wird die Geschwindigkeit des Auf- bzw. Abstiegs auf den Treppen in Metern pro Sekunde (m/s) angezeigt. Tippen Sie auf **Weitere Daten anzeigen**, um sich weitere Durchschnittswerte wie den Wochendurchschnitt anzeigen zu lassen.

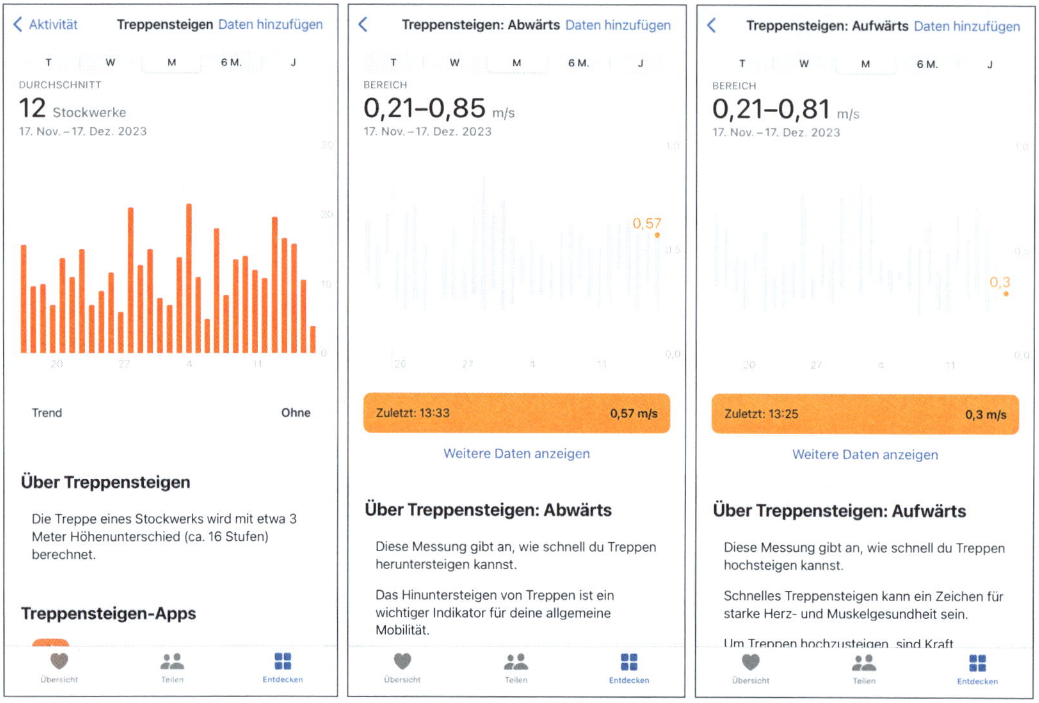

Die Health-App auf dem iPhone führt die Daten zum Treppensteigen auf.

11.2.2 Gehtempo (iPhone)

Die Messung des Gehtempos, die immer dann erfolgt, wenn Sie Ihr iPhone in der Hüfttasche haben, ist ein Durchschnittswert aller Gehbewegungen, die Sie während des Tages durchführen, unabhängig davon, ob Sie diese als Training aufzeichnen.

Die Überwachung Ihres Gehtempos kann Ihnen helfen, Ihre Fitness zu beurteilen. Auch Veränderungen im Lebensstil können einen großen Einfluss darauf haben. Ich laufe zum Beispiel jetzt langsamer, weil ich seit Kurzem einen Hund habe, der alles beschnüffelt.

Die Auswertung erfolgt in der Health-App im Tab **Entdecken** unter **Mobilität**. Dabei wird das Gehtempo in Kilometern pro Stunde (km/h) angezeigt. Tippen Sie auf **Weitere Daten anzeigen**, um weitere Durchschnittswerte wie den Wochendurchschnitt zu sehen.

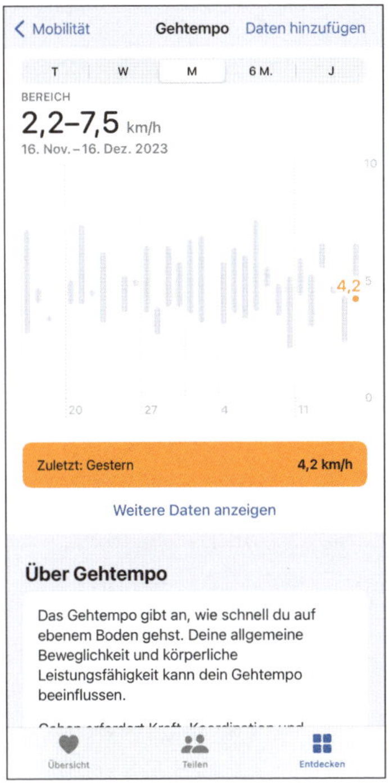

Behalten Sie mithilfe der Apple Watch Ihr Gehtempo im Blick.

11.2.3 Schrittlänge beim Gehen (iPhone)

Die Schrittlänge ist der Abstand zwischen Ihren Füßen, wenn Sie einen Schritt machen. Im Allgemeinen gilt: Je länger, desto besser. Allerdings variiert die Schrittlänge je nach Geschwindigkeit und Gelände. Zudem ist die Beinlänge bei jedem Menschen verschieden, daher kann man diese Zahl nicht mit anderen Personen vergleichen. Es ist jedoch interessant, die Veränderungen der eigenen Schrittlänge im Laufe der Zeit zu beobachten, da diese ein Indikator für Veränderungen in Ihrer Kraft und Koordination sein können.

Die Auswertung erfolgt in der Health-App im Tab **Entdecken** unter **Mobilität**. Dabei wird die Schrittlänge in Zentimetern (cm) angezeigt. Tippen Sie auf **Weitere Daten anzeigen**, um sich weitere Durchschnittswerte wie den Wochendurchschnitt anzeigen zu lassen.

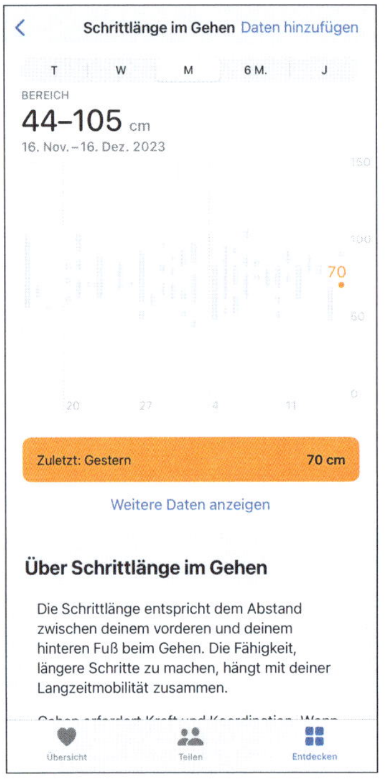

Die Health-App zeigt die Unterschiede in der Schrittlänge beim Gehen.

11.2.4 Bipedale Abstützungsdauer (iPhone)

Die *bipedale Abstützungsdauer* bezieht sich auf den prozentualen Anteil der Zeit, in der beim Gehen beide Füße den Boden berühren. Beim Gehen bewegen Sie sich von einem Fuß auf den anderen. Wenn Sie Ihr Gewicht verlagern, gibt es einen Moment, in dem Sie nur auf einem Fuß stehen. Diese Zeit wird mit dieser Kennzahl berechnet. Ein niedrigerer Wert bedeutet, dass Sie besser ausbalanciert sind, weil Sie Ihr Gleichgewicht länger auf einem Bein halten können. Bei den meisten Menschen liegt der Wert zwischen 20 und 40 %.

Die bipedale Abstützungsdauer hängt davon ab, wie schnell Sie gehen und wie das Gelände beschaffen ist. Sie wird jedoch nur gemessen, wenn Sie Ihr iPhone bei sich haben und es sich in der Nähe Ihrer Hüfte befindet.

Die Auswertung erfolgt in der Health-App im Tab **Entdecken** unter **Mobilität**. Dabei wird die bipedale Abstützungsdauer in Prozent (%) angezeigt. Tippen Sie auf **Weitere Daten anzeigen**, um weitere Durchschnittswerte wie den Wochendurchschnitt zu sehen.

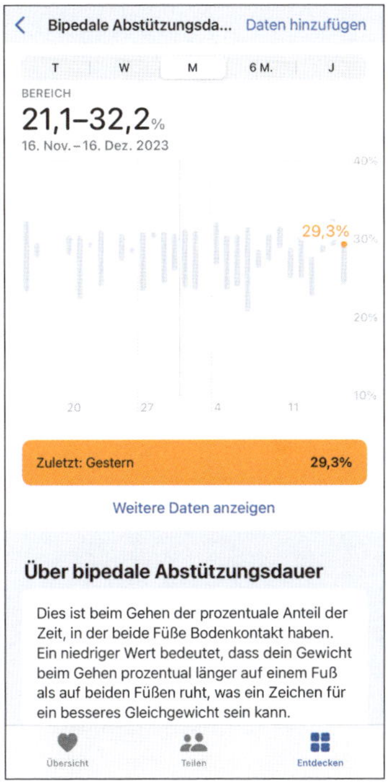

Auch die bipedale Abstützungsdauer wird erfasst.

11.2.5 Asymmetrischer Gang (iPhone)

Ein asymmetrischer Gang ist allgemein als »Hinken« bekannt. Er liegt dann vor, wenn Sie beim Gehen einen Fuß gegenüber dem anderen bevorzugen. Ein gewisses Maß an Asymmetrie kann aber normal sein, z. B. wenn Ihre Beine unterschiedlich lang sind.

Verletzungen und andere Gesundheitsprobleme können Veränderungen an der körperlichen Symmetrie verursachen, die zu einem ungleichmäßigen Gangbild führen, das Ihnen vielleicht gar nicht bewusst ist. Ein Hüftproblem oder eine Arthrose kann beispielsweise bewirken, dass Sie auf einem Fuß weniger Zeit verbringen als auf dem anderen, was zu einer Art leichtem Hinken führt, das Sie vielleicht noch nicht einmal bemerken. Diese Unregelmäßigkeit zu messen, ist nur möglich, wenn Sie Ihr iPhone in der Nähe Ihrer Hüfte tragen, z. B. in einer Tasche.

Die Auswertung erfolgt in der Health-App im Tab **Entdecken** unter **Mobilität**. Der asymmetrische Gang wird in Prozent (%) angezeigt.

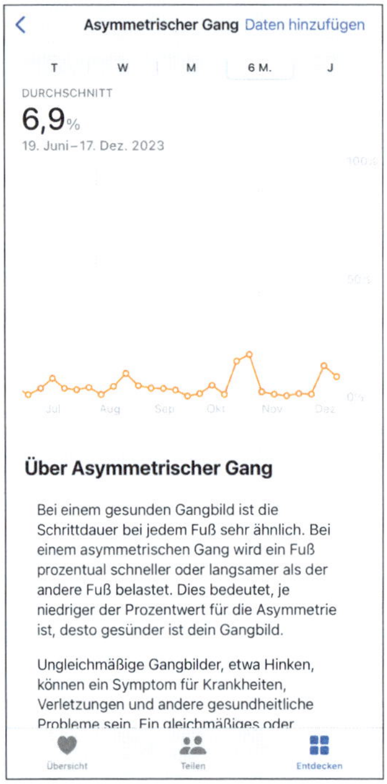
Asymmetrischer Gang
Daten hinzufügen
T
W
M
6 M.
J
DURCHSCHNITT
6,9 %
19. Juni–17. Dez. 2023
Über Asymmetrischer Gang
Bei einem gesunden Gangbild ist die Schrittdauer bei jedem Fuß sehr ähnlich. Bei einem asymmetrischen Gang wird ein Fuß prozentual schneller oder langsamer als der andere Fuß belastet. Dies bedeutet, je niedriger der Prozentwert für die Asymmetrie ist, desto gesünder ist dein Gangbild.
Ungleichmäßige Gangbilder, etwa Hinken, können ein Symptom für Krankheiten, Verletzungen und andere gesundheitliche
Übersicht
Teilen
Entdecken

Ein Prozentwert zeigt die Abweichungen beim Gehen auf.

11.2.6 Stabilität beim Gehen (iPhone)

Die *Stabilität beim Gehen* steht im Zusammenhang mit dem Sturzrisiko, das mit zunehmendem Alter auftreten kann. Sie ist zwar kein Indikator für das Sturzrisiko zu einem bestimmten Zeitpunkt, vermittelt aber einen Gesamteindruck vom Sturzrisiko über einen längeren Zeitraum, z. B. das kommende Jahr. Apple verwendet benutzerdefinierte Algorithmen, um Gleichgewicht, Stabilität und Koordination mithilfe der im iPhone integrierten Bewegungssensoren zu bewerten. Die Gehstabilität wird daher gemessen, wenn Sie Ihr iPhone in der Nähe Ihrer Hüfte tragen.

Wenn Sie älter werden oder sturzgefährdet sind, können Sie in Ihrer Health-App sogar Mitteilungen einrichten, die Sie warnen, wenn der Wert auf ein Niveau sinkt, das einen unsicheren Gang kennzeichnet.

Die Auswertung erfolgt in der Health-App im Tab **Entdecken** unter **Mobilität**. Dabei wird die Stabilität in drei Stufen **OK**, **Niedrig** und **Sehr niedrig** angezeigt.

Scrollen Sie nach unten zum Punkt **Gehstabilitätsmitteilungen** und aktivieren Sie die Funktion, um über eine Verschlechterung Ihrer Gehstabilität informiert zu werden.

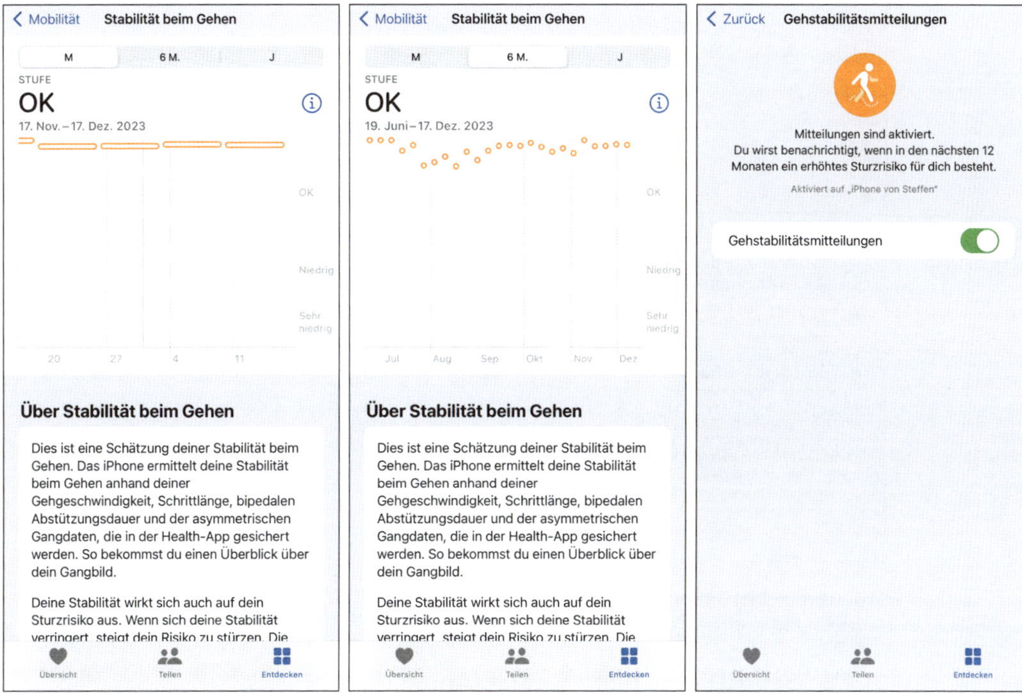

Die Apple Watch hilft, das Sturzrisiko zu erfassen.

11.2.7 Sechs-Minuten-Gehtest (iPhone)

Wie der Name schon sagt, ist dies ein einfacher Test, der misst, wie weit Sie in sechs Minuten auf ebenem Boden (oder auf einem Laufband) gehen können. Die Health-App verwendet die Daten Ihrer täglichen Aktivität, um die Distanz zu schätzen. Sie müssen also nicht sechs Minuten lang ununterbrochen laufen, um ein Ergebnis zu erhalten. Der Sechs-Minuten-Gehtest ist ein Standard, der von vielen Ärzten verwendet wird, um die Fortschritte von Patienten zu messen, die sich von Herz- und Atemwegserkrankungen erholen.

Die Auswertung erfolgt in der Health-App im Tab **Entdecken** unter **Mobilität**. Dabei wird das Ergebnis in Metern (m) angezeigt.

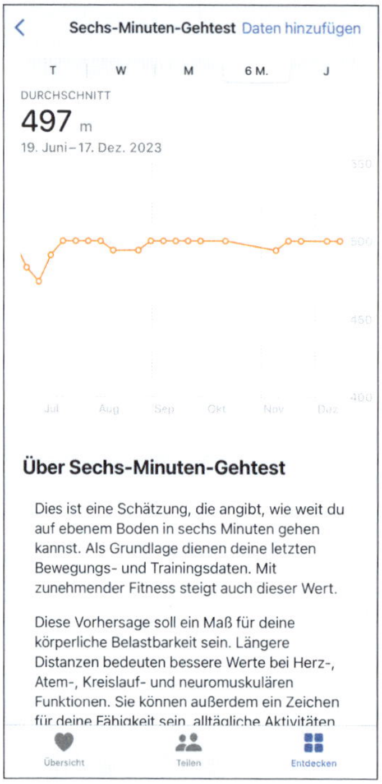
Sechs-Minuten-Gehtest Daten hinzufügen
T
W
M
6 M.
J
DURCHSCHNITT
497 m
19. Juni–17. Dez. 2023
Über Sechs-Minuten-Gehtest
Dies ist eine Schätzung, die angibt, wie weit du auf ebenem Boden in sechs Minuten gehen kannst. Als Grundlage dienen deine letzten Bewegungs- und Trainingsdaten. Mit zunehmender Fitness steigt auch dieser Wert.
Diese Vorhersage soll ein Maß für deine körperliche Belastbarkeit sein. Längere Distanzen bedeuten bessere Werte bei Herz-, Atem-, Kreislauf- und neuromuskulären Funktionen. Sie können außerdem ein Zeichen
Übersicht
Teilen
Entdecken

Wie weit gehen Sie in sechs Minuten?

11.2.8 Schrittlänge beim Laufen (Apple Watch)

Die Schrittlänge beim Laufen, die von der Apple Watch gemessen wird, bezieht sich auf die durchschnittliche Distanz, die Sie mit jedem Schritt zurücklegen. Die Schrittlänge wird normalerweise in Metern gemessen und gibt an, wie weit Sie sich bei jedem Schritt bewegen. Die Apple Watch nutzt den eingebauten Beschleunigungssensor und das Gyroskop in Kombination mit speziellen Algorithmen zur Berechnung der Schrittlänge.

Dies ist eine wichtige Metrik, die Aufschluss über Ihre Laufeffizienz und Ihre allgemeine Fitness geben kann. Veränderungen der Schrittlänge im Laufe der Zeit können zudem auf Veränderungen der Mobilität oder auf gesundheitliche Probleme hinweisen.

Die Auswertung erfolgt in der Health-App im Tab **Entdecken** unter **Mobilität**. Dabei wird das Ergebnis in Metern (m) angezeigt.

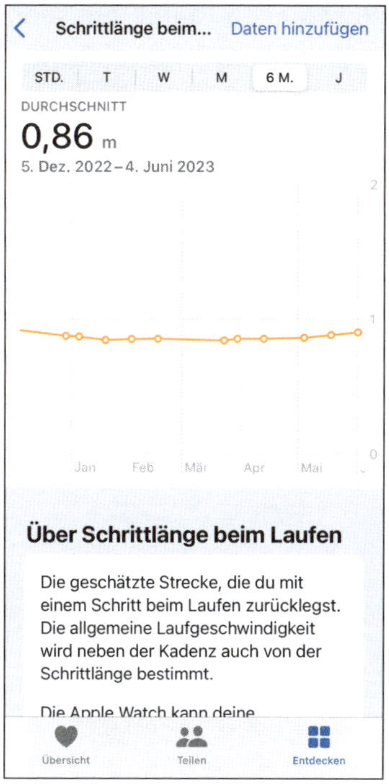
Schrittlänge beim...
Daten hinzufügen
STD.
T
W
M
6 M.
J
DURCHSCHNITT
0,86 m
5. Dez. 2022–4. Juni 2023
Jan
Feb
Mär
Apr
Mai
Über Schrittlänge beim Laufen
Die geschätzte Strecke, die du mit einem Schritt beim Laufen zurücklegst. Die allgemeine Laufgeschwindigkeit wird neben der Kadenz auch von der Schrittlänge bestimmt.
Die Apple Watch kann deine
Übersicht
Teilen
Entdecken

Die Schrittlänge gibt Auskunft über die Laufeffizienz.

11.2.9 Bodenkontaktzeit (Apple Watch)

Die von der Apple Watch gemessene Bodenkontaktzeit beim Laufen bezieht sich auf die Zeit, die ein Fuß bei jedem Schritt den Boden berührt. Diese Metrik ist ein wichtiger Faktor bei der Bewertung der Laufeffizienz und -technik. Die Apple Watch misst die Zeit des Bodenkontakts, indem sie die Bewegungsdaten des Beschleunigungssensors und des Gyroskops analysiert. Während des Laufens registrieren diese Sensoren das Bewegungsmuster jedes Schrittes und berechnen, wie lange Ihr Fuß bei jedem Schritt den Boden berührt.

Eine kürzere Bodenkontaktzeit wird oft mit einer höheren Laufeffizienz in Verbindung gebracht. Schnellere Läufer neigen dazu, weniger Zeit pro Schritt auf dem Boden zu verbringen. Die Bodenkontaktzeit kann Aufschluss über die Lauftechnik geben. Verschiedene Laufstile können unterschiedliche Bodenkontaktzeiten haben. Lange Bodenkontaktzeiten können in einigen Fällen auf ein erhöhtes Verletzungsrisiko hinweisen, da sie mit einem härteren oder weniger effizienten Laufstil verbunden sein können.

Die ideale Bodenkontaktzeit variiert allerdings von Läufer zu Läufer und kann auch von Faktoren wie Geschwindigkeit, Steigung, Ermüdung und Laufuntergrund beeinflusst werden.

Die Auswertung erfolgt in der Health-App im Tab **Entdecken** unter **Mobilität**. Dabei wird das Ergebnis in Millisekunden (ms) angezeigt.

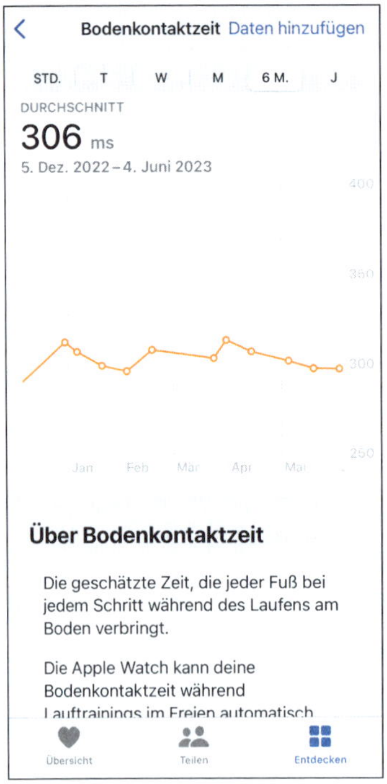
Bodenkontaktzeit
Daten hinzufügen
STD.
T
W
M
6 M.
J
DURCHSCHNITT
306 ms
5. Dez. 2022–4. Juni 2023
Über Bodenkontaktzeit
Die geschätzte Zeit, die jeder Fuß bei jedem Schritt während des Laufens am Boden verbringt.
Die Apple Watch kann deine Bodenkontaktzeit während
Übersicht
Teilen
Entdecken

Auch die Bodenkontaktzeit verrät viel über Ihren Laufstil.

11.2.10 Vertikale Oszillation (Apple Watch)

Die vertikale Oszillation ist eine Laufmetrik, die die Bewegung des Körperschwerpunkts in der vertikalen Ebene während des Laufens misst. Sie gibt an, wie hoch Sie bei jedem Schritt steigen. Eine geringere vertikale Oszillation wird häufig mit einer höheren Laufleistung in Verbindung gebracht, da weniger Energie für vertikale Bewegungen aufgewendet werden muss. Eine übermäßige vertikale Oszillation kann mit einem erhöhten Verletzungsrisiko verbunden sein, da sie auf eine stärkere Belastung der unteren Gliedmaßen hindeutet.

Die Auswertung erfolgt in der Health-App im Tab **Entdecken** unter **Mobilität**. Dabei wird das Ergebnis in Zentimetern (cm) angezeigt.

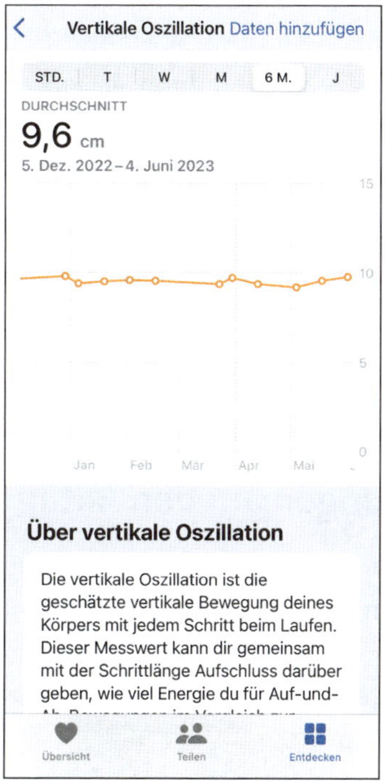

Heben Sie beim Laufen zu sehr vom Boden ab?

Kapitel 12
Besser schlafen

In unserer modernen, hektischen Welt wird Schlaf oft als notwendiges Übel oder sogar als Zeitverschwendung angesehen. Diese Sichtweise verkennt jedoch die immense Bedeutung eines gesunden Schlafes für unsere körperliche, geistige und seelische Gesundheit. Schlaf ist nicht weniger als ein Grundpfeiler des menschlichen Wohlbefindens, eine lebenswichtige Ressource, die unser Leben auf vielfältige Weise bereichert und unterstützt.

12.1 Der Schlaf und seine Auswirkungen auf den Alltag

Die Qualität unseres Schlafes hat einen direkten Einfluss auf unsere tägliche Leistungsfähigkeit. Guter Schlaf verbessert die Konzentration, die Produktivität und die kreative Problemlösung. Er ermöglicht es uns, den Tag mit Energie und Konzentration zu beginnen, Herausforderungen effektiver zu bewältigen und unsere zwischenmenschlichen Beziehungen zu verbessern.

- **Regenerative Prozesse im Schlaf**: Während des Schlafes finden auf zellulärer Ebene wichtige Reparaturprozesse statt. Zellen regenerieren sich, Gewebe und Muskeln werden repariert und das Immunsystem wird gestärkt. Schlaf beeinflusst zudem die Produktion und Regulation wichtiger Hormone, einschließlich der Hormone, die für Wachstum, Appetit, Stoffwechsel und Stressreaktionen verantwortlich sind.
- **Schlaf und Krankheitsprävention**: Regelmäßiger, erholsamer Schlaf kann das Risiko für chronische Krankheiten wie Herz-Kreislauf-Erkrankungen, Typ-2-Diabetes und Übergewicht senken. Ausreichend Schlaf stärkt außerdem das Immunsystem und macht den Körper widerstandsfähiger gegen Infektionen.
- **Geistiges und emotionales Gleichgewicht**: Schlaf spielt eine entscheidende Rolle bei der Bildung und Festigung des Gedächtnisses. Lernen und Gedächtnis sind eng mit ausreichendem Schlaf verbunden. Schlafmangel hingegen beeinträchtigt Konzentration, Entscheidungsfähigkeit und Kreativität.

- **Emotionale Stabilität und seelische Gesundheit**: Schlaf beeinflusst unsere emotionale Verarbeitung und unsere Stimmung. Chronischer Schlafmangel wird häufig mit erhöhter Reizbarkeit, Stress und dem Risiko psychischer Erkrankungen wie Depressionen und Angstzuständen in Verbindung gebracht.

12.2 Herausforderungen für gesunden Schlaf

In unserer ständig vernetzten Welt stellen Smartphone-Bildschirme, unregelmäßige Arbeitszeiten und Dauerstress moderne Herausforderungen für einen gesunden Schlaf dar. Deshalb ist es wichtig, dass wir dem Schlaf eine hohe Priorität einräumen und uns bewusst um die Vorbeugung und Behandlung von Schlafstörungen bemühen. Darüber hinaus gibt es viele weitere Herausforderungen für einen gesunden Schlaf, die sowohl durch äußere Faktoren als auch durch individuelle Gewohnheiten und Bedingungen beeinflusst werden. Im Folgenden sind einige der Hauptprobleme aufgeführt, mit denen viele Menschen in Bezug auf einen gesunden Schlaf konfrontiert sind:

- **Blaulichtexposition**: Bildschirme von Smartphones, Computern und Fernsehern strahlen blaues Licht aus, das die Produktion des Schlafhormons Melatonin stören und so den Schlaf-Wach-Rhythmus ungünstig beeinflussen kann.
- **Überstimulation**: Die ständige Nutzung von Technologie, insbesondere vor dem Schlafengehen, kann den Geist überstimulieren und das Einschlafen erschweren.
- **Täglicher Stress**: Stress bei der Arbeit, in der Schule oder in persönlichen Beziehungen kann zu Grübeln und Schlaflosigkeit führen.
- **Psychische Gesundheit**: Depressionen und andere psychische Erkrankungen sind häufig mit Schlafproblemen verbunden. Zudem können chronische Angstzustände Schlafstörungen verursachen oder verstärken.
- **Schlafbezogene Störungen**: Erkrankungen wie die Schlafapnoe, das Restless-Legs-Syndrom oder chronische Schmerzen können den Schlaf beeinträchtigen.
- **Inaktivität**: Ein Mangel an regelmäßiger körperlicher Aktivität und Bewegung kann zu schlechter Schlafqualität führen.

- **Koffein und Alkohol**: Der Konsum von Koffein oder Alkohol, besonders am Abend, kann den Schlaf stören.
- **Schlechte Essgewohnheiten**: Schweres Essen kurz vor dem Schlafengehen kann zu Unwohlsein führen und den Schlaf beeinträchtigen.

12.3 Das können die Apple Watch und die Health-App für Ihren Schlaf tun

Durch die Kombination von Überwachung, Analyse und personalisierten Empfehlungen können die Apple Watch und die Health-App einen wichtigen Beitrag zur Verbesserung der Schlafqualität leisten. Sie bieten wertvolle Einblicke in Schlafmuster und helfen, Routinen und Verhaltensweisen zu entwickeln, die zu einem gesünderen und erholsameren Schlaf führen. Die Funktionen von Apple Watch und Health-App bezüglich der Unterstützung für einen gesunden Schlaf kann man in drei Bereiche gliedern, die wir uns im Folgenden ansehen.

12.3.1 Schlafüberwachung mit der Apple Watch

Die Schlaftracking-Funktionen der Apple Watch und der Health-App bieten eine fortschrittliche und benutzerfreundliche Methode zur Überwachung und Analyse Ihres Schlafs. Diese Funktionen geben Ihnen einen Einblick in Ihr Schlafverhalten und unterstützen Sie dabei, bessere Schlafgewohnheiten zu entwickeln.

- **Erfassung von Schlafdaten**: Die Apple Watch verwendet Beschleunigungsmesser und Herzfrequenzsensoren, um physische Bewegungen und biologische Signale zu messen. Anhand dieser Daten kann die Uhr erkennen, wann Sie einschlafen und wann Sie aufwachen. Die Apple Watch kann auch Schlafphasen wie Tiefschlaf oder REM-Schlaf aufzeichnen.
- **Integration in die Health-App**: Die Health-App bietet einen detaillierten Überblick über Ihre Schlafgewohnheiten, einschließlich der Gesamtschlafdauer und der Zeit, die Sie im Bett verbracht haben.

12.3.2 Schlafziele und -routinen

Schlafziele und Schlafroutinen auf der Apple Watch und in der Health-App auf Ihrem iPhone sind zentrale Elemente, die Ihnen helfen, Ihre Schlafqualität zu verbessern. Diese Funktionen ermöglichen es, persönliche Schlafziele festzulegen und Schlafgewohnheiten zu entwickeln, die zu einem besseren und erholsameren Schlaf führen können. Im Folgenden werden diese Funktionen näher erläutert.

- **Individuelle Schlafziele**: In der Schlaf-App auf der Apple Watch und in der Health-App auf Ihrem iPhone können Sie Ihre individuellen Schlafziele festlegen, z. B. eine bestimmte Schlafdauer oder konstante Einschlaf- und Aufwachzeiten.
- **Entspannungsphase**: Diese Funktion hilft Ihnen, sich auf den Schlaf vorzubereiten, indem sie bestimmte Routinen wie Lesen oder Meditation fördert und potenziell störende Aktivitäten auf Ihrem Gerät reduziert.
- **Erinnerungen an die Schlafenszeit**: Die Apple Watch kann Sie daran erinnern, wann es Zeit ist, ins Bett zu gehen. Sie basiert auf Ihrem persönlichen Schlafplan.
- **Schlafzeitmodus**: Dieser Modus minimiert Ablenkungen in der Nacht, indem er Mitteilungenn stumm schaltet und den Bildschirm von Apple Watch und iPhone dimmt.

12.3.3 Analyse und Anpassung des Schlafverhaltens

Die Apple Health-App bietet umfangreiche Funktionen zur Analyse und Anpassung des Schlafverhaltens. Diese Funktionen sollen Ihnen helfen, Ihre Schlafmuster zu verstehen und Maßnahmen zur Verbesserung der Schlafqualität zu ergreifen.

- **Tägliche Schlafdaten**: Die App zeigt einen täglichen Überblick über Ihre Schlafdaten, einschließlich der Gesamtschlafdauer und der Zeiten, zu denen Sie geschlafen haben.
- **Schlafphasen**: Die Health-App zeigt detaillierte Schlafphasen wie Tiefschlaf oder REM-Phasen an.
- **Unterbrechungen**: Die App kann Schlafunterbrechungen erkennen, die auf Schlafstörungen oder eine unzureichende Schlafqualität hinweisen können.
- **Schlafmuster und Trends**: Die App ermöglicht es Ihnen, Muster und Trends in Ihrem Schlafverhalten über einen längeren Zeitraum zu erkennen.

12.4 Einen Schlafplan einrichten und anpassen

Die Apple Watch kann als Schlaftracker verwendet werden. Wenn Sie die Apple Watch während Ihrer voreingestellten Schlafenszeit, also während Ihres Schlafplans tragen, können Sie Ihren Schlaf mit der Apple Watch aufzeichnen und auswerten. Die Einrichtung eines Schlafplans ist Voraussetzung für das Schlaftracking. Nur während der Schlafenszeit, die Sie im Schlafplan hinterlegt haben, wird Ihr Schlaf aufgezeichnet und analysiert. Den Schlafplan können Sie entweder in der **Schlaf-App** auf der **Apple Watch** oder in der **Health-App** auf dem **iPhone** einrichten und anpassen. So richten Sie den Schlafplan in der Health-App ein:

1. Öffnen Sie die Health-App und suchen Sie auf der **Übersicht**-Seite den Bereich **Nutze Health bestmöglich**.
2. Suchen Sie den Bereich **»Schlaf« konfigurieren**.
3. Tippen Sie dort auf **Los gehts**.
4. Tippen Sie anschließend auf **Weiter** ❶.

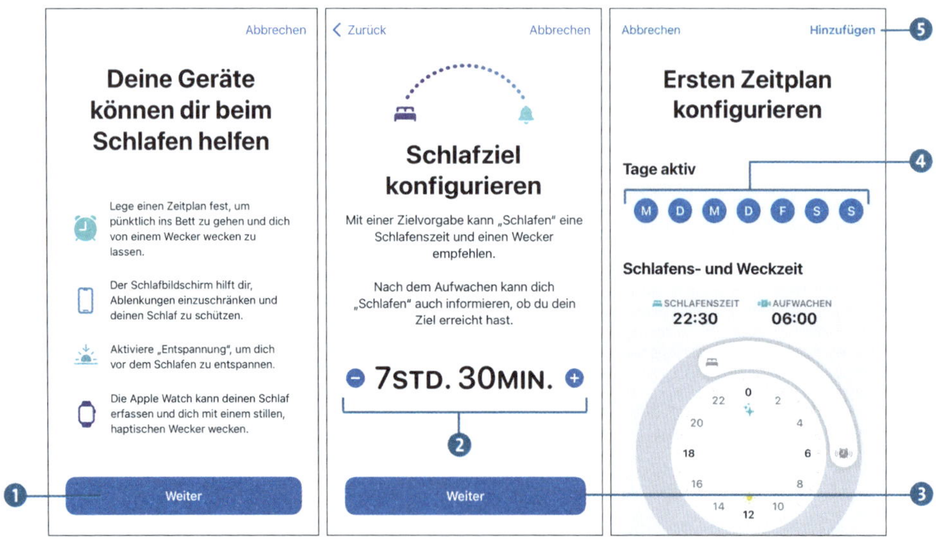

5. Als Nächstes müssen Sie Ihr Schlafziel festlegen. Die Standardeinstellung ist 8 Stunden. Tippen Sie auf die Schaltflächen ⊕ und ⊖, um das Ziel zu erhöhen oder zu verringern ❷. Tippen Sie auf **Weiter**, um fortzufahren ❸.

6. Sie können nun einen Zeitplan erstellen. Wählen Sie für Ihren 1. Zeitplan die Tage aus, an denen Sie normalerweise zur gleichen Zeit zu Bett gehen und aufstehen ❹. Tippen Sie anschließend oben rechts auf **Hinzufügen** ❺.

7. Wenn Sie in Ihrem 1. Zeitplan nicht alle Wochentage eingegeben haben, können Sie im nächsten Bildschirm weitere Zeitpläne für die übrigen Tage eingeben. Sie können auch für jeden Ihrer Zeitpläne einen Wecker einstellen.

8. Im nächsten Fenster erhalten Sie unter **Vollständiger Schlafplan** eine Übersicht über alle angelegten Stundenpläne und können diese bei Bedarf bearbeiten.

   Wenn Sie mit den Einstellungen zufrieden sind, tippen Sie auf **Weiter**.

9. Nun können Sie den automatischen *Schlafbildschirm* aktivieren. Wenn Sie diese Funktion aktivieren, zeigen iPhone und Apple Watch einen vereinfachten, abgedunkelten Sperrbildschirm an und schalten je nach Zeitplan automatisch in den Ruhemodus.

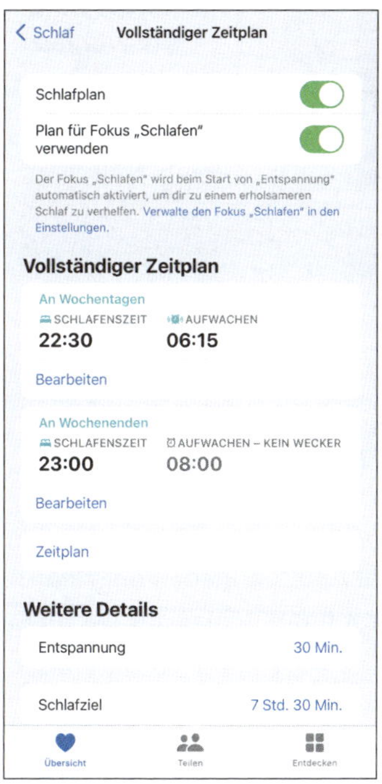
Schlaf
Vollständiger Zeitplan
Schlafplan
Plan für Fokus „Schlafen" verwenden
Der Fokus „Schlafen" wird beim Start von „Entspannung" automatisch aktiviert, um dir zu einem erholsameren Schlaf zu verhelfen. Verwalte den Fokus „Schlafen" in den Einstellungen.
Vollständiger Zeitplan
An Wochentagen
SCHLAFENSZEIT
AUFWACHEN
22:30
06:15
Bearbeiten
An Wochenenden
SCHLAFENSZEIT
AUFWACHEN – KEIN WECKER
23:00
08:00
Bearbeiten
Zeitplan
Weitere Details
Entspannung
30 Min.
Schlafziel
7 Std. 30 Min.
Übersicht
Teilen
Entdecken

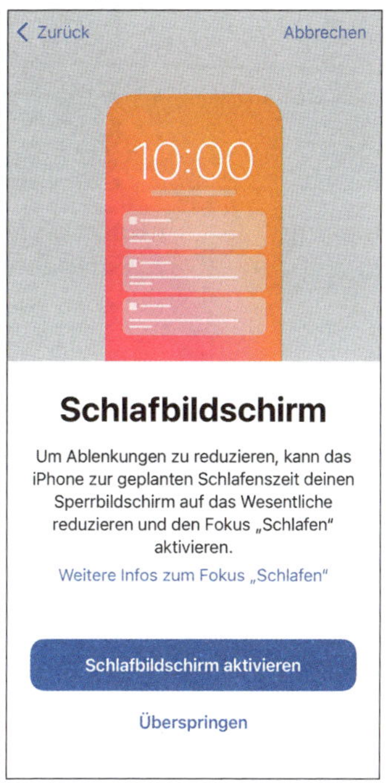
Zurück
Abbrechen
10:00
Schlafbildschirm
Um Ablenkungen zu reduzieren, kann das iPhone zur geplanten Schlafenszeit deinen Sperrbildschirm auf das Wesentliche reduzieren und den Fokus „Schlafen" aktivieren.
Weitere Infos zum Fokus „Schlafen"
Schlafbildschirm aktivieren
Überspringen

10. Jetzt können Sie die *Entspannungszeit* einstellen. Diese soll dafür sorgen, dass Sie vor dem Schlafengehen, also zu der von Ihnen eingestellten Schlafenszeit, entspannt sind. *Entspannung* schlägt Aktivitäten vor, die helfen können, Körper und Geist auf den Schlaf vorzubereiten, wie Meditation, Lesen oder leichte Dehnübungen. Diese Vorschläge können Sie anpassen. Außerdem wird während dieser Zeit bereits der »Schlafen«-Fokus aktiviert, der Mitteilungen minimiert.

Tippen Sie auf **Entspannung aktivieren**.

11. Sie können nun *Kurzbefehle* definieren, die Sie – je nach Müdigkeit oder Stimmung – vor der Schlafenszeit aktivieren können. Tippen Sie dazu auf **Kurzbefehle konfigurieren**.

12. Sie erhalten Vorschläge für Kurzbefehle. Definieren Sie so viele Kurzbefehle, wie Sie möchten, und tippen Sie auf **Weiter**.

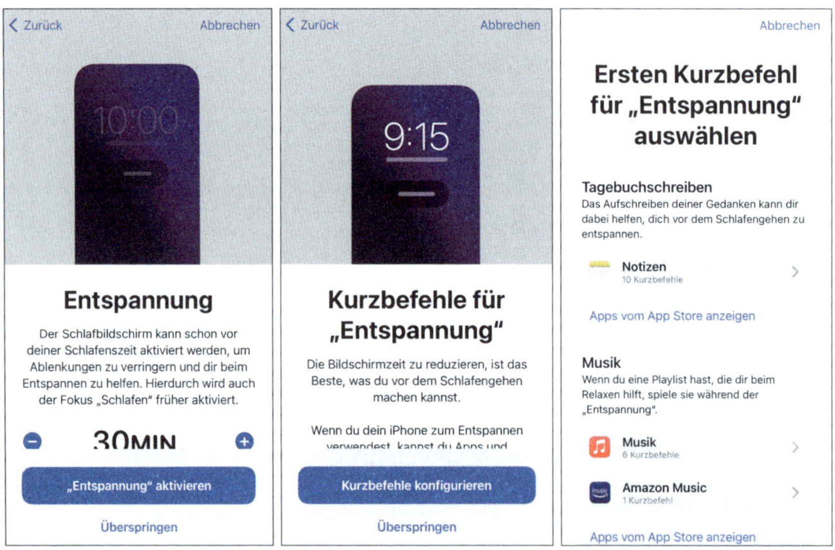

13. Nun können Sie die Schlaferfassung für die Apple Watch in der Health-App einrichten. Die Apple Watch zeichnet dann Ihren Schlaf auf, wenn Sie sie während der eingestellten Schlafenszeit tragen. Tippen Sie zur Einrichtung auf **Aktivieren**.

14. Am Ende sehen Sie eine Zusammenfassung Ihrer Einstellungen. Tippen Sie auf **Fertig**.

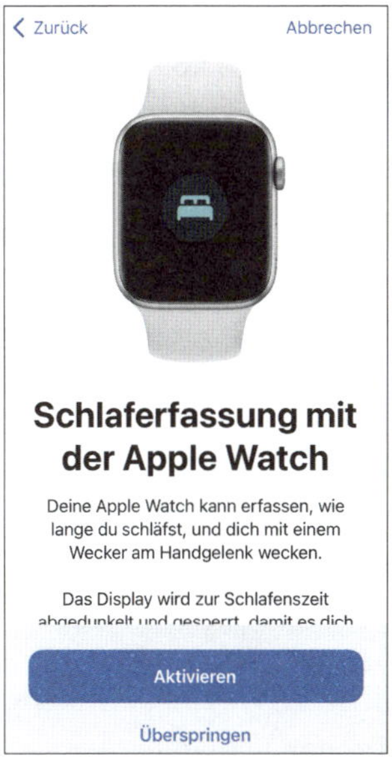
Zurück
Abbrechen
Schlaferfassung mit der Apple Watch
Deine Apple Watch kann erfassen, wie lange du schläfst, und dich mit einem Wecker am Handgelenk wecken.
Das Display wird zur Schlafenszeit
Aktivieren
Überspringen
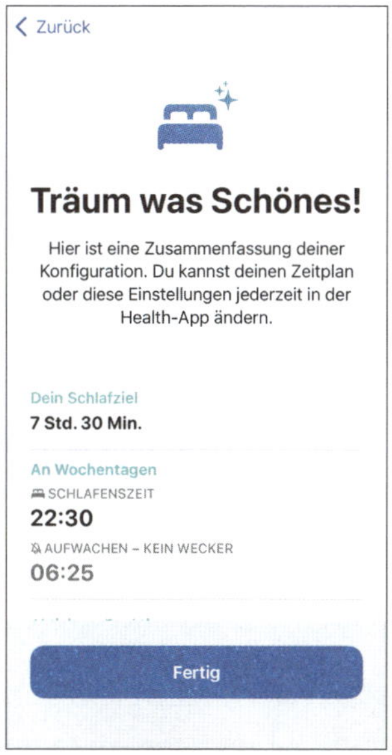
Zurück
Träum was Schönes!
Hier ist eine Zusammenfassung deiner Konfiguration. Du kannst deinen Zeitplan oder diese Einstellungen jederzeit in der Health-App ändern.
Dein Schlafziel
7 Std. 30 Min.
An Wochentagen
SCHLAFENSZEIT
22:30
AUFWACHEN – KEIN WECKER
06:25
Fertig

15. Um Ihren Schlafplan schnell anzupassen, öffnen Sie die Schlaf-App auf Ihrer Apple Watch. Streichen Sie aufwärts, bis Sie zum Bildschirm **Nächster Plan** gelangen. Tippen Sie oben links auf und scrollen Sie in den Bereich **Zeitplan**. Wählen Sie den Zeitplan, den Sie anpassen möchten, indem Sie ihn antippen.

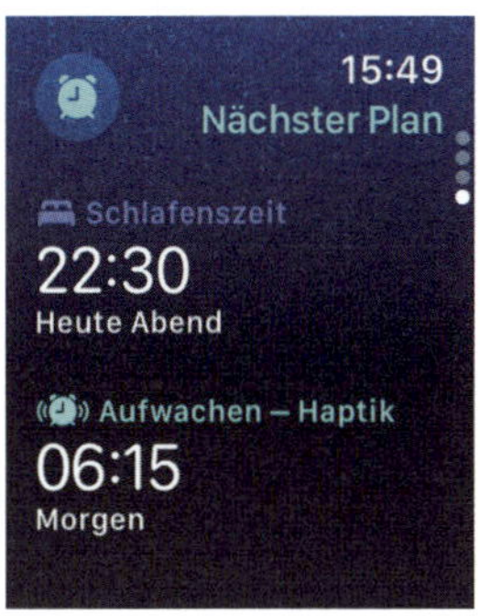
15:49
Nächster Plan
Schlafenszeit
22:30
Heute Abend
Aufwachen – Haptik
06:15
Morgen
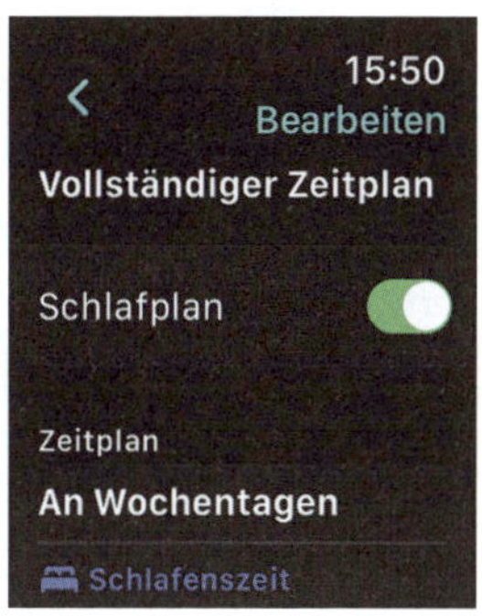
15:50
Bearbeiten
Vollständiger Zeitplan
Schlafplan
Zeitplan
An Wochentagen
Schlafenszeit
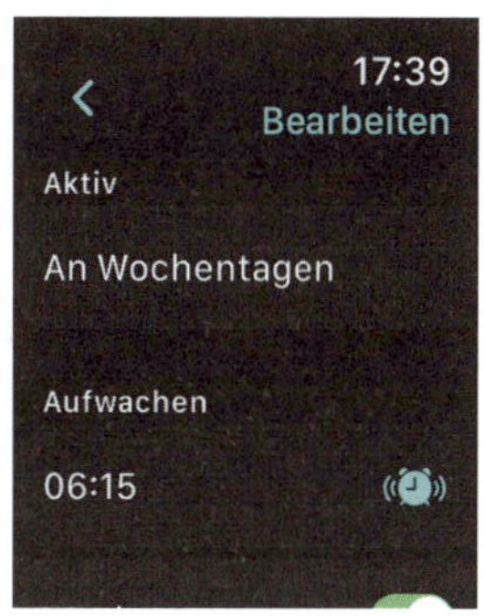

12.5 Den Fokus »Schlafen« anpassen

Die Funktion *Fokus* auf Apple-Geräten ist eine erweiterte Version der Funktion *Nicht stören*. Sie bietet eine umfassendere und anpassbare Kontrolle darüber, wie und wann Benachrichtigungen und andere Unterbrechungen zugelassen werden. Diese Funktion soll die Konzentration verbessern, Ablenkungen minimieren und ein besseres Gleichgewicht zwischen digitaler Konnektivität und persönlicher oder beruflicher Produktivität schaffen.

Der *Fokus »Schlafen«* ist ein spezieller Modus innerhalb der Fokus-Funktion, der speziell entwickelt wurde, um eine bessere Schlafumgebung zu schaffen. Diese Funktion soll die Schlafqualität verbessern, indem Ablenkungen vor und während der Schlafenszeit minimiert werden. So passen Sie den Schlaf-Fokus an:

1. Öffnen Sie auf Ihrem **iPhone** die **Einstellungen-App** und wählen Sie **Fokus**.
2. Tippen Sie auf den Fokus **Schlafen**.
3. Tippen Sie auf **Personen** und wählen Sie die Personen aus, die Sie trotz aktiviertem Fokus »Schlafen« erreichen dürfen.
4. Unter **Anrufe zulassen von** wählen Sie zusätzlich aus, welche Personengruppen Sie erreichen dürfen. Hier habe ich **Favorit:innen** gewählt.

   Zusätzlich können Sie unter **Apps** Programme auswählen, die Ihnen Nachrichten senden dürfen, während der Fokus »Schlafen« aktiviert ist. Das brauchen Sie aber eigentlich nicht.

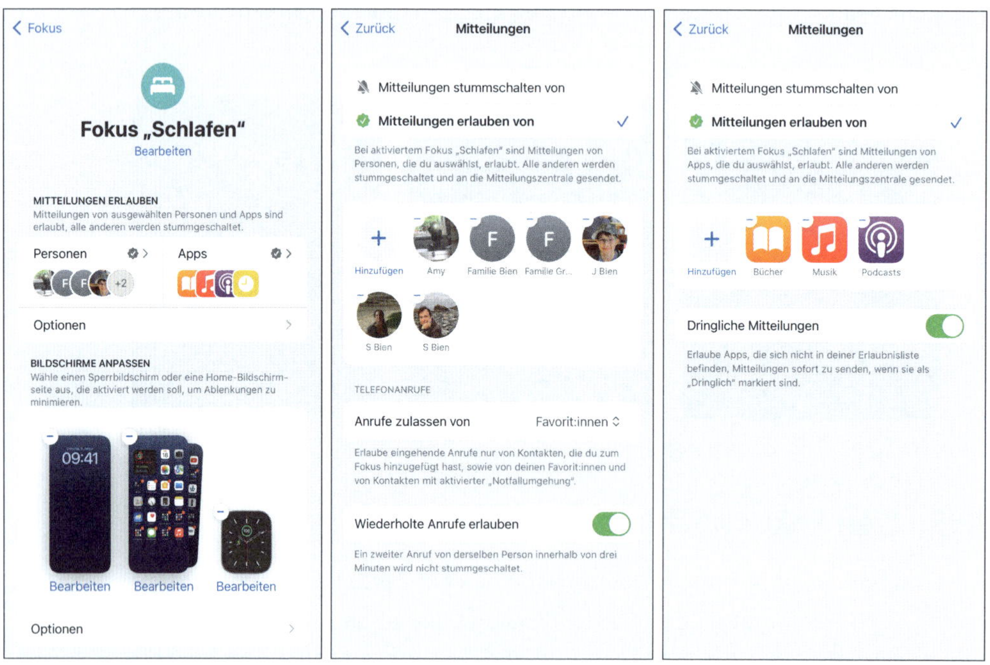

12.6 So funktioniert die Schlaferfassung mit der Apple Watch

Nachdem Sie Ihren Schlafplan festgelegt haben, arbeiten Ihre Apple Watch und Ihr iPhone zusammen, um Ihren Schlaf aufzuzeichnen, einschließlich der Zeit, die Sie in den drei Schlafphasen (REM-, Kern- und Tiefschlaf) verbringen. Die folgenden Abschnitte bieten eine Übersicht darüber, was Sie von der Apple Watch in Sachen Schlafüberwachung erwarten können.

12.6.1 So funktioniert die »Entspannen«-Zeit

Kurz vor der angegebenen Schlafenszeit wird »Entspannen« gestartet. »Entspannen« schaltet den Fokus »Schlafen« ein und zeigt den Bildschirm »Guten Abend« auf Ihrem iPhone an, wobei die meisten iPhone-Funktionen ausgeblendet werden. Auf der Apple Watch erhalten Sie eine Mitteilung, die Sie an die bevorstehende Schlafenszeit erinnert und den Batteriestand der Apple Watch und Ihre Weckzeit anzeigt.

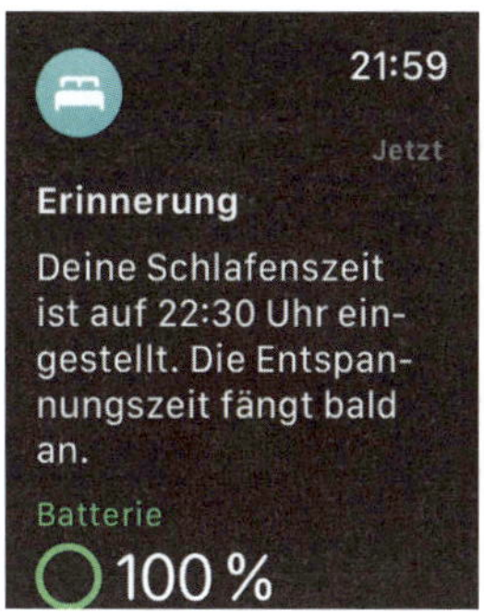
21:59
Jetzt
Erinnerung
Deine Schlafenszeit ist auf 22:30 Uhr eingestellt. Die Entspannungszeit fängt bald an.
Batterie
100 %

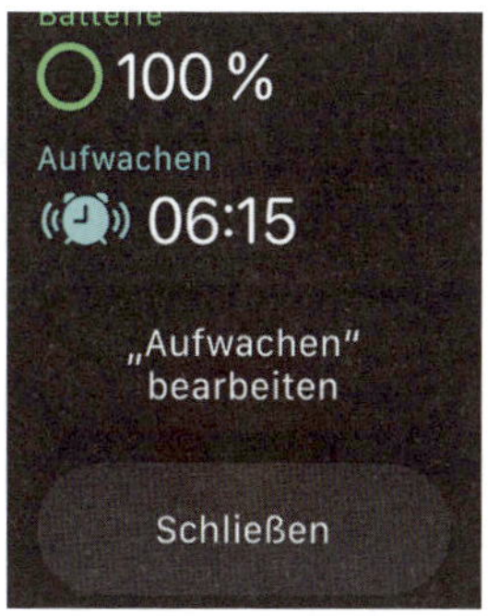
100 %
Aufwachen
06:15
„Aufwachen" bearbeiten
Schließen

12.6.2 Das passiert zur Schlafenszeit

Zur Schlafenszeit wird der Bildschirm Ihrer Apple Watch abgedunkelt, um Ablenkungen zu minimieren und die Batterie zu schonen, d. h., der Schlafbildschirm wird aktiviert. Sie können auf den Bildschirm tippen, um die Uhrzeit abzulesen, oder die Digital Crown gedrückt halten, um den Bildschirm zu entsperren und ihn vorübergehend in den Normalzustand zu versetzen. Wenn Sie den Bildschirm nicht mehr verwenden, wird er bis zum nächsten Morgen wieder dunkel.

Während der Schlafenszeit ist der Bildschirm dezent abgedunkelt.

Der iPhone-Bildschirm wechselt ebenfalls in den Schlafbildschirm, bei dem die meisten iPhone-Funktionen ausgeblendet sind.

12.6.3 Das passiert am Morgen

Wenn der Morgen anbricht, vibriert Ihre Apple Watch, um Sie zu wecken, und der von Ihnen ausgewählte Wecker ertönt. Sie können auf **Schlummern** tippen oder den Wecker auf dem iPhone-Bildschirm oder auf Ihrer Apple Watch ausschalten. Auf Ihrer Apple Watch wird ein Willkommensbildschirm angezeigt, auf dem Sie Datum, Uhrzeit, Wetter sowie den Ladestand der Apple Watch sehen.

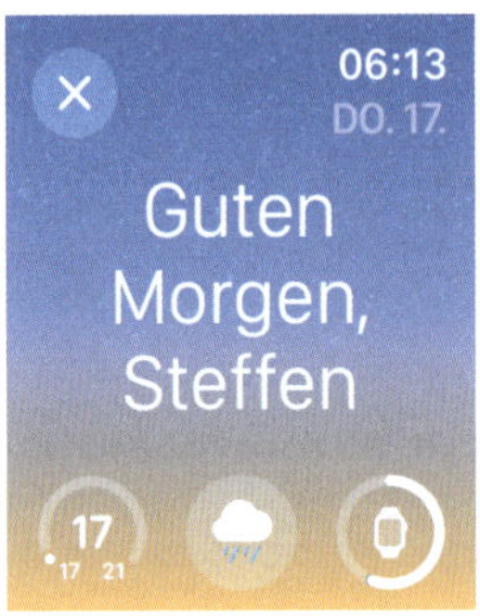

Die Apple Watch begrüßt Sie am Morgen.

12.7 Schlafoptionen ändern

Die Schlafoptionen können Sie sowohl in der **Einstellungen-App** auf Ihrer **Apple Watch** als auch in der **Health-App** auf Ihrem **iPhone** ändern. So ändern Sie die Schlafoptionen in den Einstellungen der Apple Watch:

1. Öffnen Sie die Einstellungen-App auf Ihrer Apple Watch.
2. Tippen Sie auf **Schlaf** und passen Sie die folgenden Einstellungen an:
   - **Beim Entspannen einschalten**: Standardmäßig startet der Fokus »Schlafen« zu der Zeit, die Sie in der Schlaf-App als Entspannungszeit festgelegt haben. Wenn Sie den Fokus »Schlafen« jedoch lieber manuell im Kontrollzentrum aktivieren möchten, müssen Sie diese Option deaktivieren.
   - **Schlafbildschirm**: Der Bildschirm Ihrer Apple Watch und der Sperrbildschirm Ihres iPhones beschränken sich auf das Wesentliche, um Ablenkungen zu reduzieren.
   - **Zeit anzeigen**: Während der Schlafmodus aktiv ist, werden Datum und Uhrzeit auf dem iPhone und der Apple Watch angezeigt.
3. Aktivieren oder deaktivieren Sie die Optionen **Schlaferfassung** und **Ladeerinnerungen**. Wenn die Option **Schlaferfassung** aktiviert ist, zeichnet die Apple Watch Ihren Schlaf auf und fügt die Schlafdaten zur Health-App auf Ihrem iPhone hinzu. Wenn Sie die Option **Ladeerinnerungen** aktivieren, erinnert die Apple Watch Sie daran, die Watch vor der Schlafenszeit aufzuladen, und benachrichtigt Sie, wenn die Watch vollständig aufgeladen ist.

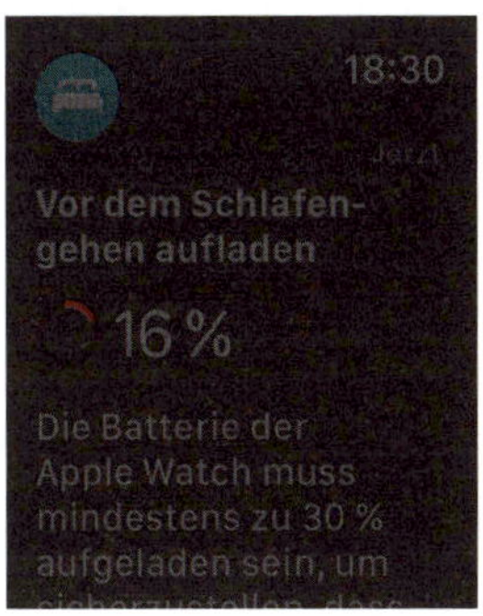
18:30
Vor dem Schlafen-
gehen aufladen
16 %
Die Batterie der
Apple Watch muss
mindestens zu 30 %
aufgeladen sein, um

12.8 Den nächsten Wecker ändern oder deaktivieren

Sie können Ihren Wecker für den nächsten Tag ändern oder überspringen, falls Sie später aufstehen müssen.

1. Öffnen Sie die **Schlaf-App** auf Ihrer **Apple Watch**.
2. Tippen Sie oben links auf .
3. Um eine neue Weckzeit einzustellen, tippen Sie auf die aktuelle Weckzeit ❶, drehen die Digital Crown, um eine neue Zeit einzustellen, und tippen auf die Taste ✓ ❷.
4. Wenn Sie nicht möchten, dass die Apple Watch Sie am nächsten Morgen weckt, können Sie den Wecker deaktivieren ❸.

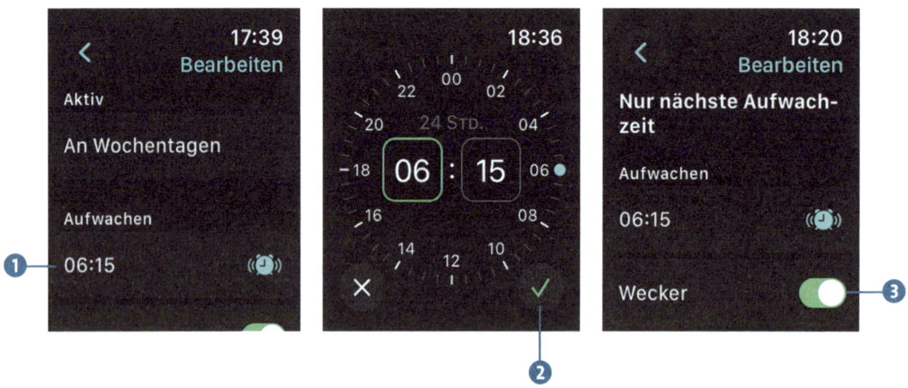

12.9 Ihre Schlafdaten aufrufen

Die Schlafdaten, die Ihre Apple Watch aufgezeichnet hat, können Sie sowohl in der Schlaf-App auf der Apple Watch selbst als auch in der Health-App auf Ihrem iPhone oder iPad aufrufen.

Die Schlaf-App auf der Apple Watch eignet sich dabei für einen schnellen Überblick über die vergangene Nacht.

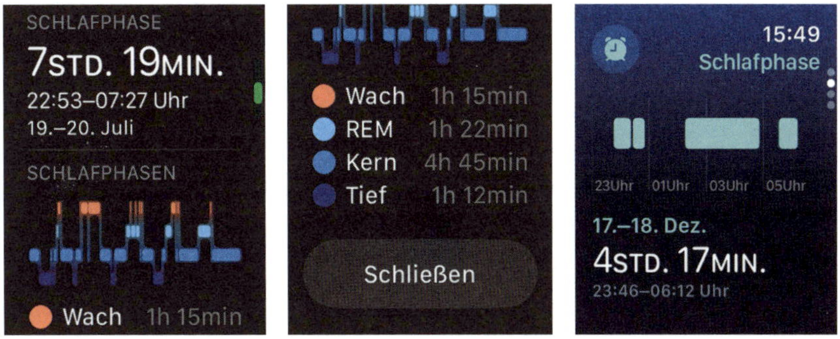

Eine schnelle Schlafanalyse ist mit der Apple Watch möglich.

Weitergehende Grafiken und Analysen erhalten Sie in der Health-App auf Ihrem iPhone:

- Öffnen Sie die **Health-App** auf Ihren **iPhone**. Haben Sie die Übersicht »Schlaf« zu Ihren Favoriten hinzugefügt, können Sie mit der Auswertung Ihrer Schlafdaten bereits im Tab **Übersicht** starten. Gibt es wesentliche Veränderungen in den Schlafdaten, finden Sie diese im Bereich **Trends** und **Highlights**.

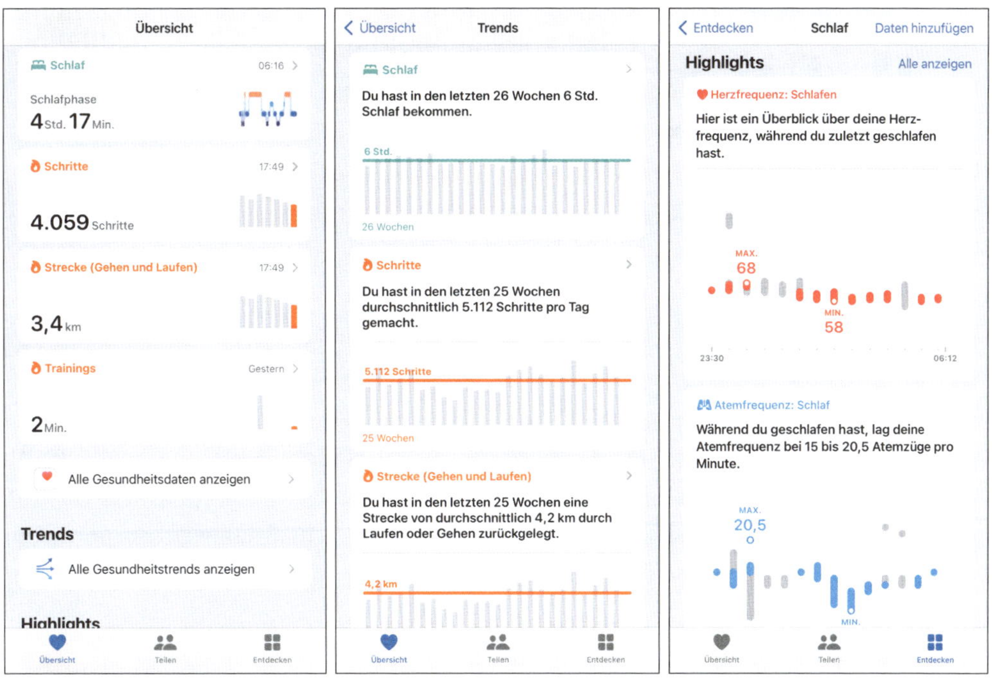

- Die vollständigen Auswertungen rund um Ihren Schlaf können Sie im Tab **Entdecken** mit einem Tipp auf **Schlaf** aufrufen. Alle Übersichten lassen sich für einzelne Tage (T), Wochen (W), Monate (M) oder halbe Jahre (6 M.) aufrufen.
- Neben den Schlafphasen finden Sie in den Übersichten auch folgende Auswertungen: **Atemfrequenz: Schlaf**, **Herzfrequenz: Schlaf**, **Durchschnittliche Schlafdauer**, **Durchschnittliche Zeit im Bett**, **Temperatur am Handgelenk**.
- **Hauptübersicht**: Hier finden Sie die Standardübersicht zu Ihrem Schlaf und weiter unten **Trends** und **Highlights**.
- **Weitere Schlafdaten anzeigen**: Tippen Sie auf diese Option, können Sie zwischen Ihren Schlafphasen und der Schlafmenge wechseln.

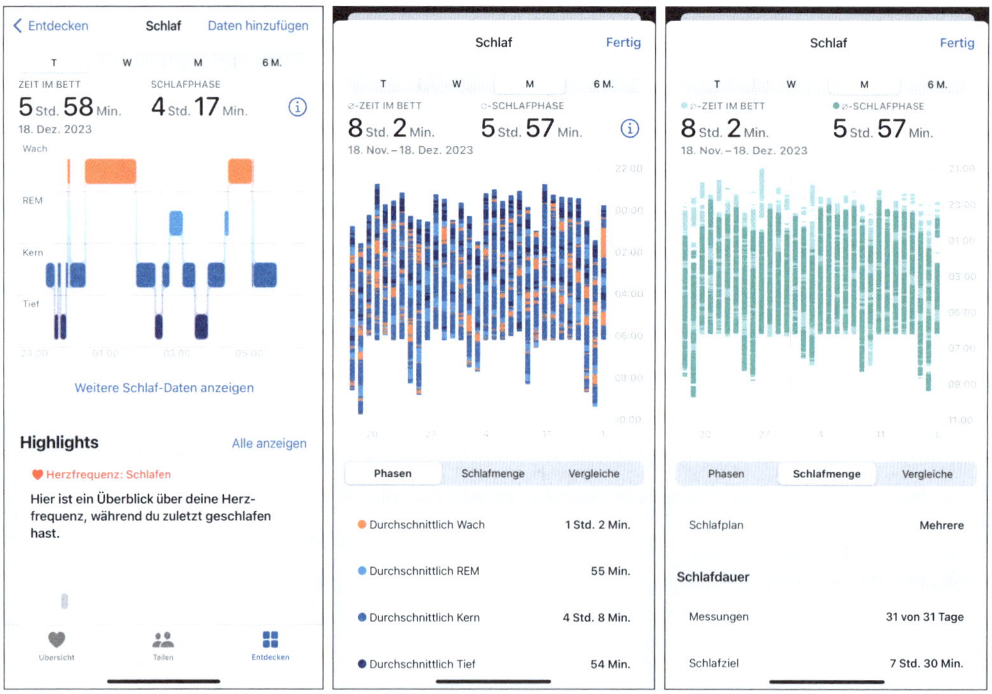

- Tippen Sie auf **Vergleiche**, können Sie Ihre **Schlafmenge** im Zusammenhang mit Ihrer **Herzfrequenz**, **Atemfrequenz** oder **Temperatur am Handgelenk** betrachten.

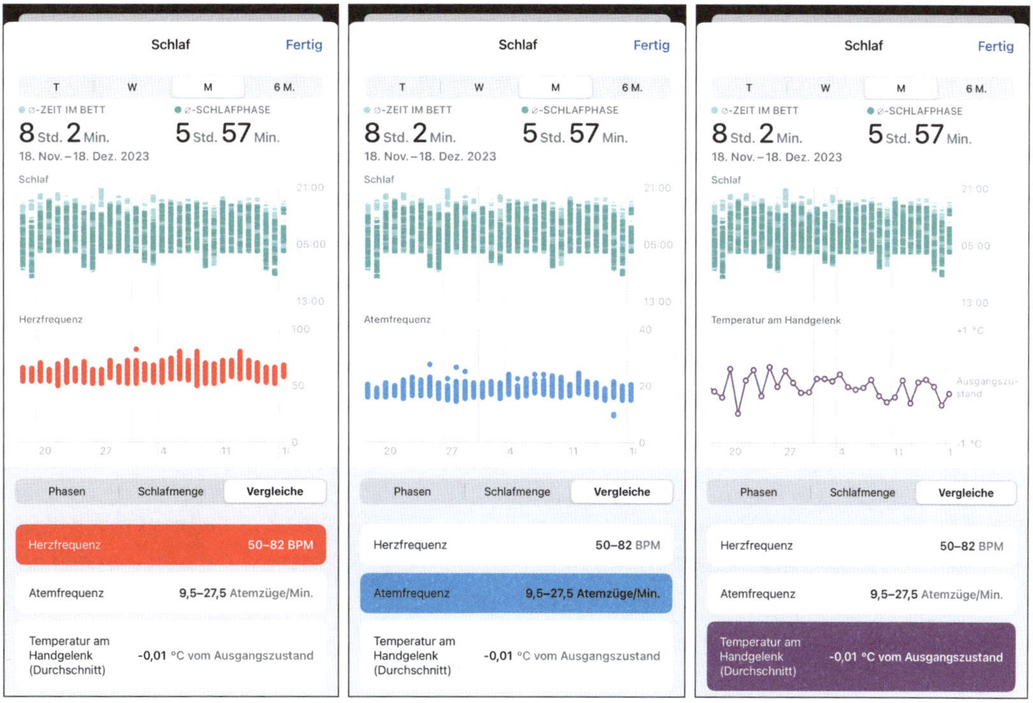

Schlafphasen

Schlafphasen beschreiben die verschiedenen Stadien, die Körper und Gehirn während des Schlafs durchlaufen. Ein typischer Schlafzyklus besteht aus einer Abfolge verschiedener Phasen, die sich während der Nacht mehrmals wiederholen. Jede Phase ist durch spezifische Hirnstrommuster und physiologische Veränderungen gekennzeichnet. Im Allgemeinen werden diese Phasen in zwei Hauptkategorien eingeteilt: REM-Schlaf (Rapid Eye Movement) und Non-REM-Schlaf.

Wachsein

- Das ist die Zeit, in der Sie wachgelegen haben. Dies kann die Einschlafphase sein, die normalerweise nur einige Minuten dauert, oder auch ein Aufwachen zwischendurch.

REM-Schlaf

- **Dauer**: Beginnt etwa 90 Minuten nach dem Einschlafen und dauert anfangs nur wenige Minuten, kann aber besonders in den Morgenstunden bis zu einer Stunde dauern.

- **Merkmale**: schnelle Augenbewegungen, lebhafte Träume, erhöhte Gehirnaktivität, vorübergehende Muskelatonie (Lähmung der meisten Körpermuskeln)
- **Funktion**: geistige Erholung, Verarbeitung von Emotionen und Erinnerungen, kognitive Funktionen wie Lernen und Kreativität

Kernschlaf (Non-REM)

- **Dauer**: etwa 20–25 Minuten pro Schlafzyklus
- **Merkmale**: keine Augenbewegungen, Herzfrequenz und Körpertemperatur sinken, Hirnströme verlangsamen sich mit gelegentlichen »Schlafspindeln« (kurzen Ausbrüchen schneller Hirnaktivität)
- **Funktion**: Vorbereitung auf den Tiefschlaf

Tiefschlaf (Non-REM)

- **Dauer**: 20–40 Minuten
- **Merkmale**: langsame Deltawellen im Gehirn, keine Augenbewegung oder Muskelaktivität, schwer zu wecken
- **Funktion**: körperliche Erholung und Regeneration, Ausschüttung von Wachstumshormonen, Stärkung des Immunsystems

Kapitel 13
Weitere Gesundheitsbereiche

In den vorangegangenen Kapiteln haben Sie bereits viel über die umfangreichen Möglichkeiten erfahren, wie Sie mit der Apple Watch Gesundheitsdaten erfassen und analysieren können und wie Sie diese mit weiteren Daten der iPhone-Sensoren anreichern und in der Health-App darstellen und auswerten können. Dabei habe ich mich auf die Bereiche Herzgesundheit, Mobilität und gesunder Schlaf konzentriert. Aber das ist natürlich nicht alles, was Apple und insbesondere die Apple Watch im Bereich Gesundheit für Sie tun kann.

Ein zusätzlicher Bereich ist die **Hörgesundheit**, bei der die Apple Watch und die Health-App die Lärmumgebung überwachen können, um Sie vor potenziell schädlicher Lärmbelastung zu warnen. Dies ist besonders wichtig in einer Welt, in der Lärmbelästigung ein wachsendes Problem darstellt.

Ein weiterer wichtiger Bereich ist das **Medikationsmanagement**. Durch die Integration von Erinnerungs- und Tracking-Funktionen in die Gesundheits-App wird es für Sie einfacher, Ihren Medikationsplan einzuhalten und die Einnahme von Medikamenten zu überwachen. Dies ist besonders für chronisch kranke Menschen hilfreich, die regelmäßig Medikamente einnehmen müssen.

Entspannung und Stressabbau sind ebenfalls zentrale Aspekte, die durch die Apple Watch und die Health-App unterstützt werden. Mit Funktionen wie geführten Atemübungen und Stressbewertungen können Nutzerinnen und Nutzer ihr Stresslevel im Auge behalten und gezielt Maßnahmen zur Entspannung ergreifen.

Auch das **seelische Wohlbefinden** gewinnt immer mehr an Bedeutung. Die Apple Watch bietet Funktionen wie das Protokollieren Ihres Gemütszustandes und Meditation, die zur Verbesserung des allgemeinen Wohlbefindens und der psychischen Gesundheit beitragen können.

Schließlich spielt auch die Förderung der **Handhygiene** eine Rolle, insbesondere in Zeiten einer Pandemie. Die Apple Watch kann dazu beitragen, das Bewusstsein für gründliches und regelmäßiges Händewaschen zu schärfen, und damit einen Beitrag zur allgemeinen Gesundheitsvorsorge leisten.

13.1 Hörgesundheit

Die Apple Watch und die Health-App bieten ein umfassendes System zur Überwachung und Förderung der Hörgesundheit. Von der Lärmerkennung über personalisierte Gesundheitstipps bis hin zur langfristigen Datenanalyse bieten sie einzigartige Möglichkeiten, um das Gehör zu schützen und das Bewusstsein für die Hörgesundheit zu erhöhen. In einer Welt, in der Lärm allgegenwärtig ist, sind solche Technologien unerlässlich für die Aufrechterhaltung einer guten Hörgesundheit.

13.1.1 Warum Hörgesundheit wichtig ist

Bevor ich mich den spezifischen Funktionen der Apple Watch und der Health-App zuwende, ist es wichtig, dass Sie verstehen, was mit dem Begriff *Hörgesundheit* gemeint ist. Hörgesundheit bezieht sich auf den Zustand des Gehörs eines Menschen und seine Fähigkeit, Geräusche effektiv zu verarbeiten und zu interpretieren. Sie ist ein wesentlicher Bestandteil der allgemeinen Gesundheit und des Wohlbefindens, da das Hören eine grundlegende Rolle bei der Kommunikation, beim Lernen, bei sozialen Interaktionen und für die Sicherheit spielt. Sowohl Umgebungsgeräusche als auch die Verwendung von Kopfhörern tragen erheblich zur täglichen Lärmbelastung bei und können, wenn sie nicht angemessen behandelt werden, zu dauerhaften Hörproblemen führen.

In diesem Abschnitt erläutere ich die Bedeutung des Umgebungslärmpegels und des Kopfhörerlärmpegels und erkläre, wie Sie die Apple Watch zum Verbündeten bei der Erhaltung Ihrer Hörgesundheit machen können.

- **Umgebungsgeräuschpegel**: Der Umgebungsgeräuschpegel, also der Lärmpegel in unserer unmittelbaren Umgebung, hat einen erheblichen Einfluss auf unser Gehör. In städtischer oder industrieller Umgebung können konstant hohe Lärmpegel zu einer chronischen Belastung des Gehörs führen. Langfristige Exposition gegenüber solchen Lärmquellen kann zu einer schleichenden Abnahme der Hörleistung führen, die oft unbemerkt bleibt, bis der Schaden erheblich ist.
- **Kopfhörer-Geräuschpegel**: Das Tragen von Kopfhörern ist heute für viele Menschen zu einem festen Bestandteil des Alltags geworden. Die Tendenz, Musik oder andere Medien in hohen Lautstärken über Kopfhörer zu genießen, kann jedoch das Risiko eines Hörverlusts erhöhen.

Die unmittelbare Nähe der Schallquelle zum Ohr und die fehlende Dämpfung der Außengeräusche können zu einer intensiven und potenziell schädlichen Lärmbelastung führen.

13.1.2 Auswirkungen auf das Gehör

Lärmbedingte Hörprobleme können von einer vorübergehenden Schwellung des Gehörs bis hin zu dauerhaftem Hörverlust reichen. Die ständige Einwirkung hoher Schallpegel, sei es durch Umgebungslärm oder durch Kopfhörer, kann zu einer irreversiblen Schädigung der Haarzellen im Innenohr führen. Diese Zellen sind entscheidend für die Umwandlung von Schallwellen in elektrische Signale, die das Gehirn als Töne interpretiert. Einmal geschädigt, können sich diese Zellen nicht mehr regenerieren, was zu einem dauerhaften Hörverlust führt.

Das Bewusstsein für diese Risiken und das Verständnis für die Bedeutung präventiver Maßnahmen sind entscheidend für die Erhaltung der Hörgesundheit in einer immer lauter werdenden Welt.

13.1.3 Messung des Umgebungsgeräuschpegels

Die Apple Watch kann Sie vor lauten Geräuschen warnen. Das bedeutet, dass die Apple Watch bei aktivierter Funktion kontinuierlich den Umgebungslärmpegel misst und gegebenenfalls mit einer Benachrichtigung warnt, dass eine zu lange Exposition Ihre Ohren schädigen kann. Sie konfigurieren und aktivieren diese Funktion über die **Watch-App** auf dem **iPhone**, das mit Ihrer Apple Watch verbunden ist:

1. Öffnen Sie die Watch-App auf Ihrem iPhone und tippen Sie anschließend auf **Geräusche**.
2. Aktivieren Sie den Schalter **Umgebungsgeräuschmessungen**.
3. Tippen Sie auf **Lärmgrenze** und wählen Sie aus, ab welcher Lautstärke eine Warnung durch Ihre Apple Watch erfolgen soll.

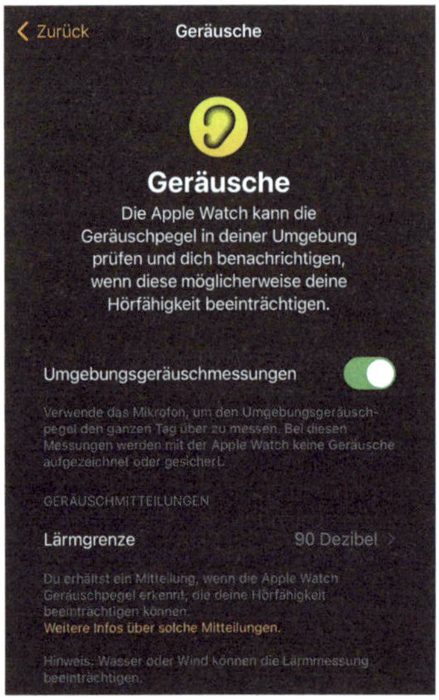
Zurück
Geräusche
Geräusche
Die Apple Watch kann die Geräuschpegel in deiner Umgebung prüfen und dich benachrichtigen, wenn diese möglicherweise deine Hörfähigkeit beeinträchtigen.
Umgebungsgeräuschmessungen
Verwende das Mikrofon, um den Umgebungsgeräuschpegel den ganzen Tag über zu messen. Bei diesen Messungen werden mit der Apple Watch keine Geräusche aufgezeichnet oder gesichert.
GERÄUSCHMITTEILUNGEN
Lärmgrenze
90 Dezibel
Du erhältst ein Mitteilung, wenn die Apple Watch Geräuschpegel erkennt, die deine Hörfähigkeit beeinträchtigen können.
Weitere Infos über solche Mitteilungen.
Hinweis: Wasser oder Wind können die Lärmmessung beeinträchtigen.

4. Ihre Apple Watch misst im Hintergrund beständig den Geräuschpegel. Ist der Umgebungsgeräuschpegel lauter als die Lärmgrenze, die Sie eingestellt haben, erhalten Sie auf der Apple Watch eine Mitteilung.

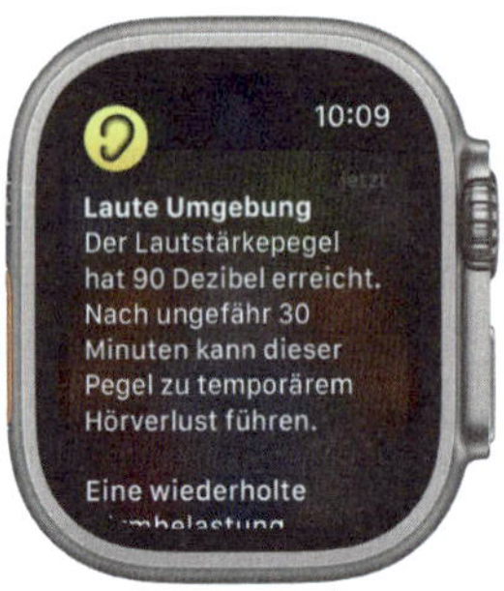
10:09
Laute Umgebung
Der Lautstärkepegel hat 90 Dezibel erreicht. Nach ungefähr 30 Minuten kann dieser Pegel zu temporärem Hörverlust führen.
Eine wiederholte

Selbstverständlich werden die Ergebnisse der Umgebungslärmmessungen auf Wunsch in der Health-App im Bereich **Hören** gespeichert und ausgewertet.

5. Möchten Sie den Umgebungsgeräuschpegel manuell messen, öffnen Sie auf Ihrer Apple Watch die Geräusche-App. Die App beginnt sofort, den Geräuschpegel zu messen. Auch diese Messergebnisse werden in die Health-App auf Ihrem iPhone übernommen.

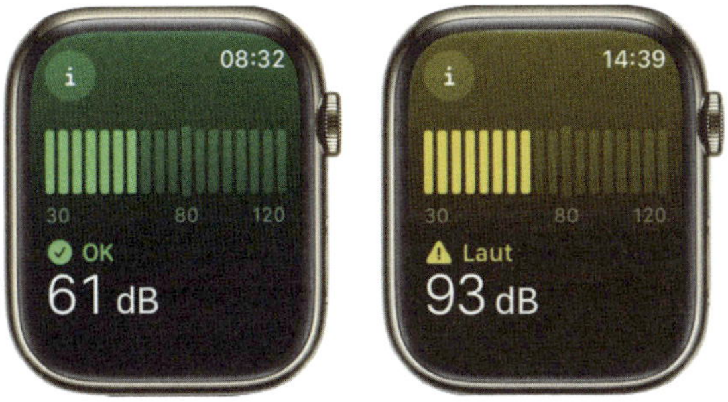

13.1.4 Messung des Kopfhörer-Geräuschpegels

Die Apple Watch überwacht die Lautstärke von Kopfhörern (Apple AirPods und Beats-Kopfhörer) und stellt fest, ob die Lautstärke gefährliche Werte erreicht. Wenn Sie also regelmäßig sehr laute Musik hören, können Sie in der Health-App überprüfen, ob Sie Ihre Ohren gefährden.

Ihre Apple Watch sendet Ihnen auch Mitteilungen, damit Sie die Lautstärke verringern, wenn sie einen für Ihr Gehör schädlichen Pegel erreicht.

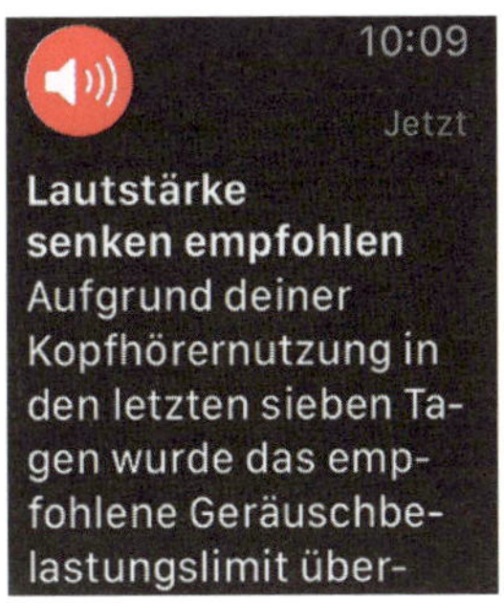
10:09
Jetzt
Lautstärke senken empfohlen
Aufgrund deiner Kopfhörernutzung in den letzten sieben Tagen wurde das empfohlene Geräuschbelastungslimit über-

Ihre Apple Watch warnt Sie, wenn Sie zu laut Musik hören.

Sie können den Maximalpegel von an die Apple Watch angeschlossenen Kopfhörern reduzieren, um Ihr Gehör zu schonen:

1. Öffnen Sie die Watch-App auf Ihrem iPhone.
2. Wählen Sie **Töne & Haptik**.
3. Tippen Sie auf **Kopfhörersicherheit**.

4. Aktivieren Sie den Schalter **Laute Töne reduzieren** und stellen Sie eine Maximallautstärke ein.

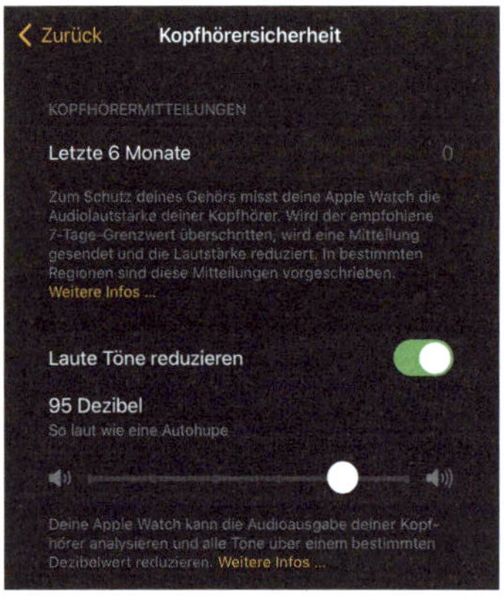

13.1.5 Auswertungen zum Geräuschpegel nutzen

Die Health-App sammelt und speichert die Geräuschpegeldaten, damit Sie diese überprüfen und analysieren können.

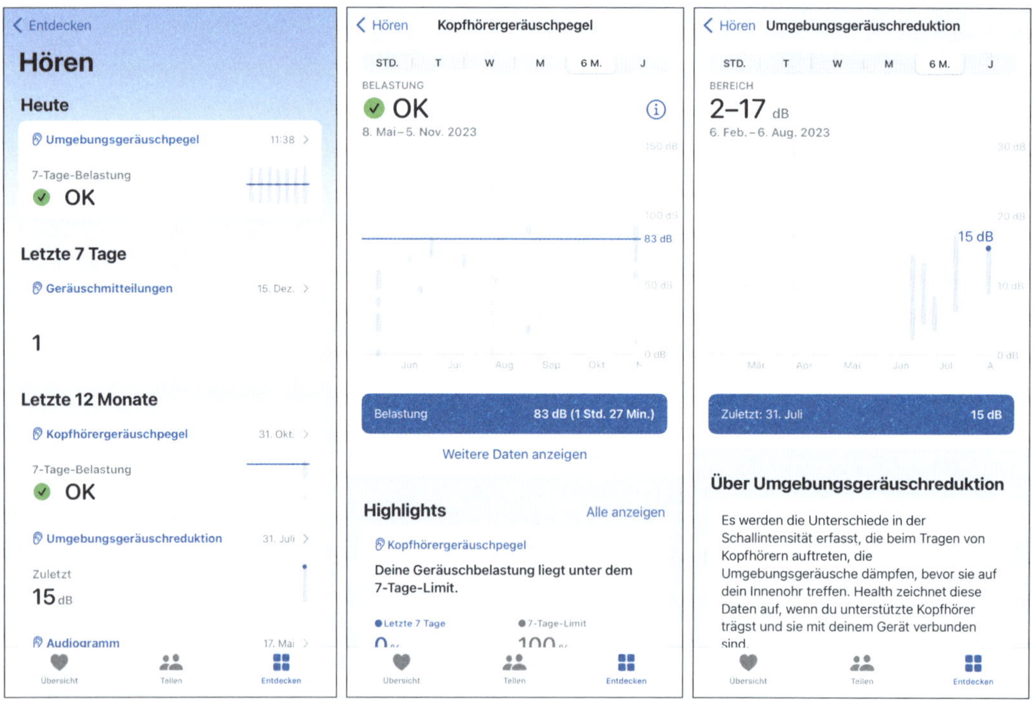

1. Öffnen Sie die Health-App auf Ihrem iPhone. Haben Sie die Übersicht **Hören** zu Ihren Favoriten hinzugefügt, können Sie mit der Auswertung der Geräuschpegel bereits im Tab **Übersicht** starten. Gibt es wesentliche Veränderungen in den Geräuschpegeln, finden Sie diese im Bereich **Trends** und **Highlights**.
2. Die vollständigen Auswertungen rund um das Hören können Sie im Tab **Entdecken** mit einem Tipp auf **Hören** aufrufen. Alle Übersichten lassen sich für einzelne Stunden (STD.), Tage (T), Wochen (W), Monate (M) oder halbe Jahre (6 M.) und ganze Jahre (J) aufrufen.
3. Zusätzlich finden Sie hier auch Auswertungen zur **Umgebungsgeräuschreduktion** durch Ihre Apple *AirPods* oder Beats-Kopfhörer.

Automatische Geräuschunterdrückung

Apples AirPods und AirPods pro sowie viele Beats-Kopfhörer von Apple verwenden eine automatische Umgebungsgeräuschunterdrückung, die auch als *Active Noise Cancellation* (ANC) bezeichnet wird. Das funktioniert so:

- **Erfassung von Umgebungsgeräuschen**: Die Kopfhörer sind mit externen Mikrofonen ausgestattet, die Umgebungsgeräusche erfassen. Diese Mikrofone sind strategisch positioniert, um Geräusche aus der unmittelbaren Umgebung des Nutzers effektiv zu erfassen.
- **Erzeugung von Gegenschallwellen**: Sobald die Umgebungsgeräusche erfasst werden, erzeugen die Kopfhörer in Echtzeit eine Gegenschallwelle. Diese Gegenschallwelle ist so konzipiert, dass sie die Wellenform der eingehenden Geräusche exakt widerspiegelt, jedoch mit umgekehrter Phase. Wenn diese Gegenschallwelle auf das ursprüngliche Geräusch trifft, heben sich die beiden Wellen gegenseitig auf, was zu einer Verringerung des Gesamtgeräuschpegels führt.
- **Interne Geräuschüberwachung**: Zusätzlich zu den externen Mikrofonen verfügen die Kopfhörer über interne Mikrofone, die kontinuierlich überwachen, was der Nutzer tatsächlich hört. Diese Mikrofone helfen dabei, die Wirksamkeit der Geräuschunterdrückung zu überprüfen und anzupassen, um eine optimale Klangqualität zu gewährleisten.
- **Adaptive Technologie**: Die ANC-Funktion passt sich kontinuierlich an die sich verändernde Umgebung und die Bewegungen des Trägers an.

Dadurch wird sichergestellt, dass die Lärmreduzierung auch bei wechselnden Umgebungsbedingungen konstant wirksam bleibt.

- **Benutzerkontrolle**: Sie können als Benutzer zwischen der *Geräuschunterdrückung* und dem *Transparenzmodus* wechseln, der Umgebungsgeräusche durchlässt, damit Sie Ihre Umgebung besser wahrnehmen können.

13.2 Medikamenteneinnahme überwachen

Die korrekte Einnahme von Medikamenten ist entscheidend für die Wirksamkeit der Behandlung und die Minimierung von Nebenwirkungen. Die Medikamentenerfassung umfasst die Dokumentation von Medikamentennamen, Dosierungen, Einnahmezeiten und eventuellen Reaktionen.

Um Ihre Medikamente und deren Einnahme im Blick zu behalten, können Sie die Medikamentenerfassung und -verwaltung in der Health-App auf Ihrem iPhone oder in der Medikamente-App auf Ihrer Apple Watch verwenden. Diese Funktionen sind besonders hilfreich für Personen, die regelmäßig Medikamente einnehmen, insbesondere für chronisch Kranke oder Personen mit komplexen Medikationsplänen.

13.2.1 Hinzufügen von Medikamenten in der Health-App

Um die Erinnerungs- und Protokollfunktionen für Medikamente in der Medikamente-App auf Ihrer Apple Watch verwenden zu können, müssen Sie die Medikamente zunächst in der Health-App auf Ihrem iPhone anlegen:

1. Öffnen Sie die Health-App und wählen Sie den Tab **Entdecken**.
2. Scrollen Sie durch die Liste der **Gesundheitskategorien** und wählen Sie **Medikamente** aus.
3. **Medikament hinzufügen**:
   - Tippen Sie auf die Option **Medikament hinzufügen**.
   - Geben Sie den **Namen des Medikaments** ein. Während Sie tippen, kann die App Vorschläge anzeigen, die auf dem eingegebenen Text basieren.

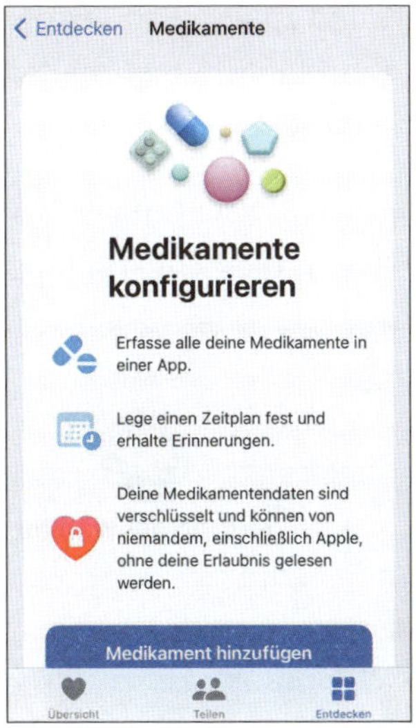

Entdecken
Medikamente
Medikamente konfigurieren
Erfasse alle deine Medikamente in einer App.
Lege einen Zeitplan fest und erhalte Erinnerungen.
Deine Medikamentendaten sind verschlüsselt und können von niemandem, einschließlich Apple, ohne deine Erlaubnis gelesen werden.
Medikament hinzufügen
Übersicht
Teilen
Entdecken

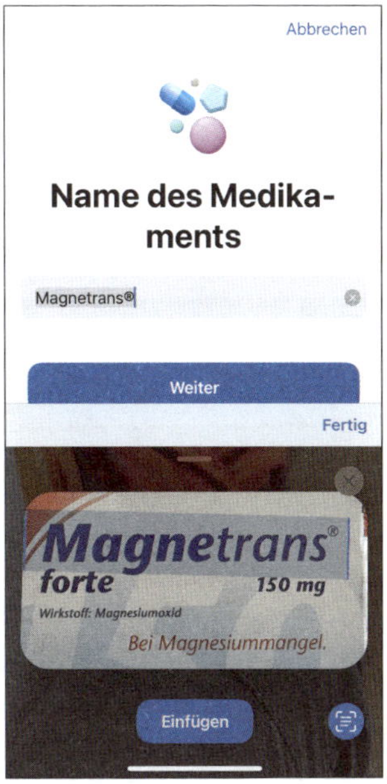

Abbrechen
Name des Medikaments
Magnetrans®
Weiter
Fertig
Magnetrans®
forte
150 mg
Wirkstoff: Magnesiumoxid
Bei Magnesiummangel.
Einfügen

4. Details zum Medikament eingeben: Tragen Sie folgende Details ein:

- die **Art** des Medikaments (Tablette, Kapsel, Tropfen usw.)
- die **Stärke** oder Dosierung (z. B. 500 mg)

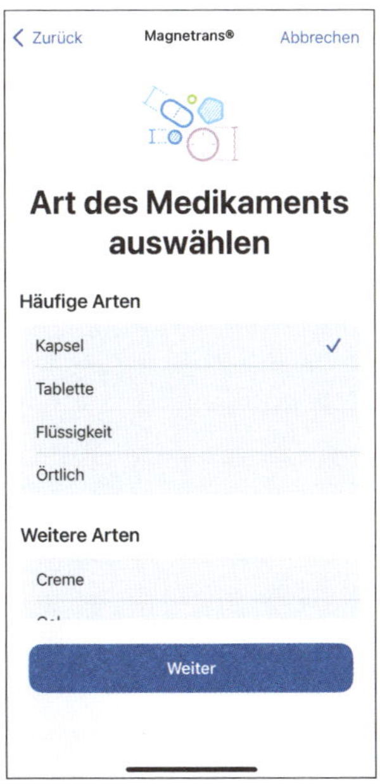

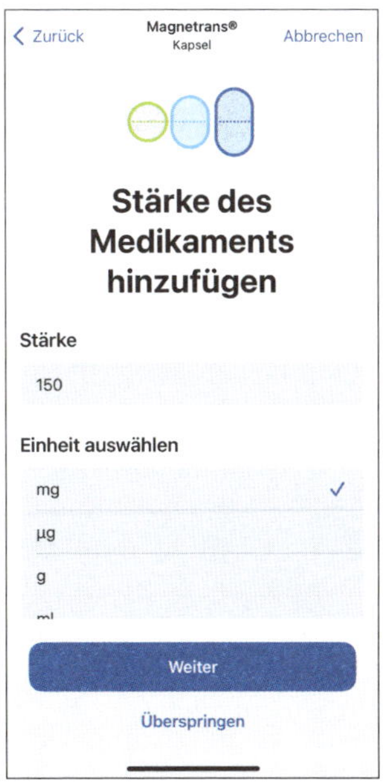

5. **Einnahmeplan festlegen**: Legen Sie fest, wie oft und zu welchen Zeiten das Medikament eingenommen werden soll. Das kann täglich, mehrmals täglich, wöchentlich oder nach einem anderen Schema sein.

6. **Weitere Details festlegen**: Wählen Sie in den nächsten beiden Dialogfeldern **Form** und **Farbe** des Medikaments aus und klicken Sie jeweils auf **Weiter**.

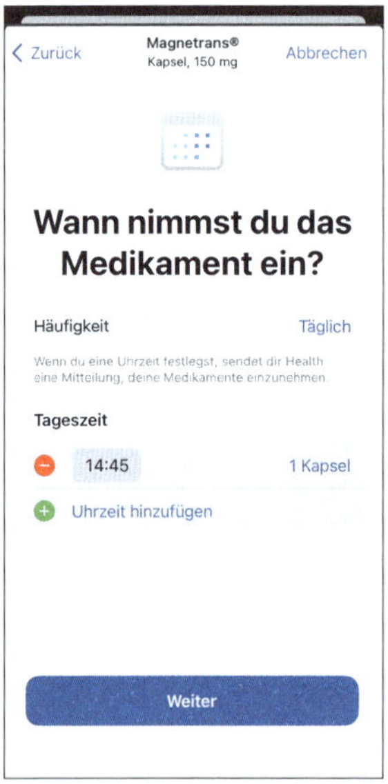

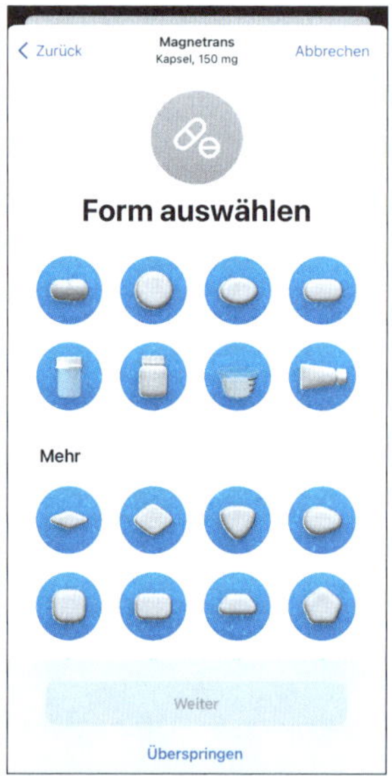

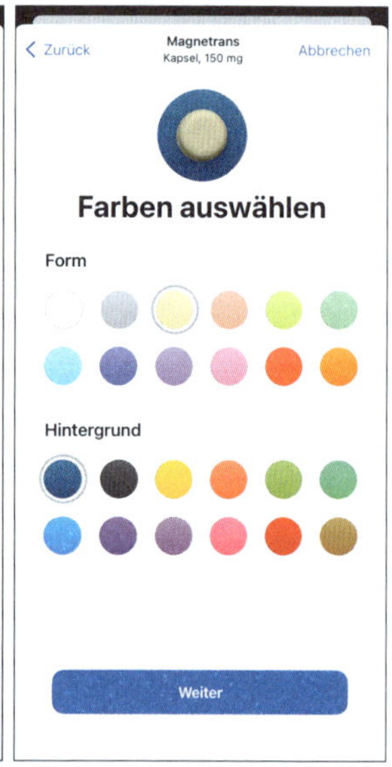

7. Sie sehen eine Zusammenfassung Ihrer Eingaben und können unter **Optionale Details** einen Anzeigenamen und **Notizen** hinzufügen. Notizen können z. B. Inhaltsstoffe oder Einnahmehinweise enthalten.

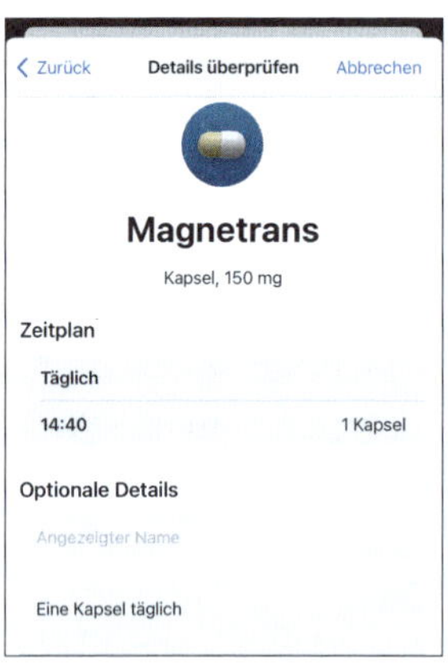

13.2.2 Integration mit der Apple Watch

Die Apple Watch arbeitet nahtlos mit der Health-App zusammen, um Erinnerungen und Einnahmebestätigungen zu ermöglichen.

- **Erinnerungen**: Sobald Sie Ihren Medikamentenplan in der App eingerichtet haben, können Sie Erinnerungen auf Ihrer Apple Watch empfangen ①. Diese Erinnerungen helfen Ihnen, Ihre Medikamente pünktlich einzunehmen.
- **Einnahme protokollieren**: Sie können die Einnahme eines Medikaments direkt über die Apple Watch bestätigen. Die Protokollierung kann direkt durch Antippen der Erinnerung erfolgen oder indem Sie die Medikamente-App auf der Apple Watch öffnen und auf **Protokollieren** ② (Bedarfsmedikamente ohne Zeitplan) bzw. **Eingenommen** ③ (Medikamente mit Zeitplan) tippen. Haben Sie eine Einnahme im Zeitplan verpasst, tippen Sie auf **Ausgelassen** ④.

  Diese Bestätigungen werden dann in der Health-App protokolliert, was eine kontinuierliche Überwachung ermöglicht.

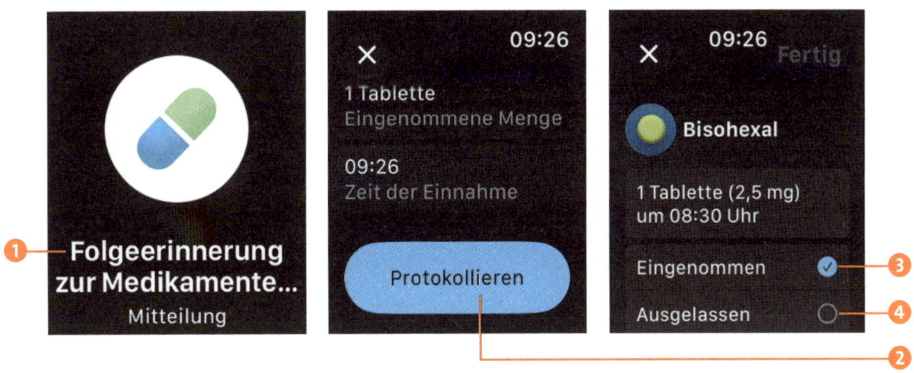

13.2.3 Überwachung und Anpassung der Medikamente

Mit der Health-App können Sie Ihren Medikationsplan kontinuierlich überwachen und anpassen.

- **Überwachung der Therapietreue**: Die App bietet einen Überblick über Ihre Medikamenteneinnahme, einschließlich verpasster Dosen.
- **Anpassung des Plans**: Sie können Ihren Medikationsplan jederzeit anpassen, um Änderungen in Ihrer Medikation nachzuvollziehen.
- **Weitere Medikamente**: Natürlich ist es möglich, weitere Medikamente hinzuzufügen oder Medikamente, die Sie nicht mehr einnehmen, zu entfernen.

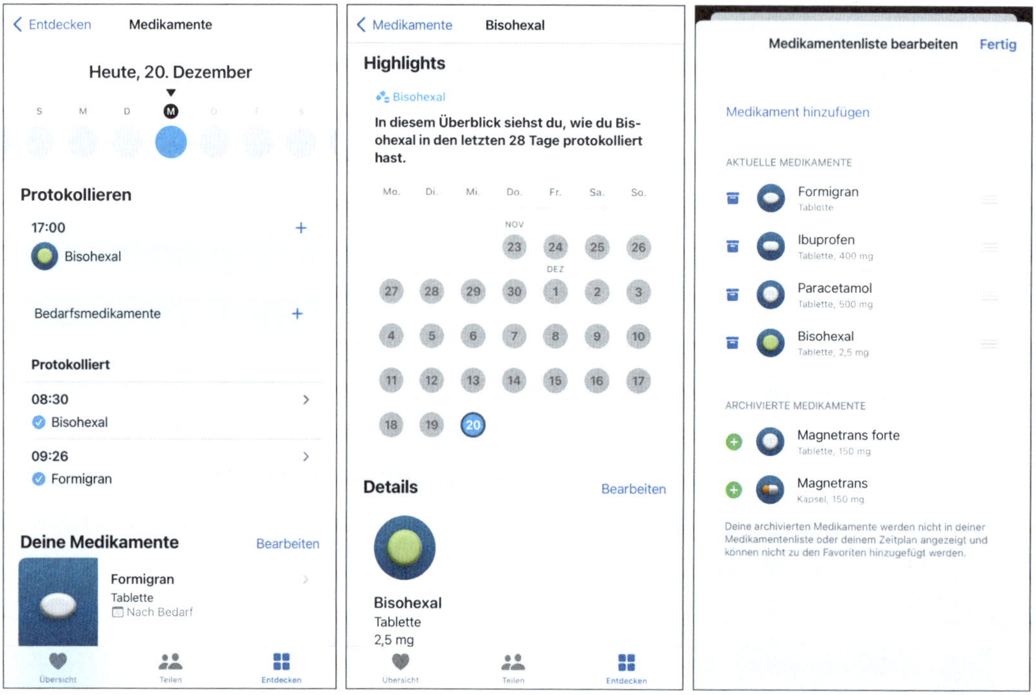

13.3 Achtsamkeit und seelisches Wohlbefinden

Apple bietet eine Reihe von Funktionen und Werkzeugen, die das emotionale und psychische Wohlbefinden der Benutzer unterstützen und verbessern sollen. Diese Funktionen sind auf der Apple Watch unter dem Begriff *Achtsamkeit* zusammengefasst. Die Achtsamkeit-App beinhaltet Formen der mentalen Übung, bei der Sie Ihre volle Aufmerksamkeit auf den gegenwärtigen Moment richten. Die Achtsamkeit-App hat sich als wirksam erwiesen, um Stress abzubauen, die emotionale Regulierung zu verbessern und das allgemeine Wohlbefinden zu steigern.

Die Apple Watch kann Sie an geplante Achtsamkeitsübungen erinnern oder Vorschläge für kurze Achtsamkeitspausen während des Tages machen. Während der Achtsamkeitsübungen kann die Apple Watch physiologische Daten wie die Herzfrequenz überwachen, um Rückmeldung über Ihren Entspannungszustand zu geben. Folgende Achtsamkeitsbereiche stehen Ihnen zur Verfügung, wenn Sie die Achtsamkeit-App auf Ihrer Apple Watch öffnen:

- **Audio-Meditationen**: Wenn Sie Abonnent des Trainingsdienstes *Apple Fitness+* sind, können Sie über diesen Punkt verschiedene Audio-Meditationen auswählen und anhören.
- **Gemütszustand protokollieren**: Protokollieren Sie Ihren Gemütszustand für den aktuellen Moment oder für den ganzen Tag. Die Ergebnisse finden Sie in der Health-App für Ihr iPhone und iPad unter **Seelisches Wohlbefinden**.
- **Reflektieren**: Dies ist eine kurze Achtsamkeitsübung. Die Apple Watch regt zum Nachdenken an und soll so positive Gedanken erzeugen. Ein Beispiel könnte so lauten: »Denke an etwas, für das du dankbar bist, und überlege, warum es dir so wichtig ist.«
- **Atmen**: **Atmen** ist eine Funktion, die es schon länger auf der Apple Watch gibt. Dabei zeigt die App die Atemfrequenz über haptisches und visuelles Feedback an. Die Idee dahinter ist, sich für eine gewisse Zeit ganz auf die eigene Atmung zu konzentrieren, um die Sinne zu beruhigen, zu entspannen und letztlich Stress abzubauen.

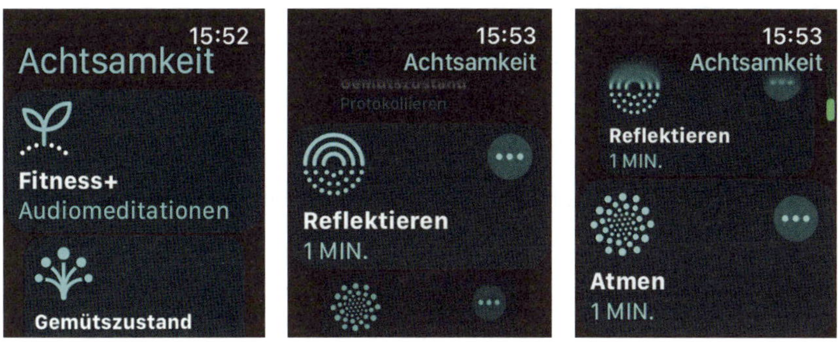

13.3.1 Audio-Meditationen anhören

Wenn Sie *Apple Fitness+* abonniert haben, können Sie über die Achtsamkeit-App auf Ihrer Apple Watch auch auf Audio-Meditationen zugreifen. Dabei handelt es sich um geführte Meditationen zu bestimmten Themen wie **Schlaf**, **Weisheit** und **Resilienz**. Sie können die Meditationen direkt auf Ihrer Apple Watch anhören. Jede Woche werden neue Meditationen hinzugefügt.

1. Öffnen Sie die Achtsamkeit-App.
2. Tippen Sie auf **Fitness+ Audio Meditationen**.
3. Durch Scrollen werden die verfügbaren Meditationen angezeigt. Im unteren Teil jeder Folge werden das Thema, der Trainer bzw. die Trainerin und die Dauer der Meditation angezeigt.
4. Tippen Sie auf , um mehr über eine Meditation zu erfahren, sie Ihrer Mediathek hinzuzufügen oder eine Playlist aus der Musik-App abzuspielen.

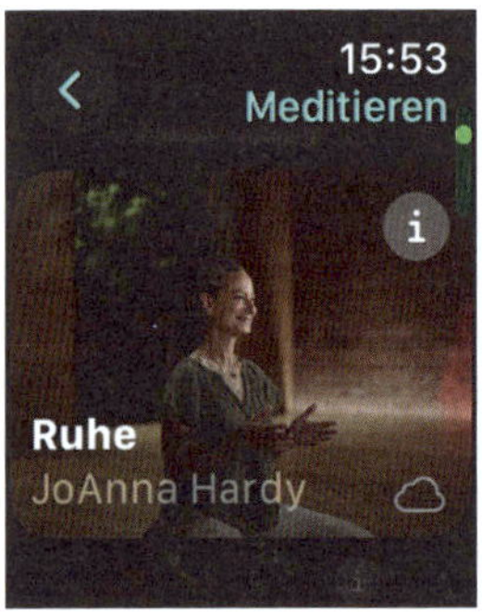

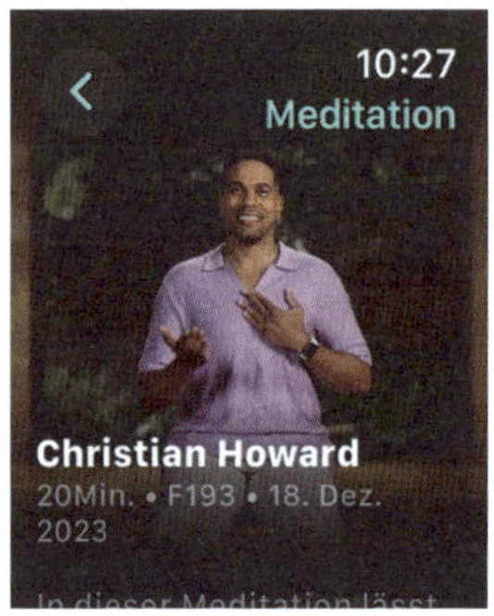

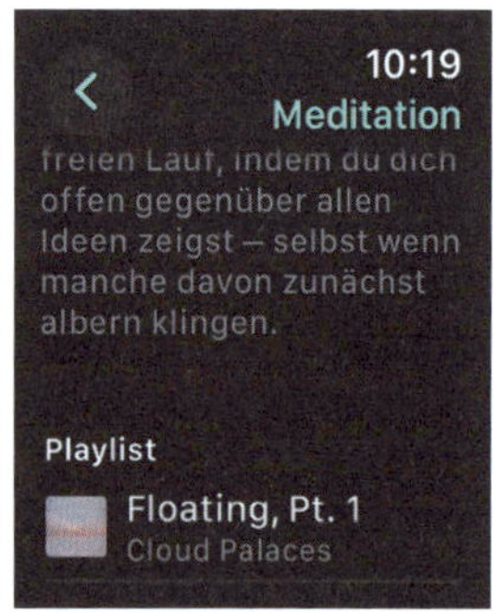

5. Tippen Sie auf eine Meditation, um sie zu starten. Dazu muss die Apple Watch an ein Audio-Ausgabegerät wie Kopfhörer angeschlossen sein. Während der Meditation werden die verstrichene Zeit und die aktuelle Herzfrequenz auf der Apple Watch angezeigt.
6. Um eine geführte Meditation anzuhalten oder zu beenden, streichen Sie während der Wiedergabe nach rechts und tippen auf bzw. . Um während der Meditation mit einem Training zu beginnen, tippen Sie auf und wählen ein Training aus.

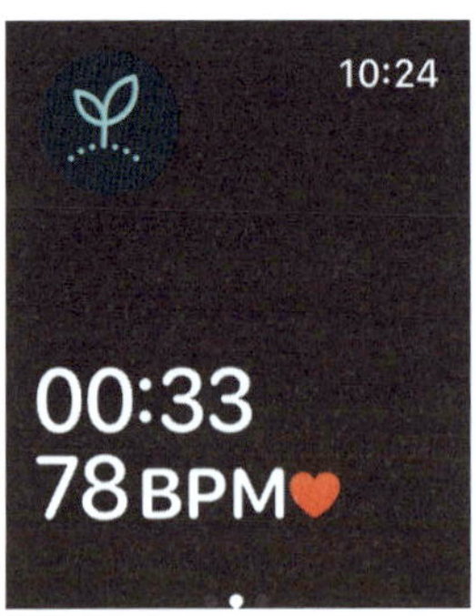

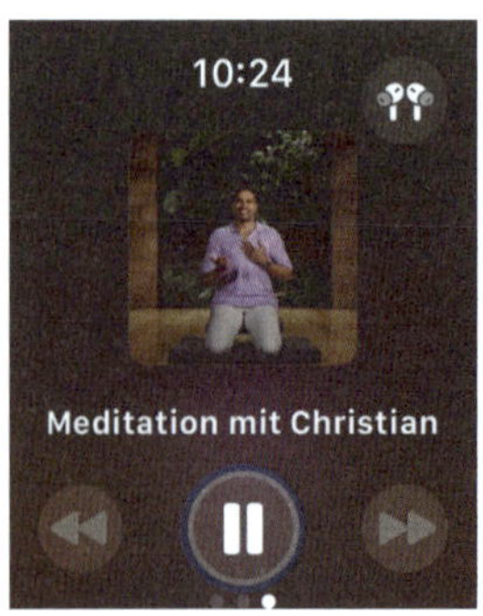

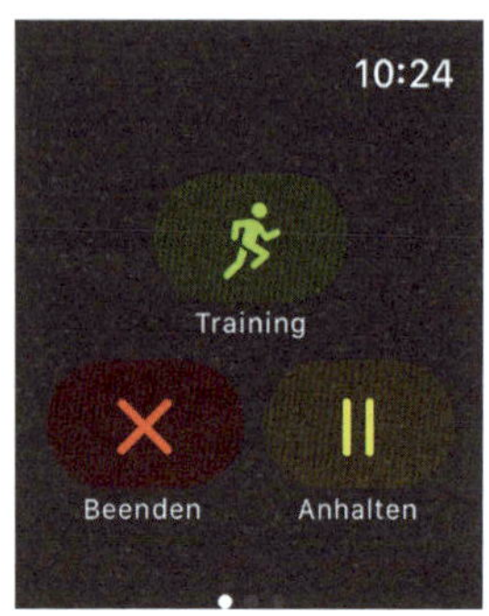

13.3.2 Den Gemütszustand protokollieren

Mit der Achtsamkeit-App können Sie Ihre Gefühle und Stimmungen aufzeichnen. Dazu scrollen Sie durch mehrdimensionale Formulare und können beschreiben, wie Sie sich fühlen.

1. Öffnen Sie die Achtsamkeit-App.
2. Tippen Sie auf **Gemütszustand protokollieren**.
3. Nachdem Sie den Bereich **Gemütszustand** geöffnet haben, sehen Sie zwei Optionen: **Protokolliere, wie du dich gerade fühlst** und **Protokolliere, wie du dich heute allgemein gefühlt hast**.

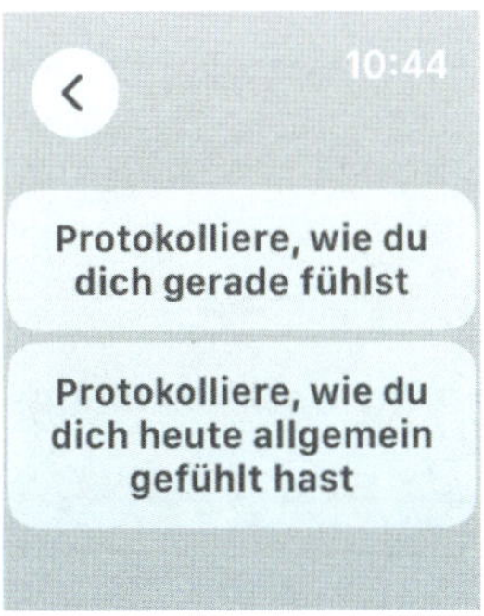

4. Nachdem Sie eine der beiden Optionen ausgewählt haben, können Sie mit der digitalen Krone nach oben oder unten scrollen, um zu dem entsprechenden Zustand wie **Angenehm** oder **Unangenehm** zu gelangen.
5. Nach der Auswahl können Sie eine genaue Beschreibung wählen. Um Ihnen das zu erleichtern, bietet die App eine vorgefertigte Liste mit positiven, neutralen und negativen Gefühlszuständen an.

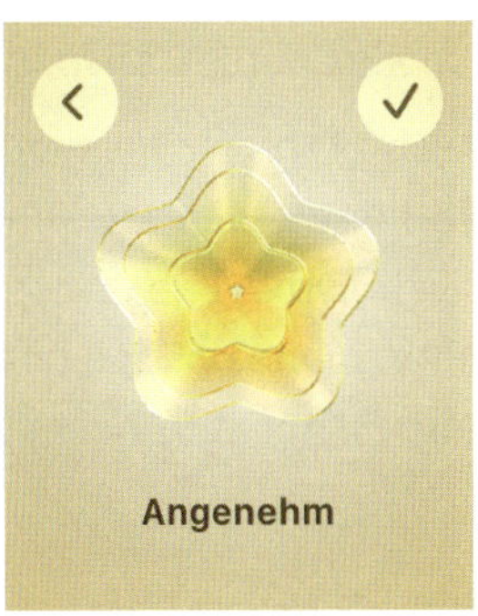

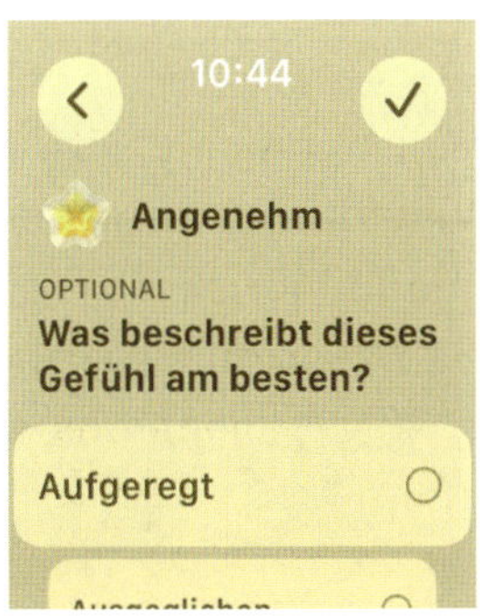

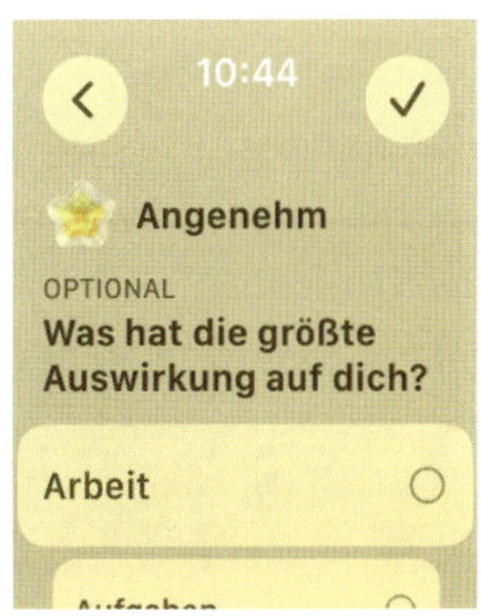

6. Im letzten Schritt können Sie eingeben, welche Einflussfaktoren sich auf diese Emotionen auswirken. Dies können **Arbeit**, **Freund:innen**, **Partner**, **Familie** und einige mehr sein.

7. Die Achtsamkeit-App auf Ihrer Apple Watch schickt Ihnen am Abend zusätzlich Mitteilungen, damit Sie nicht vergessen, über Ihren Tag zu reflektieren.

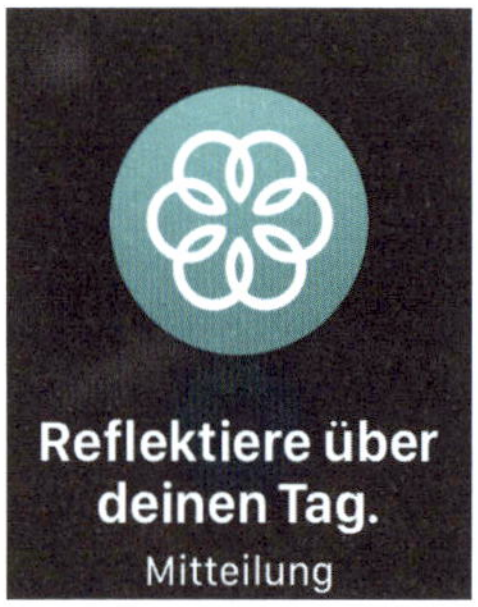

13.3.3 So funktioniert das »Reflektieren«

Die Reflektieren-Funktion der Apple Watch ist ein einfaches, aber wirkungsvolles Werkzeug, um Achtsamkeit im Alltag zu praktizieren und das allgemeine Wohlbefinden zu steigern. So verwenden Sie die Funktion:

1. Öffnen Sie die Achtsamkeit-App.
2. Tippen Sie auf **Reflektieren**.
3. Standardmäßig dauert eine Reflexionseinheit 1 Minute. Tippen Sie oben rechts auf ••• und dann auf **Dauer**, wenn Sie eine andere Zeitdauer auswählen möchten.
4. Tippen Sie auf **Beginnen**.

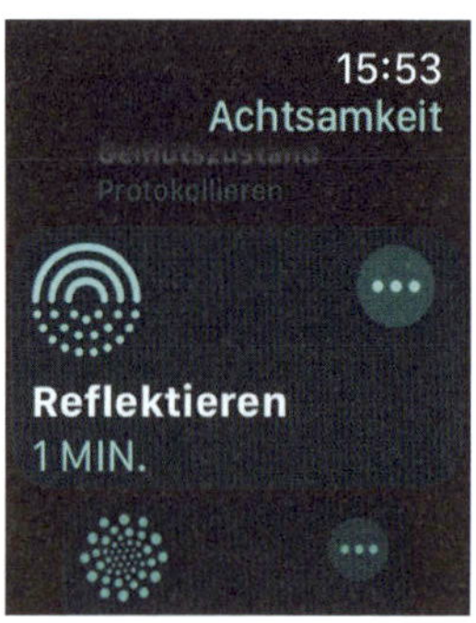

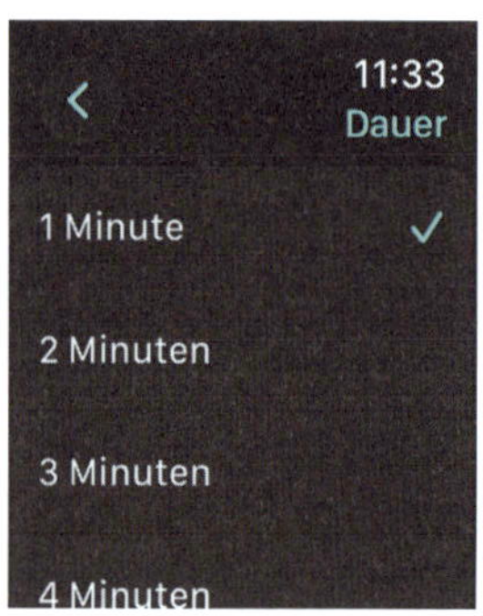

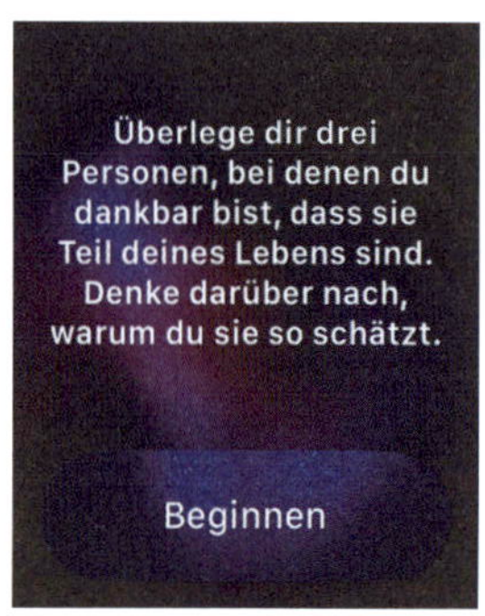

5. Während der Reflexion sehen Sie eine abstrakte Animation.

6. Streichen Sie nach rechts, um die Reflexion vorzeitig zu beenden.

7. Am Ende der Reflexion erhalten Sie eine Zusammenfassung, die auch Ihre Herzfrequenz während der Reflexion enthält. Wenn Sie nach unten scrollen, können Sie zusätzlich Ihren Gemütszustand protokollieren.

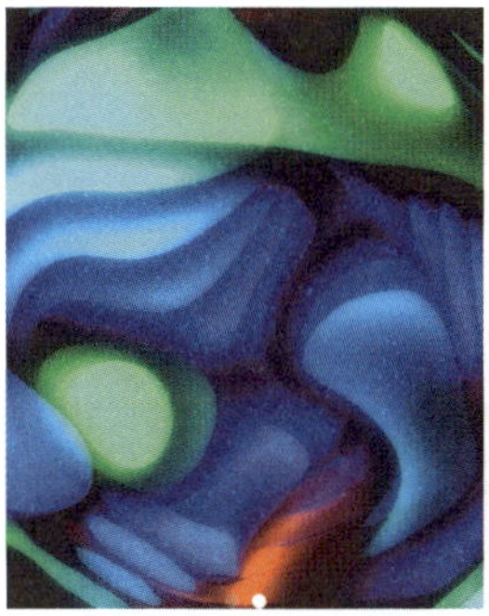

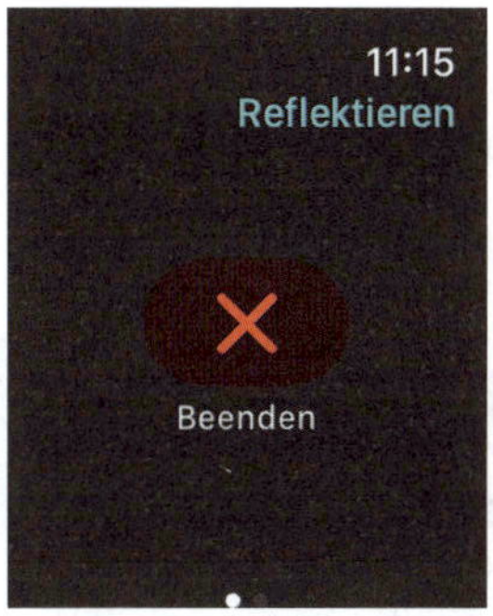

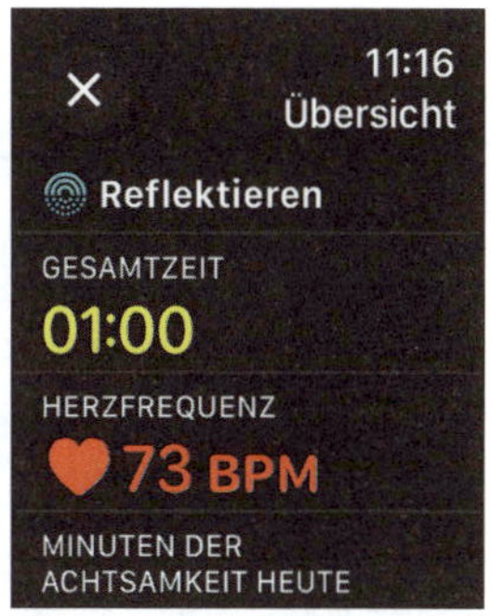

13.3.4 So funktioniert die Atmen-Funktion

Die Funktion **Atmen** der Achtsamkeit-App für die Apple Watch soll Sie bei der Durchführung kurzer Atemübungen unterstützen. Diese Funktion soll Achtsamkeit und Entspannung fördern, was helfen kann, Stress abzubauen und das allgemeine Wohlbefinden zu verbessern.

- **Anleitung zum bewussten Atmen**: Die App führt Sie durch eine Reihe tiefer Atemzüge. Sie verwendet Animationen und haptisches Feedback, um Sie dabei zu unterstützen, die Atmung zu verlangsamen und sich auf die Atmung zu konzentrieren.
- **Visualisierung**: Auf dem Bildschirm der Apple Watch erscheint eine animierte Blume oder ein anderes beruhigendes Bild, das sich mit jedem Ein- und Ausatmen ausdehnt und zusammenzieht. Dies dient als visuelle Unterstützung, um den Atemrhythmus zu regulieren.
- **Haptisches Feedback**: Die Apple Watch gibt ein leichtes Vibrieren (haptisches Signal) ab, um den Beginn und das Ende jedes Atemzugs zu signalisieren. Dies hilft Ihnen, sich auf die Atmung zu konzentrieren, auch wenn Sie nicht auf den Bildschirm schauen.

So funktioniert die Funktion **Atmen**:

1. Öffnen Sie die Achtsamkeit-App .
2. Tippen Sie auf **Atmen**.
3. Standardmäßig dauert eine Atemübung 1 Minute. Tippen Sie oben rechts auf und dann auf **Dauer**, wenn Sie eine andere Zeitdauer auswählen möchten.
4. Die Atemübung startet automatisch.
5. Während der Atemübung sehen Sie eine abstrakte Animation.

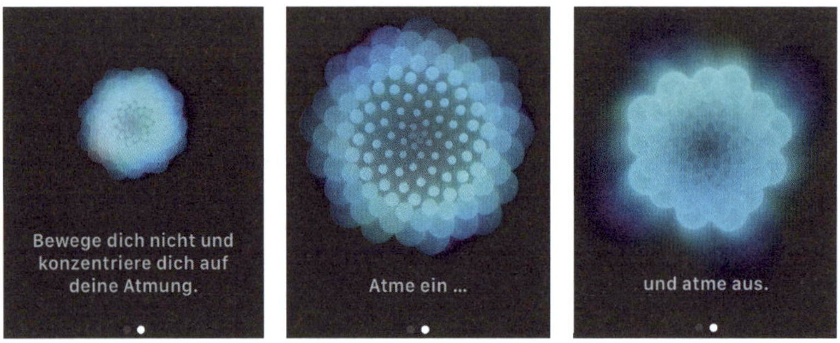

6. Streichen Sie nach rechts, um die Atemübung vorzeitig zu beenden.
7. Am Ende der Übung erhalten Sie eine Zusammenfassung, die auch Ihre Herzfrequenz während der Atemübung enthält.

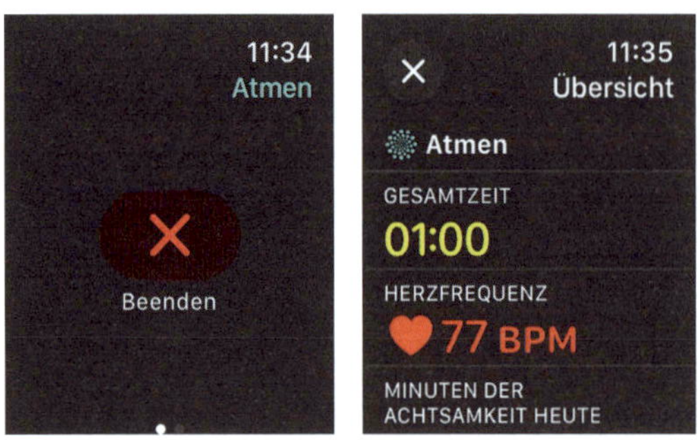

13.3.5 Auswertungen in der Health-App

In der Health-App von Apple werden im Bereich **Seelisches Wohlbefinden** verschiedene Daten und Auswertungen angeboten, die Ihnen helfen können, Zusammenhänge zwischen Ihrem Alltag und Ihrem seelischen Wohlbefinden besser zu verstehen und zu optimieren. Hier finden Sie zusätzlich Auswertungen aus anderen Bereichen, die Einfluss auf Ihr seelisches Wohlbefinden haben können wie **Trainingsminuten**, **Schlaf** oder **Zeit im Tageslicht**. Folgende Auswertungen können Sie nutzen:

- **Minuten der Achtsamkeit**: Hier finden Sie alle Reflexionseinheiten und Atemübungen, die Sie über die Achtsamkeit-App von Apple durchgeführt haben ①.
- **Gemütszustand**: Hier sehen Sie alle Ihre auf der Apple Watch protokollierten Gemütszustände ② und können auch hier mit einem Tipp auf **Protokollieren** Ihren Gemütszustand festhalten.

  Tippen Sie auf **In Diagrammen anzeigen**, um Ihren Gemütszustand im Zusammenhang mit anderen Auswertungen wie **Schlaf** oder **Trainingsminuten** zu sehen ③.
- **Zeit im Tageslicht**: Der Umgebungslichtsensor der Apple Watch kann die Zeit messen, die Sie bei Tageslicht verbringen ④.

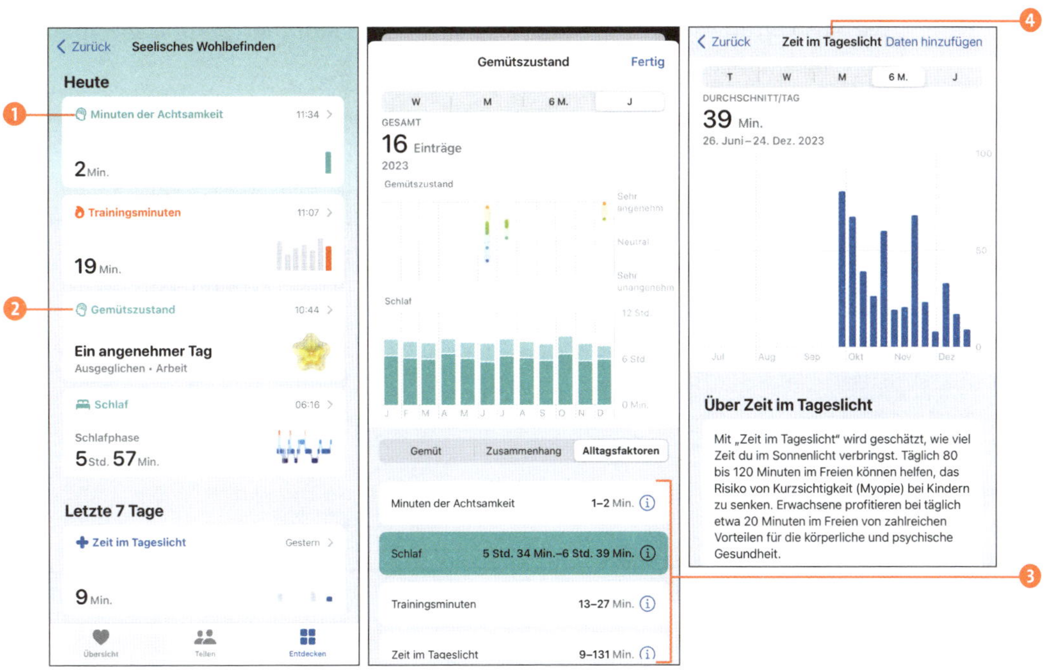

Die Health-App zeigt auf Ihrem iPhone bzw. iPad die Daten zum seelischen Wohlbefinden.

Die Auswertungen sehen Sie im Tab **Entdecken** nach einem Tipp auf **Seelisches Wohlbefinden**.

13.3.6 Fragebogen zur psychischen Gesundheit

Die Health-App bietet Ihnen nicht nur die Möglichkeit, Ihre Stimmung oder Ihren emotionalen Zustand zu verfolgen, sondern auch Schnellbewertungen durchzuführen, um Ihr Risiko für Angst- und Depressionssymptome auf einer Skala von »Minimal« bis »Schwer« zu bewerten. Im Folgenden erfahren Sie, wie Sie diese Bewertungen durchführen und die Ergebnisse gegebenenfalls mit anderen teilen können.

1. Öffnen Sie die Health-App und navigieren Sie zum Tab **Entdecken**.
2. Tippen Sie auf **Seelisches Wohlbefinden**.
3. Tippen Sie unter **Nutze Health bestmöglich** auf **Fragebogen ausfüllen**.
4. Haben Sie bereits einen Fragebogen ausgefüllt, wählen Sie am besten direkt die Auswertung zu **Depressionsrisiko** oder **Angststörungsrisiko** und tippen dort auf **Fragebogen ausfüllen**.

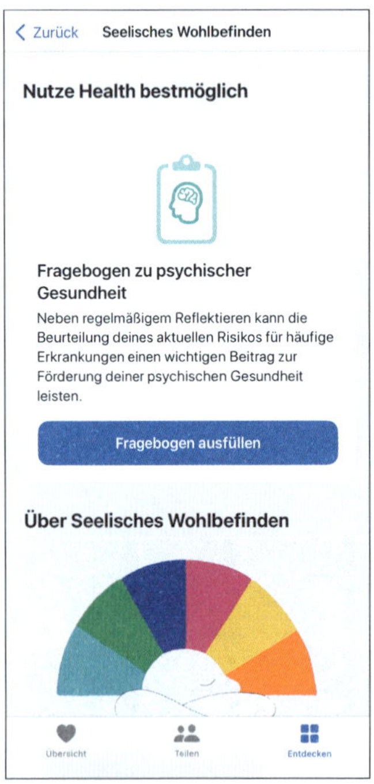

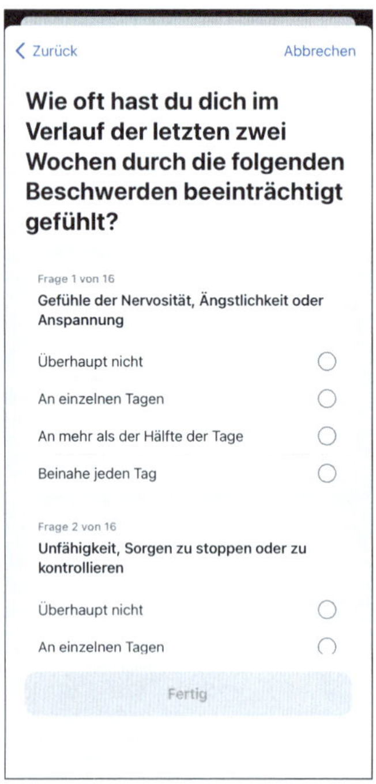

Zurück
Abbrechen
Wie oft hast du dich im Verlauf der letzten zwei Wochen durch die folgenden Beschwerden beeinträchtigt gefühlt?
Frage 1 von 16
Gefühle der Nervosität, Ängstlichkeit oder Anspannung
Überhaupt nicht
An einzelnen Tagen
An mehr als der Hälfte der Tage
Beinahe jeden Tag
Frage 2 von 16
Unfähigkeit, Sorgen zu stoppen oder zu kontrollieren
Überhaupt nicht
An einzelnen Tagen
Fertig

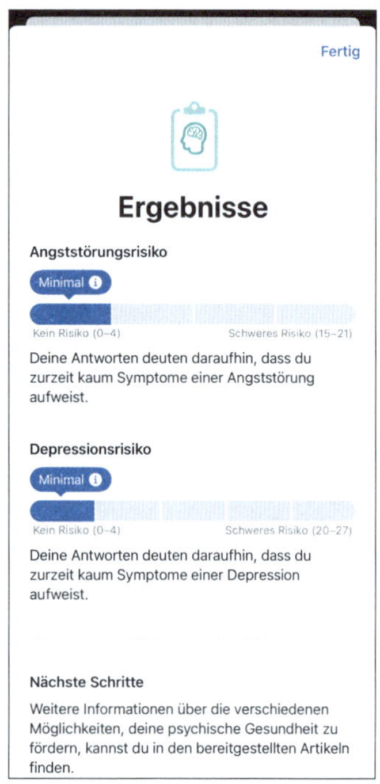

5. Tippen Sie auf **Starten**.
6. Beantworten Sie die Fragen ehrlich.
7. Tippen Sie auf **Fertig**.
8. Tippen Sie auf **PDF exportieren**, um das Ergebnis auf Ihrem iPhone zu speichern oder weiterzugeben.
9. Tippen Sie auf **Fertig**, wenn Sie den gesamten Prozess abgeschlossen haben.

13.4 Saubere Hände

Ihre Apple Watch erkennt, wann Sie mit dem Händewaschen beginnen, und motiviert Sie, die von internationalen Gesundheitsorganisationen empfohlene Zeit von 20 Sekunden einzuhalten. Diese Funktion nennt Apple **Händewaschen**. Im Folgenden erläutere ich, wie sie arbeitet:

- **Automatische Erkennung**: Die Apple Watch verwendet Bewegungssensoren und Mikrofone, um zu erkennen, wann Sie sich die Hände waschen. Die Uhr erkennt spezifische Handbewegungen und Geräusche, die für das Händewaschen typisch sind, wie das Reiben der Hände und das Plätschern von Wasser.
- **20-Sekunden-Timer**: Sobald die Apple Watch das Händewaschen erkennt, startet sie automatisch einen 20-Sekunden-Timer. Dies entspricht den Empfehlungen der Gesundheitsbehörden für ein effektives Händewaschen.
- **Anzeige und haptisches Feedback**: Während des Händewaschens zeigt die Apple Watch den Fortschritt auf dem Bildschirm an und gibt ein haptisches Feedback, um Sie zu informieren, wenn die 20 Sekunden abgelaufen sind.

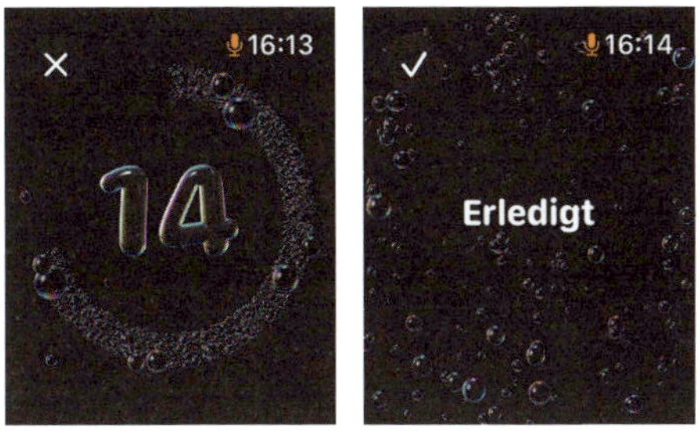

- **Ortsbasierte Erinnerungen**: Sie können die Funktion so einstellen, dass Sie daran erinnert werden, sich die Hände zu waschen, wenn Sie nach Hause kommen. Dies trägt dazu bei, die Verbreitung von Keimen in der häuslichen Umgebung zu reduzieren.

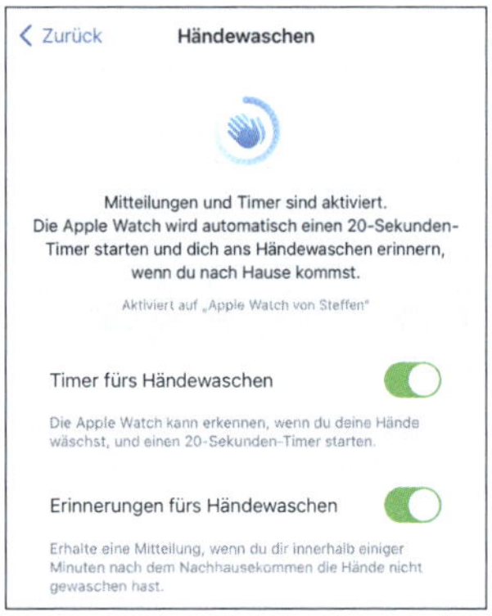

Zurück
Händewaschen
Mitteilungen und Timer sind aktiviert.
Die Apple Watch wird automatisch einen 20-Sekunden-Timer starten und dich ans Händewaschen erinnern, wenn du nach Hause kommst.
Aktiviert auf „Apple Watch von Steffen"
Timer fürs Händewaschen
Die Apple Watch kann erkennen, wenn du deine Hände wäschst, und einen 20-Sekunden-Timer starten.
Erinnerungen fürs Händewaschen
Erhalte eine Mitteilung, wenn du dir innerhalb einiger Minuten nach dem Nachhausekommen die Hände nicht gewaschen hast.

Diese Funktion müssen Sie in der Health-App auf Ihrem iPhone aktivieren. Öffnen Sie den Tab **Entdecken** und tippen Sie auf **Händewaschen**. Scrollen Sie nach unten und tippen Sie auf **Timer und Erinnerungen fürs Händewaschen**. Aktivieren Sie den Schalter **Erinnerungen fürs Händewaschen**.

- **Tracking des Händewaschverhaltens**: Die Daten zum Händewaschen können Sie in der Health-App einsehen. So können Sie Ihre Gewohnheiten beim Händewaschen im Laufe der Zeit verfolgen und sie gegebenenfalls verbessern.

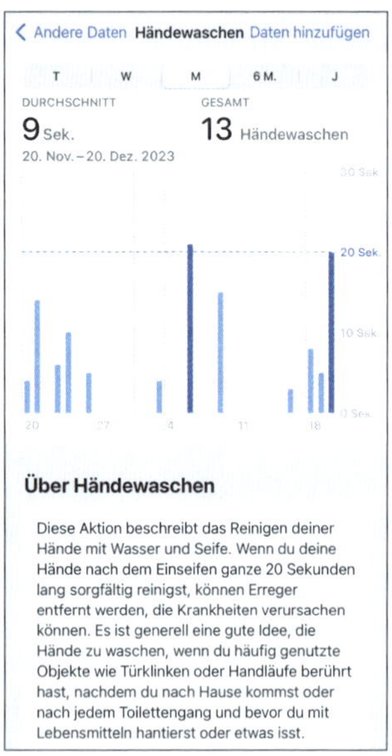

Kapitel 14
Zyklusverfolgung und retrospektive Schätzungen des Eisprungs

Obwohl der Menstruationszyklus in Bezug auf die allgemeine Gesundheit noch nicht ausreichend erforscht wurde, ist er ein wichtiger Indikator, der oft die allgemeine körperliche und emotionale Gesundheit einer Person widerspiegelt. (So ist Stress beispielsweise eine wichtige Ursache für eine verspätete Menstruation.) Das Ausbleiben des Eisprungs, häufige Unregelmäßigkeiten bei der Menstruation oder größere Veränderungen im Zyklus können daher ein Zeichen dafür sein, dass etwas nicht stimmt, oder sogar einen Arztbesuch rechtfertigen, um der Sache auf den Grund zu gehen.

Die Zyklusbeobachtung und die retrospektive Ovulationsschätzung sind zudem Techniken, die Frauen helfen können, ihren Menstruationszyklus und den Zeitpunkt des Eisprungs zu verstehen. Dies kann für verschiedene Zwecke nützlich sein, z. B. für die Familienplanung, um den eigenen Körper besser zu verstehen oder um mögliche gesundheitliche Probleme zu erkennen. Folgende drei Methoden werden zur Zyklusverfolgung genutzt und können durch die Funktionen der Apple Watch unterstützt werden:

- **Zyklusbeobachtung**: Die Zyklusbeobachtung hilft, den Menstruationszyklus einer Frau zu verstehen und vorherzusagen. Frauen können die fruchtbaren Tage ihres Zyklus erkennen und diese Information für Empfängnisversuche oder zur Verhütung einer Schwangerschaft nutzen. Häufige Unregelmäßigkeiten oder Veränderungen im Zyklus können auf gesundheitliche Probleme hinweisen. Manche Frauen erleben prämenstruelle Symptome; die Kenntnis des eigenen Zyklus hilft, sich auf diese Veränderungen einzustellen. Zyklusbeobachtung kann zudem Erkenntnisse über den Eintritt in die verschiedenen Phasen der Wechseljahre liefern. Um aussagekräftige Ergebnisse zu erhalten und Muster erkennen zu können, sollte der Zyklus über mehrere Monate hinweg aufgezeichnet werden.
- **Retrospektive Ovulationsschätzung**: Diese Methode wird verwendet, um den ungefähren Zeitpunkt des Eisprungs nach dem Ende des Zyklus zu be-

stimmen. Sie ist hilfreich für Frauen, die ihre fruchtbaren Tage kennen möchten, oft im Zusammenhang mit der Familienplanung oder der Beurteilung der Zyklusgesundheit.

Der Eisprung kann sich durch eine erhöhte Libido oder andere körperliche Anzeigen wie ein Spannungsgefühl in den Brüsten oder ein Ziehen im Bauch bemerkbar machen. Auch die Veränderung des Zervixschleims ist ein wichtiger Hinweis auf den Zeitpunkt des Eisprungs.

- **Messung der Basaltemperatur**: Die Messung der Basaltemperatur dient dazu, den Anstieg der Körpertemperatur nach dem Eisprung zu erfassen. Da die Temperatur in der zweiten Zyklushälfte leicht ansteigt, kann diese Methode zur Bestätigung des Eisprungs verwendet werden. Dazu muss die Temperatur immer zum gleichen Zeitpunkt, am besten am Morgen, gemessen und mit den vorangegangenen Tagen verglichen werden.

14.1 Wie die Apple Watch und die Health-App helfen können

Seit 2015 bietet Apple auf dem iPhone eine Zyklus-Tracking-Funktion an. Auf der Apple Watch wurde diese Funktion jedoch erst 2019 eingeführt. Seit 2022 bietet Apple seinen umfassendsten Zyklus-Tracking-Dienst an. So können Sie die Zyklusverfolgung und die retrospektiven Ovulationsschätzungen der Apple Watch optimal nutzen.

Mit der Health-App auf Ihrem iPhone können Sie die Daten ab dem ersten Tag Ihrer Periode manuell eingeben, und die App gibt Ihnen eine Schätzung Ihrer zukünftigen Menstruationszyklen. Wenn Sie zusätzlich eine *Apple Watch Series 4* oder neuer besitzen, können Sie mehr Zusammenhänge aus den gesammelten Daten ermitteln. Dies führt zu einer zuverlässigeren Vorhersage Ihres Menstruationszyklus und möglicher Gesundheitsprobleme.

Im Jahr 2022 hat Apple die Messlatte für die Menstruationsgesundheit höher gelegt und einen zusätzlichen Sensor für die *Apple Watch Series 8* und die *Apple Watch Ultra* eingeführt. Dieser Sensor ermöglicht eine genauere Analyse der Basaltemperatur. Für Nutzerinnen der Apple Watch, die ihre Periode haben, bedeutet dies, dass das Gerät nun Schwankungen der Basaltemperatur anzeigen und Einblicke in hormonelle Veränderungen im Körper geben kann. Dies ist entscheidend für die neue Funktion der retrospektiven Ovulationsschätzung.

14.2 Ersteinrichtung auf dem iPhone

Bevor Sie das Zyklusprotokoll auf der Apple Watch und dem iPhone verwenden können, müssen Sie es auf dem iPhone einrichten. Die Einrichtung des Zyklusprotokolls auf dem iPhone erfolgt über die vorinstallierte Health-App, die Teil des iOS-Betriebssystems ist. Eine detaillierte Anleitung zur Einrichtung des Zyklusprotokolls finden Sie hier:

1. **Health-App öffnen**: Suchen Sie auf dem iPhone nach der Health-App und öffnen Sie sie. Die App hat ein weißes Symbol mit einem roten Herz.
2. **Zugang zum Zyklusprotokoll**: Tippen Sie unten in der Health-App auf den Tab **Entdecken** und wählen Sie **Zyklusprotokoll**. Hier können Sie nach der Einrichtung Ihre Menstruationsdaten und Symptome verfolgen.

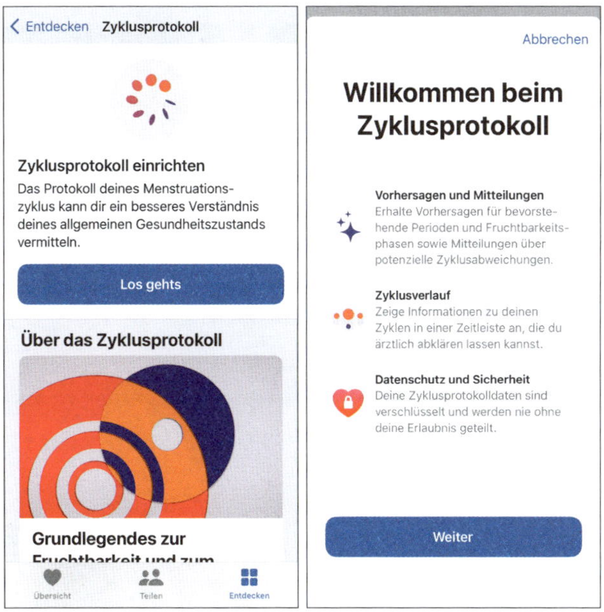

3. **Starten der Einrichtung**: Wenn Sie das Zyklusprotokoll zum ersten Mal verwenden, werden Sie durch einen Einrichtungsprozess geführt. Tippen Sie auf **Los gehts**, um zu beginnen. Tippen Sie im darauffolgenden Übersichtsbildschirm auf **Weiter**.
4. **Persönliche Daten eingeben**: Geben Sie Informationen wie das Datum Ihrer letzten Periode, die durchschnittliche Zykluslänge und die Dauer Ihrer Periode

ein. Diese Daten helfen der App, genauere Vorhersagen und Erinnerungen zu erstellen. Tippen Sie nach der Auswahl jeweils auf **Weiter**.

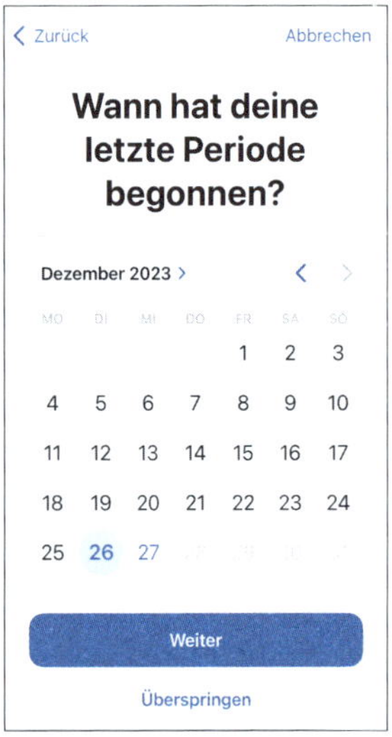

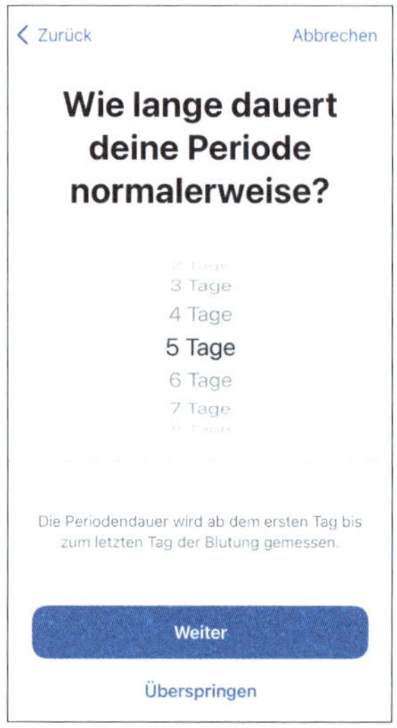

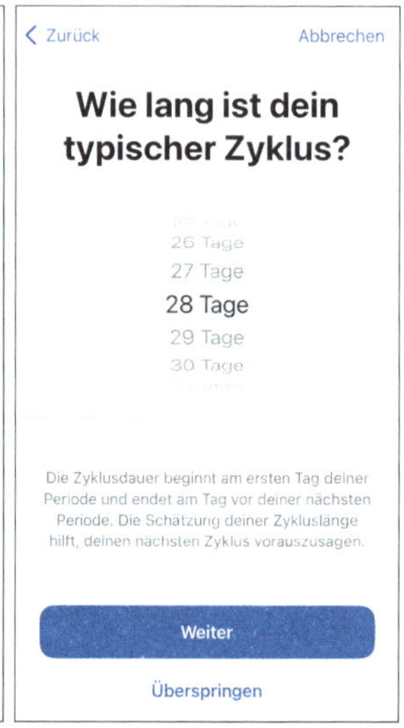

5. **Einflussfaktoren hinzufügen**: Sie können verschiedene Faktoren wie **Verhütungsmittel** zu Ihrem Zyklusprotokoll hinzufügen, die Ihren Zyklus beeinflussen.

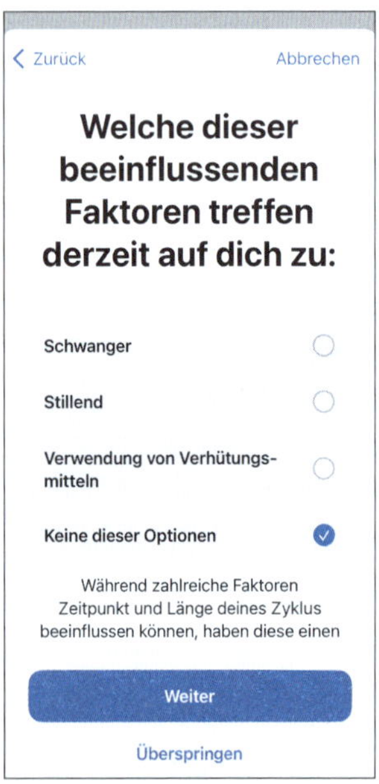

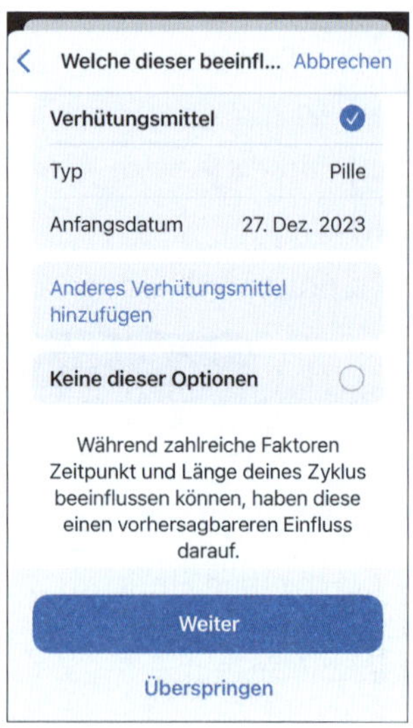

6. **Protokolloptionen und Mitteilungen festlegen**: Aktivieren Sie die Optionen und Mitteilungen, die Sie an bevorstehende Menstruationen oder fruchtbare Zeiträume erinnern.

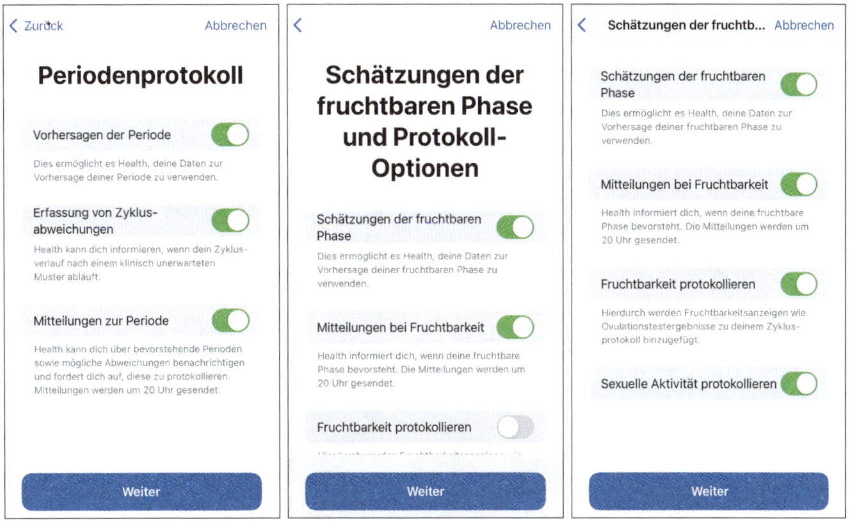

7. Abschließend erhalten Sie eine kurze Einführung in die Verwendung der Zykluszeitleiste in der Health-App. Tippen Sie zum Schluss auf **Fertig**.

14.3 Weitere Einrichtung in der Health-App

Nachdem Sie die Grundeinstellungen für die Zyklusprotokollierung beendet haben, können Sie in der Health-App weitere Einstellungen vornehmen. Hier können Sie die Anzeigeoptionen für das **Periodenprotokoll** und das **Fruchtbarkeitsprotokoll** anpassen sowie für das Zyklusprotokoll die Objekte, die Sie manuell im Zyklusprotokoll protokollieren möchten.

1. Öffnen Sie die Health-App und tippen Sie auf den Tab **Entdecken**.
2. Öffnen Sie das **Zyklusprotokoll** und scrollen Sie nach unten.
3. Tippen Sie oben unterhalb der Zykluszeitleiste auf **Optionen**.
4. Wählen Sie die gewünschten Optionen aus.

5. Die Optionen zur manuellen Protokollierung finden Sie unterhalb der Zykluszeitleiste.

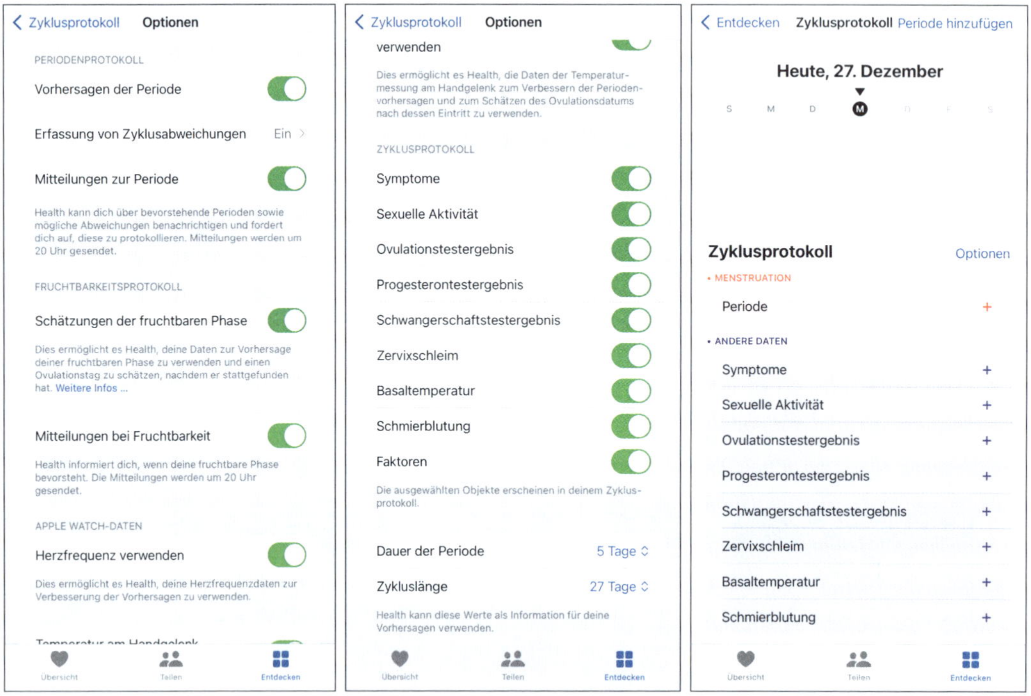

6. Im Bereich **Apple Watch-Daten** können Sie aktivieren, dass die **Herzfrequenzdaten** und die **Temperatur am Handgelenk** zur Verbesserung der Vorhersagen verwendet werden dürfen.

14.4 Protokollierung mit der Apple Watch

Die Aufzeichnung des Menstruationszyklus auf der Apple Watch erfolgt in Verbindung mit der Health-App auf dem iPhone. Die folgende Schritt-für-Schritt-Anleitung zeigt, wie Sie Ihren Menstruationszyklus auf Ihrer Apple Watch protokollieren:

1. **Einrichten der Health-App auf dem iPhone**: Zunächst müssen Sie das Zyklusprotokoll in der Health-App auf Ihrem iPhone einrichten, wie in der vorherigen Anleitung beschrieben.

2. **Die Zyklusprotokoll-App auf der Apple Watch öffnen**: Nachdem Sie das Zyklusprotokoll auf Ihrem iPhone eingerichtet haben, öffnen Sie die Zyklusprotokoll-App auf Ihrer Apple Watch. Die App wird normalerweise automatisch installiert, wenn Sie das Zyklusprotokoll auf Ihrem iPhone einrichten.

3. **Daten eingeben**: In der App können Sie direkt von Ihrer Apple Watch aus Daten zu Ihrem Zyklus eingeben. Sie können das Datum Ihrer letzten Periode, Symptome, die Stärke der Blutung und andere relevante Informationen protokollieren. Dazu streichen Sie in der Zykluszeitleiste zu dem gewünschten Tag und tippen unten auf **Protokollieren**. Wählen Sie die zu protokollierenden Daten aus und tippen Sie zur Bestätigung jeweils auf **Fertig**.

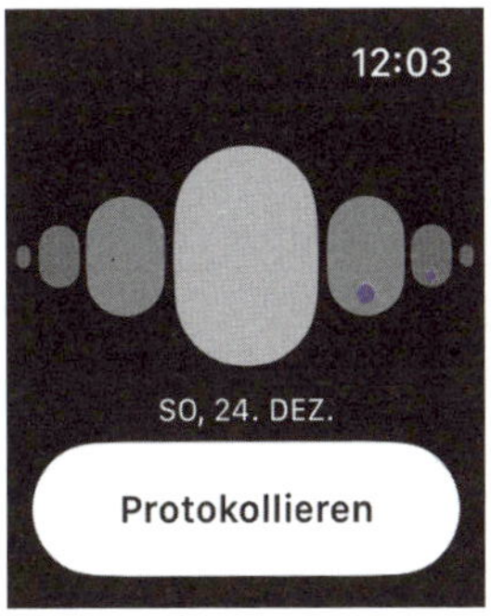

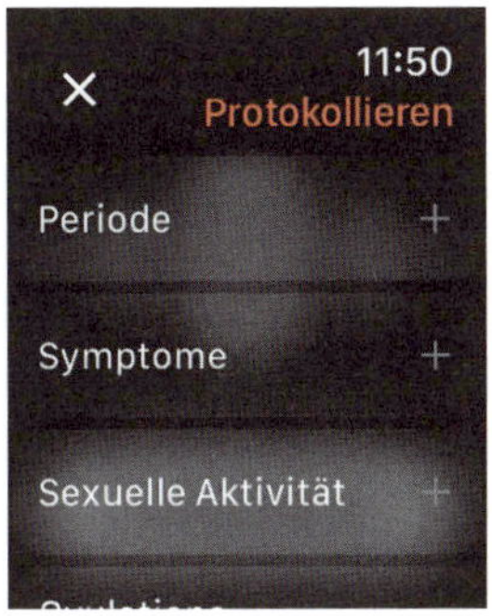

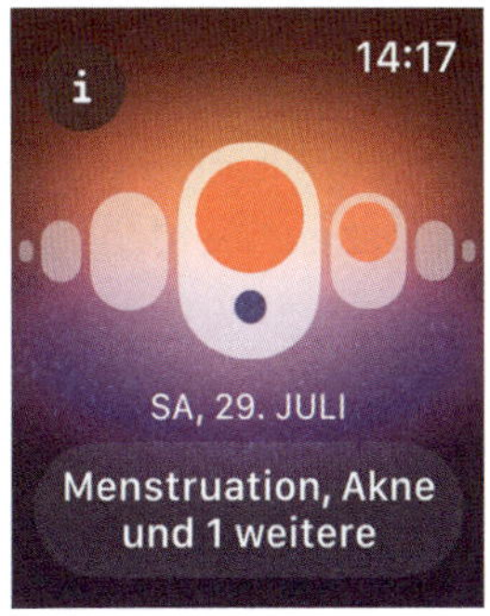

4. **Protokollieren**: Wenn Ihre Periode nach Schätzung des Zyklusprotokolls einsetzt, schickt Ihnen die Zyklusprotokoll-App eine Mitteilung auf Ihre Apple Watch. Tippen Sie auf **Anfangsdatum**, um den Beginn Ihrer Periode zu protokollieren. An den folgenden Tagen können Sie weitere Informationen wie Symptome und Blutungsstärke hinzufügen.

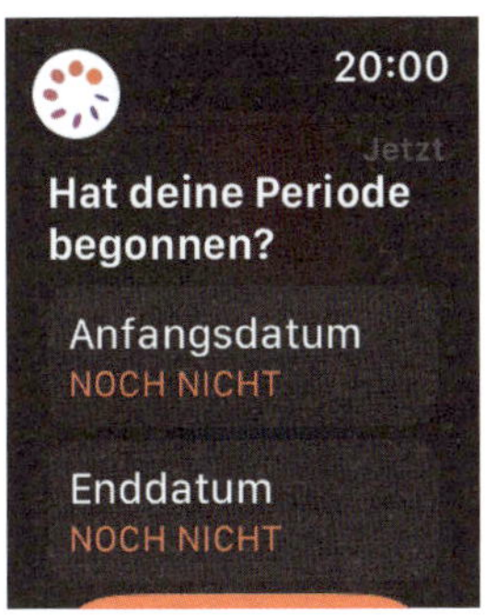

5. **Mitteilungen und Erinnerungen**: Sie erhalten Mitteilungen zu bevorstehenden Perioden oder fruchtbaren Fenstern direkt auf Ihrer Apple Watch. Diese Erinnerungen helfen Ihnen, über Ihren Zyklus auf dem Laufenden zu bleiben.

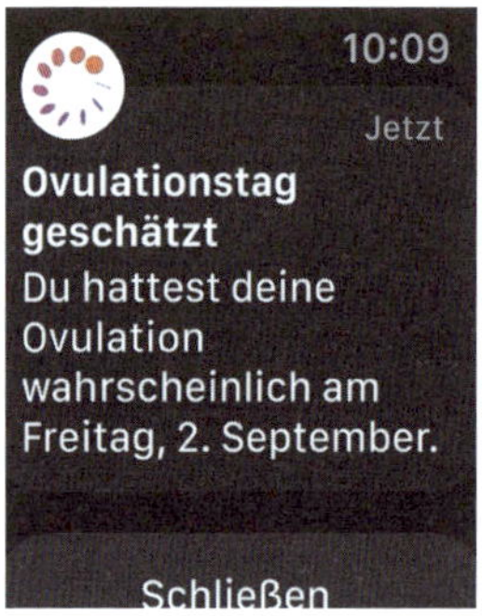

6. **Synchronisation mit dem iPhone**: Alle Daten, die Sie auf Ihrer Apple Watch eingeben, werden automatisch mit der Health-App auf Ihrem iPhone synchronisiert. So bleiben Ihre Zyklusdaten auf allen Geräten aktuell und konsistent.

14.5 Protokollierung in der Health-App

Die tägliche Dateneingabe ist ein zentraler Aspekt bei der Nutzung des Zyklusprotokolls. Die Nutzerinnen können das Datum des Beginns ihrer Periode eingeben und weitere Details wie die Stärke der Blutung und begleitende Symptome hinzufügen. Durch die regelmäßige Aktualisierung dieser Informationen kann die App genauere Vorhersagen über den Zyklus treffen. Neben der Menstruation können Sie eine Vielzahl von Symptomen und Befindlichkeiten dokumentieren. Dazu gehören körperliche Symptome wie Krämpfe oder Kopfschmerzen, emotionale Zustände wie Reizbarkeit oder Glücksgefühle und sogar Veränderungen des sexuellen Verlangens. Diese Daten helfen, ein ganzheitliches Bild der Gesundheit während des Zyklus zu zeichnen.

❶ Im oberen Bereich des Zyklusprotokolls sehen Sie Ihre Zykluszeitleiste. In dieser können Sie vor- und zurückscrollen, um z. B. Werte nachzutragen oder Prognosen zum Zeitpunkt der Periode oder des Eisprungs zu sehen. Das bedeuten die Symbole:

– Die ausgefüllten roten Kreise markieren die Tage, an denen Sie Ihre Periode hatten. Diese Daten haben Sie selbst eingegeben.
– Der voraussichtliche Beginn Ihrer Periode wird durch rote Streifen auf einem Kreis dargestellt.
– Ein hellblaues ovales Symbol kennzeichnet die vorhergesagte fruchtbare Periode (Dauer: sechs Tage).
– Ein hellviolettes ovales Symbol markiert den retrospektiv geschätzten Tag des Eisprungs.
– Die violetten Punkte stellen Tage dar, an denen Informationen, z. B. Symptome, erfasst wurden.

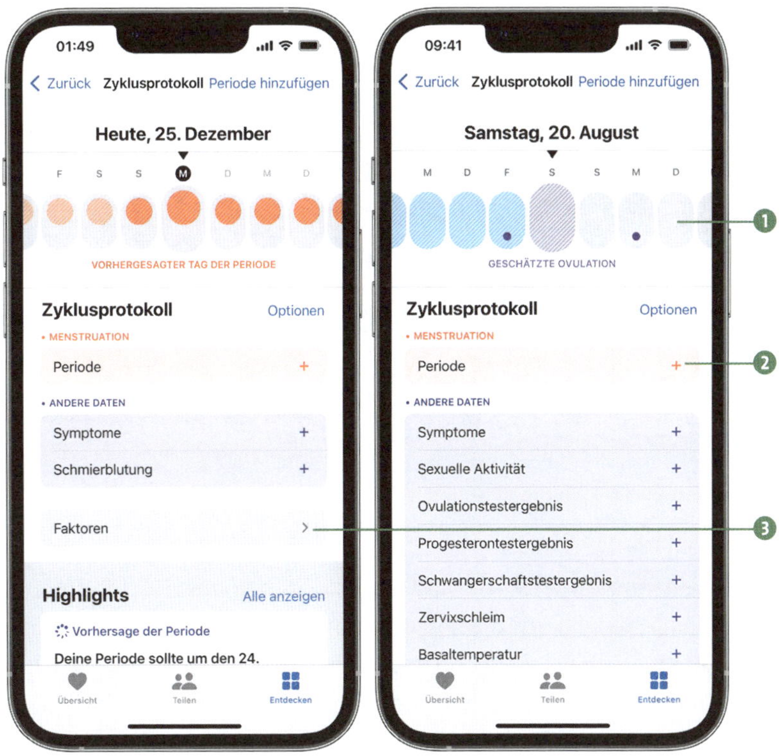

❷ Wählen Sie den gewünschten Tag, indem Sie horizontal über die Zykluszeitleiste streichen und tippen Sie auf **Periode**, um Ihre Menstruation und deren Stärke festzuhalten, oder auf einen der anderen Punkte unter **Andere Daten**.

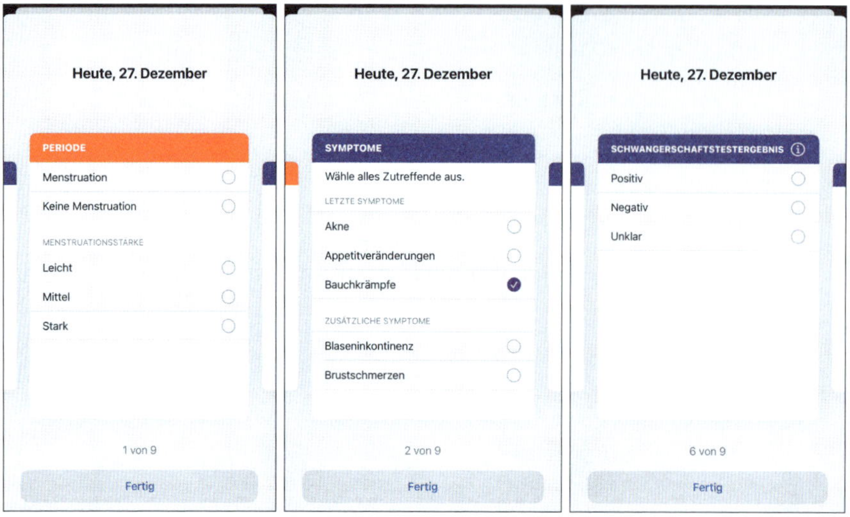

❸ Unter **Faktoren** können Sie zusätzlich Dinge protokollieren, die Ihre Periode beeinflussen oder unterbrechen, z. B. eine Schwangerschaft, eine Laktation oder den Einsatz eines Verhütungsmittels.

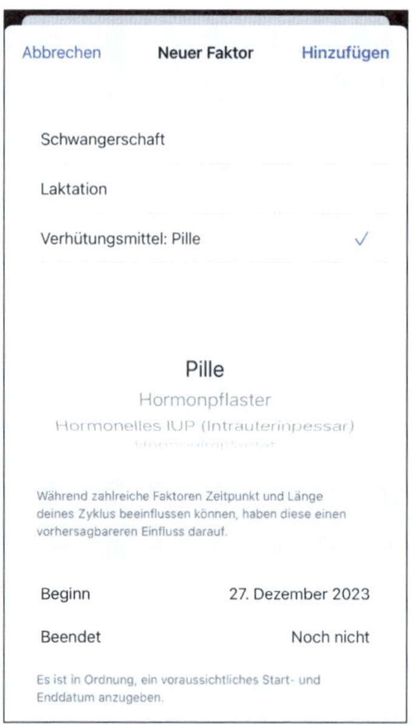
Abbrechen
Neuer Faktor
Hinzufügen
Schwangerschaft
Laktation
Verhütungsmittel: Pille
Pille
Hormonpflaster
Hormonelles IUP (Intrauterinpessar)
Während zahlreiche Faktoren Zeitpunkt und Länge deines Zyklus beeinflussen können, haben diese einen vorhersagbareren Einfluss darauf.
Beginn
27. Dezember 2023
Beendet
Noch nicht
Es ist in Ordnung, ein voraussichtliches Start- und Enddatum anzugeben.

14.6 Auswertungen zum Zyklus in der Health-App

Die Auswertung des Zyklusprotokolls in der Health-App von Apple bietet den Nutzerinnen einen detaillierten Einblick in ihren Menstruationszyklus. Die Auswertung basiert auf den von der Nutzerin eingegebenen Daten zu ihren Menstruationszyklen, Symptomen und anderen relevanten Informationen. Der folgende Überblick zeigt, wie die Auswertung funktioniert und welche Informationen sie liefert:

- **Zyklusverlauf und Mustererkennung**
  - **Zykluslänge**: Die Health-App zeigt die durchschnittliche Länge des Menstruationszyklus der Benutzerin an. Diese wird berechnet, indem die Zeit zwischen dem ersten Tag einer Menstruation und dem ersten Tag der nächsten Menstruation über mehrere Zyklen gemittelt wird.
  - **Regelmäßigkeit**: Die App analysiert, wie regelmäßig oder unregelmäßig die Zyklen sind. Dies kann helfen, Unregelmäßigkeiten oder mögliche gesundheitliche Probleme zu erkennen.
  - **Vorhersage**: Die App sagt Ihnen auf Grundlage der bisherigen Daten die Zeiträume Ihrer zukünftigen Perioden voraus. Enthalten sind auch die geschätzten Tage für die Menstruation.

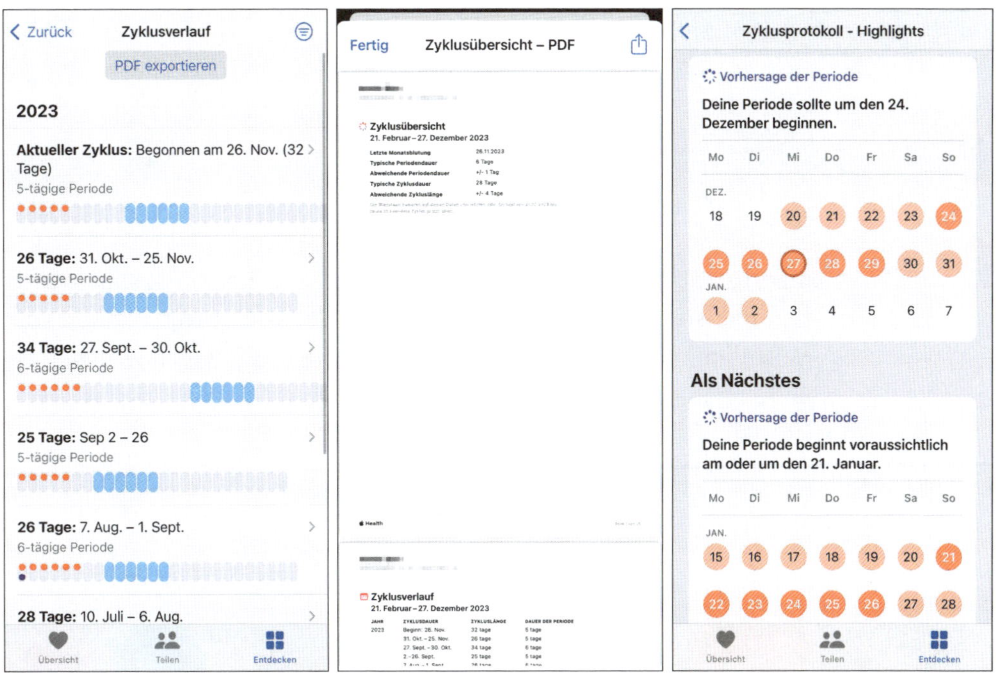

- **Fruchtbarkeitsfenster und Ovulationsvorhersage**: Anhand der eingegebenen Daten berechnet die App das geschätzte Fruchtbarkeitsfenster. Das ist der Zeitraum im Zyklus, in dem die Wahrscheinlichkeit einer Schwangerschaft am höchsten ist.

  Die App kann auch den voraussichtlichen Tag des Eisprungs anzeigen, was besonders für Frauen nützlich ist, die versuchen, schwanger zu werden. Für eine verlässliche Prognose wird zusätzlich die Temperatur am Handgelenk gemessen, wenn Sie die Apple Watch beim Schlafen tragen.

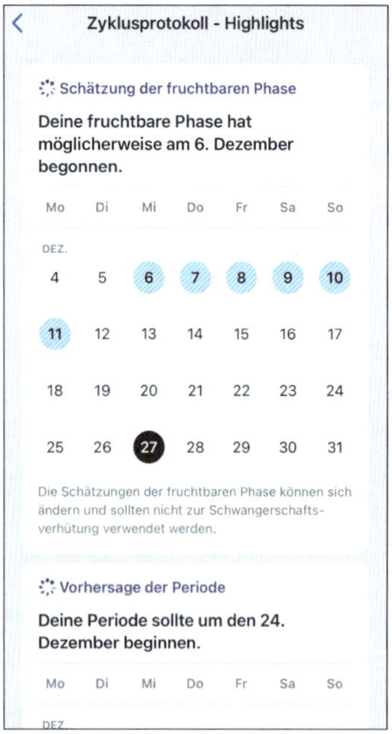
Zyklusprotokoll - Highlights
Schätzung der fruchtbaren Phase
Deine fruchtbare Phase hat möglicherweise am 6. Dezember begonnen.
Mo Di Mi Do Fr Sa So
DEZ.
4 5 6 7 8 9 10
11 12 13 14 15 16 17
18 19 20 21 22 23 24
25 26 27 28 29 30 31
Die Schätzungen der fruchtbaren Phase können sich ändern und sollten nicht zur Schwangerschafts-verhütung verwendet werden.
Vorhersage der Periode
Deine Periode sollte um den 24. Dezember beginnen.
Mo Di Mi Do Fr Sa So

- **Menstruationsmuster**: Die App verfolgt die Dauer und Stärke der Menstruation und stellt diese Informationen grafisch dar. Die Nutzerinnen können Muster in ihren Menstruationszyklen erkennen, z. B. Veränderungen in der Blutungsstärke.

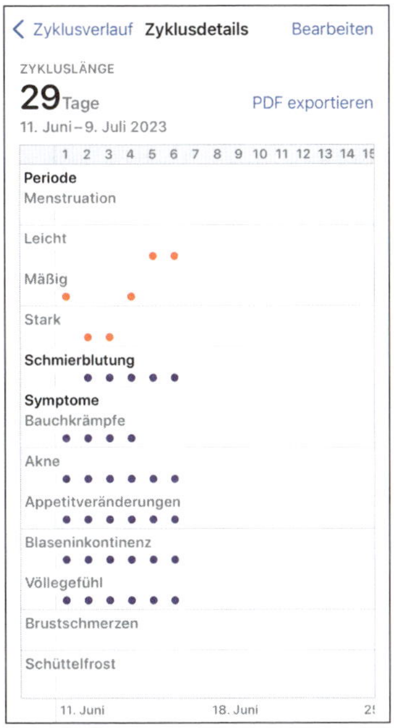

14.6.1 Exkurs: Temperaturmessung am Handgelenk

Die *Apple Watch 8* oder *Apple Watch Ultra* und neuer kann Temperaturdaten am Handgelenk während des Schlafs erfassen. Dazu verfügt die Uhr über zwei Temperatursensoren. Die Temperatur am Handgelenk ist ein Maß für die Körpertemperatur, die Ihre Apple Watch während des Schlafs misst. Ihre Körpertemperatur schwankt auf natürliche Weise und kann jede Nacht aufgrund von Ernährung, Bewegung, Alkoholkonsum, Schlafumgebung oder physiologischen Faktoren wie Menstruationszyklus und Krankheit variieren.

Nach etwa fünf Nächten ermittelt die Apple Watch die Basaltemperatur an Ihrem Handgelenk und sucht nach nächtlichen Temperaturschwankungen. Wenn Sie das Zyklusprotokoll in der Health-App verwenden, kann die Temperatur am Handgelenk auch dazu verwendet werden, den Eisprung rückwirkend zu schätzen und die Vorhersage der Periode zu verbessern.

Die Temperaturdaten an Ihrem Handgelenk können in der Health-App auf Ihrem iPhone angezeigt werden:

1. Öffnen Sie die Health-App und tippen Sie auf den Tab **Entdecken**.
2. Wählen Sie **Körpermesswerte**.
3. Tippen Sie auf **Temperatur am Handgelenk**.
4. Die **Temperatur am Handgelenk** wird ebenfalls im Bereich **Zyklusprotokoll** angezeigt.

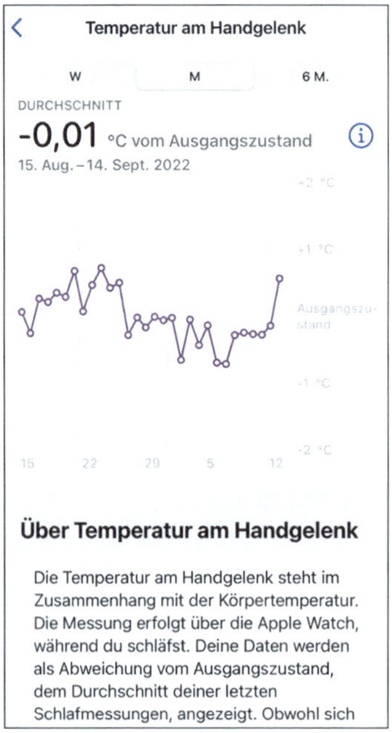
Temperatur am Handgelenk
W
M
6 M.
DURCHSCHNITT
-0,01 °C vom Ausgangszustand
15. Aug.–14. Sept. 2022
+2 °C
+1 °C
Ausgangszustand
-1 °C
-2 °C
15
22
29
5
12
Über Temperatur am Handgelenk
Die Temperatur am Handgelenk steht im Zusammenhang mit der Körpertemperatur. Die Messung erfolgt über die Apple Watch, während du schläfst. Deine Daten werden als Abweichung vom Ausgangszustand, dem Durchschnitt deiner letzten Schlafmessungen, angezeigt. Obwohl sich

14.7 Export und Teilen der Auswertungen

Die Auswertungen aus dem Zyklusprotokoll können Sie jederzeit als PDF auf Ihrem iPhone sichern oder an andere Personen, z. B. einen Arzt, senden:

1. Öffnen Sie das **Zyklusprotokoll** in der Health-App.
2. Tippen Sie auf eine Auswertung, z. B. im Bereich **Highlights**.
3. Oben finden Sie den Eintrag **PDF exportieren**. Tippen Sie darauf.

4. Sie erhalten eine Übersicht über die zu exportierenden Daten. Tippen Sie oben rechts auf das Teilen-Symbol .

5. Wählen Sie eine App und eine Person, der Sie die Übersicht schicken möchten, oder tippen Sie auf **In Dateien sichern**, um die Übersicht als PDF in der Dateien-App zu speichern.

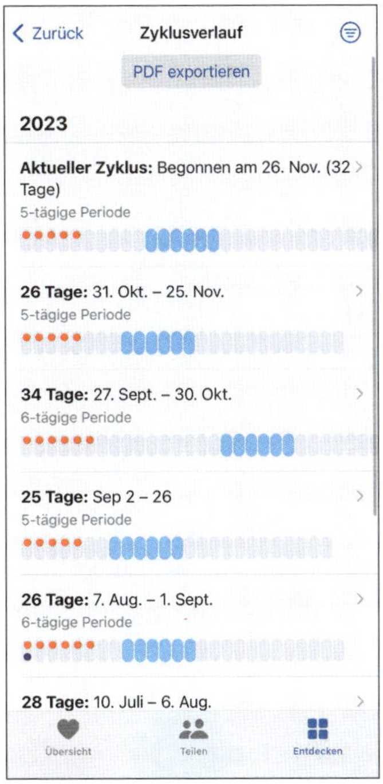

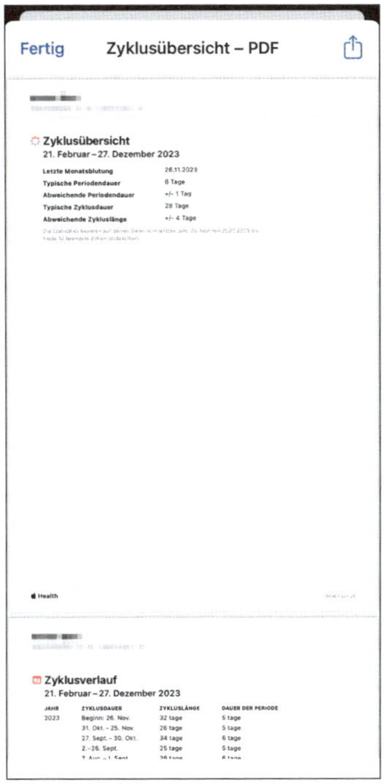

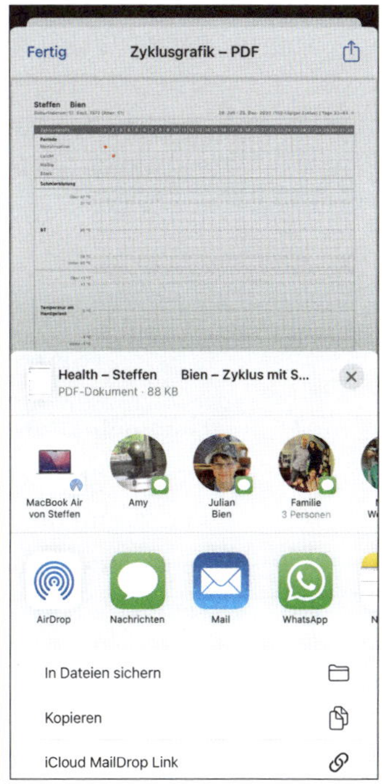

Kapitel 15
Fit mit der Apple Watch

Die Apple Watch ist ein hervorragendes Werkzeug, um Ihre Fitnessziele zu erreichen. Von der Überwachung Ihrer täglichen Aktivität bis zur Verfolgung spezifischer Workouts, die Apple Watch bietet eine Reihe von Funktionen, die Ihnen dabei helfen können, aktiv zu bleiben und Ihre Fitness zu verbessern. In diesem Kapitel werde ich einige dieser Funktionen vorstellen und erläutern.

15.1 Darum ist die Apple Watch ein hervorragendes Fitnessgerät

Die Apple Watch ist nicht nur eine hervorragende Smartwatch, sondern auch ein sehr guter Fitnesstracker. Die Uhr kann Ihnen helfen, Ihre Leistungsfähigkeit und Gesundheit zu verbessern. Egal, ob Sie sich durch Laufen, Radfahren, Schwimmen oder im Fitnessstudio fit halten wollen oder sich einfach nur motivieren möchten, von der Couch aufzustehen. Hier sind die Hauptgründe, die die Apple Watch im Fitnessbereich auszeichnen:

15.1.1 Umfassendes Fitness- und Gesundheitstracking

Die Apple Watch bietet ein umfassendes Fitness- und Gesundheitstracking mit einer Vielzahl von Funktionen, die Ihnen helfen, Ihre körperliche Aktivität zu überwachen, Ihre Gesundheit zu managen und allgemeine Wellnessziele zu erreichen.

- **Vielfältige Trainingsmodi**: Die Apple Watch bietet eine Vielzahl von Trainingsmodi für Aktivitäten wie Laufen, Schwimmen, Radfahren, Krafttraining, Yoga, Tanzen und vieles mehr.
- **Anpassbare Workouts**: Sie können Ihre Workouts an Ihre individuellen Ziele und Bedürfnisse anpassen, um ein zielgerichtetes und effektives Training zu gewährleisten.

- **Herzfrequenzüberwachung**: Die kontinuierliche Überwachung der Herzfrequenz bietet wichtige Einblicke in die körperliche Gesundheit und das Training.
- **VO_2 Max-Messung**: Neuere Modelle können die VO_2 Max messen, einen wichtigen Indikator für die kardiovaskuläre Fitness. Der Wert gibt die maximale Sauerstoffaufnahme an, die bei körperlicher Anstrengung erreicht werden kann.
- **Blutsauerstoffsensor**: Die Apple Watch kann den Blutsauerstoffgehalt messen, einen wichtigen Gesundheitsindikator.

15.1.2 Die Genauigkeit von Fitnessdaten

Die Genauigkeit der Fitnessdaten ist ein entscheidender Aspekt von Fitnesstrackern, und die Apple Watch ist in dieser Hinsicht besonders leistungsstark. Sie ist bekannt für ihre präzisen Messungen und fortschrittlichen Sensoren, die eine hohe Genauigkeit bei der Erfassung verschiedener Fitnessdaten bieten.

- **Bewegungssensoren**: Die Apple Watch verwendet einen fortschrittlichen Beschleunigungssensor zur Erkennung von Bewegungen und Schritten. Dieser Sensor kann feine Unterschiede in der Bewegung erkennen, um eine genaue Schrittzählung zu gewährleisten.
- **Optische Herzsensor-Technologie**: Die Apple Watch verwendet eine Kombination aus LED-Leuchten und lichtempfindlichen Fotodioden, um Veränderungen des Blutflusses in den Blutgefäßen des Handgelenks zu messen und so die Herzfrequenz zu bestimmen.
- **GPS und barometrischer Höhenmesser**: Bei Outdoor-Aktivitäten wie Laufen oder Radfahren ermöglicht die Kombination von GPS und barometrischem Höhenmesser eine genaue Messung von Distanzen und Höhenmetern.
- **Kombination unterschiedlicher Datenquellen**: Die Berechnung des Kalorienverbrauchs erfolgt durch die Kombination von Herzfrequenzdaten und Bewegungsdaten, um eine genauere Schätzung zu ermöglichen.

15.1.3 Motivation und Zielsetzung

Die Apple Watch kann Sie auf vielfältige Weise motivieren und Ihnen dabei helfen, realistische und erreichbare Fitnessziele zu setzen. Sie bietet Ihnen nicht nur die Werkzeuge, um Ihre körperliche Aktivität zu überwachen und zu fördern, sondern schafft auch eine Umgebung, in der Fitness zu einem unterhaltsamen, interaktiven und lohnenden Teil des täglichen Lebens wird.

- **Aktivitätsringe**: Die drei Aktivitätsringe (Bewegen, Trainieren und Stehen) bieten eine visuelle und motivierende Darstellung des täglichen Aktivitätsniveaus.
- **Virtuelle Trophäen**: Für das Erreichen von Zielen vergibt die Apple Watch Auszeichnungen, die als motivierender Ansporn dienen.
- **Wettbewerbe:** Durch die Einrichtung von Wettbewerben mit Freunden können Sie in einer freundlichen Umgebung gegeneinander antreten, was eine zusätzliche Motivation darstellt.

15.1.4 Sicherheit beim Training

Die Apple Watch bietet verschiedene Sicherheitsfunktionen, die insbesondere während des Trainings nützlich sein können. Diese Funktionen dienen sowohl Ihrer körperlichen Sicherheit als auch der schnellen Hilfe im Notfall.

- **Notfall-SOS**: Im Falle eines Unfalls oder einer gesundheitlichen Notlage kann über die Notfall-SOS-Funktion schnell Hilfe herbeigerufen werden.
- **Sturzerkennung**: Einige Modelle verfügen über eine Sturzerkennung, die im Falle eines schweren Sturzes einen Alarm auslöst und den Rettungsdienst alarmiert.
- **Warnungen bei hoher und niedriger Herzfrequenz**: Die Apple Watch sendet Warnmeldungen, wenn die Herzfrequenz ungewöhnlich hoch oder niedrig ist, was auf potenzielle Gesundheitsprobleme hinweisen kann.
- **Warnung bei unregelmäßigem Herzrhythmus**: Die Apple Watch kann auch vor unregelmäßigem Herzrhythmus warnen, was eine frühzeitige ärztliche Beratung und Intervention erleichtern kann.
- **Standortfreigabe**: Sie können Ihren Standort während des Trainings mit vertrauenswürdigen Personen teilen, was insbesondere bei Aktivitäten in abgelegenen oder dünn besiedelten Gebieten für zusätzliche Sicherheit sorgt.
- **Sicherheit beim Schwimmen**: Die Apple Watch ist wasserdicht, sodass sie auch beim Schwimmen sicher verwendet werden kann.

15.1.5 Training zu Hause: Apple Fitness+

Die Kombination aus *Apple Fitness+* und der Apple Watch schafft ein personalisiertes, motivierendes und zugängliches Fitnesserlebnis, das Sie dabei unterstützt, Ihre Fitnessziele zu erreichen und ein gesünderes Leben zu führen.

- **Zugang zu professionellen Workouts**: Mit einem *Apple Fitness+*-Abonnement haben Sie Zugang zu einer großen Auswahl an geführten Workouts, die von professionellen Trainern geleitet werden.
- **Anpassung an das Fitnessniveau**: Workouts können entsprechend dem individuellen Fitnessniveau und den persönlichen Vorlieben ausgewählt werden.
- **Trainingseinheiten nach Zeitplan**: Sie können je nach verfügbarer Zeit Trainingseinheiten von 5 Minuten bis zu einer Stunde auswählen.
- **Keine zusätzliche Ausrüstung erforderlich**: Viele Trainingseinheiten erfordern keine spezielle Ausrüstung und können jederzeit und überall durchgeführt werden.

15.2 Die Fitness im Blick

Apple Fitness ist die App von Apple zur Trainingsüberwachung. An sich kann die Apple Fitness-App nicht viel. Sie läuft auf dem iPhone und zeigt Aktivitäten, Trainings und Aktivitätstrends an. Außerdem können Sie Ihre Aktivitäten mit anderen teilen und mit ihnen kleine Aktivitätswettbewerbe starten. In Verbindung mit einer Apple Watch (und eventuell Fitnessgeräten) kann die App aber noch viel mehr. Sie motiviert dazu, fit zu werden und fit zu bleiben. Abonnenten von *Apple Fitness+* können von der App aus Videotrainings starten, die von professionellen Trainern geleitet werden. Auch Trainingspläne können erstellt werden. Während des Trainings zeigt Ihre Apple Watch die Aktivitätsdaten und die Herzfrequenz in der Fitness-App auf Ihrem iPhone, iPad oder Ihrer Apple TV-Box an.

Um Missverständnissen vorzubeugen: Es gibt keine *Apple Fitness*-App auf der Apple Watch! Stattdessen misst die Apple Watch Ihre Gesamtaktivität mithilfe ihrer internen Sensoren. Es gibt eine *Training*-App, mit der Sie der Apple Watch (und damit auch *Apple Fitness*) mitteilen können, wann Sie trainieren und welche Art von Training Sie ausführen. Mit dieser App beschäftigen wir uns im nächsten Kapitel. Außerdem gibt es eine *Aktivität*-App, mit der Sie den Status Ihrer Aktivitätsringe überprüfen können.

15.2.1 Die Fitness-App im Überblick

Die **Fitness-App** auf dem **iPhone** ist in drei Tabs eingeteilt:

- Wenn Sie die Fitness-App auf Ihrem iPhone durch einen Tipp auf das Fitness-Symbol öffnen, gelangen Sie zur **Übersicht**-Seite. Hier sehen Sie Ihre Aktivitäten, Trainings, Trends und (virtuellen) Auszeichnungen.
- Der zweite Tab ist **Fitness+**. Hier können Sie als Abonnent des Dienstes *Apple Fitness+* aus einer großen Auswahl an Video-Workouts wählen, die von professionellen Trainern geleitet werden und alle wesentlichen Fitnessbereiche abdecken. Außerdem können Sie eigene Trainingspläne erstellen. Mehr zu Apple Fitness+ erfahren Sie in Kapitel 18, »Trainieren mit der Apple Watch und Apple Fitness+«.
- Der dritte Tab , **Teilen**, beinhaltet Elemente der sogenannten *Social Fitness*, die das Teilen von Aktivitätsdaten und Motivation durch gemeinsame Wettbewerbe fördert.

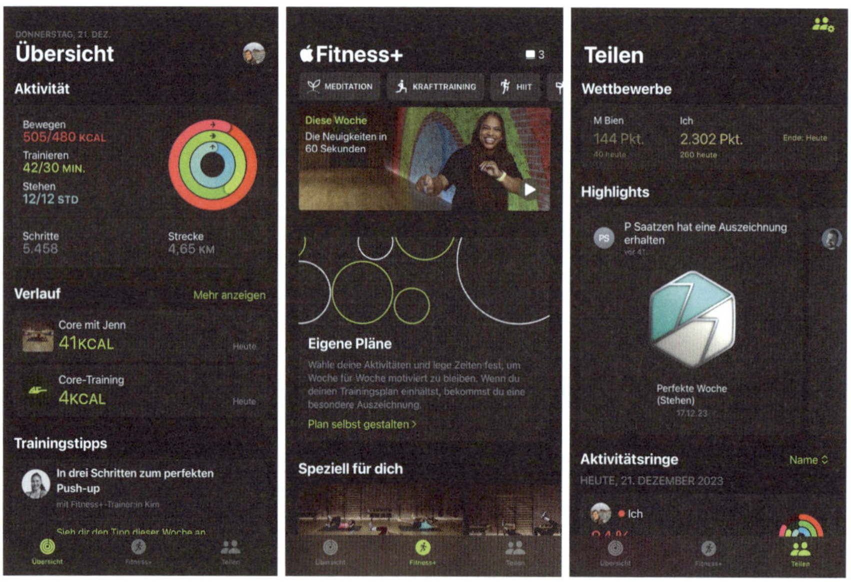

Das Herzstück des ganzen Systems sind drei farbige Ringe, die in ihrer Einfachheit und Effektivität herausragend gut sind.

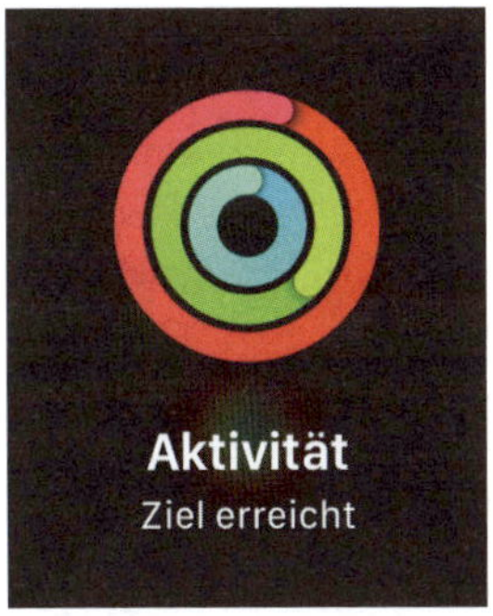

- **Der Bewegungsring** (rot):
  - **Funktion**: Dieser Ring verfolgt die »aktiven Kalorien«, die Sie im Laufe des Tages verbrennen. Aktive Kalorien sind Kalorien, die über den Grundumsatz hinaus durch körperliche Aktivität verbrannt werden.
  - **Ziel**: Das Ziel besteht darin, eine von Ihnen festgelegte Anzahl aktiver Kalorien zu verbrennen. Dieses Ziel ist anpassbar und kann je nach Ihrer persönlichen Fitness und Ihren Zielen erhöht oder verringert werden.
  - **Schließen des Rings**: Der Ring schließt sich, wenn Sie das tägliche Kalorienziel erreicht haben.
  - **Visualisierung**: Der Fortschritt wird durch einen sich füllenden roten Kreis dargestellt. Die Apple Watch benachrichtigt Sie, wenn Sie das Bewegungsziel erreicht haben.
- **Der Trainingsring** (grün):
  - **Funktion**: Der grüne Ring misst die Zeit, die Sie mit Aktivitäten verbracht haben, die dem Tempo eines zügigen Spaziergangs oder einer höheren Intensität entsprechen.
  - **Standardvorgabe**: Die Standardvorgabe beträgt in der Regel 30 Minuten pro Tag, kann aber angepasst werden.
  - **Aufzeichnung**: Die Apple Watch erkennt entsprechende Aktivitäten und Trainingseinheiten automatisch und fügt sie dem Ring hinzu. Trainingseinheiten können auch manuell in der Workout-App auf der Uhr gestartet werden.
  - **Visualisierung**: Der Fortschritt wird durch einen sich füllenden grünen Kreis angezeigt. Die Apple Watch benachrichtigt Sie, wenn Sie das Trainingsziel erreicht haben.

- **Der Stehring** (blau):
  - **Funktion**: Dieser Ring zeigt an, wie oft Sie am Tag stehen und sich bewegen, um langes Sitzen zu vermeiden.
  - **Ziel**: Das Ziel ist es, in mindestens 12 verschiedenen Stunden des Tages 2 Minuten aufzustehen und sich zu bewegen.
  - **Erinnerungen**: Die Apple Watch erinnert Sie daran, aufzustehen, wenn Sie die ersten 50 Minuten einer Stunde durchgehend gesessen haben.
  - **Visualisierung**: Der Fortschritt wird als sich füllender blauer Kreis dargestellt. Die Apple Watch benachrichtigt Sie, wenn Sie das Stehziel erreicht haben.

Die drei Aktivitätsringe von Apple sind ein zentrales Merkmal der Gesundheits- und Fitness-Tracking-Funktionen der Apple Watch und der Fitness-App auf iPhones und sind daher an vielen Stellen in die Geräte integriert:

- **Apple Watch**: Die Aktivitätsringe sind ein auffälliges Merkmal der Apple Watch. Sie werden auf dem Zifferblatt (je nach Design) ❶, in der Aktivität-App ❷ und während Trainings mit der Training-App ❸ angezeigt. Die Apple Watch verwendet verschiedene Sensoren, darunter einen Herzfrequenzsensor und einen Beschleunigungsmesser, um Bewegung und Aktivität zu erfassen.

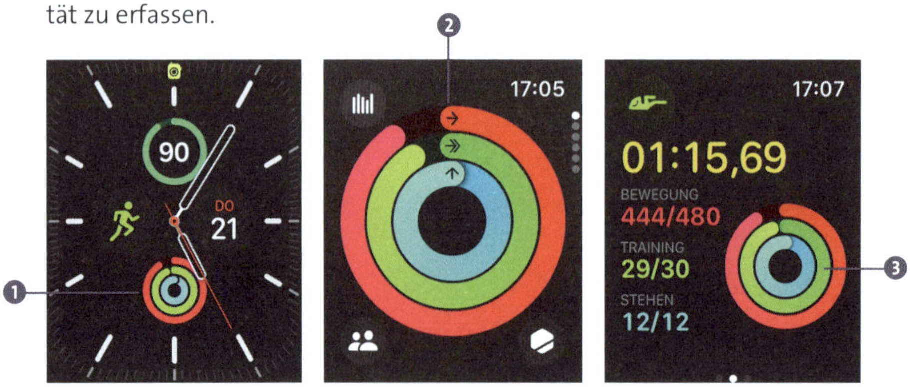

- **iPhone**: Die Fitness-App und die Health-App auf iPhones, die mit einer Apple Watch gekoppelt sind, ermöglichen es Ihnen, Ihre täglichen Aktivitätsringe einzusehen und Ihre Fortschritte zu überprüfen. Die Apps bieten auch detaillierte Informationen und historische Daten zu den Aktivitäten.

- **Apple Fitness+**: Wenn Sie als Abonnent des Dienstes *Apple Fitness+* einen Workout in der Fitness-App starten und Ihre Apple Watch mit der Fitness-App verbunden haben, werden Ihnen während des Trainings ebenfalls die Aktivitätsringe eingeblendet.

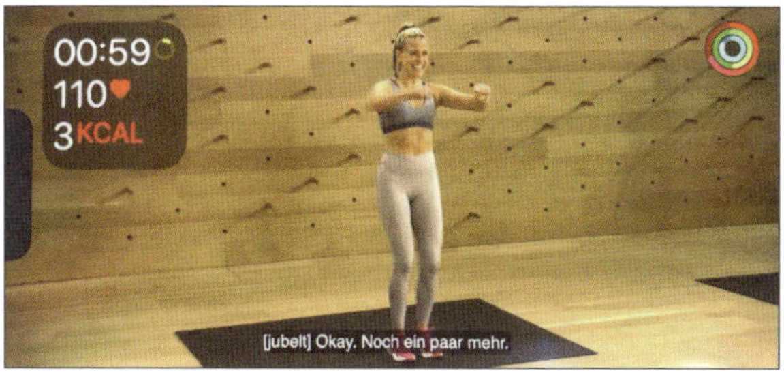
00:59
110
3KCAL
[jubelt] Okay. Noch ein paar mehr.

15.2.2 Die Übersicht-Seite

In der Fitness-App von Apple, die auf dem iPhone verfügbar und eng mit der Apple Watch integriert ist, zeigt Ihnen die Seite **Übersicht** einen detaillierten Bericht über Ihre täglichen Aktivitäten und Fitnessdaten. Diese Übersicht ist besonders nützlich, um Ihre Fortschritte in Bezug auf Bewegung, Training und Ausdauer zu verfolgen und historische Daten zu Ihren Aktivitäten einzusehen.

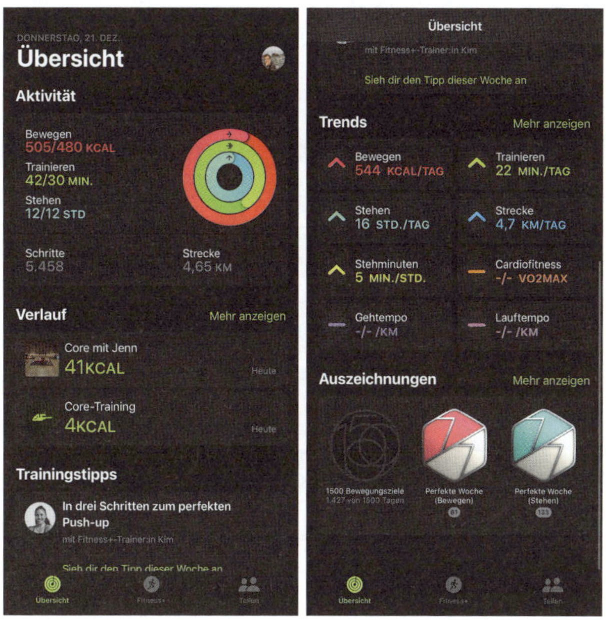

Die Übersicht-Seite der Fitness-App auf dem iPhone

Zu den wichtigsten Elementen, die Sie in der Fitness-Übersicht finden können, gehören:

- **Aktivität**: Hier finden Sie die bekannten roten, grünen und blauen Ringe, die Ihre täglichen Fortschritte bei Bewegung, Training und Stehen anzeigen. Darunter sehen Sie die zurückgelegten **Schritte** und die daraus resultierende **Strecke**.

  Sie können auf die Ringe tippen, um sich detailliertere Informationen anzeigen zu lassen, wie z. B. die genaue Anzahl der verbrannten Kalorien, die Trainingsminuten und die Stunden, die Sie im Stehen verbracht haben. Hier finden Sie eine detaillierte Übersicht über Ihre täglichen Aktivitäten, einschließlich der Anzahl der Schritte, der zurückgelegten Strecke und der insgesamt verbrannten Kalorien sowie Informationen zu bestimmten Trainingseinheiten, einschließlich Dauer, Distanz und Kalorienverbrauch.

  Tippen Sie auf [Kalender-Symbol], um wöchentliche und monatliche Ansichten zu sehen. Dort finden Sie Zusammenfassungen Ihrer Aktivitätsringe und anderer Fitnessdaten über längere Zeiträume, um Trends und Fortschritte zu erkennen, sowie eine grafische Darstellung Ihrer Aktivitäten im wöchentlichen oder monatlichen Vergleich.

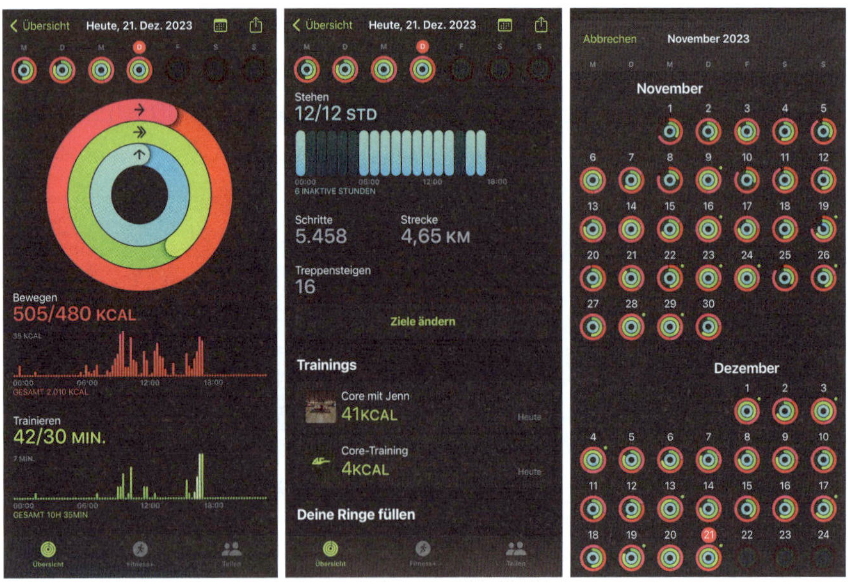

- **Verlauf**: Diese Seite zeigt detaillierte Daten zu den von Ihnen absolvierten Trainingsarten wie Laufen, Radfahren, Schwimmen usw. Hier finden Sie Informationen wie Dauer, Distanz, durchschnittliche Herzfrequenz und Kalorienverbrauch. Sie können auch auf einen Kartenausschnitt tippen, um den zurückgelegten Weg zu verfolgen.

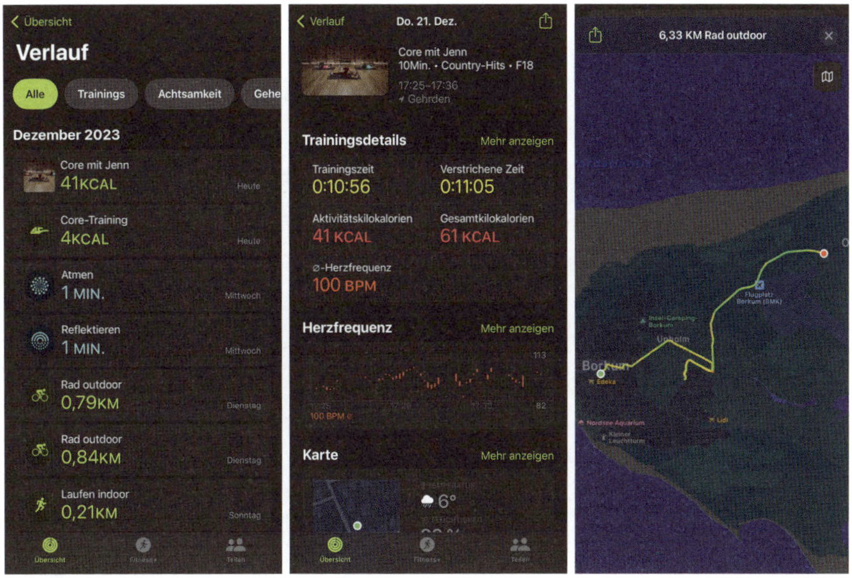

- **Trends**: Unter **Trends** finden Sie Langzeitdaten, die zeigen, ob Ihr Aktivitätsniveau im Vergleich zu früheren Zeiträumen gestiegen oder gesunken ist. Das ist nützlich, um Muster in Ihrer Fitnessroutine zu erkennen und Bereiche zu identifizieren, in denen Sie sich verbessern könnten. Tippen Sie auf einen Trend, um detaillierte Übersichten für diese Aktivität zu sehen. Tippen Sie auf **Mehr anzeigen**, um sich Empfehlungen für alle Aktivitäten anzeigen zu lassen.

  Die Aufwärts- und Abwärtspfeile sind wichtige Indikatoren dafür, wie sich Ihre Fitnessaktivitäten und -gewohnheiten im Laufe der Zeit verändern.

  - **Aufwärtspfeile** (Pfeil zeigt nach oben): Ein Aufwärtspfeil neben einem bestimmten Trendindikator (z. B. Bewegungsminuten, Trainingsminuten oder Stehzeiten) bedeutet, dass sich Ihre Leistung in diesem Bereich in der jüngsten Vergangenheit im Vergleich zu einem früheren Referenzzeitraum verbessert hat. Diese Verbesserung kann sich auf verschiedene Aspekte wie Intensität, Dauer oder Häufigkeit der Aktivität beziehen. Ein solcher Indikator ist positiv und zeigt an, dass Sie in diesem Bereich Fortschritte machen.

- **Abwärtspfeile** (nach unten zeigend): Ein Abwärtspfeil bedeutet das Gegenteil – dass also Ihre Leistung in einem bestimmten Bereich in der jüngsten Vergangenheit im Vergleich zu einem früheren Referenzzeitraum abgenommen hat. Dies kann bedeuten, dass Sie weniger aktiv waren, weniger intensiv trainiert haben oder seltener trainiert haben. Ein Abwärtspfeil zeigt an, dass es Raum für Verbesserungen gibt, und kann ein Anreiz sein, mehr Sport zu treiben oder aktiver zu werden.

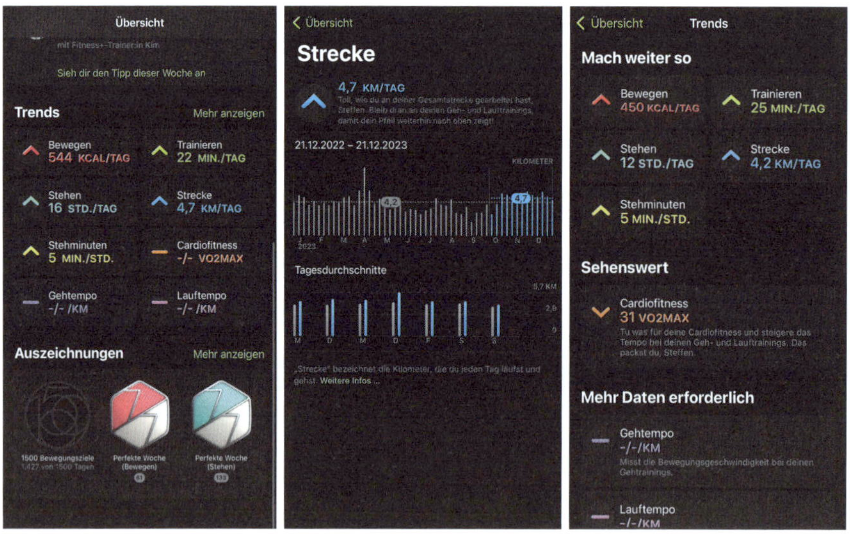

- **Auszeichnungen**: Hier sehen Sie, welche Leistungen Sie erreicht haben, z. B. dass es Ihnen gelungen ist, die Aktivitätsringe an mehreren aufeinander folgenden Tagen zu schließen, oder dass Sie persönliche Bestleistungen bei bestimmten Trainingseinheiten erreicht haben.

15.2.3 Exkurs: Auszeichnungen

Auszeichnungen (manchmal auch »Abzeichen« genannt) sind motivierende Belohnungen, die Sie für das Erreichen bestimmter Fitnessziele oder Meilensteine erhalten. Diese digitalen Trophäen dienen als Anerkennung und Ansporn für Sie, Ihre Fitnessziele zu verfolgen und einen aktiveren Lebensstil zu führen.

- **Tägliche und wöchentliche Ziele**: Auszeichnungen für das tägliche Schließen der Aktivitätsringe (Bewegung, Training, Stehen) oder für das Schließen aller drei Ringe in einer Woche.
- **Persönliche Rekorde**: Diese Auszeichnungen werden für das Erreichen persönlicher Rekorde in verschiedenen Kategorien vergeben, z. B. für die längste Trainingssequenz, die meisten verbrannten Kalorien, die längste Strecke usw.
- **Monatliche Herausforderungen**: Jeden Monat gibt es spezielle Herausforderungen, die auf Ihrer persönlichen Fitnesshistorie basieren und Sie ermutigen, Ihre Aktivität zu steigern oder bestimmte Ziele zu erreichen.
- **Jährliche Ziele**: Dies sind Auszeichnungen für Jahresziele, die Sie erreichen können, wenn Sie das ganze Jahr über aktiv bleiben.
- **Trainings**: Sie erhalten Auszeichnungen für neue Rekorde wie »Längstes Fahrradtraining« oder »Bestzeit über 5 km«. Zusätzliche Auszeichnungen erhalten Sie für das jeweils erste Training in einem neuen Trainingsbereich.
- **Wettbewerbe**: Sie erhalten Auszeichnungen für Wettbewerbe mit anderen Personen. Dazu erfahren Sie mehr in Kapitle 17, »Social Fitness«.

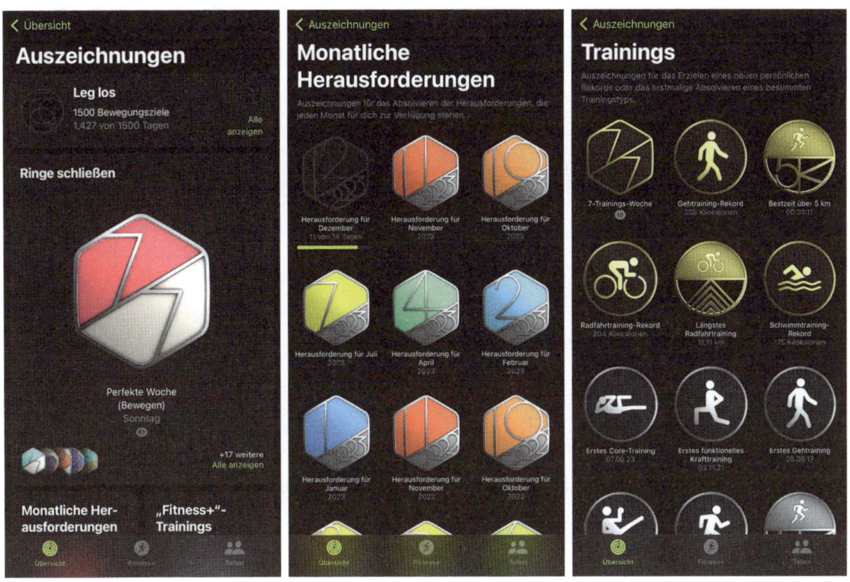

- **Besondere Ereignisse**: Apple bietet gelegentlich besondere Herausforderungen an, die mit bestimmten Ereignissen oder Feiertagen verbunden sind. Zum Beispiel können Sie eine Auszeichnung erhalten, wenn Sie am Weltgesundheitstag ein Training absolvieren.
- **Personalisierung und Fortschritt**: Die Auszeichnungen sind personalisiert und basieren auf Ihren individuellen Aktivitäten und Fortschritten. Sie helfen Ihnen, Ihre Fortschritte zu visualisieren und stolz auf Ihre Leistungen zu sein.
- **Sammeln und Anzeigen**: Sie können Ihre gesammelten Auszeichnungen in der Fitness-App auf dem iPhone anzeigen. Dies dient als Erinnerung an Ihre Erfolge und als Ansporn, weitere Ziele zu erreichen.
- **Teilen mit Freunden**: Viele Nutzer finden es motivierend, ihre Auszeichnungen mit Freunden oder in sozialen Netzwerken zu teilen, was für zusätzliche Motivation und soziale Interaktion sorgt. Dazu tippen Sie auf die zu teilende Auszeichnung und tippen auf .
- **Direkte Anzeige auf der Apple Watch**: Erhalten Sie eine Auszeichnung, wird Ihnen diese direkt auf Ihrer Apple Watch angezeigt.

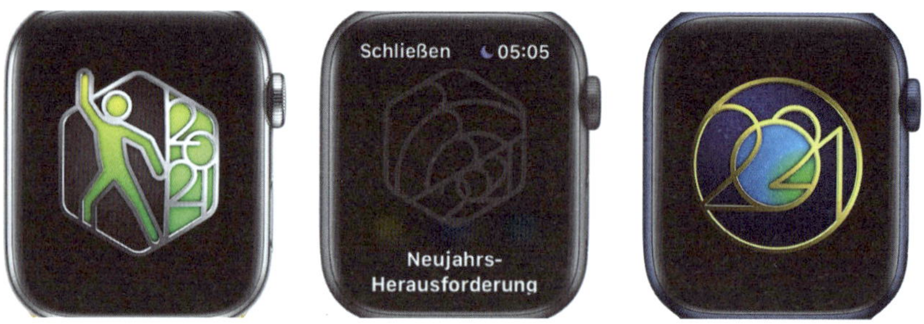

SCHRITT FÜR SCHRITT

Aktivitätsziele anpassen

Die täglichen Ziele für Bewegung (roter Ring), Training (grüner Ring) und Stehen (blauer Ring) können individuell angepasst werden, um Ihr persönliches Fitnessniveau und Ihre Ambitionen widerzuspiegeln.

1. Öffnen Sie die **Fitness-App** auf Ihrem **iPhone**.
2. Gehen Sie zum Tab **Übersicht**.
3. Tippen Sie oben rechts auf Ihr Profilbild bzw. Ihr *Memoji*.

4. Wählen Sie **Ziele ändern** und passen Sie die Ziele entsprechend an.

5. Nachdem Sie ein ziel angepasst haben, gelangen Sie jeweils zum Anpassungsbildschirm für das nächste Ziel.

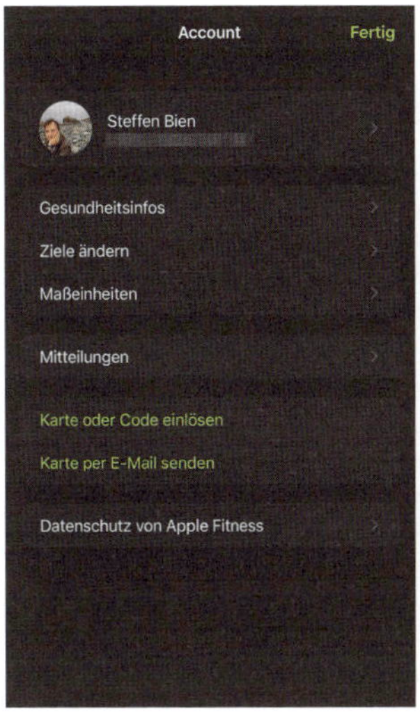

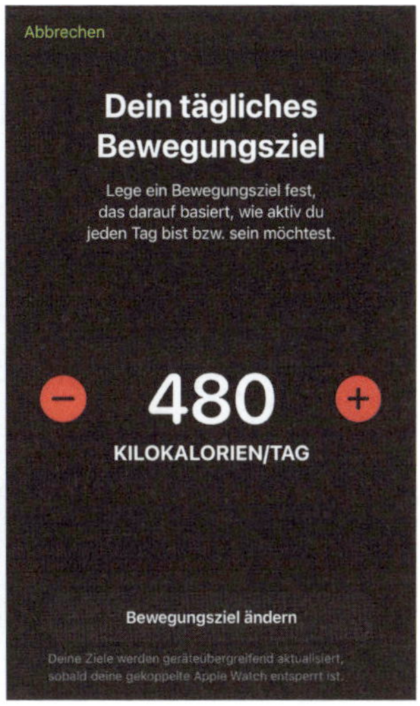
Abbrechen
Dein tägliches Bewegungsziel
Lege ein Bewegungsziel fest, das darauf basiert, wie aktiv du jeden Tag bist bzw. sein möchtest.
480
KILOKALORIEN/TAG
Bewegungsziel ändern
Deine Ziele werden geräteübergreifend aktualisiert, sobald deine gekoppelte Apple Watch entsperrt ist.

SCHRITT FÜR SCHRITT

Mitteilungen anpassen

In der Apple Fitness-App, die eng mit der Apple Watch verknüpft ist, können Sie Aktivitätserinnerungen anpassen, die Sie an Ihre täglichen Bewegungsziele erinnern und Sie motivieren, aktiv zu bleiben.

1. Öffnen Sie die Fitness-App auf Ihrem iPhone.

2. Gehen Sie zum Tab **Übersicht**.

3. Tippen Sie oben rechts auf Ihr Profilbild oder Ihr Memoji.

4. Wählen Sie **Mitteilungen** und aktivieren oder deaktivieren Sie die entsprechenden Mitteilungen:

   – **Erinnerungen zum Stehen**: Sie erhalten eine Erinnerung, aufzustehen, wenn Sie die ersten 50 Minuten einer angebrochenen Stunde durchgehend gesessen haben.

   – **Tägliches Coaching**: Sie erhalten Erinnerungen, um Ihre täglichen Bewegungs-, Trainings- und Stehziele zu erreichen.

- **Erreichte Ziele**: Sie erhalten eine Mitteilung, sobald Sie einen der drei Aktivitätsringe geschlossen haben.
- **Sonderherausforderungen**: Wenn Sie an besonderen Herausforderungen teilnehmen, können Sie auch Erinnerungen einstellen, um sicherzustellen, dass Sie die Herausforderung nicht vergessen.
- **Aktivitätsfreigabe**: Erhalten Sie Mitteilungen über die Aktivitäten und Erfolge Ihrer Freunde, wenn Sie Ihre Daten freigeben. Dies kann eine gesunde Wettbewerbsatmosphäre schaffen.

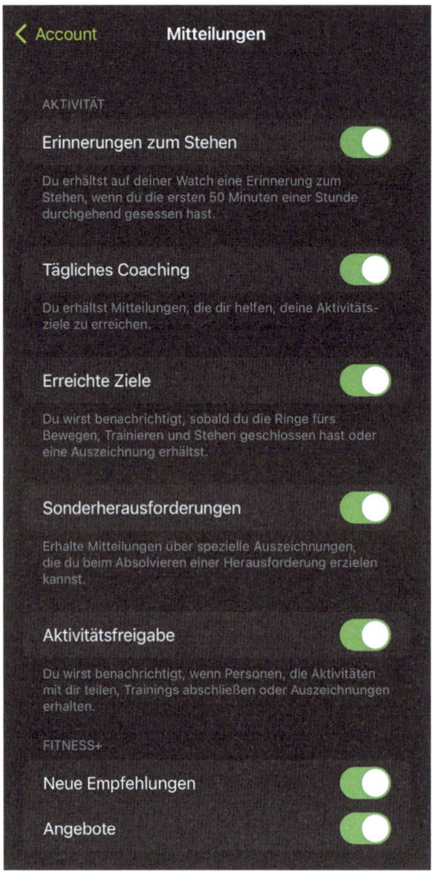

Kapitel 16
Optimale Trainings mit der Apple Watch

Sie haben eine Apple Watch am Handgelenk und wollen Ihr Training auf die nächste Stufe heben? Die *Training*-App für die Apple Watch bietet eine Vielzahl von Trainingsarten, um ein breites Spektrum an Fitnessaktivitäten und -stilen abzudecken. Dank dieser Vielfalt können Sie nahezu jede Art von Übung oder Aktivität verfolgen und Ihre Fortschritte genau messen. In diesem Kapitel zeige ich Ihnen, wie Sie die umfangreichen Funktionen Ihrer Apple Watch optimal nutzen können, um Ihr Training effektiver, angenehmer und motivierender zu gestalten.

16.1 Bevor Sie starten

Bevor Sie Ihre Laufschuhe anziehen oder die Yogamatte ausrollen, sollten Sie sich einen Moment Zeit nehmen, um über Ihre Ziele nachzudenken. Was möchten Sie erreichen? Egal ob Sie abnehmen, Ihre Ausdauer verbessern oder einfach nur aktiver werden möchten, Ihre Apple Watch ist Ihr idealer Partner. Sie können für jedes Training spezifische Ziele wie Dauer, Distanz oder Kalorienverbrauch festlegen. Diese Ziele helfen Ihnen, fokussiert und motiviert zu bleiben.

- **Wählen Sie Ihr Workout**

  Die Vielfalt der Workouts in der Training-App Ihrer Apple Watch ist beeindruckend. Von Laufen und Radfahren über Schwimmen bis hin zu HIIT (*High Intensity Interval Training*) und Yoga ist für jeden etwas dabei. Experimentieren Sie mit verschiedenen Trainingsarten, um herauszufinden, was Ihnen am meisten Spaß macht und was am besten zu Ihren Fitnesszielen passt. Denken Sie daran: Abwechslung ist der Schlüssel zu einem ausgewogenen Fitnessprogramm.

- **Tracken und analysieren**

  Das Großartige an der Apple Watch ist die Art und Weise, wie sie Ihre Aktivitäten aufzeichnet. Sie liefert Ihnen präzise Daten wie Herzfrequenz, Distanz,

Geschwindigkeit und Kalorienverbrauch. Diese Daten sind Gold wert! Sie ermöglichen es Ihnen, Ihre Fortschritte zu verfolgen und Ihre Leistung im Laufe der Zeit zu analysieren. Nutzen Sie diese Informationen, um Ihr Training anzupassen und kontinuierlich zu verbessern.

- **Motiviert bleiben**

  Die Apple Watch kann auch ein starker Motivator sein. Nutzen Sie die Auszeichnungen und Herausforderungen, um sich selbst herauszufordern. Teilen Sie Ihre Erfolge mit Freunden und Familie oder treten Sie in freundschaftlichen Wettbewerben gegeneinander an. Sie werden überrascht sein, wie motivierend ein gesunder Wettbewerb sein kann!

- **Hören Sie auf Ihren Körper**

  Ihre Gesundheit und Sicherheit sollten immer an erster Stelle stehen. Nutzen Sie die Gesundheitsüberwachungsfunktionen der Apple Watch, wie z. B. die Herzfrequenzüberwachung, um sicherzustellen, dass Sie in einem sicheren Bereich trainieren. Achten Sie auf die Signale Ihres Körpers und passen Sie Ihre Intensität entsprechend an. Die Apple Watch kann Ihnen auch dabei helfen, sich an regelmäßige Pausen und Erholungszeiten zu erinnern.

16.2 Training mit der Training-App

Die Apple Watch *Training*-App ist ein zentraler Bestandteil des Apple Fitness-Ökosystems und bietet umfassende Funktionen zur Überwachung und Aufzeichnung verschiedener Arten von Trainingseinheiten und körperlicher Aktivität. Jede Trainingsart ist speziell darauf ausgelegt, die jeweilige Aktivität optimal zu erfassen und dem Benutzer relevante Daten und Statistiken zur Verfügung zu stellen.

Nach dem Öffnen der App sehen Sie eine Liste von Trainingsarten wie Laufen, Radfahren, Schwimmen, Yoga, HIIT und mehr.

1. Streichen Sie durch die Liste, um die passende Trainingsart zu finden.
2. Scrollen Sie an das Ende der Liste und tippen Sie auf **Training hinzufügen** ❶, falls Ihre Trainingsart nicht in der Liste enthalten ist. Tippen Sie auf eine Trainingsart und diese wird am Anfang Ihrer Liste hinzugefügt.

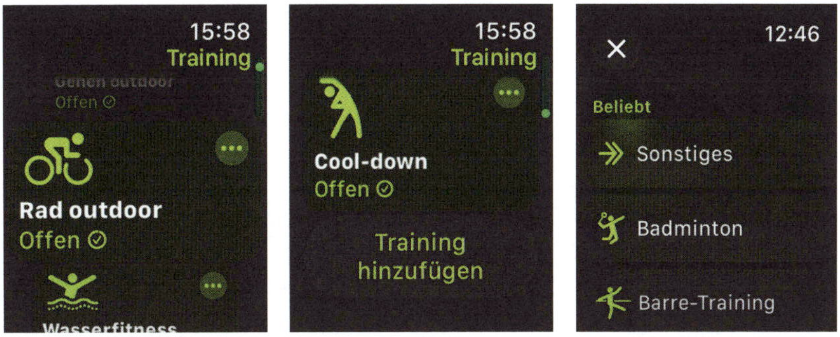

3. Tippen Sie bei einem Training in der Übersicht auf , um die Einstellungen für diese Trainingsart anzupassen.

   Passen Sie Ziel, Zeit, Strecke oder Kilokalorien an, indem Sie auf das Stiftsymbol tippen. Bei einigen Trainingsarten lassen sich zusätzliche Parameter wie *Herzfrequenzbereich* oder *Kadenz* anpassen. Dazu später mehr.

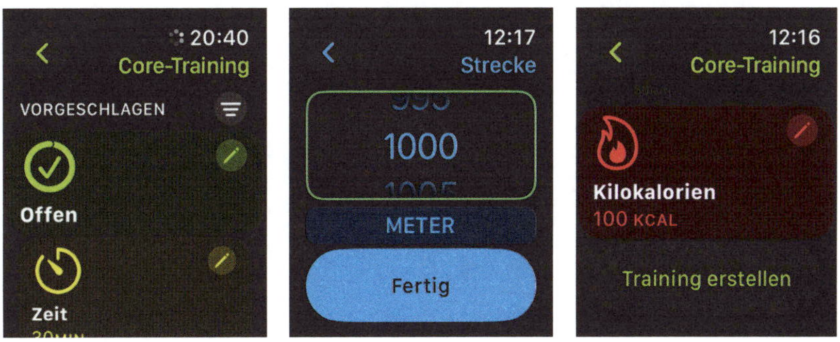

4. Tippen Sie auf ein Training, um dieses mit einer Zeitverzögerung von 3 Sekunden zu starten.

Nachfolgend sehen Sie eine Auswahl der Trainingsarten, die Ihnen in der Training-App zur Verfügung stehen:

16.2.1 Outdoor-Gehen

- **Beschreibung**: Misst Spaziergänge oder Wanderungen.
- **Messung**: Strecke, Geschwindigkeit, Zeit, Herzfrequenz, Höhe
- **Voraussetzungen**: GPS für die genaue Streckenmessung
- **Einstellungen**: Ziele für Zeit, Strecke oder Kalorien

16.2.2 Indoor-Gehen

- **Beschreibung**: Gehen auf einem Laufband oder in einer Halle
- **Messung**: Strecke, Geschwindigkeit, Zeit, Herzfrequenz, Höhe
- **Voraussetzungen**: GPS für die genaue Streckenmessung
- **Einstellungen**: Ziele für Zeit, Strecke oder Kalorien

16.2.3 Outdoor-Laufen

- **Beschreibung**: Laufen auf einer Laufbahn, einem Rundkurs oder einer Straße
- **Messung**: Strecke, Pace (siehe unten), Zeit, Herzfrequenz, Höhe
- **Voraussetzungen**: GPS für die präzise Streckenverfolgung
- **Einstellungen**: Ziele für Zeit, Strecke oder Kalorien; Pace-Alarm

16.2.4 Indoor-Laufen

- **Beschreibung**: Laufband-Training oder Laufen in einer Halle
- **Messung**: geschätzte Distanz, Zeit, Herzfrequenz
- **Voraussetzungen**: keine speziellen Anforderungen
- **Einstellungen**: Ziele für Zeit, Strecke oder Kalorien

16.2.5 Radfahren

- **Beschreibung**: Radfahren an der frischen Luft
- **Messung**: Strecke, Geschwindigkeit, Zeit, Herzfrequenz, Höhe
- **Voraussetzungen**: GPS für die Streckenverfolgung
- **Einstellungen**: Ziele für Zeit, Strecke oder Kalorien

16.2.6 Indoor-Radfahren

- **Beschreibung**: für stationäre Fahrräder
- **Daten**: geschätzte Kalorien, Zeit
- **Voraussetzungen**: keine
- **Einstellungen**: Ziele für Zeit oder Kalorien

16.2.7 Beckenschwimmen

- **Beschreibung**: Schwimmtracking im Pool
- **Daten**: Runden, Strecke, Zeit, Herzfrequenz
- **Voraussetzungen**: Wasserfestigkeit der Watch; Angabe der Beckenlänge
- **Einstellungen**: Ziele für Zeit oder Kalorien

16.2.8 Freiwasserschwimmen

- **Beschreibung**: Für offenes Gewässer
- **Daten**: Distanz, Zeit, Herzfrequenz
- **Voraussetzungen**: Wasserfestigkeit, GPS
- **Einstellungen**: Ziele für Zeit, Strecke oder Kalorien

16.2.9 HIIT (Hochintensives Intervalltraining)

- **Beschreibung**: Intervalltraining mit hoher Intensität
- **Daten**: Kalorien, Zeit, Herzfrequenz
- **Voraussetzungen**: keine
- **Einstellungen**: Ziele für Zeit oder Kalorien

16.2.10 Wandern

- **Beschreibung**: für Wanderungen
- **Daten**: Distanz, Höhenmeter, Zeit, Herzfrequenz
- **Voraussetzungen**: GPS für Distanz und Höhenmessung
- **Einstellungen**: Ziele für Zeit, Distanz oder Kalorien

16.2.11 Yoga

- **Beschreibung**: für Yoga-Sessions
- **Daten**: Kalorien, Zeit, Herzfrequenz
- **Voraussetzungen**: keine
- **Einstellungen**: Ziele für Zeit oder Kalorien

16.2.12 Funktionelles Krafttraining

- **Beschreibung**: für Krafttrainingsübungen
- **Daten**: Kalorien, Zeit, Herzfrequenz
- **Voraussetzungen**: keine
- **Einstellungen**: Ziele für Zeit oder Kalorien

16.2.13 Tanzen

- **Beschreibung**: für Tanz-Workouts
- **Daten**: Kalorien, Zeit, Herzfrequenz
- **Voraussetzungen**: keine
- **Einstellungen**: Ziele für Zeit oder Kalorien

16.3 Vor einem Training

Im Folgenden werde ich drei besonders beliebte Trainingsarten – das Lauftraining, das Wandern und das Radfahrtraining – im Detail erläutern und auch auf die Auswertungsmöglichkeiten eingehen.

Bevor Sie mit einem Training mit der Apple Watch beginnen, gibt es einige wichtige Schritte, die Sie befolgen sollten, um sicherzustellen, dass Sie das Beste aus dem Training herausholen und die Apple Watch optimal verwenden:

- **Aufladen der Apple Watch**: Stellen Sie sicher, dass Ihre Apple Watch ausreichend aufgeladen ist, um das gesamte Training durchzuhalten.
- **Tragekomfort und Passform**: Stellen Sie das Armband der Apple Watch so ein, dass es fest, aber bequem am Handgelenk sitzt. Ein guter Sitz ist wichtig für genaue Herzfrequenzmessungen.
- **Überprüfen der Einstellungen**: Überprüfen Sie die Einstellungen Ihrer Apple Watch, insbesondere die Einstellungen für das Training. Vergewissern Sie sich, dass GPS (für Läufe im Freien) und die Herzfrequenzmessung aktiviert sind.
- **Kopfhörer verbinden**: Um Musik oder Audioguides beim Training zu hören, verbinden Sie Ihre Bluetooth-Kopfhörer mit der Apple Watch.

- **Musik und Playlists vorbereiten**: Stellen Sie sicher, dass Ihre Musik oder Playlists auf der Apple Watch verfügbar sind, wenn Sie während des Trainings Musik hören möchten.
- **Wasser und Nahrung**: Trinken Sie vor dem Training Wasser und nehmen Sie bei Bedarf eine leichte Mahlzeit zu sich, insbesondere wenn Sie einen längeren Lauf planen.
- **Aufwärmen**: Ein kurzes Aufwärmen vor dem Training kann das Verletzungsrisiko verringern und Ihre Leistung verbessern.
- **Wetterbedingungen prüfen**: Informieren Sie sich über die Wetterbedingungen während der geplanten Trainingszeit und ziehen Sie sich entsprechend an. Die Apple Watch ist zwar wasserdicht, aber für ein angenehmes Training ist die richtige Kleidung wichtig.

Wichtige zusätzliche Trainingsparameter

- **Pace**: Die *Pace* ist das Tempo, mit dem man läuft, normalerweise ausgedrückt in Minuten pro Kilometer. Eine schnellere Pace bedeutet, dass Sie schneller laufen.
- **Herzfrequenzbereich**: Die Apple Watch kann Ihre Herzfrequenz in Echtzeit überwachen und Sie dabei unterstützen, in Ihrem gewünschten Herzfrequenzbereich zu bleiben.
- **Kadenz**: Die *Kadenz* bezeichnet die Anzahl der Schritte pro Minute. Dieser Wert wird auch als Schrittfrequenz bezeichnet.
- **Leistung**: Die *Leistung* gibt die geschätzte Anstrengung während des Laufens an, gemessen in Watt. Die Laufleistung steht für die Intensität des Laufens und kann Aufschluss darüber geben, wie anstrengend es ist, das Tempo zu ändern oder die Laufstrecke zu erhöhen oder zu verringern. Die Apple Watch kann die Laufleistung beim Lauftraining im Freien automatisch aufzeichnen. Die Laufleistung wird nur während des Lauftrainings aufgezeichnet und berücksichtigt keine zusätzlichen Belastungen wie z. B. einen schweren Rucksack.
- **Splits**: Mit *Splits* wird die Laufstrecke in gleich lange Abschnitte unterteilt und die Zeit für jeden Abschnitt gemessen. Diese Funktion ist besonders nützlich, wenn Sie Ihre Leistung auf verschiedenen Streckenabschnitten

analysieren und nachvollziehen möchten, wie sich Ihr Tempo während des Laufs verändert.

- **Segmente**: *Segmente* sind im Wesentlichen manuelle Markierungen, die während eines Lauftrainings gesetzt werden können, um verschiedene Abschnitte oder Phasen des Laufs zu kennzeichnen. Mit dieser Funktion können Sie das Training in kleinere Abschnitte unterteilen und für jeden Abschnitt detaillierte Daten abrufen.

16.4 Laufen mit der Apple Watch

Das Lauftraining mit der Apple Watch bietet eine Reihe von Vorteilen, die es zu einer beliebten Wahl für Läufer aller Niveaus machen. Es bietet eine Vielzahl von Funktionen und Messdaten, die Ihnen dabei helfen, Ihre Leistung zu verfolgen und Ihre Fitnessziele zu erreichen.

16.4.1 Vor dem Laufen

Vor dem Beginn des Lauftrainings können Sie entscheiden, ob Sie ein Standardlauftraining mit offenem Ziel auswählen oder das Training für sich anpassen möchten:

1. Tippen Sie auf , um die Trainingsübersicht zu öffnen.
2. Scrollen Sie zu **Laufen Outdoor**.
3. Tippen Sie auf , um das Training anzupassen.
4. Sie erhalten oben Trainingsvorschläge (lila), die Sie mit einem Tipp darauf starten oder mit einem Tipp auf anpassen können.
5. Unterhalb der Trainingsvorschläge können Sie einzeln alle Trainingsziele anpassen, z. B. **Zeit**, **Strecke**, **Pace** und **Kilokalorien**. Tippen Sie dazu neben einem Parameter auf .

6. Scrollen Sie ganz nach unten und tippen Sie auf **Einstellungen**, um weitere Ansichten für das Lauftraining zu konfigurieren, wie **Herzfrequenzbereich**, **Kadenz**, **Leistung**, **Zeit**, **Splits** oder **Laufbahnrunde**. Diese Einstellungen gelten unabhängig von Änderungen an den Trainingszielen.

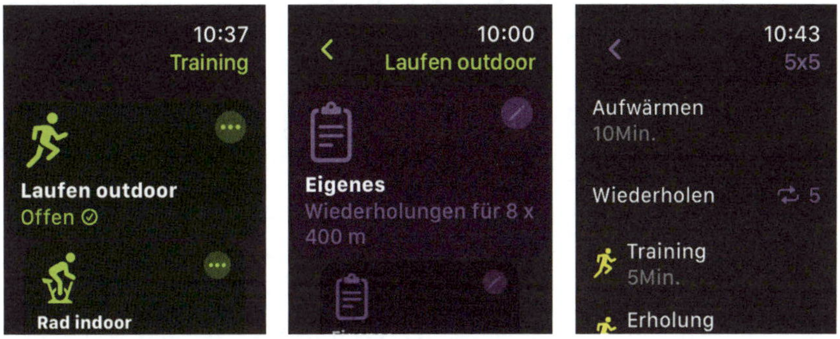

7. Tippen Sie auf , um zur Trainingsübersicht zurückzukehren.

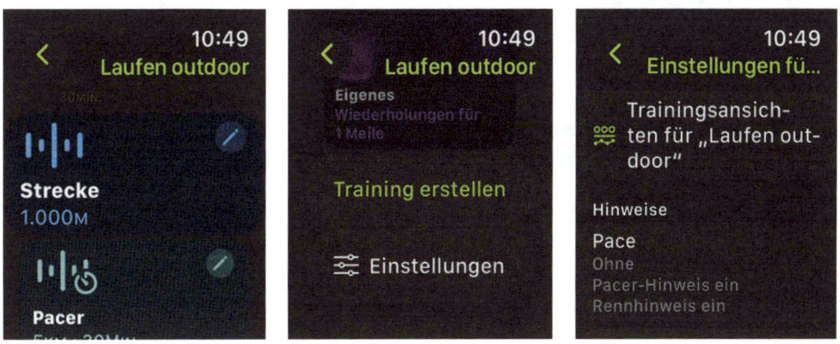

16.4.2 Während des Laufens

Tippen Sie in der Trainingsübersicht auf das gewünschte Training, um mit dem Lauftraining zu beginnen.

- **Messdaten anzeigen**: Während Sie laufen, zeigt die Apple Watch verschiedene Daten wie Herzfrequenz, Strecke, Pace (Geschwindigkeit), aktive Kalorien und mehr an. Um zwischen den verschiedenen Ansichten zu wechseln, streichen Sie auf dem Bildschirm Ihrer Apple Watch aufwärts oder abwärts.

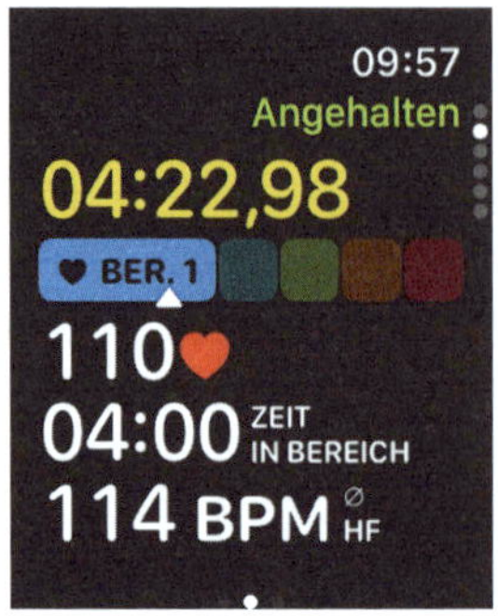

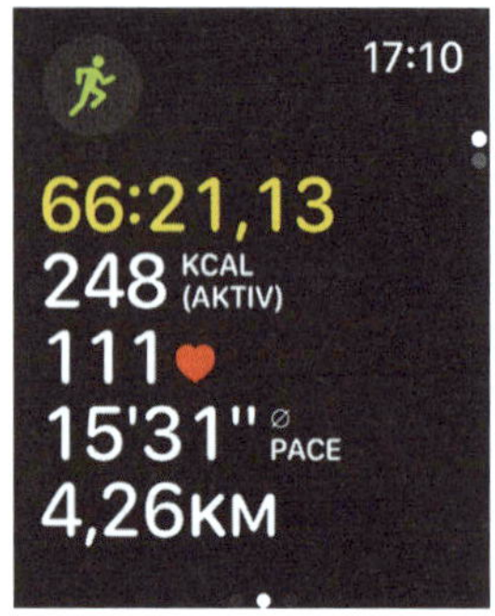

- **Pausieren und Fortsetzen**: Das Training kann jederzeit unterbrochen und bei Bedarf wieder aufgenommen werden. Die Apple Watch erkennt eine Trainingsunterbrechung und -fortsetzung automatisch. Alternativ können Sie auf dem Bildschirm der Apple Watch nach rechts streichen und ⏸ bzw. ↻ wählen.

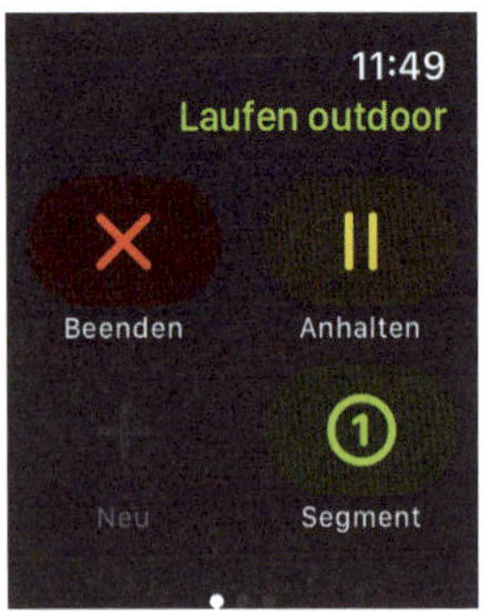

- **Trainingshinweise**: Die Apple Watch gibt Ihnen regelmäßig Audio-Tipps zu Ihrer Leistung und Ihren Fortschritten.

16.4.3 Nach dem Laufen

- **Training beenden**: Streichen Sie auf dem Bildschirm Ihrer Apple Watch nach rechts und wählen Sie ✕. Bestätigen Sie durch einen Tipp auf **Training beenden**.
- **Trainingszusammenfassung**: Nach dem Training erhalten Sie auf der Apple Watch eine Zusammenfassung Ihrer Leistung mit Gesamtzeit, Strecke, Durchschnittstempo, Kalorienverbrauch und Herzfrequenz.

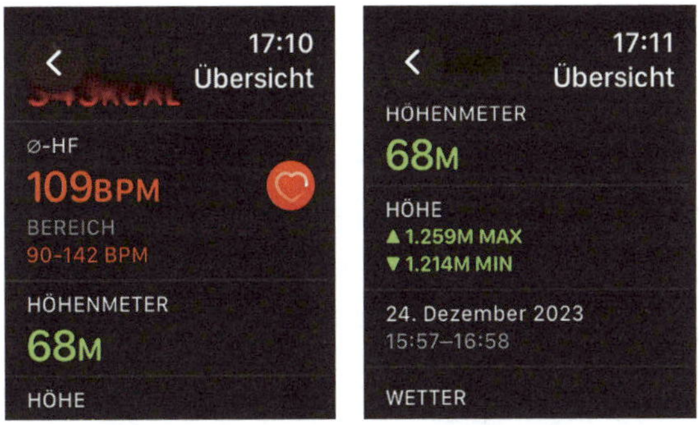

- **Trainingsverlauf**: Die Daten Ihres Trainings werden in der Fitness-App auf Ihrem iPhone gespeichert, wo Sie die Fortschritte im Laufe der Zeit verfolgen können.

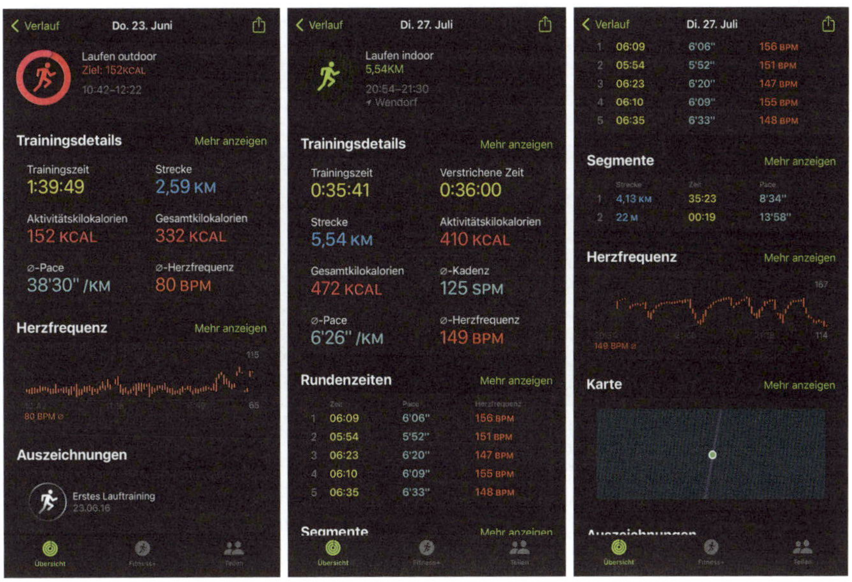
Verlauf
Do. 23. Juni
Laufen outdoor
Ziel: 152KCAL
10:42–12:22
Trainingsdetails
Mehr anzeigen
Trainingszeit
1:39:49
Strecke
2,59 KM
Aktivitätskilokalorien
152 KCAL
Gesamtkilokalorien
332 KCAL
⌀-Pace
38'30" /KM
⌀-Herzfrequenz
80 BPM
Herzfrequenz
Mehr anzeigen
Auszeichnungen
Erstes Lauftraining
23.06.16
Übersicht
Verlauf
Di. 27. Juli
Laufen indoor
5,54KM
20:54–21:30
Trainingsdetails
Mehr anzeigen
Trainingszeit
0:35:41
Verstrichene Zeit
0:36:00
Strecke
5,54 KM
Aktivitätskilokalorien
410 KCAL
Gesamtkilokalorien
472 KCAL
⌀-Kadenz
125 SPM
⌀-Pace
6'26" /KM
⌀-Herzfrequenz
149 BPM
Rundenzeiten
Mehr anzeigen
1 06:09 6'06" 156 BPM
2 05:54 5'52" 151 BPM
3 06:23 6'20" 147 BPM
4 06:10 6'09" 155 BPM
5 06:35 6'33" 148 BPM
Segmente
Übersicht
Verlauf
Di. 27. Juli
1 06:09 6'06" 156 BPM
2 05:54 5'52" 151 BPM
3 06:23 6'20" 147 BPM
4 06:10 6'09" 155 BPM
5 06:35 6'33" 148 BPM
Segmente
Mehr anzeigen
1 4,13 KM 35:23 8'34"
2 22 M 00:19 13'58"
Herzfrequenz
Mehr anzeigen
Karte
Mehr anzeigen
Übersicht

16.5 Wandern mit der Apple Watch

Wandern ist eine beliebte Aktivität, die Fitness, Entspannung und Naturerlebnis miteinander verbindet. Mit der Apple Watch und der dazugehörigen Trainings-App wird das Wandern nicht nur sicherer und informativer, sondern auch motivierender.

16.5.1 Vor dem Wandern

Vor dem Beginn des Wandertrainings können Sie entscheiden, ob Sie ein Standardtraining mit offenem Ziel auswählen oder das Training für sich anpassen möchten:

1. Tippen Sie auf, um die Trainingsübersicht zu öffnen.
2. Scrollen Sie zu **Wandern**.
3. Tippen Sie auf, um das Training anzupassen.
4. Sie können einzeln alle Trainingsziele anpassen, wie **Zeit**, **Strecke**, **Pace** und **Kilokalorien**. Tippen Sie dazu neben einem Parameter auf.
5. Scrollen Sie ganz nach unten und tippen Sie auf **Einstellungen**, um weitere Ansichten für das Lauftraining zu konfigurieren, z. B. **Herzfrequenzbereich**, **Zeit** oder **Splits**. Diese Einstellungen gelten unabhängig von Änderungen an den Trainingszielen.

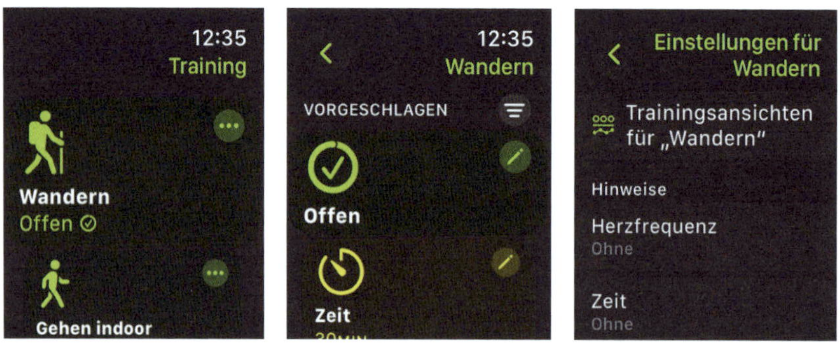

6. Tippen Sie auf, um zur Trainingsübersicht zurückzukehren.

16.5.2 Während des Wanderns

Tippen Sie in der Trainingsübersicht auf das gewünschte Training, um mit dem Wandertraining zu beginnen.

- **Messdaten anzeigen**: Während Sie wandern, zeigt die Apple Watch verschiedene Daten wie Herzfrequenz, Strecke, Pace (Geschwindigkeit), aktive Kalorien oder Höhenmeter an. Um zwischen den verschiedenen Ansichten zu wechseln, streichen Sie auf dem Bildschirm Ihrer Apple Watch aufwärts oder abwärts.

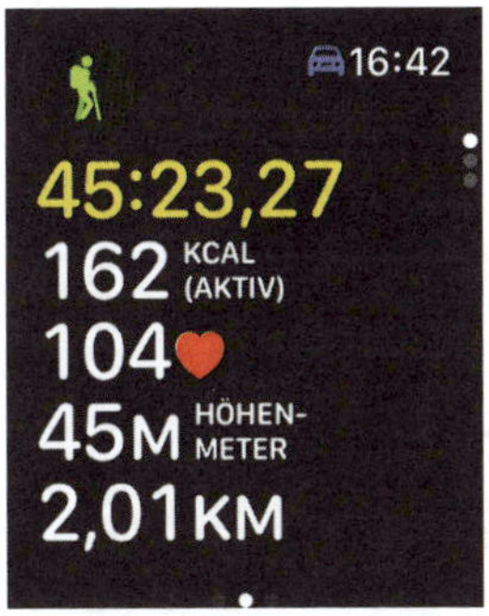

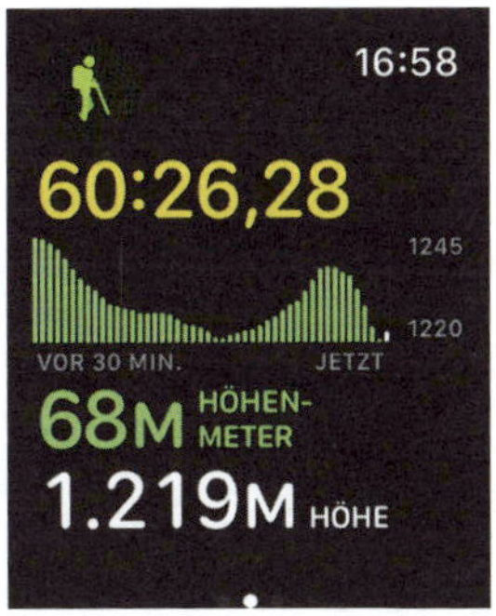
16:58
60:26,28
1245
1220
VOR 30 MIN.
JETZT
68M HÖHEN-METER
1.219M HÖHE
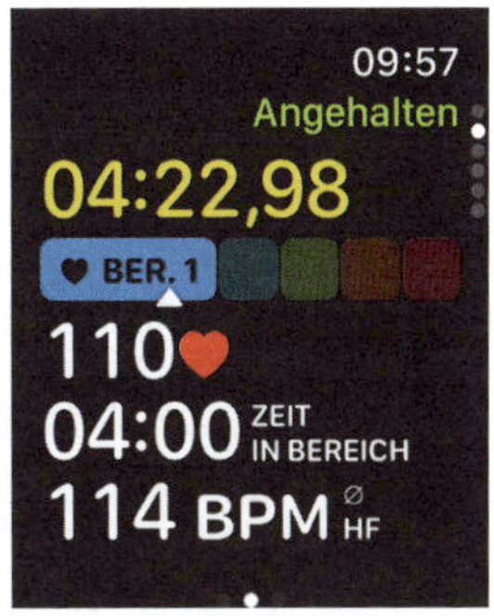

- **Pausieren und Fortsetzen**: Das Training kann jederzeit unterbrochen und bei Bedarf wieder aufgenommen werden. Die Apple Watch erkennt eine Trainingsunterbrechung und -fortsetzung automatisch. Alternativ können Sie auf dem Bildschirm der Apple Watch nach rechts streichen und bzw. wählen.
- **Trainingshinweise**: Die Apple Watch gibt Ihnen regelmäßig Audio-Tipps zu Ihrer Leistung und Ihren Fortschritten.

16.5.3 Nach dem Wandern

- **Training beenden**: Streichen Sie auf dem Bildschirm Ihrer Apple Watch nach rechts und wählen Sie . Bestätigen Sie durch einen Tipp auf **Training beenden**.
- **Trainingszusammenfassung**: Nach dem Training erhalten Sie auf der Apple Watch eine Zusammenfassung Ihrer Leistung mit Gesamtzeit, Strecke, Durchschnittstempo, Kalorienverbrauch, Höhenmetern und Herzfrequenz.

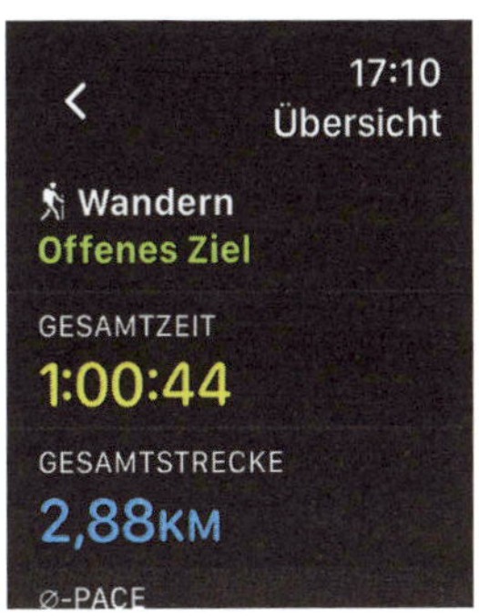
17:10
Übersicht
Wandern
Offenes Ziel
GESAMTZEIT
1:00:44
GESAMTSTRECKE
2,88KM
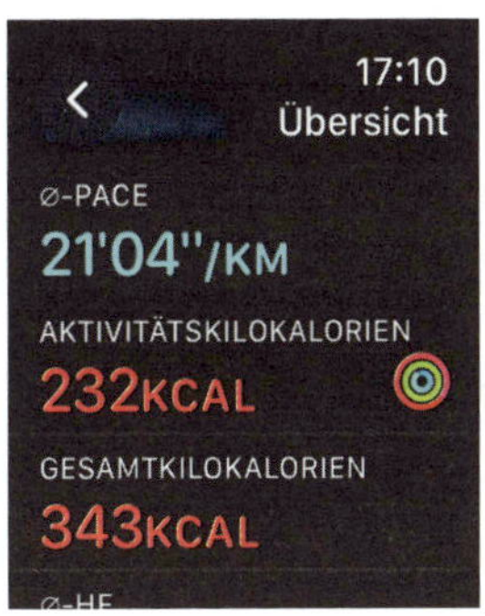
17:10
Übersicht
Ø-PACE
21'04"/KM
AKTIVITÄTSKILOKALORIEN
232KCAL
GESAMTKILOKALORIEN
343KCAL
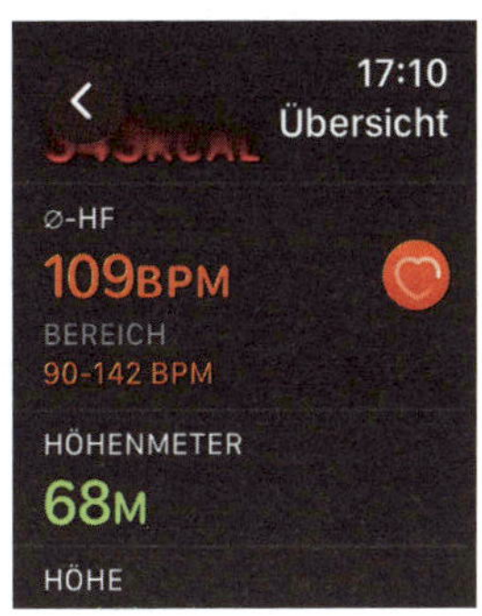

- **Trainingsverlauf:** Die Daten Ihres Trainings werden in der Fitness-App auf Ihrem iPhone gespeichert, wo Sie die Fortschritte im Laufe der Zeit verfolgen können.

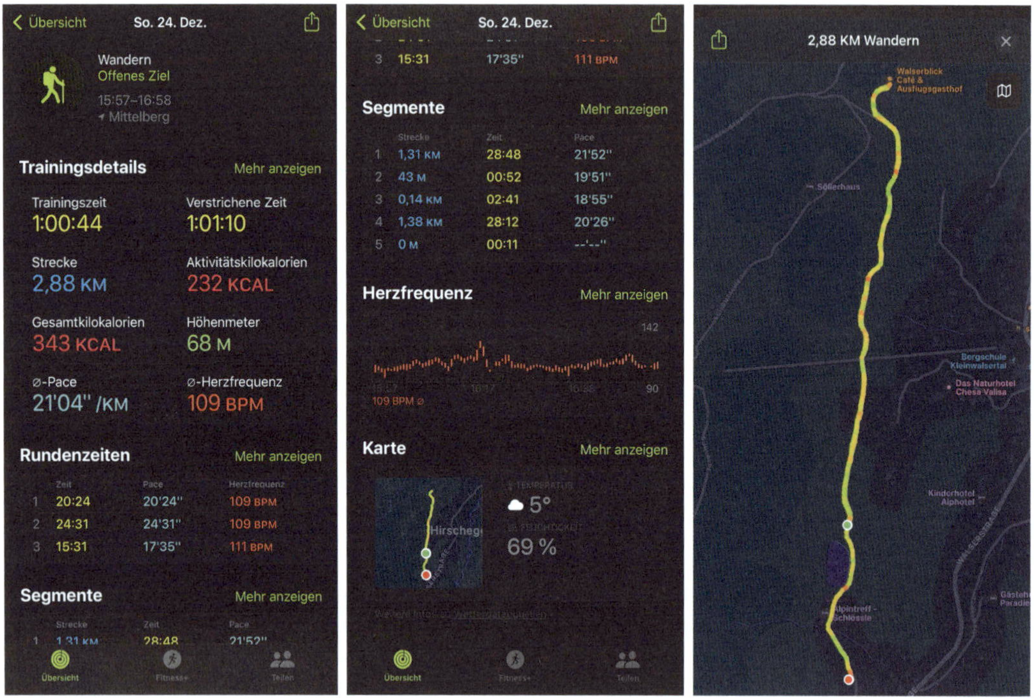

16.6 Radfahren mit der Apple Watch

Die *Training*-App für die Apple Watch wurde auch entwickelt, um Radfahrerinnen und Radfahrer intuitiv und informativ zu begleiten. Sie liefert genaue Daten und nützliche Funktionen für eine bessere Trainingskontrolle und Motivation.

16.6.1 Vor dem Radfahren

Vor dem Start können Sie Ziele für Ihre Fahrt festlegen, z. B. eine bestimmte Zeit, Strecke oder Kalorienzahl; oder Sie wählen **Offen**, um ohne ein bestimmtes Ziel zu fahren:

1. Tippen Sie auf , um die Trainingsübersicht zu öffnen.
2. Scrollen Sie zu **Rad Outdoor**.
3. Tippen Sie auf , um das Training anzupassen.

Sie können auch die Einstellungen für Mitteilungen und Warnungen während der Fahrt anpassen, z. B. regelmäßige Aktualisierungen der zurückgelegten Strecke oder der aktuellen Herzfrequenz. Das funktioniert genauso, wie bereits oben für das Laufen und Wandern beschrieben.

16.6.2 Während der Fahrt

Sobald Sie mit dem Training beginnen, sammelt die Apple Watch Daten wie Herzfrequenz, Geschwindigkeit, Strecke, Kalorienverbrauch und – wenn Sie im Freien fahren – die Route über GPS.

Die Informationen werden in Echtzeit auf dem Bildschirm der Apple Watch angezeigt, sodass Sie Ihre aktuelle Leistung sehen und die Intensität entsprechend anpassen können.

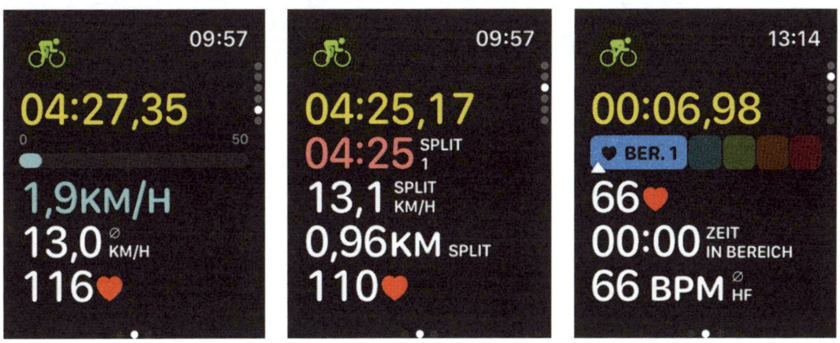

16.6.3 Nach dem Fahren

Wenn die Zeit auf dem Rad beendet ist, stoppen Sie das Training. Die *Training*-App zeigt eine Zusammenfassung der Trainingseinheit mit allen gesammelten Daten an. Dazu gehören häufig die durchschnittliche und maximale Herzfrequenz, die Distanz, die Durchschnittsgeschwindigkeit, die Höhenmeter und der Gesamtkalorienverbrauch.

Die gesammelten Daten werden mit der *Fitness*-App auf dem iPhone synchronisiert, wo Sie Ihre Fortschritte im Laufe der Zeit verfolgen und detaillierte Analysen zum Training einsehen können.

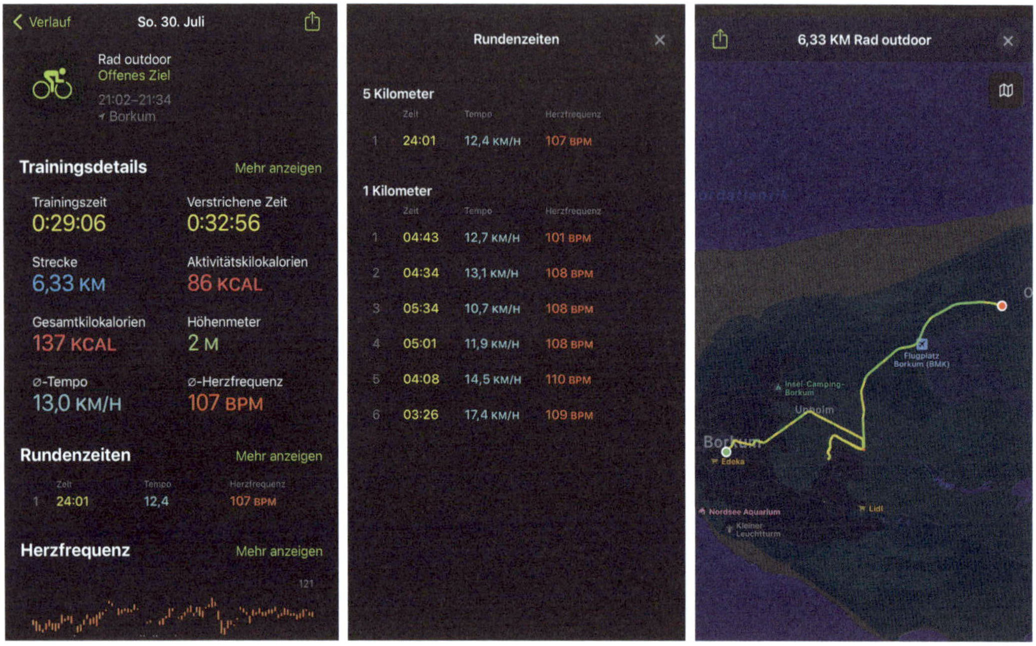

Kapitel 17
Social Fitness

Der Begriff *Social Fitness* bezeichnet die Verbindung von körperlicher Aktivität mit sozialen Interaktionen. Es geht darum, Fitnessaktivitäten mit einem sozialen Element zu verbinden, sei es durch gemeinsame Trainingseinheiten, den Austausch von Fitnesszielen und -fortschritten oder durch gegenseitige Motivation und Unterstützung. Hier sind einige der wichtigsten Aspekte von Social Fitness:

- **Fortschritte teilen**: Mit der Verbreitung von Fitness-Trackern wie der Apple Watch und sozialen Netzwerken teilen viele Menschen ihre Fortschritte, Herausforderungen und Erfolge mit Freunden oder der Online-Community. Dies kann in Form von Likes, Kommentaren, Aufmunterungen oder sogar Ratschlägen von anderen geschehen.
- **Wettbewerbe und Challenges**: Viele Menschen nutzen soziale Plattformen oder Apps, um sich gegenseitig herauszufordern oder an Wettbewerben teilzunehmen. Dabei kann es sich um freundschaftliche Wettbewerbe handeln, um zu ermitteln, wer die meisten Schritte oder die längste Strecke geschafft oder regelmäßige Trainingsherausforderungen gemeistert hat.
- **Gemeinschaftliches Training**: Dies kann Gruppenfitnesskurse, gemeinsames Laufen, Fahrradgruppen oder jede andere Form des Trainings mit anderen Menschen umfassen. Die Idee dahinter ist, dass die Anwesenheit und Unterstützung anderer die Motivation steigern und das Training für die Einzelnen angenehmer machen kann.
- **Technologie und Apps**: Viele Fitness-Tracker und Gesundheits- und Fitness-Apps unterstützen Social Fitness, indem sie es ihren Nutzerinnen und Nutzern ermöglichen, ihre Aktivitäten zu verfolgen, sich Ziele zu setzen und Fortschritte mit ihrem sozialen Netzwerk zu teilen.

17.1 So motiviert Sie die Apple Watch

Die Apple Watch und die Fitness-App bieten eine Social-Fitness-Funktion, mit der Sie Ihre Fitnessaktivitäten und Fortschritte mit Freunden und der Familie teilen und sich gegenseitig motivieren können. Hier sind die wichtigsten Funktionen:

- **Aktivitätsdaten teilen**: Sie können Ihre täglichen Aktivitätsfortschritte anhand der drei Ringe (Bewegen, Trainieren, Stehen) mit Freunden und Familie teilen. Über die Fitness-App auf dem iPhone können Sie Freunde einladen und deren Fortschritte einsehen, sobald diese die Einladung angenommen haben.
- **Mitteilungen und Motivation**: Sobald das Teilen aktiviert ist, erhalten Sie Mitteilungen über die Fortschritte Ihrer Freunde. Beispielsweise werden Sie informiert, wenn ein Freund ein Trainingsziel erreicht oder einen Aktivitätskreis schließt. Diese Mitteilungen dienen als Motivation und fördern einen freundschaftlichen Wettbewerb.
- **Wettbewerbe**: Mit der Fitness-App können Sie siebentägige Wettbewerbe mit Ihren Freunden starten. In diesen Wettbewerben sammeln die Teilnehmer Punkte, indem sie ihre Aktivitätsringe füllen. Der Nutzer mit den meisten Punkten am Ende des Wettbewerbs gewinnt.
- **Aktivitäts- und Fortschrittstrends**: Die Fitness-App bietet einen detaillierten Überblick über Ihre Aktivitätstrends und Fortschritte und die Ihrer Freunde. Diese Trends helfen, langfristige Veränderungen in den Aktivitätsmustern zu erkennen und entsprechende Anpassungen vorzunehmen.

17.2 Aktivitäten teilen

Es gibt zwei Möglichkeiten, Ihre Aktivitäten mit anderen zu teilen. Die erste Möglichkeit, die Weitergabe über die Health-App zur Überwachung der Gesundheit von Familienmitgliedern und älteren Menschen, wurde bereits in Kapitel 8, »Die Health-App – Ihre Gesundheitszentrale für die Apple Watch«, ausführlich beschrieben. In diesem Kapitel geht es hingegen um das Teilen von Aktivitätsdaten im Sinne von Fitness.

Die Weitergabe der Aktivitätsdaten kann entweder über die **Aktivität-App** der **Apple Watch** oder über die **Fitness-App** auf dem **iPhone** erfolgen. Im Folgenden werde ich beschreiben, wie es mit der Apple Watch funktioniert:

1. Öffnen Sie die **Aktivität-App** auf Ihrer **Apple Watch**.
2. Werden Ihnen nicht die Aktivitätsringe angezeigt, streichen Sie abwärts, um zur Übersicht mit den Ringen zu gelangen.
3. Tippen Sie unten links auf .
4. Wählen Sie **Freund:in einladen**.
5. Wählen Sie einen Kontakt aus Ihrer Kontaktliste aus, indem Sie auf ihn tippen.

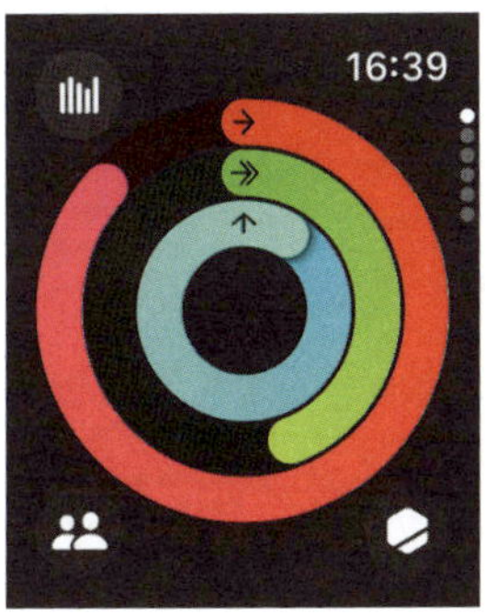

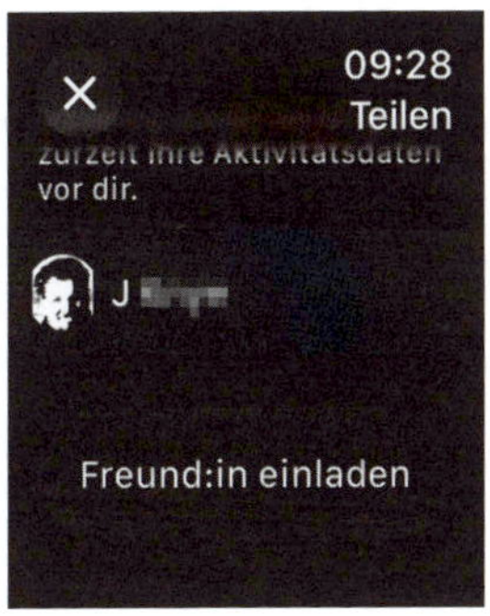

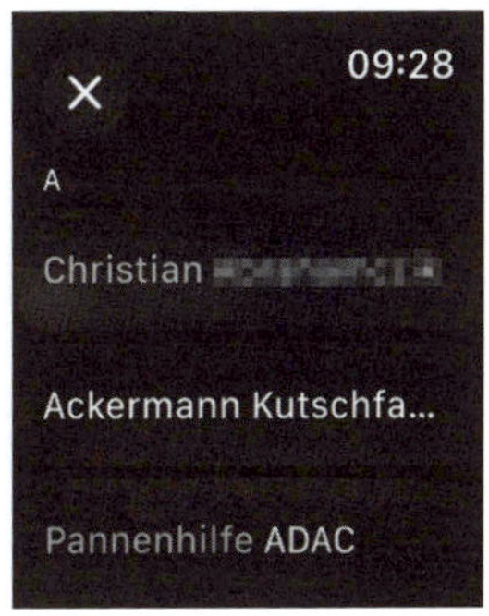

6. Nachdem Sie einen Kontakt ausgewählt haben, sendet die Fitness-App eine Einladung an diese Person. Der Empfänger muss die Einladung annehmen, um Ihre Daten zu sehen.
7. Sobald die Person Ihre Einladung angenommen hat, können Sie deren Aktivitätsdaten in der Aktivität-App auf der Apple Watch und in der Fitness-App auf dem iPhone einsehen, und die andere Person kann im Gegenzug Ihre Aktivitätsdaten sehen.

   Scrollen Sie ans Ende der Aktivitäten-Ansicht einer Person, um einen Aktivitätswettbewerb mit dieser Person zu starten (**Wettbewerb**), um Mitteilungen zu den Aktivitätserfolgen der Person stummzuschalten, um die Aktivitäten der Person auszublenden oder um die Aktivitäten nicht mehr mit dieser Person zu teilen (**Freund:in entfernen**).

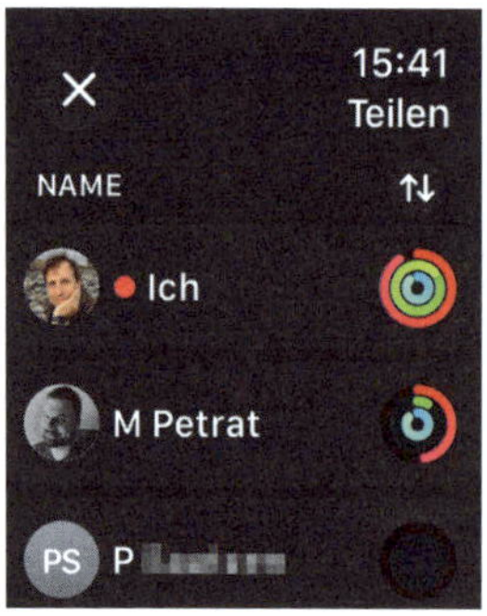

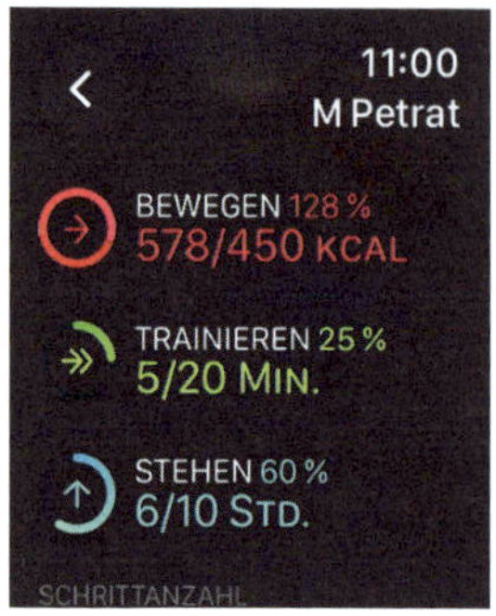

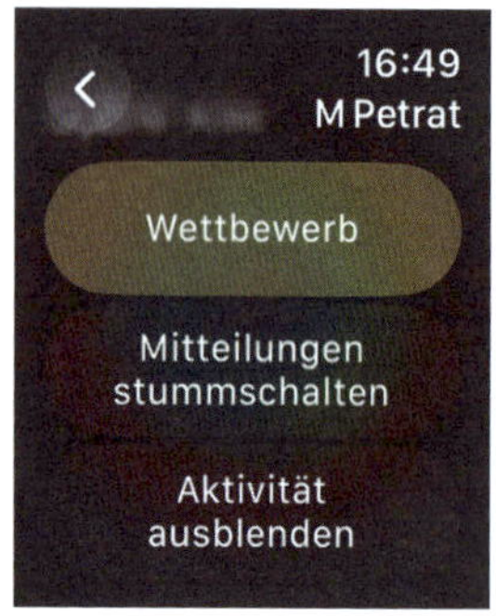

8. Sie erhalten Mitteilungen, wenn die Person bestimmte Meilensteine erreicht oder Auszeichnungen gewonnen hat.

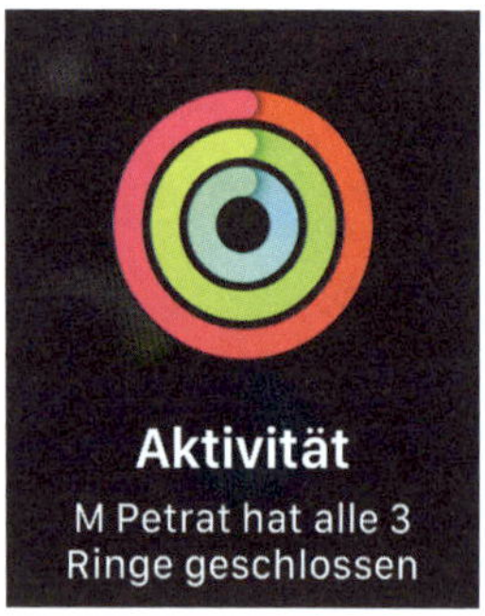

17.3 Aktivitätswettbewerbe

Aktivitätswettbewerbe auf der Apple Watch sind eine Funktion, die es Nutzern ermöglicht, sich in einem freundschaftlichen Wettbewerb mit ihren Freunden zu messen, indem sie ihre Aktivitätsfortschritte vergleichen. Diese Wettbewerbe sind Teil der Social-Fitness-Funktionen der Apple Watch und zielen darauf ab, die Motivation für körperliche Aktivität zu steigern.

SCHRITT FÜR SCHRITT

Einen Wettbewerb einrichten

Sie können Freunde, die ebenfalls eine Apple Watch besitzen, zu einem siebentägigen Aktivitätswettbewerb herausfordern. Die Herausforderung wird über die Aktivität-App auf der Apple Watch und die Fitness-App auf dem iPhone gesendet.

1. Stellen Sie sicher, dass Sie und die Person, gegen die Sie antreten möchten, eine Apple Watch verwenden und ihre Aktivitätsdaten teilen. Wenn Sie Ihre Daten noch nicht mit anderen teilen, befolgen Sie die Schritte zum Hinzufügen von Personen in der Aktivität-App aus dem vorigen Abschnitt.
2. Öffnen Sie die **Aktivität-App** auf der **Apple Watch**.
3. Werden Ihnen nicht die Aktivitätsringe angezeigt, streichen Sie abwärts, um zur Übersicht mit den Ringen zu gelangen.
4. Tippen Sie unten links auf .
5. Wählen Sie die Person, mit der Sie einen Wettbewerb starten möchten.
6. Scrollen Sie ans Ende der Aktivitäten-Ansicht einer Person, um einen Aktivitätswettbewerb mit der Person zu starten.
7. Tippen Sie auf **Wettbewerb** und anschließend auf **<Name> einladen**.

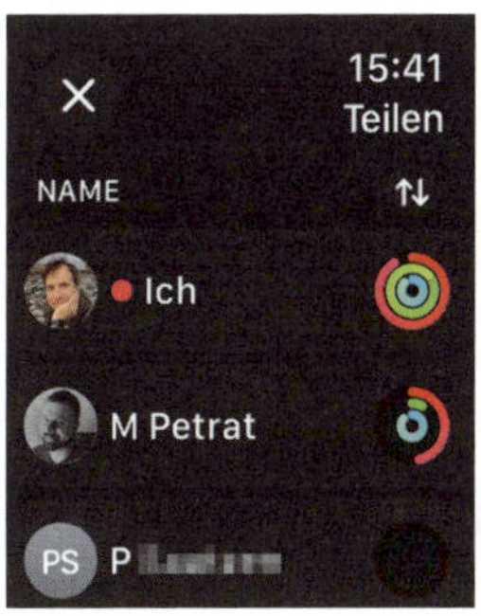
15:41
Teilen
NAME
Ich
M Petrat
PS
P

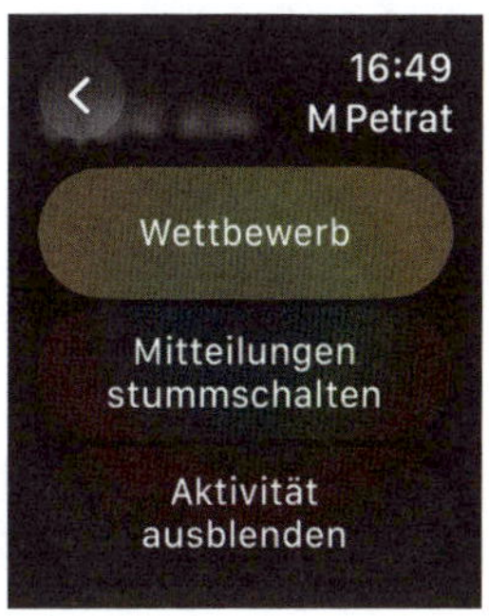

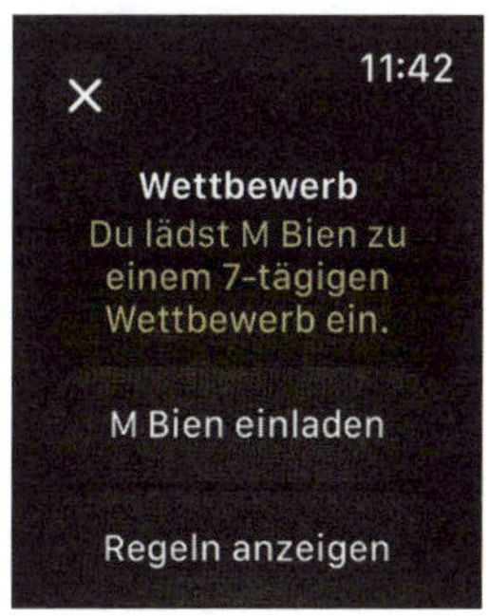

8. Nachdem Sie auf **<Name> einladen** getippt haben, sendet die App eine Einladung an die Person. Der Wettbewerb beginnt, sobald die andere Person die Einladung annimmt. Dazu tippt die Person in der Mitteilung auf **Ich bin dabei!**.

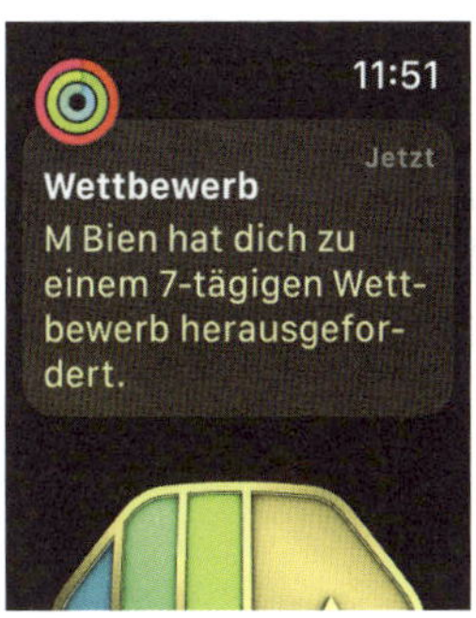
11:51
Jetzt
Wettbewerb
M Bien hat dich zu einem 7-tägigen Wettbewerb herausgefordert.

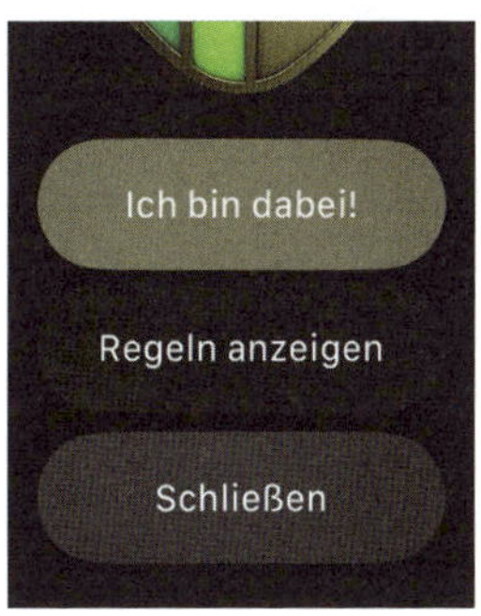
Ich bin dabei!
Regeln anzeigen
Schließen

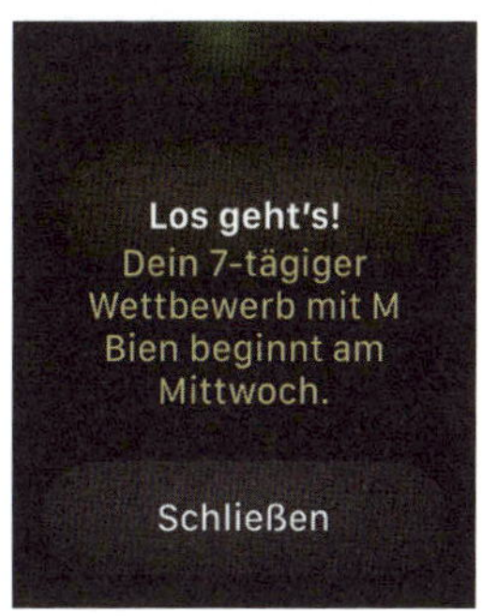
Los geht's!
Dein 7-tägiger Wettbewerb mit M Bien beginnt am Mittwoch.
Schließen

9. **Fortschritte verfolgen**: Während des Wettbewerbs können Sie Ihre Fortschritte und die Ihres Freundes in der Aktivität-App auf der Apple Watch oder in der Fitness-App auf dem iPhone verfolgen. Sie sehen, wie viele Punkte jeder gesammelt hat und wie nahe Sie Ihrem Tages- und Wettbewerbsziel sind. Jeder Teilnehmer kann bis zu 600 Punkte pro Tag sammeln, indem er sich bewegt, trainiert und steht – insgesamt 4.200 Punkte für die gesamte Dauer des Wettbewerbs.

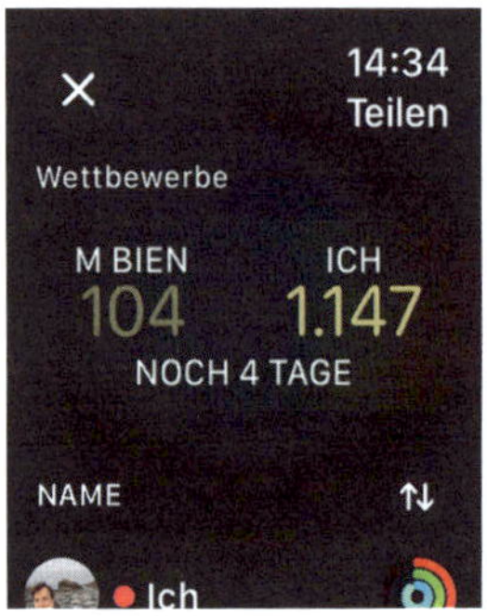
14:34
Teilen
Wettbewerbe
M BIEN
104
ICH
1.147
NOCH 4 TAGE
NAME
Ich

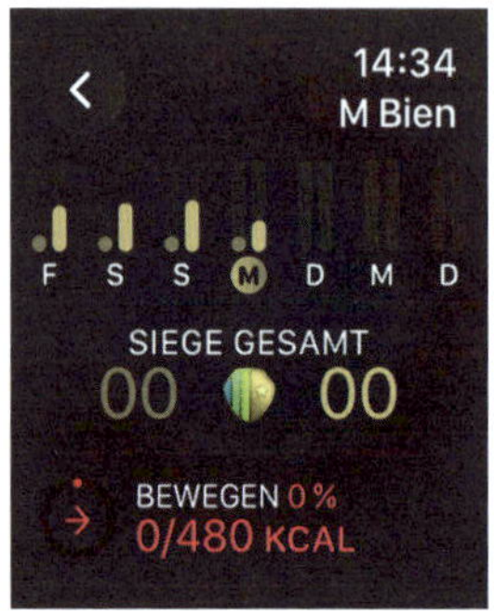
14:34
M Bien
F S S M D M D
SIEGE GESAMT
00
00
BEWEGEN 0 %
0/480 KCAL

10. **Mitteilungen erhalten**: Die Aktivität-App sendet Mitteilungen, um Sie über den aktuellen Stand des Wettbewerbs auf dem Laufenden zu halten. Sie werden benachrichtigt, wenn Ihr Freund Punkte sammelt oder ein Tagesziel erreicht.

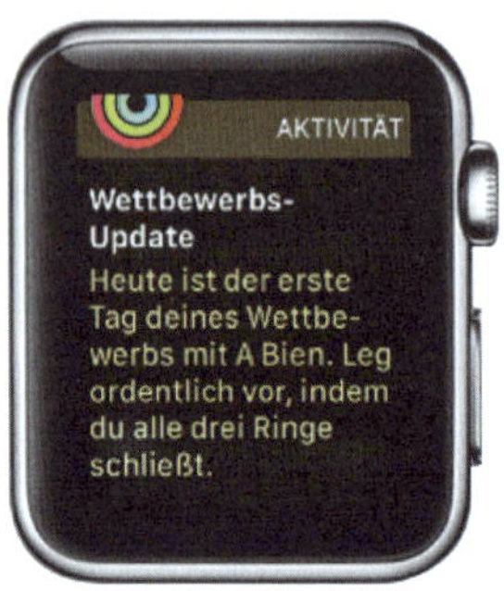
AKTIVITÄT
Wettbewerbs-Update
Heute ist der erste Tag deines Wettbewerbs mit A Bien. Leg ordentlich vor, indem du alle drei Ringe schließt.

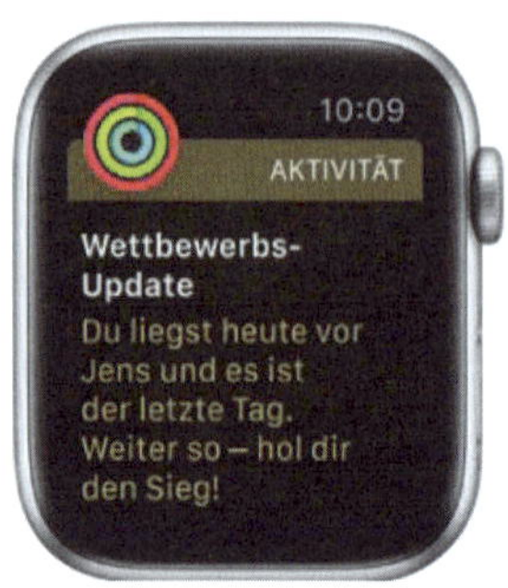
10:09
AKTIVITÄT
Wettbewerbs-Update
Du liegst heute vor Jens und es ist der letzte Tag. Weiter so – hol dir den Sieg!

11. **Wettbewerb beenden**: Der Wettbewerb endet automatisch nach 7 Tagen. Sie erhalten dazu auf Ihrer Apple Watch eine Mitteilung.

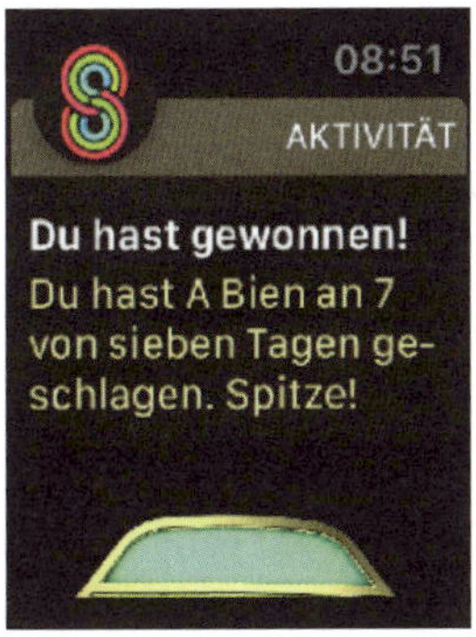
08:51
AKTIVITÄT
Du hast gewonnen!
Du hast A Bien an 7 von sieben Tagen geschlagen. Spitze!

12. **Ergebnisse ansehen**: Am Ende des siebentägigen Wettbewerbs können Sie die Endergebnisse in der Fitness-App auf dem iPhone einsehen. Der Gewinner erhält eine besondere Auszeichnung.

In der Aktivität-App auf der Apple Watch tippen Sie in der Übersicht-Seite unten rechts auf . Wählen Sie den Punkt **Wettbewerbe**. Tippen Sie auf die entsprechende Medaille, um weitere Details zu sehen.

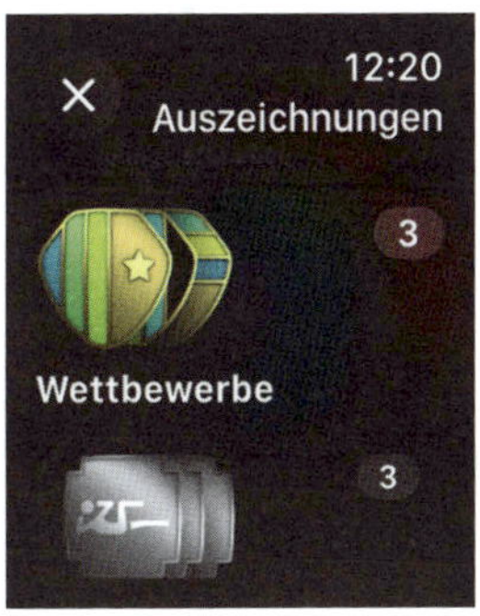
12:20
Auszeichnungen
3
Wettbewerbe
3

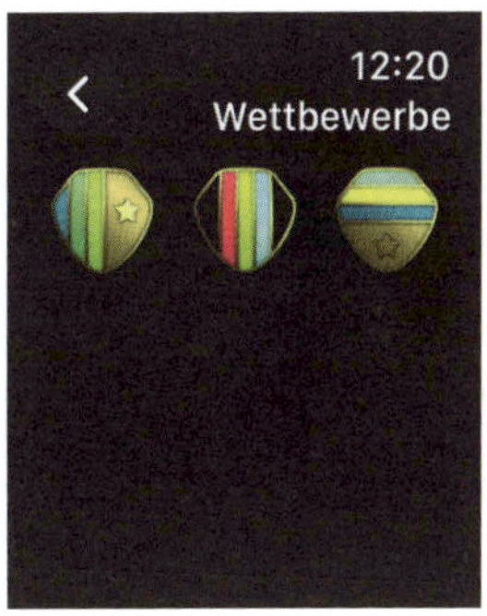
12:20
Wettbewerbe

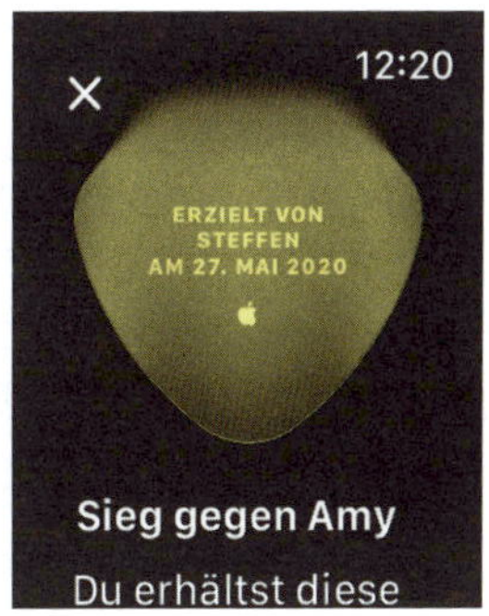
12:20
ERZIELT VON STEFFEN AM 27. MAI 2020
Sieg gegen Amy
Du erhältst diese

Kapitel 18
Trainieren mit der Apple Watch und Apple Fitness+

In der heutigen schnelllebigen Zeit ist ein gesunder und aktiver Lebensstil wichtiger denn je. Doch die Herausforderung, dies mit einem vollen Terminkalender in Einklang zu bringen, kann überwältigend sein. Hier kommt das innovative Trio Apple Watch, *Apple Fitness+* und *SharePlay* ins Spiel, das eine nahtlose und interaktive Möglichkeit bietet, Fitness in den Komfort des eigenen Zuhauses zu integrieren.

Die Apple Watch ist dabei mehr als nur ein Fitnesstracker – sie ist ein persönlicher Gesundheitscoach am Handgelenk. Mit der präzisen Überwachung von Vitaldaten wie Herzfrequenz und Kalorienverbrauch ist sie das perfekte Werkzeug, um Fitnessziele zu verfolgen und zu erreichen. In Verbindung mit *Apple Fitness+*, einem maßgeschneiderten Trainingsdienst, verwandelt sie das Wohnzimmer in ein virtuelles Fitnessstudio. Fitness+ bietet eine beeindruckende Vielfalt an Workouts und Meditationen, die von Weltklasse-Trainern geleitet werden. Egal, ob Sie Anfänger oder erfahrener Sportler sind, es gibt Workouts für jedes Fitnessniveau und jeden Geschmack.

Die wahre Magie entfaltet sich jedoch, wenn *SharePlay* ins Spiel kommt. Mit dieser Funktion können Sie mit Freunden und Familie gemeinsam trainieren, ganz gleich, wo sie sich gerade aufhalten. Stellen Sie sich vor, Sie machen eine Yogastunde, während Ihr bester Freund, der viele Kilometer entfernt ist, digital mitmacht. Das schafft nicht nur ein Gemeinschaftsgefühl, sondern auch einen zusätzlichen Motivationsschub.

18.1 Das ist Apple Fitness+

Apple Fitness+ ist ein von Apple entwickelter Fitness-Abonnementdienst, der eng in die Apple Watch integriert ist. Er wurde entwickelt, um Nutzerinnen und Nutzern ein umfassendes und personalisiertes Trainingserlebnis zu bieten, das von zu Hause oder unterwegs zugänglich ist. Das Training mit Apple Fitness+

und der Apple Watch bietet eine einzigartige, personalisierte und motivierende Erfahrung. Die Kombination aus hochwertigen Trainingsoptionen, Echtzeit-Feedback von der Apple Watch und Zugang zu inspirierender Musik macht Apple Fitness+ zu einem umfassenden Fitnesstool, das sich an Ihr persönliches Fitnessniveau und Ihre Ziele anpasst. Hier sind einige der wichtigsten Funktionen von Apple Fitness+:

- **Workouts und Kurse**: Apple Fitness+ bietet eine Vielzahl von Video-Workouts und geführten Kursen in verschiedenen Kategorien wie HIIT (High-Intensity Interval Training), Yoga, Krafttraining, Tanzen, Rudern und mehr. Die Kurse werden von professionellen Trainern geleitet.
- **Personalisierung**: Der Dienst bietet personalisierte Empfehlungen, die auf Ihren bisherigen Trainingseinheiten und Aktivitäten basieren. Dies trägt dazu bei, Sie zu motivieren und Ihnen ein Trainingserlebnis zu bieten, das auf Ihre Bedürfnisse zugeschnitten ist.
- **Musikintegration**: Apple Fitness+ nutzt auch die Musikintegration, indem es Playlists für verschiedene Workouts anbietet, die das Trainingserlebnis verbessern. Sie können Ihre eigenen Musiklisten von *Apple Music* verwenden.

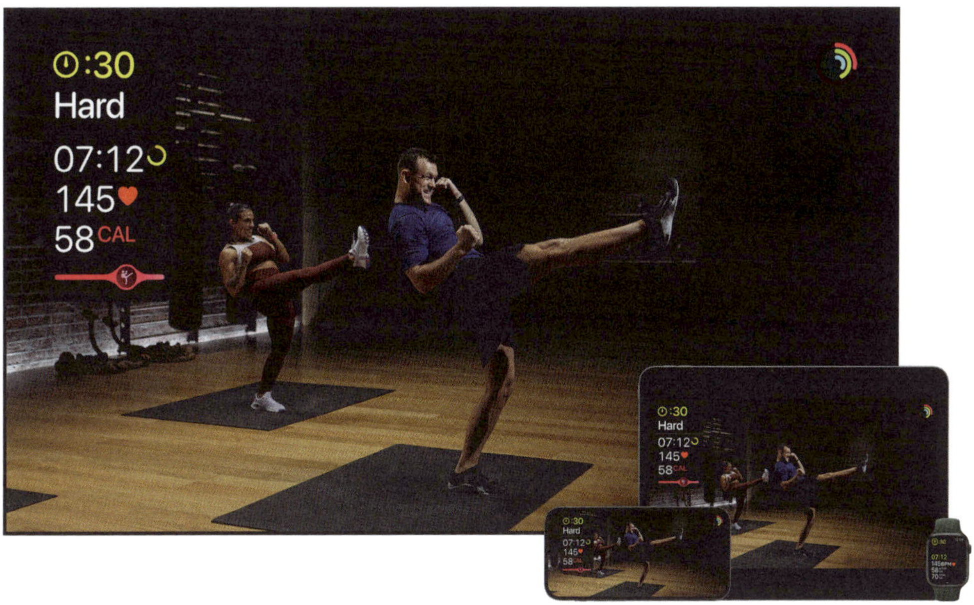

Mit Apple Fitness+ können Sie Ihre Aktivitätsdaten von der Apple Watch während des Trainings auf jedem Ihrer Apple-Geräte anzeigen lassen. (Foto: Apple)

- **Zugänglichkeit**: Apple Fitness+ ist so konzipiert, dass es für eine Vielzahl von Fitnessniveaus und -bedürfnissen geeignet ist. Verschiedene Übungen lassen sich anpassen, und es gibt Alternativen für alle Fitnessniveaus.
- **Cool-Downs und Meditation**: Zusätzlich zu den körperlichen Workouts bietet Apple Fitness+ geführte Cool-Downs und Meditationssitzungen an, die auf die Verbesserung des mentalen Wohlbefindens abzielen.
- **Time to Walk und Time to Run**: Dies sind Audio-Erlebnisse, die Sie auf Spaziergängen oder Läufen begleiten. Hören Sie Geschichten und Musik von inspirierenden Personen.

18.1.1 Die Rolle der Apple Watch

Die Apple Watch ist das Herzstück von Apple Fitness+. Sie überwacht Ihre Herzfrequenz, Ihren Kalorienverbrauch und Ihren Trainingsfortschritt in Echtzeit. Diese Daten werden synchronisiert und auf dem Bildschirm des Geräts angezeigt, mit dem Sie Apple Fitness+ nutzen – sei es ein iPhone, ein iPad oder ein Apple TV. Diese Integration ermöglicht es Ihnen, Ihre Leistung während des Trainings zu verfolgen und Anpassungen vorzunehmen, um Ihre Ziele zu erreichen.

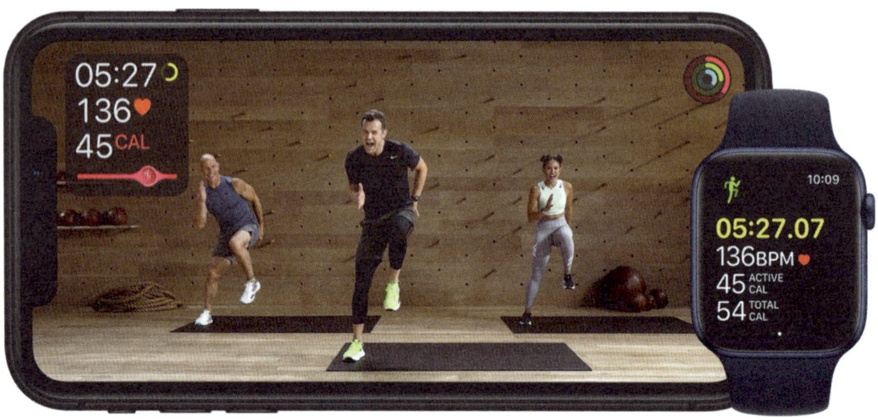

Auch beim Sport ein gutes Team: iPhone und Apple Watch (Foto: Apple)

18.1.2 Das Trainingserlebnis

Während des Trainings zeigt Ihr Gerät (iPhone, iPad oder Apple TV) wichtige Daten wie Herzfrequenz und Kalorienverbrauch an, die von Ihrer Apple Watch erfasst werden. Dieses Echtzeit-Feedback hilft Ihnen, motiviert zu bleiben und

Ihre Leistung zu optimieren. Die Trainer von Apple Fitness+ unterstützen Sie mit Ratschlägen und Motivation, und Sie können die Intensität Ihres Trainings an Ihr Fitnessniveau anpassen.

18.1.3 Fortschritte verfolgen

Ihre Apple Watch und die Fitness-App auf Ihrem iPhone bieten umfassende Berichte über Ihren Trainingsfortschritt. Sie können Ihre täglichen, wöchentlichen und monatlichen Aktivitäten überprüfen, um zu sehen, wie Sie sich verbessern. Diese Daten sind wertvoll, um Ihre Fitnessziele zu bewerten und anzupassen.

18.2 Der Start mit Apple Fitness+

Die Aktivierung von Apple Fitness+ funktioniert auf einem iPhone, einem iPad ab iOS 14.3 oder einem Apple TV ab tvOS 15.

Auf dem **iPhone** öffnen Sie dazu die **Fitness-App** und tippen in der unteren Leiste auf den Tab **Fitness+**. Nach einem zusätzlichen Bildschirm mit Zahlungsoptionen, in dem Sie entweder einen 1- bis 3-monatigen Test aktivieren oder ein Abonnement für »Fitness+« abschließen, können Sie mit Ihrem Training beginnen.

18.2.1 Das richtige Einzeltraining wählen

Apple bietet viele verschiedene Einzeltrainings, die in verschiedene Kategorien wie **Krafttraining** oder **Core** unterteilt sind. Die Kategorien finden Sie ganz oben, und durch ein horizontales Streichen über den Bildschirm können Sie zwischen den Kategorien wechseln. Hier sind die wichtigsten Bereiche, die in Apple Fitness+ zur Verfügung stehen:

- **HIIT** (High Intensity Interval Training): Diese Workouts sind intensiv und wechseln zwischen kurzen, hochintensiven Übungen und kurzen Erholungsphasen. Sie sind ideal, um die Herzfrequenz zu steigern und effizient Kalorien zu verbrennen.
- **Yoga**: Diese Kategorie bietet eine Reihe von Yoga-Workouts, die sich auf Flexibilität, Kraft und mentale Entspannung konzentrieren. Sie sind für alle Fitnessniveaus geeignet und umfassen verschiedene Yogastile.

- **Krafttraining**: Diese Workouts konzentrieren sich auf den Aufbau und die Stärkung der Muskulatur. Sie können mit Gewichten oder ohne sie durchgeführt werden und sollen den ganzen Körper trainieren.
- **Tanz**: Diese fröhlichen und energiegeladenen Workouts kombinieren Tanzbewegungen mit Fitnessübungen. Sie verbrennen auf unterhaltsame Weise Kalorien und verbessern die Koordination.
- **Core-Training**: Diese Übungen konzentrieren sich auf die Stärkung der Rumpfmuskulatur, einschließlich der Bauch-, Rücken- und Beckenmuskulatur.
- **Radfahren**: Diese Kategorie umfasst Indoor-Cycling-Workouts, die auf stationären Fahrrädern durchgeführt werden. Sie variieren in Intensität und Dauer und eignen sich hervorragend für das Herz-Kreislauf-Training.
- **Laufband** (Laufen und Gehen): Diese Trainingseinheiten sind für das Laufband konzipiert und beinhalten sowohl Lauf- als auch Gehphasen. Sie bieten verschiedene Intensitätsstufen und sind ideal für das Ausdauertraining.
- **Rudern**: Rudern ist ein Cardio- und Ganzkörpertraining. Die Trainingseinheiten eignen sich hervorragend zum Aufbau von Ausdauer und Kraft.
- **Achtsames Cool-Down**: Diese Kategorie bietet Trainingseinheiten, die sich auf Dehnung und Entspannung konzentrieren. Sie sind ideal, um nach einem intensiven Training zur Ruhe zu kommen oder Stress abzubauen.
- **Meditation**: Neben körperlichen Workouts bietet Apple Fitness+ auch geführte Meditationssitzungen an, die sich auf Achtsamkeit und mentales Wohlbefinden konzentrieren.

Nachdem Sie die wichtigsten Einzeltrainings kennengelernt haben, zeige ich Ihnen nun, wie Sie Ihre Auswahl treffen:

1. Tippen Sie auf eine Kategorie.
2. Wählen Sie Filter, um die Trainings nach **Trainer:in**, **Zeit**, **Musik** und **Geräte** zu filtern.

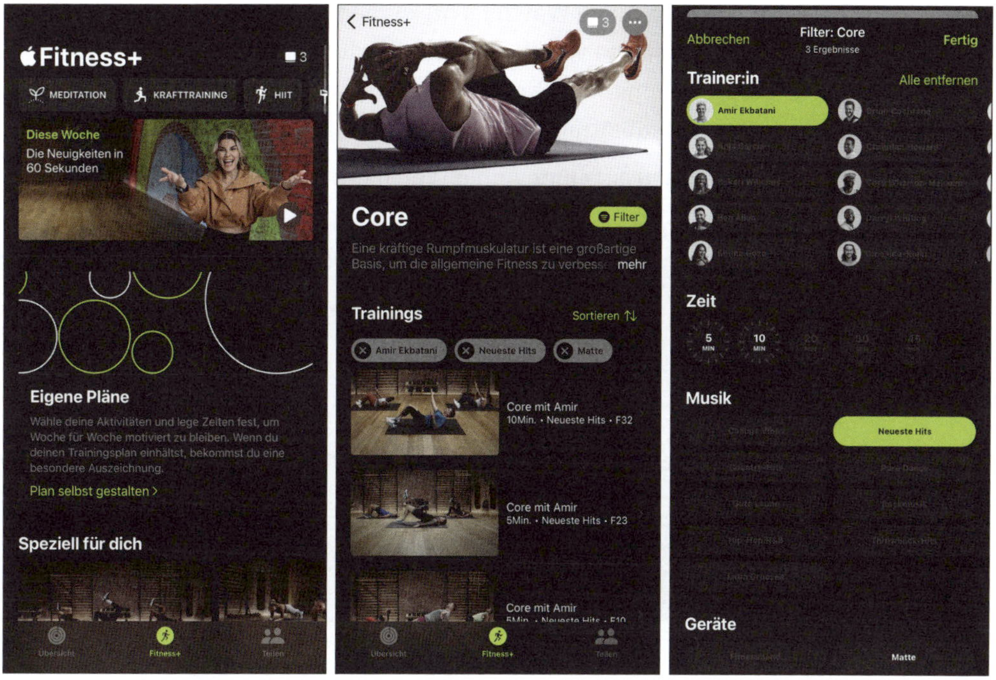

3. Tippen Sie auf Vorschau, um eine Zusammenfassung des Trainingsinhaltes als Video zu sehen, auf +, um das Training für später in Ihrer Mediathek zu speichern, oder auf Los gehts, um das Training zu starten.

4. Starten Sie das Training auf dem iPhone oder der Apple Watch mit einem Tipp auf ▶.

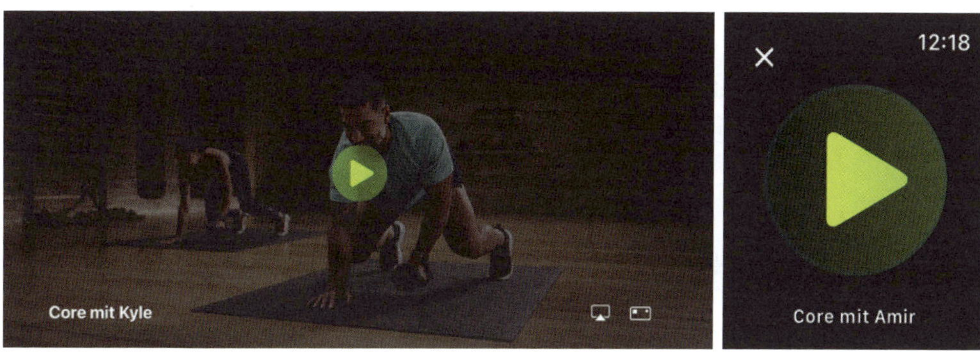

- Tragen Sie Ihre Apple Watch nicht, können Sie das Training auch ohne diese starten. Allerdings kann Ihre Apple Watch dann keine Aktivitätsdaten während des Trainings aufzeichnen und auf den Bildschirm des iPhones, iPads oder Apple TV übertragen.

  Tippen Sie dazu auf **Ohne Apple Watch fortfahren**.

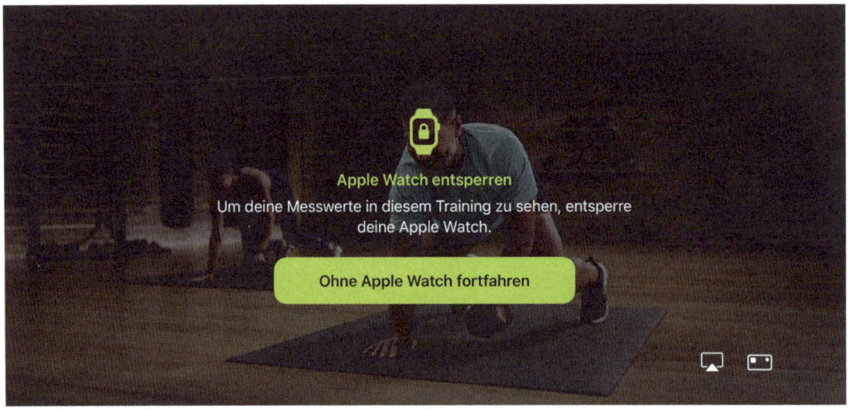
Apple Watch entsperren
Um deine Messwerte in diesem Training zu sehen, entsperre deine Apple Watch.
Ohne Apple Watch fortfahren

18.2.2 Collections

In Apple Fitness+ sind **Collections** sorgfältig zusammengestellte Sammlungen von Workouts und Meditationen, die auf bestimmte Fitnessziele oder -themen ausgerichtet sind. Jede Collection bietet eine geplante Reihe von Workouts, die zusammen einen ganzheitlichen Ansatz für ein bestimmtes Ziel oder Thema bieten. Hier sind einige Schlüsselelemente der Sammlungen in Apple Fitness+:

- **Thematisch organisiert**: Jede Collection in Apple Fitness+ konzentriert sich auf ein bestimmtes Thema oder Ziel. Dies kann alles sein, von **Erholsame Nachtruhe** über **In 6 Wochen zur alten Form** bis hin zu **Stress abbauen**. Die Themen sind vielfältig und sollen unterschiedliche Interessen und Bedürfnisse abdecken.
- **Strukturierte Übungen**: Innerhalb jeder Collection gibt es eine Reihe von Übungen, die in einer empfohlenen Reihenfolge angeordnet sind. Diese Struktur hilft Ihnen, einen kohärenten und progressiven Trainingsplan zu verfolgen, der auf das zentrale Thema der Sammlung abgestimmt ist.

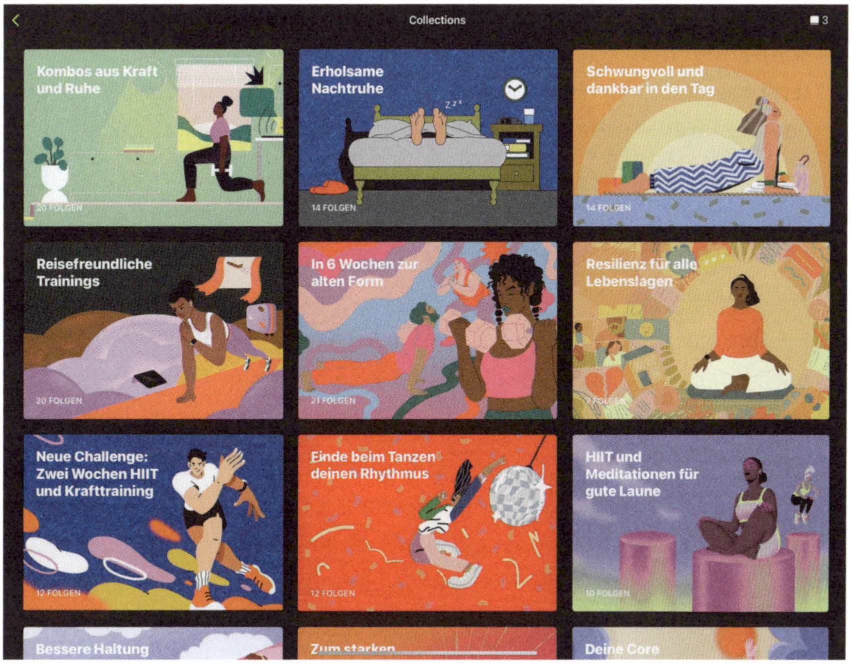
Collections
Kombos aus Kraft und Ruhe
20 FOLGEN
Erholsame Nachtruhe
14 FOLGEN
Schwungvoll und dankbar in den Tag
14 FOLGEN
Reisefreundliche Trainings
20 FOLGEN
In 6 Wochen zur alten Form
21 FOLGEN
Resilienz für alle Lebenslagen
Neue Challenge: Zwei Wochen HIIT und Krafttraining
12 FOLGEN
Finde beim Tanzen deinen Rhythmus
12 FOLGEN
HIIT und Meditationen für gute Laune
10 FOLGEN
Bessere Haltung
Deine Core

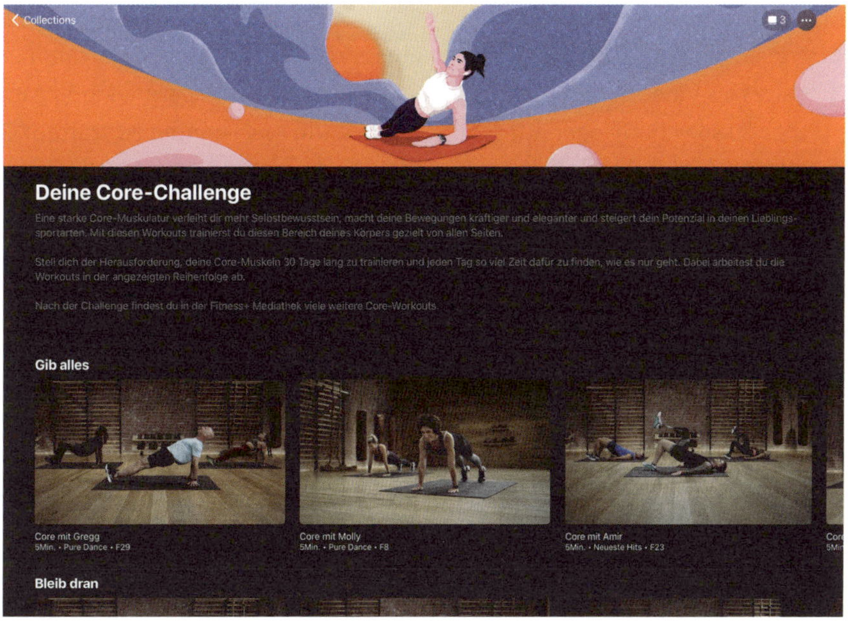
Collections
Deine Core-Challenge
Eine starke Core-Muskulatur verleiht dir mehr Selbstbewusstsein, macht deine Bewegungen kräftiger und eleganter und steigert dein Potenzial in deinen Lieblingssportarten. Mit diesen Workouts trainierst du diesen Bereich deines Körpers gezielt von allen Seiten.
Stell dich der Herausforderung, deine Core-Muskeln 30 Tage lang zu trainieren und jeden Tag so viel Zeit dafür zu finden, wie es nur geht. Dabei arbeitest du die Workouts in der angezeigten Reihenfolge ab.
Nach der Challenge findest du in der Fitness+ Mediathek viele weitere Core-Workouts.
Gib alles
Core mit Gregg
5Min. • Pure Dance • F29
Core mit Molly
5Min. • Pure Dance • F8
Core mit Amir
5Min. • Neueste Hits • F23
Bleib dran

- **Vielfalt der Trainingsarten**: Collections enthalten eine Vielzahl von Trainingsarten wie HIIT, Yoga, Krafttraining, Tanzen und mehr. Diese Vielfalt stellt sicher, dass Sie ein ausgewogenes Training erhalten und verschiedene Aspekte Ihrer Fitness verbessern können.
- **Anleitung durch Experten**: Wie bei den individuellen Workouts in Apple Fitness+ werden auch die Workouts in den Collections von professionellen Trainern geleitet. Diese Experten bieten Anleitung, Motivation und Tipps, um das Beste aus den Workouts herauszuholen.
- **Flexible Nutzung**: Sie können die Collections in Ihrem eigenen Tempo und nach Ihrem eigenen Zeitplan nutzen. Es gibt keinen festen Zeitrahmen, in dem eine Collection abgeschlossen werden muss. Dadurch können Sie Ihr Training flexibel gestalten.
- **Zielorientierte Trainingspläne**: Collections sind ideal für Personen, die bestimmte Ziele verfolgen, wie z. B. den Aufbau von Muskelkraft, die Verbesserung der Flexibilität oder den Abbau von Stress. Die strukturierten Pläne innerhalb der Sammlungen helfen dabei, diese Ziele effektiv zu erreichen.

1. Tippen Sie auf eine Collection und wählen Sie ein Training.
2. Tippen Sie auf Vorschau, um eine Zusammenfassung des Trainingsinhaltes als Video zu sehen, auf +, um das Training für später in Ihrer Mediathek zu speichern, oder auf Los gehts, um das Training zu starten.
3. Starten Sie das Training auf dem iPhone oder der Apple Watch mit einem Tipp auf ▶.

18.2.3 Andere Bereiche entdecken

Neben den Einzeltrainings und Collections gibt es weitere Bereiche, in denen Workouts thematisch zusammengefasst sind:

- **Trainings- und Meditations-Programme**: Hier finden Sie speziell zusammengestellte Trainingspläne für Anfänger, ältere Menschen, Schwangere oder Programme für einen guten Schlaf.
- **Speziell für dich**: Hier können Sie nach Workouts mit Trainern suchen, mit denen Sie häufig trainieren, sowie nach Trainingsarten, die Sie normalerweise auf Ihrer Apple Watch oder in anderen Fitness-Apps ausführen, die von der Health App unterstützt werden.

- **Zeit fürs Gehen / Zeit fürs Laufen**: Dies ist eine einzigartige Trainingsserie, die Ihre Spaziergänge oder Joggingrunden in Form eines geführten Spaziergangs mit Geschichten von inspirierenden Menschen bzw. in Form eines virtuellen Laufs in Nationalparks und Städten auf der ganzen Welt bringt. Jeder Ort hat seine eigene fröhliche Playlist, Tipps von geschulten Trainern und lustige Fakten über die Region, die Ihnen helfen, Ihr Ziel zu erreichen. Stellen Sie sich das Ganze wie einen Podcast oder ein Hörbuch in Kombination mit einer Trainingsroute vor.
- **Trainingstipps**: Hier gibt es praktische Ratschläge, Tutorials und Trainingstipps von den Experten des Fitness+-Trainerteams. Die kurzen Videos erscheinen wöchentlich.

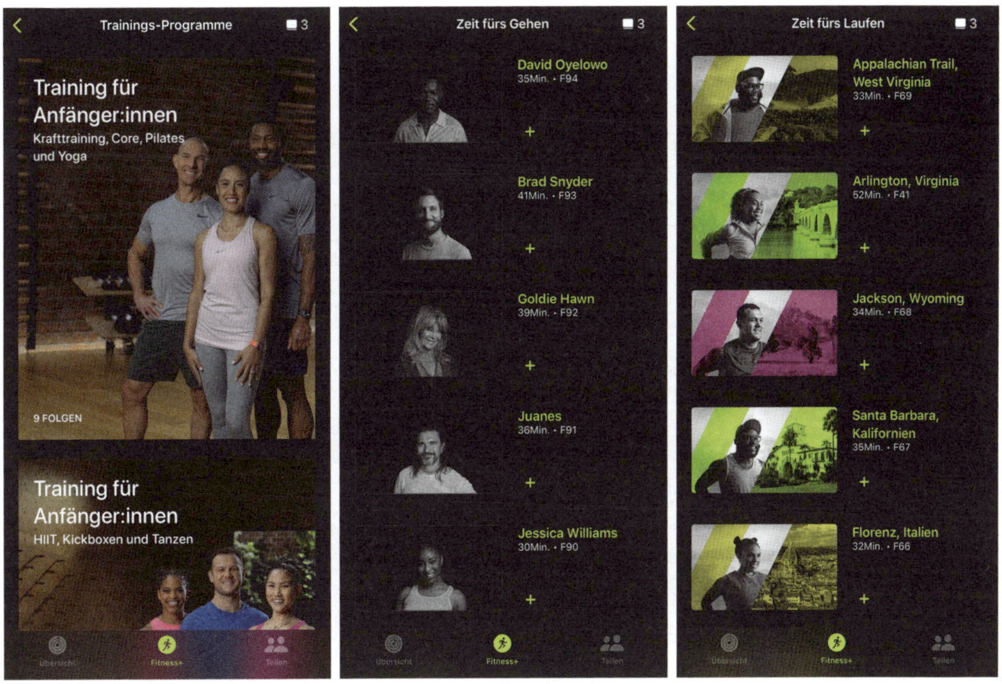

18.3 Eigene Trainingspläne erstellen

Mit Apple Fitness+ können Sie Ihren eigenen Plan erstellen, der in Ihren Zeitplan passt und Ihnen hilft, Ihre Fitnessziele zu erreichen. Sie können Ihrem eigenen Plan eine Vielzahl von Aktivitäten hinzufügen, darunter HIIT, Yoga, Krafttraining, Meditation und vieles mehr. So erstellen Sie Ihren eigenen Plan:

1. Öffnen Sie die Fitness-App auf Ihrem iPhone.
2. Tippen Sie auf den Tab **Fitness+**.
3. Scrollen Sie nach unten zum Bereich **Mediathek** und tippen Sie auf **Eigene Pläne**.
4. Wählen Sie **Plan selbst gestalten**.
5. Wählen Sie die Tage aus, an denen Sie trainieren möchten.
6. Wählen Sie die Gesamtdauer Ihrer einzelnen Trainings aus.
7. Wählen Sie aus, wie lange (Wochen) Ihr Plan gelten soll.
8. Wählen Sie die Trainingsarten aus, die Sie ausführen möchten.
9. Tippen Sie auf **Plan überprüfen** und prüfen Sie Ihren Plan.

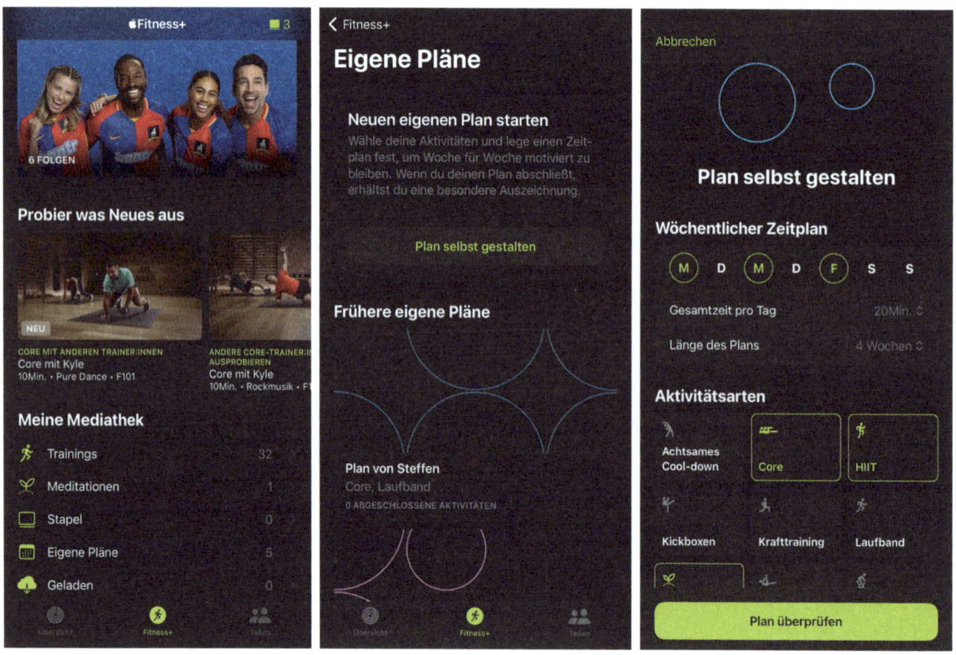

10. Wählen Sie im Bereich **Einstellungen** ggf. Ihre Lieblingstrainer und Lieblingsmusik für Ihren Plan.

11. Tippen Sie auf **Plan erstellen**.

12. Ihr Plan wird nun zu Ihrer Übersicht hinzugefügt und als aktiv markiert.

13. Tippen Sie auf Ihren Plan, um die einzelnen Tage und Trainings zu sehen oder mit einem Tipp auf ⋯ den Plan umzubenennen oder zu beenden.

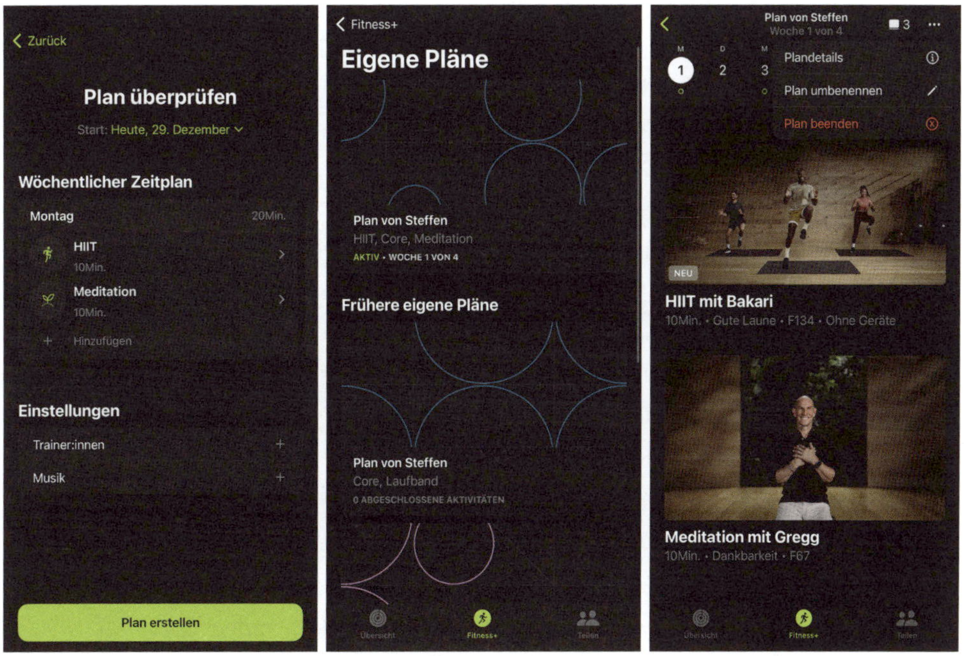

18.4 Gemeinsam trainieren

Das gemeinsame Training mit der Apple Watch und *SharePlay* ist eine innovative Möglichkeit, um Fitnessaktivitäten gemeinsam zu erleben, auch wenn man räumlich getrennt ist. Nutzer können ihre Apple Watch verwenden, um Fitnessdaten wie Herzfrequenz, Kalorienverbrauch oder zurückgelegte Strecken in Echtzeit auszutauschen. Dies geschieht über die *SharePlay*-Funktion, die in Apples *FaceTime*-Anwendung integriert ist.

Stellen Sie sich eine Szene vor, in der zwei Freunde, die sich in verschiedenen Städten befinden, eine gemeinsame Trainingseinheit beginnen. Sie wählen eine Aktivität, z. B. Laufen, Radfahren oder ein HIIT-Training. Sobald sie mit dem Training beginnen, sehen beide auf ihren Apple Watches ihre eigenen Fitnessdaten und die ihres Freundes. So können sie sich gegenseitig motivieren, Ziele setzen und ihre Fortschritte vergleichen.

Während des Trainings können sie über *FaceTime* kommunizieren, sich gegenseitig motivieren und sogar herausfordern. Zum Beispiel können sie einen Wettbewerb starten, wer die meisten Kalorien verbrennt oder die höchste Herzfrequenz erreicht. Diese Art des virtuellen Zusammenseins schafft ein Gemeinschafts- und Wettbewerbsgefühl, das besonders motivierend sein kann.

FaceTime und SharePlay

- **FaceTime** ist ein von Apple entwickelter Videotelefonie- und Sprachanrufdienst. Mit diesem Dienst können Apple-Benutzer über eine Internetverbindung miteinander kommunizieren.
- **SharePlay** ist eine neuere Funktion von FaceTime, die es Nutzern ermöglicht, während eines FaceTime-Anrufs Medieninhalte wie Filme, Musik oder ihren Bildschirm zu teilen und so ein gemeinsames Erlebnis zu schaffen. SharePlay erlaubt das gemeinsame Streamen von Medien, das gemeinsame Spielen, das Teilen von Bildschirminhalten und das Übertragen.

Mit der SharePlay-Funktion von FaceTime in iOS, iPadOS und watchOS können Sie ein Gruppentraining mit bis zu 32 Personen durchführen:

1. Öffnen Sie ein Training und tippen Sie oben rechts auf .
2. Tippen Sie auf SharePlay.
3. Wählen Sie eine Person aus den Vorschlägen oder tippen Sie ihren Namen frei in das **An:**-Feld ein.
4. Starten Sie eine FaceTime-Verbindung mit den entsprechenden Personen, indem Sie auf FaceTime tippen.

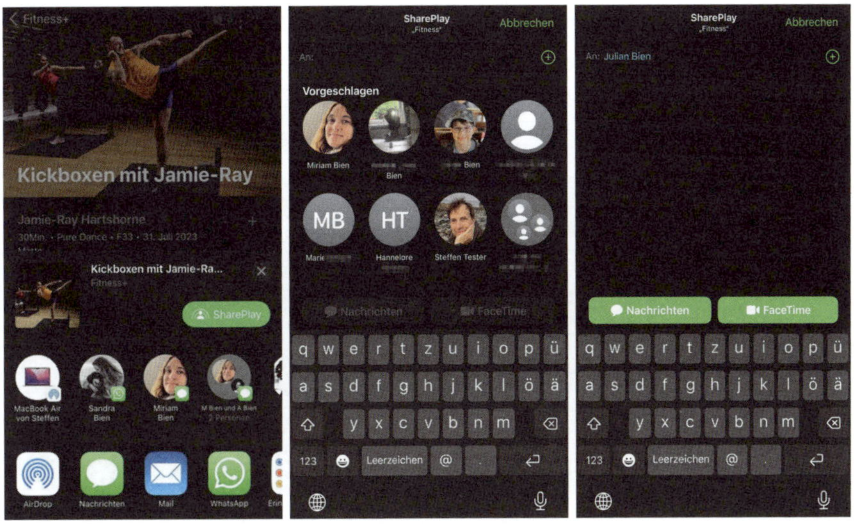

5. Starten Sie ein Training mit einem Tipp auf **Los gehts** und tippen Sie erneut auf **SharePlay**.

6. Die anderen Teilnehmer müssen auf ihren Geräten auf **SharePlay beitreten** tippen.

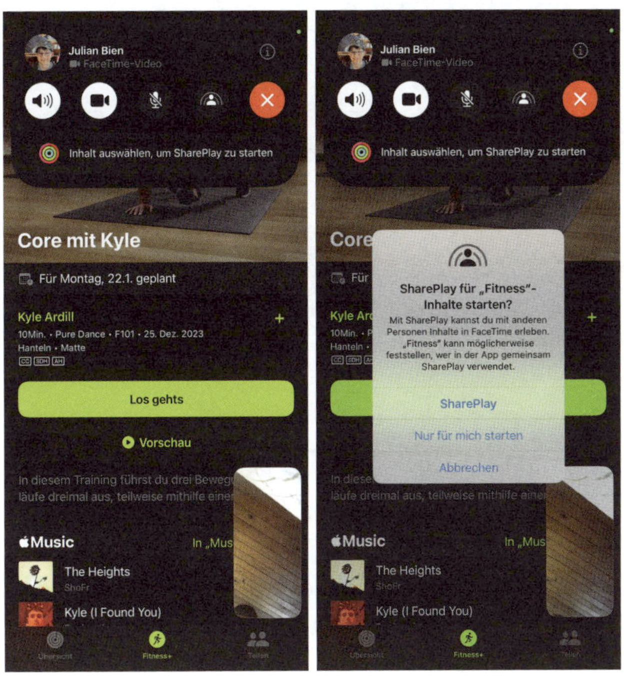

7. Das Trainingsvideo wird nun in Echtzeit auf allen Geräten abgespielt und Sie sehen die Videobilder der anderen Teilnehmer. Jeder Teilnehmer sieht auf seinem iPhone, iPad oder Apple TV die Trainingsdaten seiner Apple Watch. (Foto: Apple)

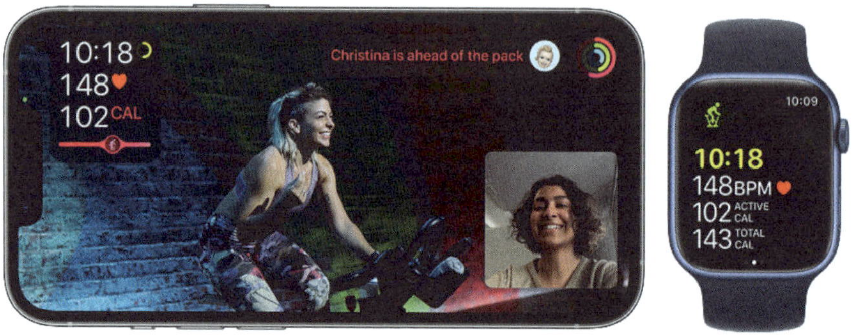
10:18
148
102 CAL
Christina is ahead of the pack
10:09
10:18
148BPM
102 ACTIVE CAL
143 TOTAL CAL

8. Wenn Sie das Training beenden möchten, können Sie entscheiden, ob Sie dies nur für sich selbst tun möchten oder ob Sie das Training für alle beenden möchten. (Foto: Apple)

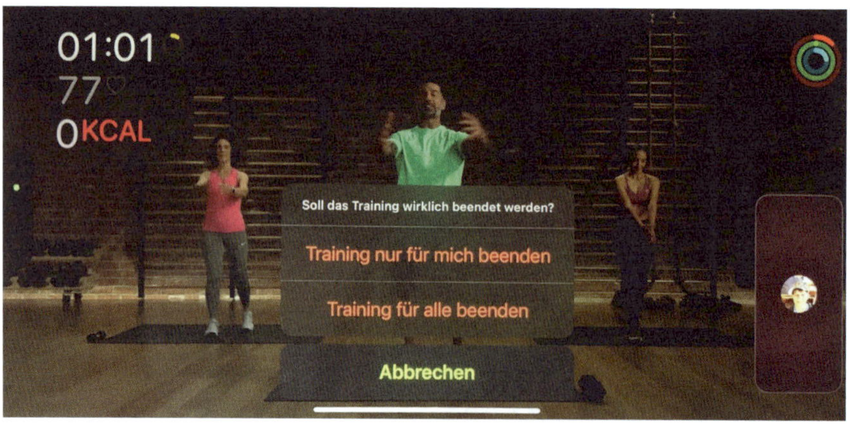
01:01
77
0KCAL
Soll das Training wirklich beendet werden?
Training nur für mich beenden
Training für alle beenden
Abbrechen

18.5 Während des Trainings

Beim Training mit Apple Fitness+ in Kombination mit der Apple Watch werden verschiedene Arten von Informationen auf unterschiedlichen Geräten angezeigt, um Ihnen ein umfassendes und interaktives Trainingserlebnis zu ermöglichen. Nachfolgend ist aufgeführt, was auf der Apple Watch und auf dem Gerät angezeigt wird, auf dem Sie Apple Fitness+ verwenden (z. B. auf Ihrem iPhone, iPad oder Apple TV).

18.5.1 Auf der Apple Watch

Während des Trainings überwacht die Apple Watch wichtige Gesundheits- und Fitnessdaten und zeigt diese Informationen direkt am Handgelenk an:

❶ **Timer**: Ein Timer zeigt die verbleibende Zeit für das gesamte Training oder für einzelne Abschnitte/Intervalle an.

❷ **Trainingsdauer**: Zeigt die verstrichene Zeit des aktuellen Trainings.

❸ **Herzfrequenz**: Die aktuelle Herzfrequenz wird in Echtzeit angezeigt.

❹ **Aktive Kalorien**: Die geschätzte Anzahl der durch aktive Bewegung während des Trainings verbrannten Kalorien wird angezeigt.

❺ **Gesamtkalorien**: Hier sehen Sie die geschätzte Anzahl der Kalorien, die Sie während der Trainingszeit insgesamt verbrannt haben.

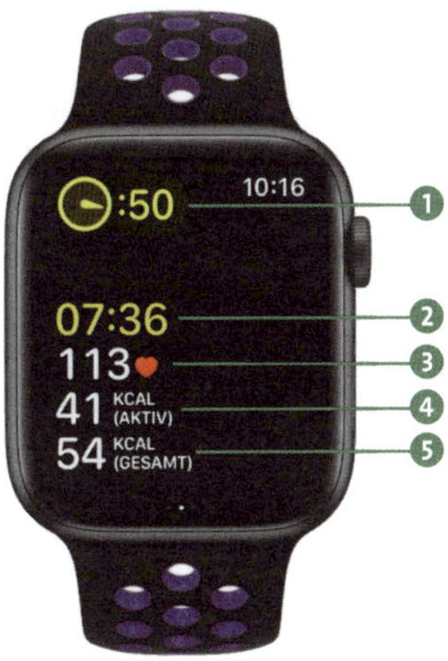

Anhand dieser Daten können Sie Ihre Leistung während des Trainings überwachen und gegebenenfalls Anpassungen vornehmen.

18.5.2 Auf dem iPhone, iPad oder Apple TV

Auf dem Gerät, auf dem Sie Apple Fitness+ verwenden, werden die Trainingsinhalte sowie zusätzliche Daten von Ihrer Apple Watch angezeigt:

❶ **Workout-Video**: Das ausgewählte Fitness+-Workout wird als Video unter Anleitung eines professionellen Trainers angezeigt.

❷ **Aktivitätsringe**: Der Fortschritt der täglichen Aktivitätsringe (Bewegung, Training, Stehen) wird aktualisiert.

❸ **Traineranweisungen**: Der Trainer gibt Anweisungen und motiviert Sie während des Trainings. Sie hören zwar alles in englischer Sprache, können sich aber deutsche Untertitel einblenden lassen. Die Untertitel wählen Sie während eines Trainings durch einen Tipp auf 💬 aus. Wird 💬 nicht angezeigt, tippen Sie auf den Bildschirm, um die Menüs einzublenden.

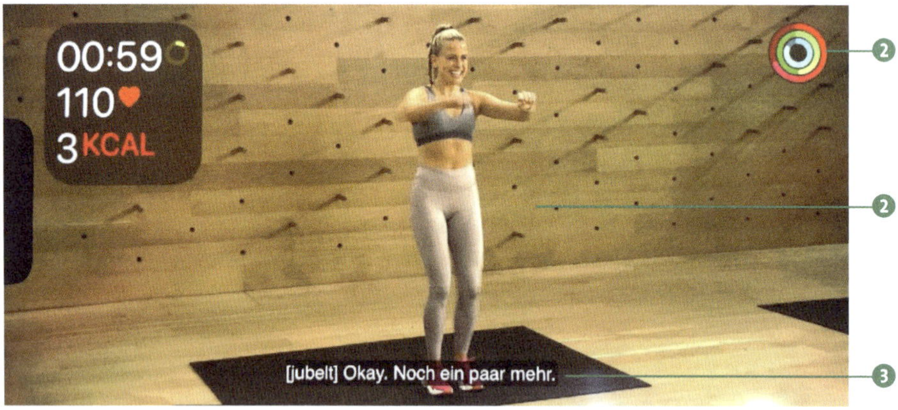
00:59
110
3KCAL
[jubelt] Okay. Noch ein paar mehr.
❷
❷
❸

❹ **Timer**: Ein Timer zeigt die verbleibende Zeit für das gesamte Training oder für einzelne Abschnitte/Intervalle an.

❺ **Schweregrad der Übung**: Auf dem Hauptbildschirm, also von Ihrem iPhone, iPad oder Apple TV, wird Ihnen der Schweregrad der aktuellen Übung angezeigt.

❻ **Trainingsdauer**: Hier sehen Sie, wie viel Zeit des aktuellen Trainings bereits verstrichen ist.

❼ **Angezeigte Apple Watch-Daten**: Wichtige Daten von Ihrer Apple Watch wie Herzfrequenz und Kalorienverbrauch werden synchronisiert und auf dem Bildschirm angezeigt.

❽ **Burn Bar (bei einigen Workouts)**: Bei einigen Workouts wird eine sogenannte *Burn Bar* angezeigt, die Ihre Leistung im Vergleich zu anderen Personen, die das gleiche Workout absolviert haben, darstellt. Die Burn Bar soll Sie motivieren und passt sich Ihrem Gewicht an, um einen fairen Vergleich der verbrannten Kalorien zu ermöglichen. Um Ihre Leistung zu berechnen, verwendet die Burn Bar Ihre Herzfrequenz. Die Burn Bar ist verfügbar für hochintensives Intervalltraining, Laufband, Radfahren und Rudern.

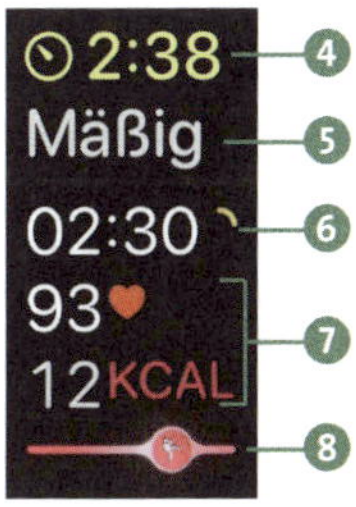

- **Musik-Informationen**: Titel und Interpreten der während des Trainings gespielten Musik werden angezeigt – immer, wenn ein neuer Titel beginnt.

18.6 Nach dem Training

Wenn Sie das Training beendet haben, werden auf dem iPhone und der Apple Watch die Trainingsstatistiken angezeigt. Die Übersichten enthalten eine Vergleichsanzeige, d. h., Ihre Leistung wird im Vergleich zu anderen Personen dargestellt, die das entsprechende Training absolviert haben.

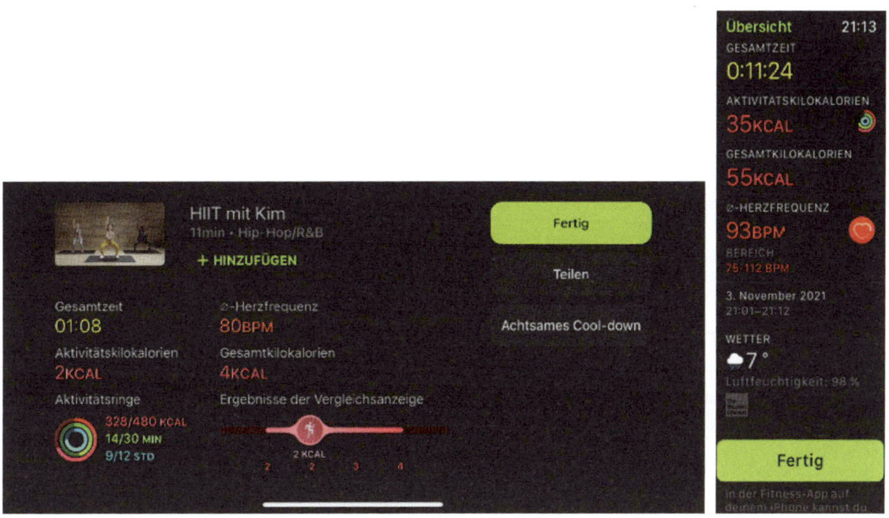

Trainingszusammenfassung auf dem iPhone (links) und der Apple Watch (rechts)

1. Tippen Sie auf **Fertig**, um zum Startbildschirm des Trainings bzw. der Fitness+-Anzeige zurückzukehren.
2. Tippen Sie auf **Teilen**, um Ihre Trainingsergebnisse an andere Personen zu schicken.
3. Die absolvierten Trainings werden in der Fitness-App im Tab **Übersicht** angezeigt.

Stichwortverzeichnis

A

B

C

D

E

F

G

H

I

K

L

M

N

O

P

R

S

T

U

V

W

Y

Z